Prof. Dr. med. Thomas R. Tölle
Prof. Dr. med. Christine Schiessl
(Herausgeber)

Das Handbuch gegen den SCHMERZ

Rücken, Kopf, Gelenke, seltene Erkrankungen: Was wirklich hilft

Autoren: Sarah Majorczyk mit Bettina Albers

Inhalt

Vorwort

Liebe Patientinnen und Patienten,

dieses Buch wurde für Sie geschrieben. Alle Beteiligten haben langjährige Erfahrungen mit Ihren Nöten und wissen, was es für Sie bedeutet, dass diese Schmerzen, fast egal ob klein oder groß, wie automatisch in den Vordergrund Ihres Lebens geraten sind. Dass sie irgendwann scheinbar alles verdrängen, was schön und lebenswert ist. Viele Millionen Patienten in Deutschland leiden an einer Schmerzkrankheit und benötigen dringend Unterstützung. Viele Betroffene haben eine ganze Reihe an Arztbesuchen und Therapien hinter sich, aber noch immer keinen Weg aus dem Schmerz gefunden. Vielleicht gilt das ja auch für Sie?

Für uns steht der Schmerz ebenfalls im Fokus – aber im beruflichen Leben und mit einem ganz klaren Ziel: ihn zu lindern. Im besten Fall zu helfen, dass Sie sich davon befreien können. Deshalb arbeiten wir als Ärzte in diesem Bereich und deshalb haben wir die Herausgeberschaft dieses Buches übernommen. Sie finden hier die wichtigsten Erkenntnisse aus dem Alltag in der Klinik, aber auch der neuesten Forschung – von uns, jedoch auch einer großen Anzahl weiterer, hochrangiger Schmerzexperten, denen wir für ihre Unterstützung danken möchten.

Besonders herzlich bedanken möchten wir uns bei den Patienten, die sich bereit erklärt haben, ihre Geschichte in diesem Buch zu erzählen – offen, ehrlich und ohne etwas zurückzuhalten. Damit Sie, liebe Leser, einen Halt finden, den Schmerz in allen Dimensionen erfassen und mögliche Wege daraus kennenlernen können. Nicht nur aus Sicht der Experten, die viel wissen und Gutes raten, aber am Ende eines nicht können: Ihren Schmerz im Innersten wirklich nachempfinden. Möglicherweise können Sie sich in einigen Aspekten selbst wiedererkennen und von den Lösungen der anderen Patienten für sich selbst eigene Wege ableiten.

Wir möchten Ihnen mit diesem Buch ein Behandlungskonzept vorstellen, für das und hinter dem wir stehen: den Menschen mit seinen Schmerzen im Ganzen zu betrachten. Denn dieses Leiden beeinflusst den gesamten Menschen! Nicht nur seinen Körper, sondern auch seine Seele und sein soziales Umfeld. All das müssen wir Ärzte lernen ernst zu nehmen, wenn wir wirklich für Sie und mit Ihnen etwas verändern möchten. Ihnen, liebe Patientinnen und Patienten, wünschen wir, dass dieses Buch hilft, für sich herauszufinden, was Ihnen guttun kann und welche Wege aus der Krankheit es für Sie ganz persönlich gibt. Damit das Leben im Fokus steht – und nicht der Schmerz.

Herzlichst,

SCHMERZEN VERSTEHEN

Experten schätzen, dass fast jeder Dritte unter Schmerzen leidet, die bereits mehr als drei Monate andauern. Doch was sind Schmerzen eigentlich, wie entstehen sie und wie können sie sich äußern? Dieses Kapitel gibt Aufschluss über das Phänomen Schmerz sowie seine Auswirkungen auf Betroffene und ihr Umfeld. Es werden die aktuellen Behandlungsmethoden und neue Ansätze der Schmerztherapie vorgestellt.

Das Phänomen Schmerz

„Meine Schmerzhölle begann mit geschwollenen Händen. Die Finger wurden warm und unbeweglich. Mal pochte es, mal lag ein unheimlich schmerzhafter Druck auf meinen Händen. Irgendwann tat dann plötzlich auch mein Nacken irre weh – so, als würde man ein Messer hineinrammen. Er wurde ganz steif, der Schmerz strahlte stechend in die Schultern aus bis herunter in die Arme, dort wurde er dann drückend. Wenn ich jemanden berührte, fühlte sich das wie Nadelstiche an. Meine Finger kribbelten, ich bekam Fieber, Gliederschmerzen – und große Angst."

Nina S. (34), Arzthelferin aus der Nähe von München, leidet unter einem Ganzkörperschmerz, genannt „Fibromyalgie" (siehe Seite 156).

Sucht man im Internet nach dem Wort „Schmerz", fallen zwei Begriffe immer wieder: „komplex" und „subjektiv". Schmerz wird als komplexe, subjektive Sinneswahrnehmung beschrieben. Was sich fast trivial anhört, bringt das Phänomen aber auf den Punkt. Die beiden Adjektive „komplex" und „subjektiv" sind typisch für Schmerz – machen ihn aber gleichzeitig gerade so schwer fassbar, schwer messbar und ebenso schwer beschreibbar. Denn jeder empfindet ihn anders.

Auch die internationale Gemeinschaft der Schmerzwissenschaftler hat sich lange mit einer Definition schwergetan. Sie beschreibt das Phänomen nun so: „Schmerz ist ein unangenehmes Sinnes- und Gefühlserlebnis, das mit tatsächlicher oder möglicher Gewebeschädigung verbunden ist oder mit Begriffen einer solchen Schädigung beschrieben wird." Den Schmerz als eigene Diagnose, also nicht als Symptom oder Begleiterscheinung einer anderen Erkrankung, gibt es bisher nur in Deutschland. Ärzte rechnen Behandlungen über eine Art Katalog mit verschiedenen Ziffern ab – Schmerz hat nur in Deutschland eine solche eigene Ziffer. Die Diagnose „chronische Schmerzstörung mit somatischen und psychischen Faktoren" (Ziffer F45.41) wurde bereits 2009 in die deutsche Version der internationalen Klassifikation von Krankheiten, den sogenannten ICD-Katalog, aufgenommen. Das stellte einen Meilenstein für die vielen Patienten dar, deren chronische Schmerzerkrankung nicht auf eine einzelne körperliche oder seelische Ursache zurückzuführen war und bei denen somit keine behandelbare Ursache vorlag. Bis dahin hatten Ärzte Probleme, der Erkrankung ihrer Patienten einen Namen zu geben, da ja keine bekannte Krankheit vorlag, die mit einem entsprechenden Diagnosecode versehen werden konnte. Auch wenn es sehr technisch klingt: Mit der Einführung des Diagnosecodes wurde deutlich gemacht, dass Patienten mit einer chronischen Schmerzerkrankung keine Simulanten, sondern krank sind. Sie haben das gleiche Recht auf Behandlung und auf Mitgefühl ihres Umfelds wie ein Patient mit einem Herzinfarkt oder einem Beinbruch.

Mittlerweile gibt es auch international Fortschritte. Die Weltgesundheitsorganisation (WHO) hat sich entschieden, den Begriff „Chronischer Schmerz“ als eine eigene Diagnose in die Klassifikation der Erkrankungen aufzunehmen, die Menschen überall in der Welt beeinträchtigen. Damit wird klar und akzeptiert, dass Schmerz etwas Eigenes ist, eine Erkrankung mit ganz spezifischen Eigenschaften. Schmerzen betreffen nicht nur den Körper, sondern auch den ganzen Menschen und sie machen eine ganz eigene Behandlung nötig. Darum wird es auch in diesem Buch gehen: Es geht nicht nur rein um das Knie, die Hüfte, den Rücken, den Kopf – es geht um alles, was der Schmerz mit und aus den Betroffenen macht.

Schmerzen sind im Gehirn sichtbar

Mittlerweile beginnen Experten mit der modernen Bildgebung des Gehirns, wie der funktionellen MRT und Verfahren des maschinellen Lernens, Schmerzen im Gehirn sichtbar zu machen. Das trifft auch für Schmerzen zu, für die keine eindeutige körperliche oder seelische Ursache gefunden werden konnte (siehe ab Seite 13). Das hilft, die Erkrankung ernster zu nehmen, und eröffnet neue Perspektiven für die Diagnostik und Therapie von Schmerzen. Es wird allerdings noch eine gewisse Zeit brauchen, bis diese Forschungsergebnisse für Ärzte und Patienten im vollen Umfang nutzbar sein werden. Das Wissen aus diesem Buch soll Ihnen als Betroffene helfen, Ihr Problem mit dem Schmerz besser beim Arzt vortragen zu können. Das ist Ihr erster Schritt, das Problem in den Griff zu bekommen. Ihr Wissen ist der Schlüssel, um die richtigen Weichen zu stellen.

Häufigkeit von Dauer-Schmerzen

Eine solche Schmerzkrankheit ist alles andere als selten: Experten schätzen, dass jeder Fünfte unter Schmerzen leidet, die mehr als drei Monate andauern. In Deutschland ging man bisher von zwölf bis 15 Millionen Betroffenen aus. Ein Drittel von ihnen ist durch die Schmerzen sehr stark beeinträchtigt, das heißt, sie können den normalen Alltag, den Job, das Privatleben nicht mehr fortführen.

In einer Studie aus dem Jahr 2014 gaben sogar etwa 23 Millionen Deutsche (28 Prozent) an, unter chronischen Schmerzen zu leiden. Das ist fast jeder dritte Deutsche! Chronische Schmerzerkrankungen sind also weitaus verbreiteter als gedacht. Die Deutsche Schmerzgesellschaft bemüht sich, auf diese hohe Rate an Betroffenen aufmerksam zu machen und die Versorgung von Schmerzpatienten zu verbessern. Das ist notwendig, denn die gleiche Studie ergab auch, dass fast ein Viertel der Schmerzpatienten mit ihrer Behandlung unzufrieden ist. Es passiert auch heute noch, dass Menschen mit einer chronischen Schmerzerkrankung über viele Wochen, Monate oder sogar Jahre nicht die richtige Diagnose erhalten und schlimmstenfalls als eingebildete Kranke oder als psychisch krank abgestempelt werden.

Dieses Buch möchte genau hier ansetzen. Schmerz muss ernster genommen, früher erkannt, stringenter behandelt und vor allem: akzeptiert werden. Nicht nur von den Patienten selbst, sondern auch von der Außenwelt. Wenn man bei einer Chemo eine Glatze bekommt, dann erkennt jeder das Problem. Aber Schmerzen kann man nicht sehen – und was man nicht sehen kann, kann man schwer einordnen. Das macht Schmerzen für Betroffene aber nicht weniger real, im Gegenteil, es wirkt sich oft besonders katastrophal aus. Es braucht ein Umdenken – seitens Ärzten, Patienten und Außenstehenden. Mit diesem Buch möchten wir als Expertenteam aufklären und Möglichkeiten aufzeigen, wie man Schmerz entweder endlich effektiv behandelt oder zumindest lernt, so damit umzugehen, dass er Betroffene nicht zu sehr belastet. Jeder Schmerzpatient kann Linderung erfahren. Das ist unser Versprechen.

Was genau sind Schmerzen?

Nach der allgemeinen Einführung zum Phänomen Schmerz geht es nun um tiefere Erkenntnisse: Wie äußern sich Schmerzen? Im Folgenden soll dargelegt werden, welche Funktionen Schmerz hat, was dabei im Körper passiert und was die Auswirkungen von Schmerzen sind.

Schmerz als Warnsignal

Zunächst ist diese Sinnesempfindung ein Warnsignal des Körpers und somit eine absolut sinnvolle Einrichtung der Natur. Beim mittlerweile sprichwörtlichen Fassen auf die heiße Herdplatte lässt er uns die Hand in Bruchteilen von Sekunden zurückziehen, bevor wir schwere Verbrennungen erleiden. Der Schmerz ist ein Alarm, der uns zeigt: „Hier stimmt etwas nicht, ändere sofort dein Verhalten!“ Er ist unbestritten ein überlebenswichtiges Warnsystem – ohne Schmerzen wäre die Menschheit längst ausgestorben. Wie gefährlich es ist, keine Schmerzen zu empfinden, zeigen Berichte über Menschen mit einer seltenen Genmutation. Ein Artikel aus der ZEIT schildert diese sehr eindrucksvoll: „Sobald die ersten Zähne wachsen, zerbeißt das Baby fröhlich seine Lippen. Dann der erste Knochenbruch, das Kleinkind betrachtet seinen dicken Ellbogen wie ein neues Spielzeug. Von jetzt an dokumentiert das Familienalbum ein Heranwachsen in Bandagen, Gipsverbänden, Schienen; auf den meisten Fotos lacht das Kind.“

In unserer modernen Welt haben viele Menschen diese „Warn-Dimension“ von Schmerz vergessen. Das Gefühl zeigt, dass etwas nicht in Ordnung ist, es wird aber oft ignoriert oder mit Medikamenten „weggedrückt“. Die Betroffenen verpassen, über die Ursachen nachzudenken und dort anzusetzen, um etwas zu verändern. Der Workaholic, der 16 Stunden am Tag arbeitet, erkennt nicht, dass vermutlich genau da die Ursache für die wiederkehrenden Magenschmerzen liegt. Der Computer-Nerd bringt seine Dauerkopfschmerzen nicht mit vielen, vielen Stunden, die er vor dem Bildschirm hängt, zusammen. Und selbst, wenn er es tut, will er nichts verändern, das Spielen ist doch seine Leidenschaft. Übertragen gesprochen lassen diese beiden ihre Hand auf der heißen Herdplatte, bis es zu spät ist und es zu einem körperlichen oder seelischen Zusammenbruch kommt. Oft beides in Kombination. Mehr als die Hälfte aller körperlichen Leiden haben eine psychische Komponente – dennoch tragen seelische Leiden immer noch häufig den Stempel „Tabu“ oder den Aufkleber „Schwächling“. Mittlerweile wird die Psyche in unserer Gesellschaft zwar teilweise sogar überbehandelt. Auch die Zahl an verschriebenen Psychopharmaka steigt stetig. Aber dennoch werden psychische Probleme immer noch oft unterschätzt und klein gemacht. Das fügt gerade für Schmerzpatienten eine weitere, schwierige Ebene hinzu: Scham.

▸ Weiter auf Seite 14

Kann man Schmerz sichtbar machen?

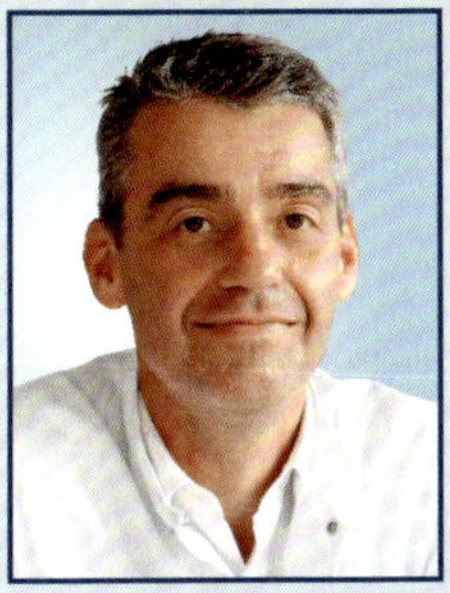

Schmerzen können mit moderner Bildgebung im Gehirn sichtbar gemacht werden. Experte ist Prof. Dr. med. Markus Ploner, Professor für Schmerzforschung an der Klinik für Neurologie der Technischen Universität München. Er erklärt, warum der Blick ins Hirn für die Behandlung von Schmerzen wichtig ist – und in Zukunft noch an Bedeutung zunehmen wird.

▸ Kann die Arbeit des Gehirns beobachtet werden?

Mit der funktionellen Bildgebung können Experten dem Gehirn von außen bei der Arbeit zusehen. Dafür gibt es unterschiedliche, bildgebende Techniken: Die wesentlichen Methoden sind die funktionelle Kernspintomographie (fMRT), die Positronen-Emissionstomographie (PET), die Elektro-Enzephalographie (EEG) und die Magnet-Enzephalographie (MEG). Alle bilden die Hirnaktivität ab, aber jedes dieser Verfahren macht es auf eine etwas andere Art: Die einen, wie beispielsweise die fMRT, können räumlich genau darstellen, wo welche Hirnfunktion im Gehirn verortet ist, sie geben Millimeter für Millimeter des Gehirns wieder. Andere Methoden wie die EEG können die Hirnfunktion zeitlich sehr genau abbilden, quasi Millisekunde für Millisekunde. Die PET hingegen zeigt den Stoffwechsel im Gehirn und damit die aktiven, energieverbrauchenden Hirnareale.

Das EEG wurde bereits 1929 erfunden, die anderen Techniken sind aus medizinischer Perspektive relativ neu und etwa 20 bis 30 Jahre alt. In den 90er-Jahren hat man dann damit begonnen, diese Verfahren einzusetzen, um zu sehen, was bei einem Menschen, der Schmerzen hat, im Gehirn vorgeht. Diese Experimente haben zu einem völlig neuen Verständnis von Schmerz geführt.

▸ Was hat es mit dem Schmerzzentrum auf sich?

Eine wesentliche Erkenntnis wurde aus den Experimenten gewonnen: Es gibt kein klar verortetes Schmerzzentrum oder Schmerzsystem im Gehirn. Da man aufgrund von ähnlichen Experimenten in Erfahrung gebracht hatte, dass es ein visuelles System im Gehirn gibt, ein akustisches System, auch einen Bereich, der bei Berührungen im Gehirn aktiv ist, also ein „Berührungszentrum", war man davon ausgegangen, dass es auch ein Schmerzzentrum geben müsse.

Aber die Versuche zeigten, dass Schmerz verschiedenste Bereiche des Gehirns aktiviert, auch Areale, die mit ganz unterschiedlichen Funktionen zu tun haben: mit Körperwahrnehmung, aber auch mit negativen Emotionen, mit Aufmerksamkeitssteuerung und mit der Entscheidungsfindung. Diese Erkenntnis hat eine

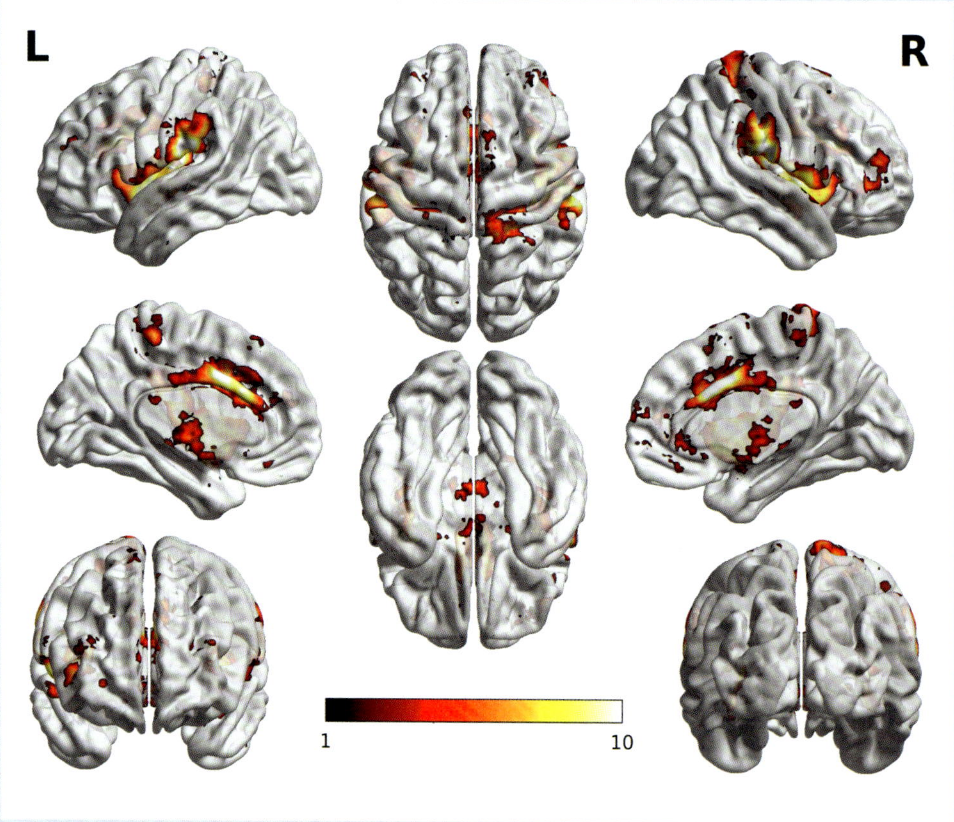

Die Schmerzreaktion ist an verschiedenen Stellen in unterschiedlicher Intensität deutlich im Gehirn sichtbar.

weitreichende Bedeutung für die Schmerzmedizin: Schmerz beeinflusst verschiedene Systeme und kann wiederum auch von unterschiedlichen Systemen beeinflusst werden. Viele Dinge sind für die Schmerzwahrnehmung relevant, wie beispielsweise unsere Erwartungen, unser aktueller Gemütszustand oder auch die Achtsamkeit uns selbst gegenüber.

Das hat schlussendlich auch zu einem Umdenken innerhalb der Schmerztherapie geführt. Es wird aufgrunddessen nicht mehr allein der körperliche Schmerz bekämpft, sondern auch alle diese anderen, sogenannten „weichen“ Faktoren werden beim Patienten konsequent mitbehandelt, um eine Verbesserung seiner Beschwerden zu erzielen.

Was bewirken die Erkenntnisse?

Ein großes Verdienst der funktionellen Bildgebung ist, dass sie Vorurteile gegenüber Menschen abgebaut hat, die chronisch an Schmerzen leiden, bei denen aber keine körperliche oder seelische Ursache gefunden werden konnte. Diese Schmerzen lassen sich bis heute nicht messen oder in irgendeiner Form nachweisen, und die Patienten wurden oft als Simulanten oder psychisch krank abgestempelt. Seit etwa 20 Jahren lassen sich in wissenschaftlichen Experimenten Schmerzen und ihre vielen Einflussfaktoren mithilfe der modernen Verfahren darstellen. Schmerzen sind somit real. Diese Darstellung hat das Verständnis von Schmerz ganz entscheidend mit beeinflusst und sie hat dazu geführt, dass ein Patient heute mit einer chronischen Schmerzerkrankung viel mehr Akzeptanz und Verständnis erfährt.

▸ Wie geht es weiter mit der Forschung?

Die Internationale Schmerzgesellschaft und staatliche Organisationen der Forschungsförderung haben Projekte angestoßen, die erforschen sollen, wie man mithilfe der Bildgebung Schmerzen besser diagnostizieren, klassifizieren, prognostizieren und letztlich auch therapieren kann. Schmerz spielt sich nicht nur an einer Stelle im Gehirn ab, aber mit den modernen Techniken kann das ganze Gehirn abgebildet werden. Selbst komplexe Muster der Hirnaktivität können auf diese Weise analysiert werden.

▸ Wie sieht diese Analyse konkret aus?

Führt man die Untersuchung bei sehr vielen Schmerzpatienten durch und wendet Verfahren des maschinellen Lernens an, hoffen die Forscher, eine Art Schmerzlandkarte erstellen zu können. Damit ließe sich dann der individuelle Schmerz genauer klassifizieren und beschreiben. Man wüsste beispielsweise, wenn das Hirnareal X und das Hirnareal Y zugleich aktiv sind, ist es mit hoher Wahrscheinlichkeit ein Schmerz der Sorte und Intensität Z. Ein solches „Mapping" der Schmerzen könnte die Diagnose erleichtern, insbesondere bei Patienten, die sich nicht äußern können (zum Beispiel Babys, aber auch demenzkranke Menschen). Außerdem ließe sich dann auch ein Schmerz gut einordnen. Der Arzt wüsste, welche der vielen Einflussfaktoren auf Schmerz bei dem jeweiligen Patienten wichtig sind, und hätte die Möglichkeit, die Behandlung genau anzupassen. Auch könnte die Auswertung von Hirnaktivitätsmustern dazu beitragen, frühzeitig Patienten zu erkennen, die mit einer hohen Wahrscheinlichkeit aus einem akuten Schmerz heraus eine chronische Schmerzerkrankung entwickeln. Experten nehmen an, dass bei diesen Patienten, die für eine Chronifizierung anfällig sind, andere Muster von Hirnaktivität zu finden sind als bei denen, die nach akuten Schmerzen schnell wieder schmerzfrei sind. Erkennt man die Risikopatienten, könnte man bei ihnen so früh wie möglich mit einer Therapie beginnen, um nach Möglichkeit die Entwicklung einer chronischen Schmerzkrankheit von vornherein zu verhindern.

▸ Was folgt daraus für die Behandlung?

Zukünftig könnten dann möglicherweise auch zielgerichtete Therapieansätze gegen die verschiedenen Schmerztypen entwickelt werden, die anhand der unterschiedlichen Muster von Hirnaktivität erkennbar sind. Man kann beispielsweise versuchen, die entsprechenden Gehirnaktivitätsmuster systematisch durch Medikamente, Psycho- und/oder Physiotherapie zu beeinflussen. Auch die direkte Beeinflussung der Gehirnaktivitätsmuster durch neue Verfahren der Hirnstimulation und Neurofeedbackverfahren werden derzeit erforscht.

Das Ziel dieser Forschungsarbeit ist somit zum einen, etablierte Behandlungsformen früher und methodisch bei Patienten einzusetzen. Zum anderen erscheinen ganz neue, direkt am Gehirn anzusetzende Behandlungsmethoden ebenfalls denkbar. Die Erforschung der Schmerzlandkarte im Gehirn ist daher eines der ganz großen Themen der aktuellen Schmerzforschung.

Schmerz als Begleitsymptom

Schmerz ist aber nicht nur ein Warnsignal, sondern oft auch ein Begleitsymptom von Erkrankungen. So (und nur so) wurde er lange von der medizinischen Forschung eingeordnet und damit in vielerlei Hinsicht bagatellisiert. Das vermeintlich Schöne an dieser Definition: Sie ist einfach und beinhaltet gleich eine Lösung. Bekämpft man erfolgreich die Schmerzursache, ist der Schmerz weg. Ist der kariöse Zahn saniert, sind die Zahnschmerzen Vergangenheit, ist die Bandscheibe operiert und wieder gerichtet, ist der Patient von den quälenden Rückenschmerzen befreit. Das kann oftmals der Fall sein, insbesondere bei kleineren Blessuren, aber bei weitem nicht immer.

Erschwerend kommt hinzu, dass Schmerzen nicht nur eine Begleiterscheinung körperlicher, sondern auch seelischer Erkrankungen sein können – und diese sind manchmal schwer zu erkennen. Hat jemand infolge eines Unfalls eine Gehirnerschütterung und deshalb Kopfschmerzen, ist der Zusammenhang ganz einfach herzustellen. Sind die Kopfschmerzen Begleiter einer nicht diagnostizierten Depression, wird die Ursache weder erkannt noch behandelt. Es besteht die Gefahr, dass der Schmerz chronisch wird, sich also dauerhaft festsetzt. Dass „chronische Schmerzzustände" seit wenigen Jahren als eigenständige Erkrankung anerkannt sind, ist in der Öffentlichkeit bisher kaum bekannt – weshalb die Betroffenen einer großen sozialen Stigmatisierung ausgesetzt sind. Ihnen wird häufig unterstellt, sich vor der Arbeit drücken zu wollen, eingebildet krank zu sein, sich nicht zusammenzureißen oder nicht ganz richtig im Kopf zu sein. Sie erleben, wie Menschen sich von ihnen abwenden, was nicht selten zur kompletten sozialen Isolation führt. Sie sind dann allein mit ihrem Schmerz.

Die subjektive Wahrnehmung von Schmerz

Wie bereits dargelegt, beinhaltet Schmerz noch ein weiteres wichtiges Merkmal: Er ist subjektiv. Auch das trägt dazu bei, dass die empirische, auf den Gesetzen der Naturwissenschaften beruhende Medizin Schwierigkeiten mit dem Phänomen Schmerz hat. Warum braucht von zwei Krebspatienten trotz der gleichen Erkrankung und dem gleichen Krankheitsverlauf der eine sehr viel Morphium und der andere deutlich weniger in der letzten Phase des Lebens? Warum kann der Zahnarzt bei einem Patienten den Zahn ganz ohne Betäubung plombieren, während der nächste eine Spritze zur örtlichen Betäubung benötigt und bei einigen wenigen Patienten der gleiche Eingriff sogar nur unter leichter Vollnarkose durchzuführen ist? Lässt sich das wirklich nur damit erklären, dass der erste Patient – in dem Fall natürlich nicht wörtlich – die Zähne zusammenbeißt?

Jeder Mensch ist individuell und jeder Körper anders. Schmerz ist eine Sinneswahrnehmung. Liegt es da nicht auf der Hand, dass auch das Schmerzempfinden von Mensch zu Mensch variiert, so wie man das auch von anderen Sinneswahrnehmungen kennt? Es gibt Menschen, die sich von wenigen Geräuschen in ihrer Umgebung bereits empfindlich gestört fühlen, während andere völlig unbehelligt über einer Großraumdiskothek oder an der Autobahn leben. Ein Mensch reagiert bei beißenden Gerüchen sofort mit Atemnot oder Brechreiz und andere nehmen den Geruch nicht einmal wahr. Liegt es da nicht auch nahe, dass einige Menschen schmerzempfindlicher sind als andere?

> ***„Die moderne Schmerzmedizin wertet nicht, sie vergleicht nicht und sie steckt Patienten nicht in Schubladen."***

Na klar – und trotzdem fällt es immer noch vielen Menschen, auch behandelnden Ärzten, schwer, das anzuerkennen und einzuordnen. Wenn Schmerz subjektiv ist, empfindet der eine bei gleicher „Schmerzquelle" den Schmerz als lästig, der andere aber als unerträglich. Für den Letzteren ist dieser unerträgliche Schmerz Realität. Er leidet stark, der Schmerz beherrscht sein Leben. Der Hinweis „der andere macht doch auch nicht so ein Theater" ist weder hilfreich noch haltbar: Er empfindet den Schmerz offensichtlich nicht in dieser Intensität. Für eine Wissenschaft, die alles ausmessen, kartographieren, kategorisieren und objektivieren möchte, stellt das eine Herausforderung dar – es erscheint nicht logisch, dass ein Patient bei Verbrennungen ersten Grades mehr leidet als ein anderer mit Verbrennungen zweiten Grades. Doch die tatsächliche Realität beim Schmerz ist nach neueren Erkenntnissen immer eine subjektive Wahrnehmung und ein ganz persönliches Erleben. Es bedeutet, dass der Patient mit den leichteren Verbrennungen „wahnsinnig große" Schmerzen empfinden kann, die ihn schier an den Rand der Verzweiflung treiben.

Die moderne Schmerzmedizin, die wir Ihnen hier näherbringen möchten, wertet daher nicht, sie vergleicht nicht und sie steckt Patienten nicht in Schubladen. Ganz im Gegenteil, sie akzeptiert, dass Schmerzempfinden individuell ist, sieht die Not jedes einzelnen Patienten und hat zum Ziel, das Leiden, das er fühlt, zu lindern. Im angloamerikanischen Sprachraum heißt es „pain is whatever the patient says it is", also „Schmerz ist, was der Patient als solchen beschreibt". Niemand außer der Betroffene selbst darf sich über den Schmerz und seine Intensität ein Urteil erlauben oder ihn bewerten.

Manchmal bleibt der Schmerz trotz Behandlung der Ursache

Schmerz kann sich auch zu einer eigenständigen Größe entwickeln, ganz unabhängig von einer körperlichen oder seelischen Grunderkrankung. So sind viele Patienten, die sich einer Bandscheibenoperation unterzogen haben, trotz geglückter OP nach dem Eingriff nicht schmerzfrei.
Auch sogenannte Phantomschmerzen nach Amputationen zeigen, dass die einfache „Ursache-Wirkung"-Erklärung für den Schmerz in vielen Fällen zu kurz greift und Schmerz ein viel komplexeres Phänomen darstellt. Es gibt Menschen, bei denen bleibt der Schmerz, obwohl die vermeintliche Schmerzquelle längst behoben ist oder solche, bei denen nie eine gefunden wurde.

▸ Weiter auf Seite 18

Wie Schmerz entsteht

Schmerz ist neurobiologisch gut erforscht. Von der Schmerzreizung bis zur -verarbeitung dauert es nur Bruchteile von Sekunden. Dabei passieren Schmerzreize Umschaltstellen, an denen ihre Weiterleitung auch gehemmt werden kann. Das ist wichtig, denn sonst würde jedes kleinste Signal Schmerz auslösen. Ist ein Signal stark genug, dass es als Schmerz wahrgenommen wird, sendet das Gehirn schmerzhemmende Impulse zurück. Die Grafik zeigt, wie das genau funktioniert.

1 | Schmerzentstehung

Schmerzreize werden von Nozizeptoren wahrgenommen. Das sind „Schmerzfühler“, die in der Haut, in Muskeln, in Gelenken sowie auf den Organen sitzen. Wenn sie erregt werden – sei es durch einen mechanischen Reiz (sich stoßen), einen chemischen Reiz (im Rahmen einer Entzündung) oder einen Temperaturreiz (sich verbrennen) –, leiten sie Schmerzimpulse zum Rückenmark.

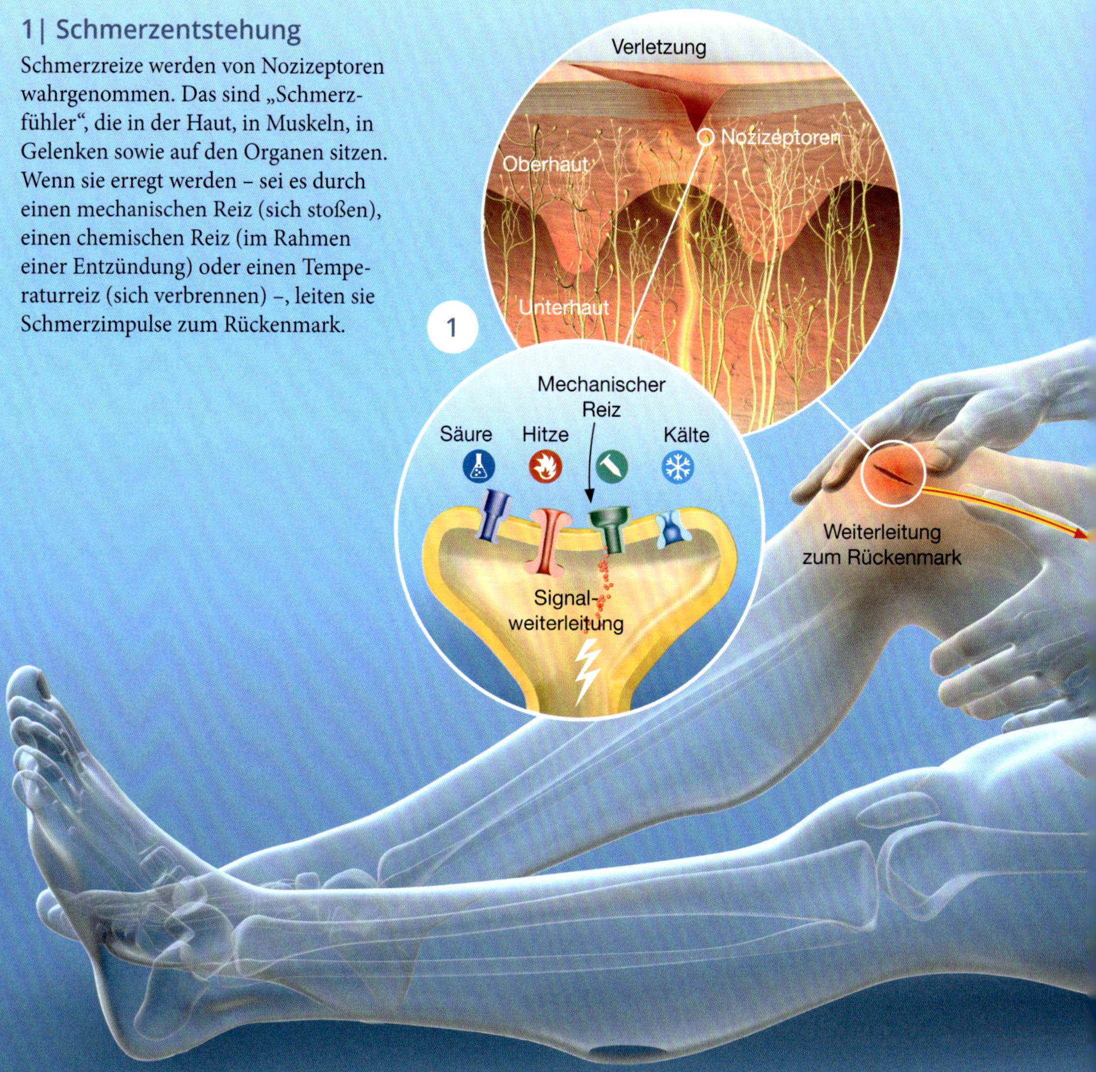

Das Schmerznetzwerk im Gehirn

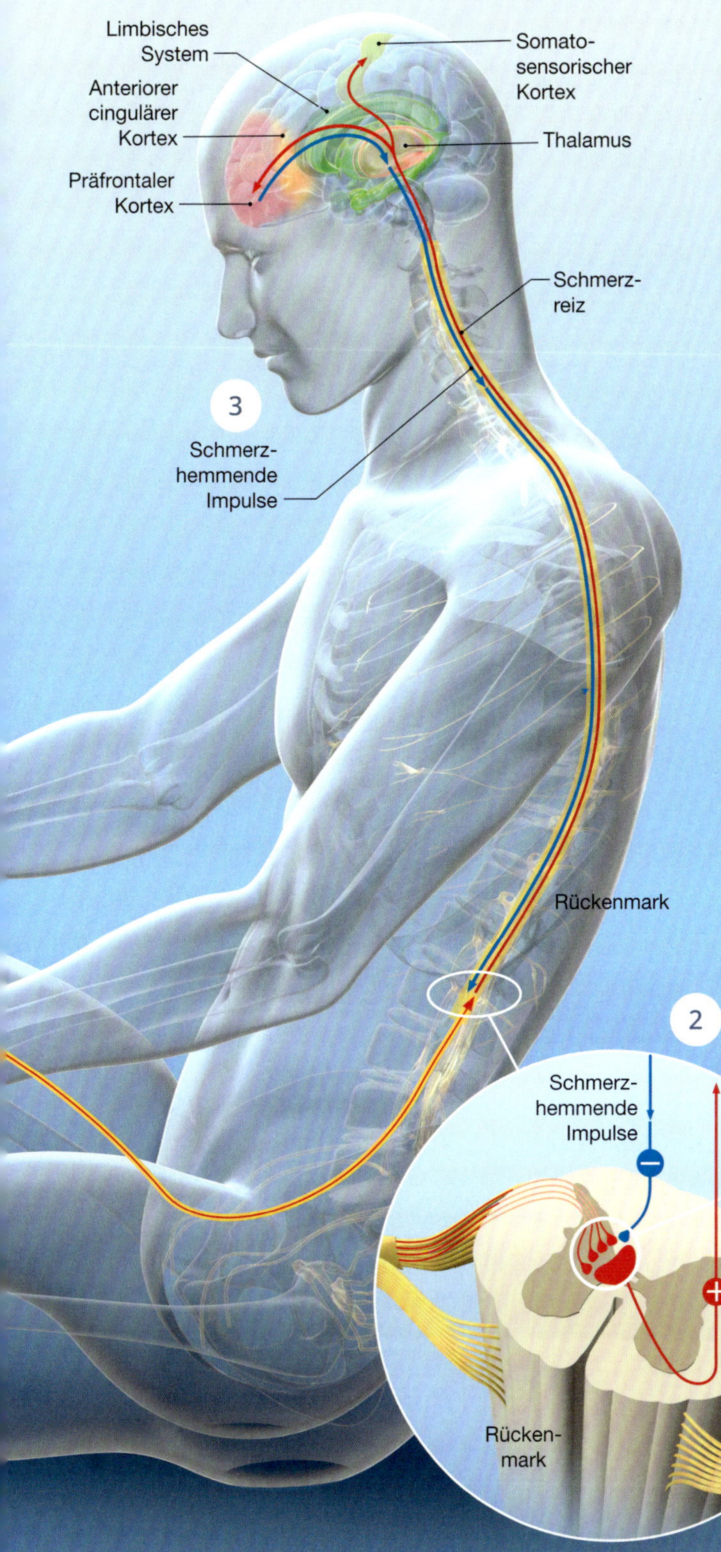

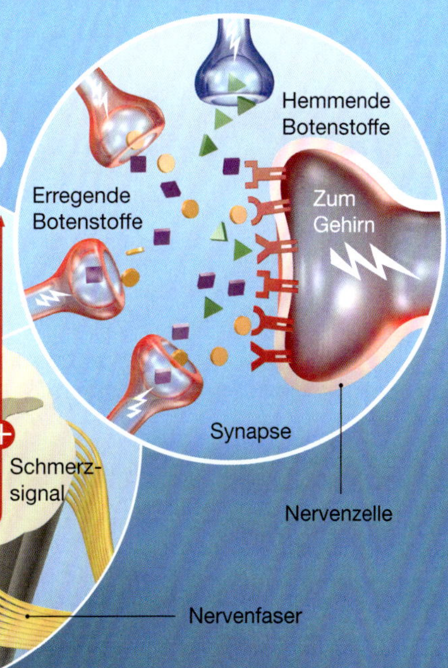

3| Schmerzverarbeitung

Im Gehirn filtert der Thalamus die einlaufenden Informationen und leitet sie an die verschiedenen Stellen des „Schmerznetzwerkes" weiter. Die Regionen tragen zum Gesamterleben Schmerz bei: Der somatosensorische Kortex sagt, wo es weh tut, das limbische System verknüpft die Schmerzwahrnehmung mit Emotionen, der anteriore cinguläre Kortex reguliert, wieviel Aufmerksamkeit wir dem Schmerz widmen, und der präfrontale Kortex bewertet/vergleicht mit früheren Erfahrungen und schickt hemmende Signale zurück zum Rückenmark.

2| Schmerzweiterleitung

An den Übergangsstellen zwischen Nervenbahnen aus dem Körper und den Nervenzellen im Rückenmark, den Synapsen, werden verschiedene Botenstoffe ausgeschüttet. Sie wirken wie eine Brücke, denn ein Schmerzreiz kann sich nicht einfach über Zellgrenzen hinweg übertragen. Die eine Nervenfaser schüttet Botenstoffe aus, die die nächste Nervenzelle dann in elektrische Impulse übersetzt und ans Gehirn weiterleitet.

Wie entsteht Schmerz im Körper?

Auf der Grafik von Seite 16/17 sind die Vorgänge im Körper bei der Schmerzentstehung dargestellt. Berührt beispielsweise ein Finger die heiße Herdplatte, werden Schmerzfühler in der Haut, sogenannte Nozizeptoren aktiviert. Diese auf Gefahrensignale spezialisierten Nervenenden kommen besonders in den verschiedenen Schichten unserer Haut, der uns umgebenden und schützenden Schicht, sehr zahlreich vor. Wird eine ganze Gruppe der Schmerzfühler aktiviert – selbst an einer Fingerkuppe sitzen Abertausende –, wird dadurch ein Impuls an das Rückenmark geleitet, genauer gesagt an das „Hinterhorn". Das ist der Bereich des Rückenmarks, wo die sensiblen Nerven zum Beispiel aus den Armen und Beinen enden und die Informationen der Sinneswahrnehmungen eingehen. Ist ein Reiz stark genug, wird sofort ein Reflex ausgelöst („Hand zurückziehen") und dann über sogenannte sensorische Bahnen vom Rückenmark an das Gehirn weitergeleitet. Das wiederum reagiert mit einer entsprechenden Antwort: Wir spüren Schmerz.

Die Schmerzwahrnehmung im Detail

Die Schmerzfühler (Nozizeptoren) sind hoch spezialisiert, einige werden durch mechanische Reize aktiviert, zum Beispiel, wenn man sich stößt. Andere reagieren aufgrund von Hitze- oder Kältereizen (bei Verbrennungen oder Erfrierungen), wiederum andere wegen chemischer Reize (zum Beispiel Verätzungen oder Entzündungen im Gewebe). Die von den jeweiligen Schmerzfühlern, zum Beispiel bei einer Verbrennung die auf Hitze spezialisierten Fühler, wahrgenommenen Schmerzreize werden dann über das Rückenmark an das Gehirn weitergeleitet. Das bedeutet, die Reize werden von einer Nervenzelle zur anderen übertragen, erst bis ins Rückenmark und dann, wenn sie stark genug sind, an das Gehirn. Für die Reizweiterleitung muss jedoch der Raum zwischen den einzelnen Nervenzellen überwunden werden, den Mediziner als synaptischen Spalt bezeichnen. Wenn ein Schmerzreiz sich als elektrisches Signal über die Zelloberfläche ausbreitet, kann er nicht einfach den Zwischenraum überspringen, er benötigt einen „Transport".

Unser Körper hat dafür ein ausgeklügeltes System entwickelt: Die Zelle, die den Schmerzreiz an die Nachbarsstelle übertragen will, schüttet bestimmte chemische Botenstoffe aus, sogenannte Neurotransmitter. Das sind Stoffe, die eine Nerveninformation übertragen (englisch: „transmit"). Sie übertragen die Information an den Synapsen von einer Nervenzelle zur nächsten. Synapsen sind die Kontaktstellen zwischen den Nervenzellen. Für diese ausgeschütteten Botenstoffe haben die Nachbarzellen spezielle Aufnahmestellen, wo der Botenstoff anbinden kann – das kann man sich wie ein Schlüssel in einem Schloss vorstellen. Durch diese Bindung werden bestimmte Kanäle (sogenannte Ionenkanäle) geöffnet, über die die elektrische Spannung, also der Schmerzreiz, von der einen auf die anderen Nervenzellen weitergegeben werden kann.

Umschaltstellen für Schmerzreize

Das Hinterhorn im Rückenmark ist die erste Stelle, an der die Information über Schmerzen aus dem Körper das zentrale Nervensystem erreicht – und das ist entscheidend dafür, was wir als Schmerz erleben. Das Hinterhorn ist quasi ein erster „Umschlagplatz" für eingehende Schmerzreize. Auch dort werden über Botenstoffe alle Informationen aus den Nerven, die hier enden, auf die „Hauptleitung“ in Richtung Gehirn übertragen. An dieser ersten Umschaltstelle wird entschieden, ob das Schmerzsignal aus der Umgebung, beispielsweise bei einer Verletzung des Knies, zum Gehirn und damit zu der bewussten Wahrnehmung „mein Knie tut weh“ weitergeleitet wird – oder eben nicht. Man kann es sich wie ein Tor vorstellen, das den Eintritt in das Zentralnervensystem kontrolliert. Experten sprechen dabei von der „Gate-Control-Theorie“: Das Hinterhorn des Rückenmarks verfügt über einen Mechanismus, der die Schmerzleitung öffnen oder schließen kann. Der entscheidet, ob ein Schmerzimpuls überhaupt ans Gehirn gesendet wird – und in welcher Intensität.

Ein Teil des Zwischenhirns (Thalamus), eine weitere Station auf dem Weg zum Schmerzwahrnehmungszentrum im Gehirn, ist die nächste Umschaltstelle. Angehende Mediziner merken sich das zumeist so: Der ThalaMUS ist das, wo alles durch MUSS. Von dort aus wird die Information dann an die verschiedenen Gehirnareale weitergeleitet, die die einlaufenden Impulse unter drei Gesichtspunkten auswerten.

Warum tut es nicht immer nur dort weh, wo die Schmerzursache liegt?

Wenn ein Gewebe verletzt wurde, erhöht sich die Empfindlichkeit aller Schmerzfühler (Nozizeptoren) in der Umgebung. Denn verletztes Gewebe setzt sogenannte Schmerzvermittler (Schmerzmediatoren) frei. Das sind chemische Substanzen wie Histamin oder Serotonin, die die Reizschwelle der Schmerzfühler herabsetzen. Aus diesem Grund schmerzt eine kleine Verletzung oft stark und großflächig. Wenn man sich in den Finger schneidet, tut nicht nur die Stelle rund um den Schnitt weh, sondern oft der ganze Finger. Mediziner nennen das Sensibilisierung – auch das nicht betroffene Gewebe im Umfeld wird sensibel und schmerzt.

Außerdem gibt es das sogenannte Konvergenzphänomen: Das Wort Konvergenz aus dem Lateinischen bedeutet „Zusammenlaufen“. In der Schmerzmedizin heißt das, dass Schmerzen aus zwei verschiedenen Bereichen über die gleiche Schmerzbahn an das Gehirn geleitet werden. Das Gehirn kann dann nicht zuordnen, in welchem der beiden Bereiche, die an die Schmerzbahn angeschlossen sind, die Schmerzquelle tatsächlich sitzt und nimmt den Schmerz an beiden Stellen wahr. Deshalb tut beispielsweise auch die linke Schulter bei einem Herzinfarkt weh. Die Schmerzbahnen von Herz und Schulter laufen im Rückenmark zusammen und melden Schmerz an das Gehirn. Obwohl eigentlich nur die Schmerzfühler im Herzen Alarm schlagen, weil die Herzzellen durch den Infarkt nicht mehr mit Sauerstoff versorgt sind und absterben, kann das Gehirn die Schmerzen nicht genau zuordnen und empfindet Schmerzen in Herz und Schulter.

- **Das sensorische System** beurteilt die Art des Schmerzes („Ist er drückend? Ist er scharf stechend? Wo tut es weh?").

- **Das kognitive System** bewertet seine Gefahr, indem es ihn mit vergangenen Schmerzerfahrungen abgleicht. Wenn man sich beispielsweise in den Finger geschnitten hat, gleicht das Gehirn den Schmerz ab („Tut es mehr weh als beim letzten Mal, als ich mich geschnitten habe?") und erfasst die Situation („Großer, tiefer Schnitt – Verletzung könnte also gravierender sein.").

- **Das emotionale System** beurteilt den Schmerz auf der Gefühlsebene („Warum bin ich immer so ungeschickt? Bei meinem Pech wird sich die Wunde entzünden, es wird sicher wieder Komplikationen geben." Ein Anderer beurteilt den Schmerz ganz anders: „Ach, auch wenn es jetzt stark blutet, ist ja nur ein Kratzer, das wird schon!").

Alle drei Systeme nehmen Einfluss darauf, in welcher Intensität der Schmerzreiz empfunden wird. Gerade das emotionale System hat einen nicht zu unterschätzenden Einfluss! Bei jemandem, der sich wegen der Schnittverletzung keine großen Sorgen macht, wird das emotionale System den eingehenden Schmerzreiz nicht verstärken. Der Schmerz wird weniger intensiv wahrgenommen als beispielsweise von einer Person, bei der dieses System Alarm schlägt, da sie schon einmal nach einer Schnittverletzung eine lebensgefährliche Blutvergiftung bekommen hat. Die eigene Einstellung und der Gemütszustand nehmen also Einfluss auf das Schmerzempfinden. Und das nicht nur bezogen auf die aktuelle Situation, sondern auch auf den allgemeinen Gemütszustand. Sind Sie gestresst oder traurig, empfinden Sie Schmerzen viel stärker, als wenn Sie glücklich sind. Schmerz ist also immer auch abhängig von der Gesamtsituation, in der sich der Patient befindet. Das ist insofern interessant, weil sich hier eine Möglichkeit bietet, aktiv in den Schmerzprozess einzugreifen: Wenn es ein Schmerzpatient schafft, seine Lebenssituation und seine psychische Verfassung zu verbessern, kann das den Schmerz reduzieren! Diese Erkenntnis ist ein wesentlicher Teil der heutigen, modernen Schmerztherapie.

Das körpereigene Schmerzhemmsystem

So wie der Schmerz bei einem Schnitt in den Finger von dort über das Rückenmark an das Gehirn geleitet wird – man bezeichnet sie als die aufsteigenden Schmerzbahnen –, kann das Gehirn über sogenannte absteigende Bahnen Schmerzen auch hemmen. Hier werden schmerzhemmende Substanzen wie beispielsweise Serotonin ausgeschüttet, sodass neue Schmerzimpulse erst einmal nicht im Gehirn ankommen. Zum schmerzhemmenden System gehören darüber hinaus auch die körpereigenen Opioide (Endorphine). Sie binden an den gleichen Andockstellen auf den Zellen (Rezeptoren) wie beispielsweise Morphin und führen zu einer verminderten Wahrnehmung des Schmerzes.

Den Befehl dazu gibt das Gehirn. Jeder hat es schon einmal erlebt: Fällt man zum Beispiel mit dem Rad hin, tut es erst einmal gar nicht so weh. Der Schmerz kommt oft erst später. Manchmal wird sogar ein Knochenbruch nicht sofort bemerkt. Grund dafür ist diese körpereigene Schmerzhemmung. Sie ist auch dafür verantwortlich, warum Menschen in Extremsituationen oft noch Unglaubliches leisten können: Bei Olympia 2016 holte der deutsche Turner Andreas Toba mit einem Kreuzbandriss wertvolle Punkte für sein Team. Auch ist es nicht selten, dass sich Menschen nach einem Unfall trotz eigener schwerer Verletzungen noch um die anderen Unfallopfer kümmern. Der typische Satz lautet dann: „Meinen eigenen Schmerz habe ich in der Situation gar nicht bemerkt!"

Wenn der Schmerz zur Dauerschleife wird

Ein akuter Schmerz hält nur eine bestimmte Zeit lang an. Er geht vorüber, wenn die schmerzauslösende, klar erkennbare Ursache behoben wurde und der Heilungsprozess weitgehend abgeschlossen ist. Ausmaß und Intensität des Schmerzes stehen in direkter Beziehung zum Verletzungsgrad oder der Erkrankung. Beim chronischen Schmerz ist das anders, denn dann hat sich der Schmerz verselbstständigt und dauert bereits über drei Monate an. Eine enge Beziehung zwischen Schmerz und Schmerzursache muss es nicht mehr geben oder sie ist nicht mehr erkennbar.

Die Neurobiologie bietet dafür schlüssige Erklärungsmodelle: Bei chronischen Schmerzen kommt es zu Veränderungen der „Schmerzreizleitung" (siehe „Wie Schmerz entsteht", Seite 16/17). Zum einen wird die Verbindung zwischen den Synapsen im Rückenmark-Hinterhorn weiter ausgebaut und dadurch dauerhaft „scharfgeschaltet". Experten sprechen auch vom Schmerzgedächtnis. Hinzu kommt, dass sogenannte hemmende Neuronen, die eine Art Wächterfunktion im Rückenmark übernehmen und entscheiden, ob eine Schmerzinformation weiter an das Gehirn geleitet wird oder nicht, bei chronischen Schmerzen häufig außer Kraft gesetzt sind. Im Ergebnis kommt es zur „Dauerdurchlässigkeit" des Schmerzsystems oder auch zu spontaner Aktivität, also zu Schmerzimpulsen ohne einen Schmerzreiz. Der Schmerz wird zu einer eigenständigen Krankheit und ist kein Symptom oder keine Begleiterscheinung einer anderen Erkrankung mehr.

Besonders problematisch ist, wenn der Schmerz durch eine Schädigung der Nervenstrukturen hervorgerufen wird (siehe Kapitel 2, Nervenschmerzen, ab Seite 123). Die führt dazu, dass die Nerven neue Schmerzkanäle bilden, die betroffene Region noch empfindlicher wird und der Schmerz sich verselbstständigt. Der Schmerzforscher Lorimer Moseley vergleicht das schmerzende Körpergewebe dann mit einem VW-Käfer, in dem man einen Ferrarimotor eingebaut hat: Während das Auto sonst lange brauchte, um auf Touren zu kommen, schießt es nun direkt los und beschleunigt bereits bei der zartesten Berührung des Gaspedals. Genauso wird der Schmerzreiz in Richtung Gehirn beschleunigt und die Schmerzkanäle allmählich zu „Schmerzautobahnen" ausgebaut. Auch das Gehirn verändert sich durch die Schmerzerfahrungen und wird schmerzempfindlicher. In den sogenannten Schmerzknotenpunkten im Gehirn werden mehr Sensoren gebildet, die Schmerzen wahrnehmen. Außerdem werden Stoffe ausgeschüttet, die diese Schmerzknoten aktivieren. Das Gehirn wird durch die Schmerzerfahrung besonders hellhörig für Schmerz, und kleinste Reize lösen dann bereits wieder Schmerz aus.

Was Schmerz im Körper auslöst

▸ Im Nervensystem

Das sogenannte vegetative Nervensystem steuert im Hintergrund die Vitalfunktionen des Körpers – also Atmung, Herzschlag oder Verdauung. Wir können diese nicht bewusst beeinflussen. Das Nervensystem besteht aus zwei Teilen: Das sympathische Nervensystem regt die Vitalfunktionen wie die Atmung, den Herzschlag etc. an und bringt den Körper auf Hochtouren. In Stresssituationen setzt es Adrenalin frei, wodurch sich die Atemfrequenz erhöht und der Blutdruck sowie der Blutzuckerspiegel steigen – all das ermöglichte dem Steinzeitmenschen die erfolgreiche Flucht vor dem Säbelzahntiger. Nach der Gefahr sorgt der Gegenspieler des sympathischen Nervensystems, das parasympathische Nervensystem, dafür, dass der Körper wieder herunterfährt und sich von der Stresssituation wieder erholen kann. Bei Schmerzen allerdings ist das sympathische Nervensystem dauerhaft aktiviert. Die Adrenalinspiegel von Schmerzpatienten sind permanent erhöht, weil immer Gefahr signalisiert wird. Und genau hier liegt das Problem.

▸ Im motorischen System

Das sogenannte motorische Nervensystem kontrolliert Muskeln, Haltung und Bewegungen. Unter dem Stress, den chronischer Schmerz auslöst, spannen sich die Muskeln an. Hält dieser Anspannungszustand über eine lange Zeit an, kommt es zu Dauerverspannungen. Die Muskeln verhärten sich mehr und mehr – und das kann wiederum zu neuen Schmerzen führen. Dieser Teufelskreis wird in Dauerschleife so weitergeführt.

▸ Im Hormonsystem

Ist das sympathische Nervensystem aktiviert, beeinflusst es auch das Hormonsystem (endokrine System). Durch Stress wird eine Hormon-Kettenreaktion ausgelöst: Der Hypothalamus, ein Bereich im Gehirn, der das vegetative Nervensystem steuert, produziert dann Hormone, die dafür sorgen, dass die Hirnanhangsdrüse (Hypophyse) das Hormon ACTH ausschüttet und in den Blutkreislauf abgibt. Erreicht ACTH die Nieren, sorgt es dafür, dass die Nebennieren sehr viele Stresshormone, wie zum Beispiel Cortisol, produzieren. Mediziner nennen das sehr komplex eine aktivierte Hypothalamus-Hypophysen-Nebennierenrindenachse.

▸ Im Immunsystem

Das auf Stress geschaltete sympathische Nervensystem und das stressaktivierte Hormonsystem haben auch Einfluss auf das Immunsystem – es wird unter anderem durch Cortisol und Adrenalin aktiviert. Das Immunsystem schaltet in der Konsequenz die Immunabwehr scharf.

Was bei einer akuten Gefahr absolut sinnvoll ist, wird bei „Daueralarm" kontraproduktiv. Die vielen Stresshormone sind an die weißen Blutkörperchen gebunden und sorgen dafür, dass diese weniger vom Stoff Interleukin-1-beta ausschütten. Der Stoff ist jedoch wichtig, damit sich neue Immunzellen und Antikörper gegen Erreger bilden. Das bedeutet, dass der ständige Stress, den chronische Schmerzen verursachen, das Immunsystem auf Dauer lahmlegt.

Das vegetative Nervensystem

ist bei Dauerstress ständig hochgefahren. Adrenalin im Körper aktiviert vielfältige Vitalfunktionen: Das Herz schlägt schneller, die Sehkraft der Augen wird optimiert und Energiereserven werden mobilisiert. Der ganze Körper wird in Alarmbereitschaft versetzt.

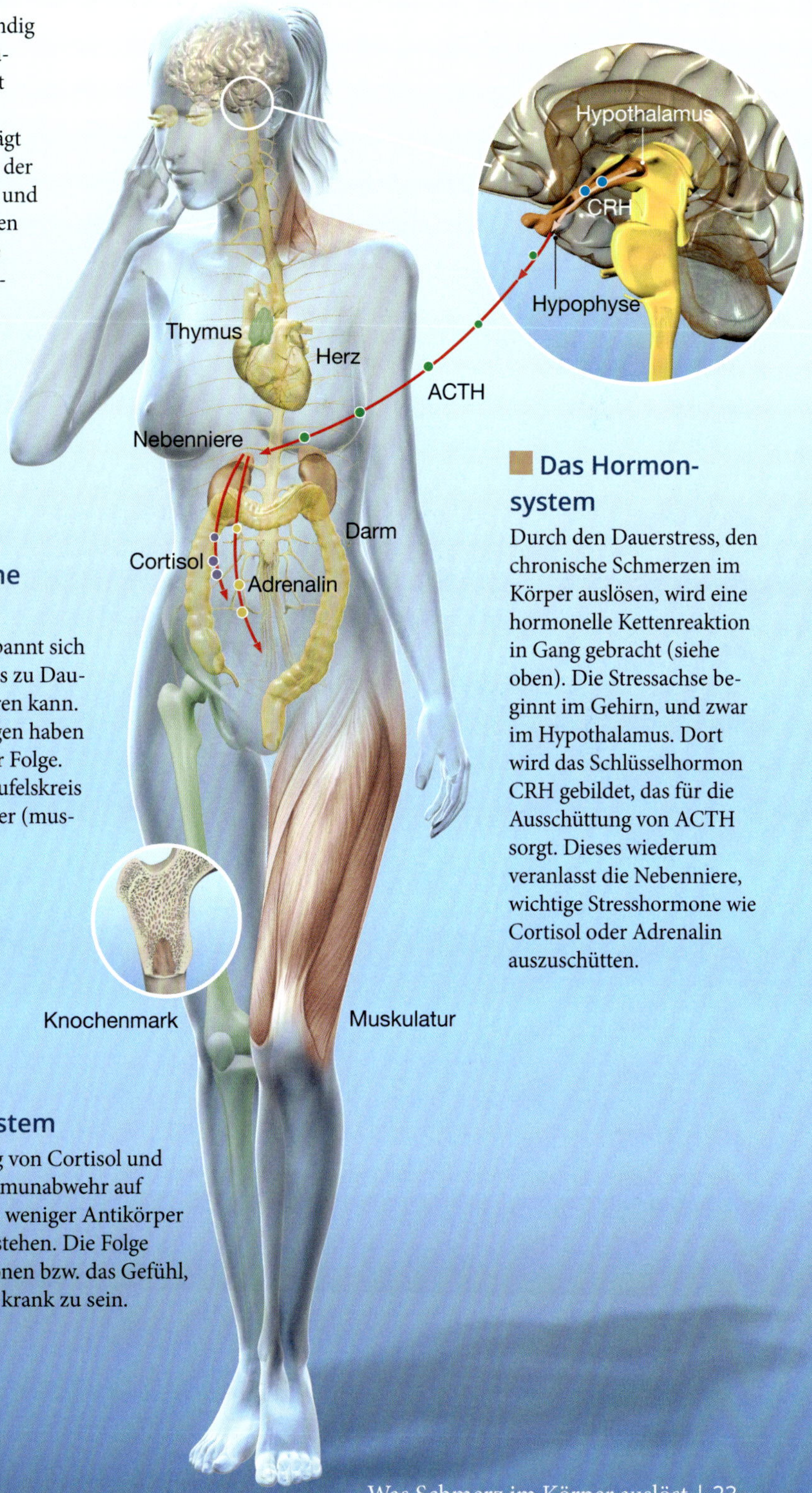

Das Hormonsystem

Durch den Dauerstress, den chronische Schmerzen im Körper auslösen, wird eine hormonelle Kettenreaktion in Gang gebracht (siehe oben). Die Stressachse beginnt im Gehirn, und zwar im Hypothalamus. Dort wird das Schlüsselhormon CRH gebildet, das für die Ausschüttung von ACTH sorgt. Dieses wiederum veranlasst die Nebenniere, wichtige Stresshormone wie Cortisol oder Adrenalin auszuschütten.

Das motorische Nervensystem

Bei erhöhtem Stress spannt sich die Muskulatur an, was zu Dauerverspannungen führen kann. Die Muskelverhärtungen haben weitere Schmerzen zur Folge. Es entsteht also ein Teufelskreis aus innerer und äußerer (muskulärer) Anspannung.

Das Immunsystem

Durch die Aktivierung von Cortisol und Adrenalin wird die Immunabwehr auf Dauer unterdrückt, da weniger Antikörper und Immunzellen entstehen. Die Folge sind häufigere Infektionen bzw. das Gefühl, krank zu werden oder krank zu sein.

Kann das Hirn Schmerz vergessen?

Wenn Schmerz sich einmal im Schmerzgedächtnis festgesetzt hat, ist es schwierig und langwierig, diesen Prozess wieder rückgängig zu machen – aber es ist möglich! Niemand sollte daher die Hoffnung aufgeben. Mithilfe der modernen, multimodalen Schmerztherapie (siehe Kapitel 3, Seite 278/279) kann es gelingen. Ein großes Problem ist jedoch, dass Patienten mit chronischen Schmerzen oft bereits in einen gefährlichen Teufelskreis geraten sind. Wie oben bereits angesprochen, haben auch die allgemeine Lebenssituation und die psychische Verfassung einen deutlichen Einfluss auf die Schmerzwahrnehmung. Angst, Verzweiflung, Sorgen und soziale Isolation verstärken Schmerzen maßgeblich (siehe Seite 26/27). Dagegen können Entspannt- und Geborgenheit, Optimismus, Selbstvertrauen und positives Denken eine lindernde Wirkung haben. Allerdings bekommt man Letzteres eben nicht auf Rezept.

Verlust der positiven Einstellung

Genau diese positiven Gefühle sind Patienten in ihrer oft langjährigen Schmerzgeschichte verloren gegangen. Sie haben in der Regel zahlreiche Behandlungsversuche hinter sich, die jedoch allesamt ohne Erfolg waren. Das führt zunächst verständlicherweise zu Enttäuschung, Frust, Wut und Angst bei den Patienten. All das macht den Teufelskreis jedoch nur noch schlimmer. Der Schmerz hat eine negative Grundhaltung mit seelischer Anspannung zur Konsequenz, die dann auch wieder rein körperlich Stress erzeugt und damit auch wiederum die Schmerzwahrnehmung erhöht. Hinzu kommt: Durch die Schmerzen hat sich das Leben der Betroffenen oft ganz dramatisch verändert. Viele können beispielsweise ihren Beruf nicht mehr ausüben, sind in ihren sozialen Kontakten sowie Aktivitäten stark eingeschränkt und haben möglicherweise sogar einen sozialen Abstieg erfahren. Manchmal zerbricht auch eine Beziehung an der Belastungsprobe Dauerschmerz (siehe dazu auch den Kasten auf der rechten Seite). Die Patienten fühlen sich vermehrt lebensuntüchtig, ungeliebt, minderwertig, niedergeschlagen. Viele Betroffene werden auch depressiv. All diese negativen Gefühle wirken auf neurobiologischer Ebene dann noch als zusätzliche Schmerzverstärker – und damit dreht sich die Schmerzspirale noch weiter nach unten.

Den Schmerzkreislauf durchbrechen

Die oben beschriebene Negativspirale führt dazu, dass der Schmerz immer stärker wird und oftmals das Leben vieler Patienten komplett beherrscht. Das Gute daran ist jedoch: Wie aus jedem anderen Teufelskreis können Sie auch aus diesem ausbrechen, wenn Sie sich ihn erst einmal bewusst gemacht haben. Dann wissen Sie, welche Haltung und welche Handlungen zu welchen Konzequenzen führten, und Sie können gezielt gegensteuern. Es gibt viele Optionen, dem Schmerz entgegenzuwirken und an verschiedenen Stellen aus dieser Schmerzspirale auszusteigen. Mehr darüber erfahren Sie ab Seite 31. Was gibt es an ersten Möglichkeiten, um die Schmerzen zu reduzieren?

Aktiv gegen den Schmerz vorgehen

Menschen mit starken Rückenschmerzen neigen beispielsweise dazu, sich möglichst wenig zu bewegen. Das ist ganz natürlich, denn jede Bewegung schmerzt höllisch.

Wenn Sie aber wissen, dass genau diese Schonung dazu führt, dass sich der Rückenschmerz verschlimmert oder gar chronisch wird, können Sie sich dazu zwingen, in Bewegung zu bleiben, und bezwingen damit auch den Schmerz. Deshalb ist Aktivität so wichtig, denn die größte Gefahr bei diesem Schmerzkreislauf ist die große Hilf- und Hoffnungslosigkeit, die viele Schmerzpatienten verspüren.

Im Kasten unten lesen Sie, wie sich Schmerzen bis ins Privatleben ziehen können. Was sollen Ihnen diese Beispiele zeigen? Schmerz zieht immer auch andere „Baustellen" nach sich, die die Betroffenen psychisch belasten, wie die Angst, den Partner zu verlieren, oder die Sorge um den Arbeitsplatz. Der seelische Druck, der daraus entsteht, verstärkt wiederum den körperlichen Schmerz. Wichtig ist, zu analysieren, welche dieser Baustellen Sie haben, und diese proaktiv anzupacken. Hierbei können Psychotherapeuten oft helfen. Denn Teufelskreise sind da, um sie zu durchbrechen! Es gibt einen Ausweg, und die moderne Schmerzmedizin weist Ihnen diesen Weg. Auf den folgenden Seiten bekommen Sie ganz konkrete Informationen, um Ihre Schmerzerkrankung und ihre Auswirkungen besser einschätzen zu können. Denn allein mit Wissen gehen Sie den ersten, wichtigen Schritt in die richtige Richtung.

Wie sich Schmerzen auf die Beziehung auswirken

Früher waren Sie und Ihr Partner sehr aktiv, nun aber leiden Sie an chronischen Schmerzen und können deswegen kaum noch etwas mit Ihrem Partner unternehmen. Die Beziehung ist angespannt und das belastet Sie stark. Ihr Partner hat vermeintlich zu wenig Verständnis für Ihre Krankheit. Er hat aber, wenn Sie einmal ehrlich darüber nachdenken, auch viele Enttäuschungen hinnehmen müssen: Viele Ausflüge oder Urlaube sind kurzfristig geplatzt, und oftmals musste er alleine Freunde bewirten oder etwas mit den Kindern unternehmen, weil es Ihnen nicht gut ging. Der Schmerz hat bereits Ihre Beziehung angenagt, letztlich auch deshalb, weil Ihnen gemeinsame positive Erlebnisse fehlen.

Lassen Sie das nicht zu! Nutzen Sie schmerzfreie Tage oder Phasen für die Beziehungspflege – und nicht dafür, die Wohnung zu putzen oder Ihre Karriere voranzutreiben. Gehen Sie positiv auf Ihren Partner zu, überraschen Sie ihn mit einem guten Essen oder mit Kinokarten oder machen Sie einen schönen Spaziergang zu zweit. Das kann sich auch positiv auf den Schmerz auswirken. Denn zum einen lenken schöne Erlebnisse und Gespräche ab, zum anderen festigen sie die Beziehung. Ängste, verlassen zu werden, und andere negative Gefühle verflüchtigen sich. Stattdessen fühlen Sie sich geliebt und geborgen – und mit diesem „warmen" Gefühl im Herzen werden Sie und auch Ihr Partner die nächste Schmerzphase leichter überstehen.

Durch welche Faktoren werden Schmerzen chronisch?

Schmerztherapeuten haben herausgefunden, dass es verschiedene Risikofaktoren gibt, die dafür sorgen, dass akute Schmerzen zu chronischen werden (Chronifizierung). Diese Faktoren betreffen sowohl persönliche Ansichten und Verhaltensweisen des Patienten wie auch seine Emotionen und sein soziales Umfeld – denn Schmerz ist ein ganzheitliches Phänomen, das den Menschen in seiner Gesamtheit betrifft.

In der Fachliteratur werden diese Faktoren auch „yellow flags", gelbe Flaggen, genannt. Sie sind Warnhinweise für Betroffene und behandelnde Ärzte. Genauso wie eine gelbe Flagge am Strand anzeigt „Achtung, die Badebedingungen sind nicht ideal, ungeübte Schwimmer sollten nicht ins Meer gehen", so zeigen die gelben Flaggen bei der Diagnose „Achtung, die Gegebenheiten sind nicht ideal. Die Schmerzen des Patienten könnten

Soziales und familiäres Umfeld

- Ich habe das Gefühl von meinem Partner „überbehütet" zu werden. Ich bin körperlich und oft auch geistig selbst nicht gefordert, weil mein Partner alles für mich erledigt.
- Auch das Gegenteil kann der Fall sein: ich erhalte von meinem Partner kein echtes Verständnis, stattdessen abfällige, „abstrafende" Kommentare, auch Vorwürfe (wie zum Beispiel: „Jetzt können wir wegen dir nicht in den Urlaub fahren!").
- Ich bekomme von meinem Partner oder von meiner Familie keine Ermunterung, über meine Probleme zu sprechen. Probleme werden bei uns in der Familie grundsätzlich unter den Teppich gekehrt.

Emotionen und Gefühle

- Ich bin häufig niedergeschlagen und depressiv.
- Ich fühle mich nutzlos und glaube, nicht mehr gebraucht zu werden.
- Ich bin reizbar und rege mich schnell auf.
- Ich leide unter zahlreichen Ängsten.
- Ich isoliere mich sozial und ziehe mich von Freunden und Bekannten zurück.

Verhaltensweisen

- Ich bin passiv und habe keinen Elan. Eine Rehamaßnahme ist für mich nicht interessant.
- Ich ruhe mich viel aus, liege oft.
- Ich ziehe mich von Alltagaktivitäten zurück und vermeide Bewegung.
- Ich leide unter Schlafstörungen.

sich chronifizieren." Kommen viele dieser „yellow flags" zusammen, ist es wahrscheinlich, dass ein Schmerz chronisch wird und sich verselbstständigt. Je früher der Patient mit einer sogenannten multimodalen Schmerztherapie behandelt wird, also einer Therapie, die nicht nur die körperliche Ursache im Blick hat, sondern auch die psychische Verfassung und die soziale Situation des Patienten einbezieht, desto höher sind die Heilungschancen.

Tatsache ist aber, dass bei den meisten Patienten jahrelang an einer oder mehreren vermeintlich körperlichen Ursachen herumgedoktert wird und die Patienten oft eine beeindruckend dicke Patientenakte haben, vielen Tests und Eingriffen unterzogen wurden, bevor sie am Ende als hoffnungslose Fälle oder Simulanten in Schmerzeinrichtungen überwiesen werden. Dass Schmerzen auch eine eigenständige Erkrankung sein können und diese Erkrankung sehr komplex und langwierig ist, wissen nach wie vor auch viele Ärzte nicht!

Was können Sie selbst tun?

Sie können sich als Betroffener die hier unten aufgeführten „gelben Flaggen" bewusst machen und so Ihr Risiko für chronischen Schmerz besser einschätzen bzw. mit Ihrem Arzt konkret über diese Dinge sprechen. Das australische „Pain Management Network" fasst die Risikofaktoren wie folgt zusammen (hier übersetzt und angepasst):

Innere Einstellung

- Ich glaube, dass Bewegung bei Schmerz schädlich ist. Ich nehme eine Schonhaltung ein, vermeide körperliche Aktivität, möchte auch nicht zur Bewegungstherapie.
- Ich gehe immer vom schlimmsten Fall aus, male mir detailreich negative Szenarien aus (Ärzte nennen das Katastrophieren).
- Ich glaube fest daran, dass der Schmerz unkontrollierbar ist, dass man eh nichts daran machen kann und ohnehin nichts hilft (Ärzte nennen das externale Kontrollattribution).
- Ich hoffe auf eine schnelle Lösung vom Arzt und erwarte, dass der Schmerz mit einer Spritze oder Pille behoben werden kann, ohne dass ich viel an meinem Verhalten ändern muss.

Arbeitsumfeld

- Ich glaube, dass ich wieder völlig schmerzfrei sein muss, bevor ich zur Arbeit zurückkehren kann.
- Ich habe große Sorge (oder erwarte gar), dass die Schmerzen zurückkehren, sobald ich die Arbeit wieder aufnehme.
- Ich habe viele negative, frustrierende Berufserlebnisse und schöpfe aus meinem Beruf weder eine innere Zufriedenheit noch Anerkennung (beispielsweise häufige Jobwechsel, Phasen von Arbeitslosigkeit, kein Fußfassen, ausbleibende Beförderungen, viele Gelegenheitsjobs).
- Ich habe ein negatives Arbeitsumfeld, erlebe keine Kollegialität, stattdessen negative Erfahrungen mit Vorgesetzten und Kollegen, im schlimmsten Fall sogar Mobbing.

Das bio-psycho-soziale Schmerzmodell

Viele der Risikofaktoren für eine chronische Schmerzerkrankung sind keine körperlichen Risikofaktoren, sondern psychischer oder sozialer Natur. Die innere Einstellung spielt eine Rolle, Emotionen, Gefühle, auch ob man sich mit seinem Schmerz alleingelassen fühlt oder von der Familie, dem Partner und dem Umfeld aufgefangen wird. In modernen Schmerzeinrichtungen basiert die Behandlung daher auf dem bio-psycho-sozialen Modell. Dieses hebt die Wechselwirkungen von körperlichen (=biologischen), seelischen (=psychischen) und sozialen Faktoren bei der Chronifizierung von Schmerz hervor und nutzt sie für die Behandlung. Die Schmerztherapie setzt daher an allen drei dieser Säulen an.

▸ Biologische Faktoren

Schmerzen führen häufig zu einer körperlichen Inaktivität. Das körperliche Schonprogramm hat unter Umständen auch seine Auswirkungen auf den Schlaf. Denn wer tagsüber viel ruht, leidet oftmals als Folge davon an Einschlaf- oder Durchschlafstörungen. Hinzu kommt, dass viele Betroffene durch den Bewegungsmangel zunehmen oder auch deshalb, weil sie aus Frust oder Langeweile zu viel essen. Die Zunahme des Körpergewichts und eine ungünstige Stoffwechsellage können dann wieder den körperlichen Schmerz verstärken.

▸ Psychische Faktoren

Schmerzen bringen auch das seelische Gleichgewicht aus dem Lot. Sie führen zu Angstzuständen und sogenanntem „Katastrophendenken", auch zu Depressionen oder zu Frust, Wut und Aggression. Umgekehrt sorgen diese negativen Gefühle dafür, dass Schmerzimpulse vermehrt an das Gehirn weitergeleitet werden, und verstärken die körperlichen Aspekte des Schmerzes. So wird die Muskelspannung erhöht, was Schmerzen vergrößern oder neu auslösen kann.

▸ Soziale Faktoren

Schmerzen führen oft zur sozialen Isolation. Viele Betroffene können ihrem Beruf nicht mehr nachgehen und stellen auch privat viele Aktivitäten ein. Das erhöht die körperliche Inaktivität, was die Schmerzen weiter begünstigt. Das Umfeld versteht nicht, warum der Patient Schmerzen hat, obwohl doch keine Krankheit festgestellt wurde. Nicht selten kommt es wegen dieses Unverständnisses und der sozialen Stigmatisierung („Simulant", „Faulenzer") zu psychischen Problemen wie Depressionen – die dann wiederum die Schmerzproblematik verschärfen.

Körper, Seele und soziales Umfeld hängen also eng miteinander zusammen. Jeder Schmerz zieht Probleme in allen drei Bereichen nach sich. Wenn ein Mensch andauernd unter den starken Schmerzen leidet, ist das nicht nur ein körperliches Problem. Er ist niedergeschlagen, wird mutlos und eventuell sogar depressiv. Ebenso kann eine Schmerzerkrankung auch drastische soziale Folgen haben. Der Betroffene ist nicht mehr so leistungsfähig, verliert vielleicht sogar den Job. Das kann das seelische Tief noch weiter verstärken. Die moderne Schmerztherapie adressiert daher alle drei Bereiche – Körper, Seele und soziale Situation (siehe Kapitel 3, Wege aus dem Schmerz finden, ab Seite 221). Denn in den Augen der modernen Schmerzmedizin lässt sich nur auf diese Art und Weise eine chronische Schmerzerkrankung effektiv und nachhaltig behandeln.

Diagnose von Schmerzerkrankungen

Wer über eine Schmerztherapie nachdenkt, muss viele Fragen beantworten. Dabei geht es darum, die Art des Schmerzes zu beschreiben sowie die Häufigkeit, mit der er auftritt, seit wann der Schmerz besteht, die Intensität und die Lokalisation (also zum Beispiel Kopf-, Rücken- oder Knieschmerzen). Für eine umfassende Erhebung gemäß des bio-psycho-sozialen Schmerzmodells wurde der „Deutsche Schmerzfragebogen" entwickelt. Er ist über 20 Seiten stark und erfasst alle Aspekte des Lebens – von Vorerkrankungen über die berufliche und familiäre Situation bis hin zur sexuellen Zufriedenheit. Viele Patienten wundern sich, warum sie all diese Fragen beantworten müssen, obwohl ihnen doch „nur" der Rücken weh tut. Ihnen ist dann oft noch nicht klar, dass sie kein Rückenleiden (mehr) haben, sondern bereits eine chronische Schmerzerkrankung vorliegt. Sobald ein Patient wirklich verstanden hat, dass er unter einer komplexen Schmerzerkrankung leidet, die auf verschiedenen Ebenen (der körperlichen, der psychischen und der sozialen) hervorgerufen und von vielen Faktoren begünstigt wird, ist er der Schmerzfreiheit bereits ein großes Stück nähergekommen.

Wann zum Schmerztherapeuten?

Ideal wäre es, wenn Risikopatienten für eine chronische Schmerzerkrankung frühzeitig schmerztherapeutisch behandelt würden, bevor der Schmerz bereits chronisch geworden ist, also vor Ablauf von drei oder spätestens sechs Monaten. Jeder Patient, der länger als drei Monate mit Schmerzen lebt, die durch einzelne Therapiemaßnahmen (Physiotherapie, Spritzen, operative Eingriffe) nicht verbessert werden konnten, sollte um eine Überweisung zu einem Schmerztherapeuten oder in eine Schmerzambulanz bitten. Eine rechtzeitige Therapie erhöht die Heilungschancen!

Was viele nicht wissen: Die Schmerztherapie ist weit mehr als nur die medikamentöse Behandlung und die „Betäubung" von Schmerzen. Zwar werden auch Medikamente eingesetzt, aber der Patient lernt auch zahlreiche andere Schmerzbewältigungsstrategien kennen. Eine Schmerztherapie setzt sich immer aus individueller Bewegungstherapie (Sport und Physiotherapie), sogenannten Patientenedukationen (Schulungen, in denen der Patient Informationen über das Krankheitsbild bekommt) und verhaltenstherapeutischen Maßnahmen zusammen. Er wird befähigt, aktiv gegen den Schmerz anzugehen. Leider herrscht oft das Missverständnis, dass die Schmerztherapie lediglich dafür da ist, Patienten zu sedieren, um ihnen das größte Leid zu ersparen. Das ist aber nur bei Patienten mit schweren Erkrankungen in der letzten Lebensendphase der Fall. Mehr darüber in Kapitel 3, Wohin können Sie sich wenden?, ab Seite 280.

SCHMERZEN UNTERSCHEIDEN

Fast jeder Mensch kennt Schmerzen, doch bei jedem sitzen sie an einer anderen Stelle. Dieses Kapitel gibt Aufschluss über die verschiedenen Schmerzarten, die Schritte zur jeweiligen Diagnose sowie die Therapiemöglichkeiten. Außerdem berichten Patienten mit typischen Schmerzerkrankungen, wie sie mit ihren Schmerzen umgehen und ihren individuellen Weg zur Schmerzlinderung gefunden haben.

Jeder Schmerz ist anders

Jede chronische Schmerzerkrankung hat irgendwann einmal als akuter Schmerz begonnen. Oft hat sich der Schmerz am Anfang der Erkrankung nur an einer Stelle des Körpers geäußert, sich dann aber im Laufe der Chronifizierung auf weitere Körperstellen ausgedehnt oder auch andere, neue Schmerzen nach sich gezogen.

Chronische Schmerzpatienten haben daher einen hohen Leidensdruck: Es ist in den meisten Fällen nicht nur so, dass sich ein Schmerz an einem Ort über Monate oder Jahre „festsetzt" – was ja schon schlimm genug ist –, erschwerend kommt hinzu, dass er wie ein Magnet neue Schmerzen anzieht. Zum Beispiel leiden viele Patienten mit chronischen Kopfschmerzen früher oder später auch an Schmerzen im Nacken oder Patienten mit Rückenschmerzen bekommen durch Fehlbelastungen Gelenkprobleme. Viele chronische Schmerzpatienten haben an so vielen verschiedenen Stellen im Körper Schmerzen, dass sie den Schmerz am Ende kaum noch klar verorten können. Manchmal wissen sie nicht einmal mehr genau, wo der Schmerz eigentlich zuerst war. Deshalb ist es so wichtig, jeden Schmerz von Anfang an richtig zu behandeln, um zu verhindern, dass er zum dauerhaften Problem, also chronisch wird.

Kontrolle erlangen

Für jede Schmerzart gibt es in der Akutphase spezielle Behandlungen. Selbstverständlich wird ein Rückenschmerz anders behandelt als eine Migräne. Dieses Buch stellt häufige Schmerzarten vor, die oft den Ausgangspunkt für chronische Schmerzerkrankungen darstellen können. Außerdem werden Leiden erläutert, die bereits von Beginn an chronische Schmerzkrankheiten sind, wie beispielsweise Rheuma oder die Fibromyalgie. Hier schmerzt der gesamte Körper, entweder an verschiedenen Stellen (lokal) oder quasi schwer eingrenzbar überall (diffus).

Dass sich aus akuten Schmerzen chronische Probleme entwickeln, ist besonders häufig dann der Fall, wenn der Schmerz nicht von Anfang an angemessen behandelt wurde. Das folgende Kapitel beschreibt, welche jeweiligen Therapieoptionen es bei diesen verschiedenen Krankheiten gibt, um den Schmerz zu lindern und bestenfalls zu verhindern, dass er chronisch wird und damit andere Lebensbereiche des Betroffenen dominiert. Ziel ist es, dass einerseits ein akuter Schmerz, wie ein Rückenschmerz bei Hexenschuss, sich nicht dauerhaft festsetzt und dass andererseits ein Schmerz, der als Begleiter einer chronischen Krankheit kommt, dem Betroffenen das Leben nicht zur Hölle macht. Dafür ein Beispiel: Ein Rheumapatient kann trotz der chronischen Erkrankung Rheuma ein Leben führen, in dem der Gelenkschmerz in der meisten Zeit erträglich ist und nicht permanent im Vordergrund steht. Niemand kann diesem Patienten eine völlige Schmerzfreiheit versprechen, aber mit einer frühzeitig begonnenen spezifischen Schmerztherapie und einem Behandlungsansatz, der die verschiedenen Ebenen der Erkrankung, nämlich die körperliche, seelische und soziale, mit einschließt, kann der Schmerz meist gut kontrolliert werden. Das folgende Kapitel soll Patienten mit chronischen Schmerzen helfen, dieses Ziel zu erreichen.

Resilienz schützt vor Chronifizierung

Ob ein akuter Schmerz geht oder bleibt, hängt maßgeblich von der seelischen Verfassung des Patienten ab. Auch soziale Faktoren spielen eine Rolle. Ein Hexenschuss beispielsweise verschwindet in den allermeisten Fällen nach ein paar Tagen von selbst wieder. Leidet der Betroffene aber zum Beispiel an einer Depression oder befindet er sich in einer extremen Stresssituation, die er als äußerst kräftezehrend oder existenzbedrohend empfindet („wenn ich das nicht schaffe, verliere ich meinen Job"), sind die Weichen in Richtung Chronifizierung gestellt. Das sogenannte sympathische Nervensystem, der aktivierende Teil des vegetativen Nervensystems, das unbewusst Körperfunktionen wie die Atmung steuert, wird hochgefahren und der Körper schaltet auf Stress um (siehe Seite 22/23). Er nimmt Gefahrensignale wie Schmerz laut und deutlich wahr, der Schmerz brennt sich so in das Schmerzgedächtnis ein. Der Boden für eine Chronifizierung ist bereitet. In einer solchen Situation kann eine Verletzung am Bein oder eine zufällig anstehende Zahn-OP mit unzureichender Schmerzversorgung den Ausgangspunkt für eine chronische Schmerzerkrankung bilden, die mitunter zu jahrelangen, dramatischen Schmerzen führt. Bei einem Menschen hingegen, der seelisch und körperlich im Gleichgewicht ist und eine hohe psychische Widerstandskraft hat (Psychologen sprechen hier von „Resilienz"), hat ein akuter Schmerz meist keine weitreichenden Folgen. Er fällt nicht auf fruchtbaren Boden, kann sich nicht verselbständigen und verschwindet mit der Schmerzursache.

Behandlung in vielen Punkten gleich

Ist ein Schmerz chronisch geworden oder durch eine unzureichende Schmerzbehandlung über eine längere Zeit so stark in den Vordergrund getreten, dass er das Leben eines Patienten nahezu rund um die Uhr

Sicherheit durch Screening

Bei vielen Erkrankungen, die häufig Ausgangspunkt für eine Chronifizierung sind (wie beispielsweise ein akut auftretender Rückenschmerz), versucht der Arzt bereits beim ersten Gespräch herauszufinden, ob der Patient für eine chronische Schmerzerkrankung anfällig ist. Für Patienten, die mit einem akuten Rückenschmerz in die Hausarztpraxis kommen, gibt es einen Fragebogen, den sogenannten STarT Back Screening-Fragebogen (STarT steht für „Subgroup targeted treatment", also subgruppenspezifische Behandlung). Mit nur neun Fragen kann eingeschätzt werden, ob für den Patienten eine Gefahr dafür besteht, dass sein Schmerz zum Dauerproblem wird (siehe Seite 52). Die Patienten lassen sich damit in drei Gruppen unterteilen: Geringes, mittleres oder hohes Risiko für eine Chronifizierung der Schmerzen.

beherrscht, ist es schwierig, das Rad zurückzudrehen. Eine solche schwerwiegende Schmerzerkrankung lässt sich dann nicht mehr mit ein paar Schmerztabletten behandeln, oft schlagen „normale“ Schmerztabletten auch gar nicht mehr an. Das ist besonders oft der Fall, wenn eine Verletzung oder Krankheit Nervenstrukturen verletzt hat und der Schmerz durch die beschädigten Nerven selbst ausgelöst wird (= neuropathischer Schmerz oder Nervenschmerz). Das kann zum Beispiel bei einem Bandscheibenvorfall passieren. Die Nerven – eigentlich nur Transportbahnen für Berührung und Schmerz aus Armen und Beinen und für die Bewegungssteuerung (sogenannte Motorik) – können durch die permanente Quetschung beschädigt worden sein und so selbst zur Schmerzursache werden (siehe ab Seite 123). Eine Operation kann zwar die Bandscheibe richten, aber nicht die Nervenfasern erneuern. Das ist der Grund, warum der Schmerz auch nach einer technisch erfolgreichen Operation bei vielen Rückenpatienten bestehen bleibt. Die Ursache ist längst behoben, aber der Schmerz bleibt.

Noch einmal zusammengefasst: Man spricht von einer eigenständigen chronischen Schmerzerkrankung, wenn der Schmerz länger als drei Monate anhält und gleichzeitig weder eine körperliche (oder seelische) Grunderkrankung gefunden wird noch eine solche nicht mehr in Zusammenhang mit den starken Schmerzen gebracht werden kann. In beiden Fällen hat sich ein Schmerz verselbstständigt und steht für sich. Spätestens dann ist eine Schmerztherapie erforderlich, die gemäß dem bio-psycho-sozialen Modell (siehe Kapitel 1, Seite 28/29) alle Ebenen des Schmerzes erfasst: Die körperliche, sei es medikamentös oder bewegungstherapeutisch, die seelische und die soziale. Die beiden letztgenannten werden mit psychologischen Verfahren und/oder Patientenschulungen behandelt. Diese Therapie, die verschiedenste Bausteine aufweist (daher auch der Name multimodale Therapie; multi = viele, modus = Art und Weise), ist der einzige erfolgversprechende Weg, um eine chronische Schmerzerkrankung zu behandeln und die Schmerzen nachhaltig zu reduzieren.

Bei der multimodalen Therapie sieht die Behandlung bei Patienten mit chronischen Bauchschmerzen genauso aus wie bei Rückenschmerzpatienten. Es ist dann auch egal, ob der Schmerz zuerst im Rücken, im Hüftgelenk oder im Kopf aufgetreten ist. Wenn der Schmerz erst autonom geworden ist, spielt der ursprüngliche Ort kaum noch eine Rolle. Die Veränderungen, die das Rückenmark und Gehirn durchgemacht haben, sind in weitesten Teilen überlappend und identisch. Oft sitzen bei Behandlungen wie bei der Kunsttherapiegruppe Patienten mit all diesen verschiedenen Grunderkrankungen zusammen. In der Therapie geht es nicht mehr darum, eine körperliche Ursache zu behandeln, sondern um das eigene Phänomen Schmerz. In der englischen Sprache wurde das formuliert als: „Chronic Pain, a disease of its own right“, also „Chronischer Schmerz, eine Erkrankung eigener Bedeutung“. Ziel ist es, Schmerzpatienten Hilfestellungen zu geben, damit ihre Beschwerden weniger Raum im Leben einnehmen. Es macht also zweierlei Sinn: Auf die einzelne Erkrankung zu schauen, also wie auf Beschwerden in Kopf oder Rücken, und gleichzeitig unabhängig von der Ursache auf den Schmerz als Ganzes.

„Wenn Ärzte meine Feuer-Schmerzen abtaten, war das schlimmer als die Beschwerden selbst."

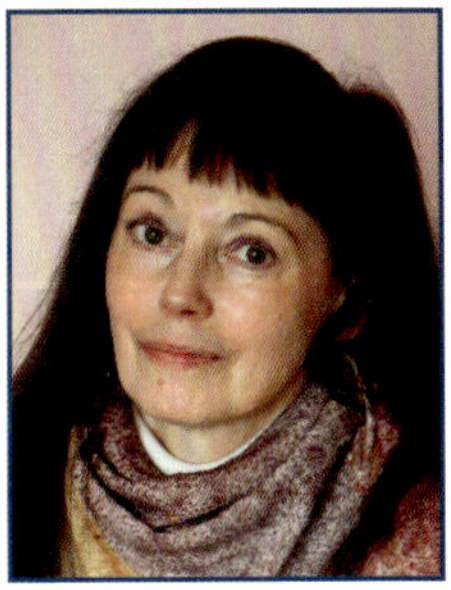

Christiane S. (63), Pharmazeutin aus Bayern, hat in ihrem Leben kaum eine Schmerzart ausgelassen. Sie litt und leidet unter Schuppenflechte, Tumorschmerzen, Arthritis, Herpes Zoster und so weiter. Hier erzählt sie, wie sie für sich gelernt hat, mit all ihren Leiden umzugehen.

Ich habe das, was Experten eine Schmerzkarriere nennen. Es gibt kaum eine Art von Schmerz, die ich nicht kenne – und mit der ich nicht lernen musste, umzugehen. Ich kam schon mit einer seltenen, sehr schmerzhaften Autoimmunkrankheit zur Welt: Einer Porphyrie, also einer Stoffwechselkrankheit, bei der in der Leber ein Eiweiß fehlt. Sie führt dazu, dass Betroffene kaum Nahrung und auch wenig Medikamente vertragen sowie furchtbar stechende Schmerzen im Bauchraum haben. Die Schwierigkeit dieser Krankheit liegt darin, sie zu erkennen – schließlich klagen Kinder oft über Bauchweh. Dass Schmerzen nicht ernst genommen werden, habe ich also früh gelernt. Als Teenager bekam ich dann eine Schuppenflechte, die Arme, Beine, Kopf und Rumpf mit juckend-schmerzenden Schuppen überzieht.

Ich habe trotz meiner Leiden viel Sport gemacht, lief Marathon, studierte Pharmazie als Ingenieurin und lernte den Mann meines Lebens kennen. Mit Anfang 20 erlebte ich den nächsten Schlag: Mein Partner verstarb bei einem Verkehrsunfall. Auf der Schmerzskala, die Ärzte oft zitieren, um Ereignisse einzuordnen, die auf psychischer Ebene für Beschwerden mitverantwortlich sein sollen, gab das eine glatte 10 – den höchsten Wert. Wieder habe ich gekämpft, wollte weiterleben und lachen. Ich lernte einen zweiten Mann kennen, den ich wenige Jahre später heiratete, und genoss die Normalität.

Dann bekam ich eine Diagnose, die mir nicht nur viele neue Schmerzen einbrachte, sondern meine Existenz bedrohte: Ärzte stellten ein Sarkom am linken Knie fest – eine seltene Form von Krebs, die damals als tödlich galt. Man gab mir noch ein halbes Jahr, bot mir aber an, mich in Studien einzubinden, die nur experimentell seien. Das war mir egal, denn was blieb mir sonst übrig? Viele Operationen, Infusionen und Medikamente später verschwand das Krebsgeschwür tatsächlich, hinterließ aber ein steifes Knie. Ich bewegte es über Jahre hinweg Millimeter für Millimeter. Mir liefen dabei die Tränen vor wummernden Schmerzen über die Wangen, aber ich schaffte es, mein Bein immer wieder etwas mehr zu bewegen und wieder etwas beugen zu können.

In den Jahren darauf bekam ich zwei gesunde Kinder. Aber nach den Geburten kehrten die Probleme mit dem Immunsystem zurück, und ich bekam eine Psoriasisarthritis, eine Unterform von Rheuma – enorm schmerzhaft. Alle Sehnen entzündeten sich, meine Hände verformten sich und schwollen an. Anders als andere Rheumaformen ist diese Art nicht über einen Faktor im Blut nachweisbar. Ich saß also erst einmal Ärzten gegenüber, die meine Feuer-Schmerzen abtaten und mir das Gefühl gaben, ich würde sie mir einreden. Das war furchtbar, fast schlimmer als der Schmerz selbst. Als ich endlich an einen Mediziner geriet, der mich ernst nahm, stellt er fest, dass ich gegen die meisten helfenden Medikamente allergisch bin. Mir blieb nur, die Schub-Schmerzen auszuhalten. Wenn es hart kam, nahm ich hohe Dosen Kortison.

Im Verlauf der nächsten Jahre zerbröckelte meine Ehe. Dann steckte ich mich bei der Arbeit in der Apotheke mit Pfeifferschem Drüsenfieber an. Die Viruskrankheit führt dazu, dass alle Drüsen im Körper anschwellen, sowie zu starken Schmerzen unter den Armen und in der Leistengegend. Der Virus fachte zusätzlich die Arthritis an, sodass die Schübe häufiger wurden und ich viel Kortison brauchte. Das wiederum stürzte mein Immunsystem ins Chaos und brachte mir auch noch einen Herpes Zoster ein. Ich bekam unbeschreibliche Schmerzen im Rachen, im Ohr und im Auge, die sich so anfühlten wie brennende Nadelstiche. Aber das Schöne daran war, auch wenn das komisch klingt: Beim Arzt glaubte man mir, wie sehr ich litt. Das machte es tatsächlich besser.

Als Folge des Herpes Zosters entwickelte ich eine Meningitis, eine Entzündung der Hirnhaut, und heftige Schmerzen in Brust und Gesicht. Aber auch hier: Weil ich mich mit meinen Schmerzen angenommen fühlte, schaffte ich es, mein Leben nicht allein davon bestimmen zu lassen.

„Beim Arzt glaubte man mir, wie sehr ich litt. Das machte es tatsächlich besser."

Dann fiel ich in meiner Apotheke eine Treppe hinunter – mehrere Rippen gebrochen, Niere angeknackst, zwei Riesenhämatome am Fuß. Im Krankenhaus kümmerte man sich um alles, aber man stellte erst nach mehreren Monaten fest, dass das Hauptproblem der Fuß gewesen wäre. Ich hatte nun ein Knochenmarks-Ödem, also eine Ansammlung von Flüssigkeit, die für enorme Schmerzen sorgt, und ein verletztes Sesambein. Das ist ein kleiner Knochen, der in der Sehne sitzt. Es verging mehr als ein Jahr, bis zweimal operiert wurde, und ich erlebte, was es heißt, wenn ein akuter Schmerz chronisch wird. Erst als ich

Die Pharmazeutin Christiane S. leidet seit ihrer Kindheit an vielfachen Erkrankungen, die heftigste Schmerzen auslösen. Bei einem Treppensturz verletzte sie sich das Sesambein, und aus den akuten Schmerzen wurde eine chronische Schmerzerkrankung.

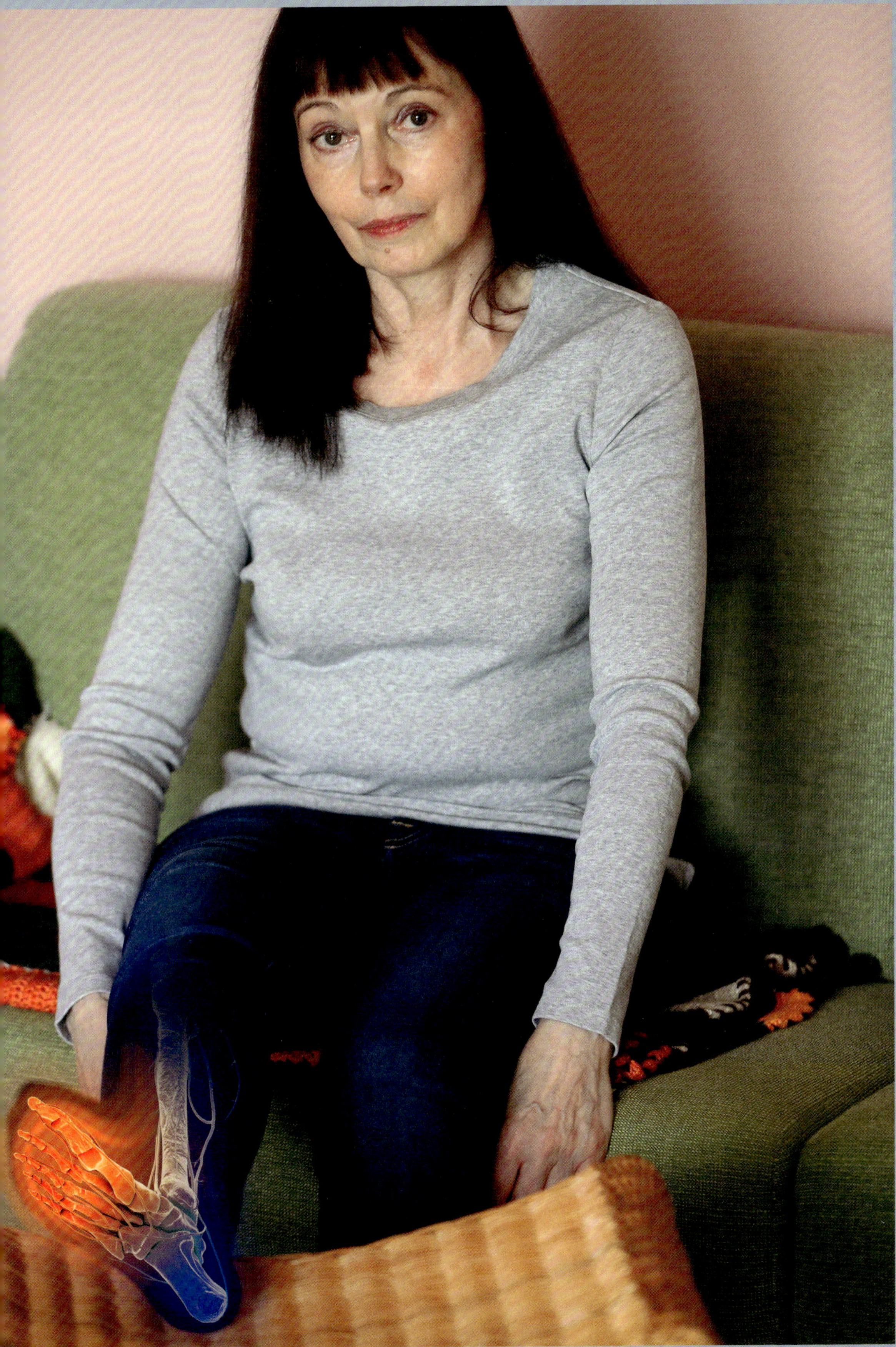

endlich in das Zentrum für interdiszplinäre Schmerzmedizin der TU München überwiesen wurde, erklärte man mir dort, dass mein Schmerz bereits so in meinem Hirn verankert ist, dass sich quasi ein Schmerzgedächtnis gebildet hat. Mein Körper sendet also immer wieder Signale, egal ob die Ursachen noch da sind oder nicht. Die Dauerbeschwerden, die mein Gehirn meldet, sind sogar in einem speziellen EEG nachweisbar. Ein Arzt zeigte mir, dass im frontalen Teil meines Hirns ständig Alarm ist. Diese Verbildlichung hat mir sehr geholfen, weil ich lernte, dass ich das Schmerzgefühl umleiten kann, sodass es mich nicht mehr so stark beeinträchtigt.

> ***„Ich habe heftige Schmerzen – aber eine unheimlich stabile Psyche, die mir hilft, mit allem fertigzuwerden."***

Ich begann eine multimodale Schmerztherapie, eine Kombination aus verschiedenen Bewegungen sowie psychischer und sozialer Betreuung. Ein Therapeut sagte mir, ich solle es mal so sehen: Ich habe zwar eine heftige Anhäufung an Schwierigkeiten im Körper – dafür aber eine unheimlich stabile Psyche, die mir hilft, mit allem fertigzuwerden. „Super", habe ich gedacht – „also nicht nur Pech beim Genlotto gehabt!" Ich konnte mit meiner positiven und fröhlichen Art sogar anderen Schmerzpatienten in der Gruppe helfen, besser mit ihren Leiden umzugehen. Das hat mir unheimlich gutgetan. Außerdem halfen mir Bewegungseinheiten wie Osteopathie und Feldenkraisgymnastik weiter. Ich habe festgestellt, dass ich Schmerzen nicht abwehren kann, indem ich mich an einen schönen Ort wünsche, wie es Therapeuten oft raten. Das führte für mich dazu, dass das immer sehr positiv besetzte Meer plötzlich mit Schmerzen verknüpft war. Aber ich fand heraus, dass ich eine Attacke gut durch Gerüche überstehen kann. Ein starker Pfefferminz-Reiz hilft mir, Schmerzen besser zu ertragen. Als eine andere Patientin erzählte, ihr Schmerz überfalle sie wie kleine grüne Männchen, fand ich darin ein Bild, mit dem ich den Schmerz personifizieren konnte. Bei heftigen Schmerzattacken stelle ich mir seither vor, wie kleine grüne Schmerzmännchen an mir arbeiten, und denke dann: „Na, wieder tüchtig beim Hämmern und Bohren!?" Das tut richtig gut.

Das klingt vielleicht etwas abstrus, aber man findet für sich Wege, wie man mit Schmerzen umgeht, die man nicht vertreiben kann. Ich weiß jetzt, dass mir aus dem Fenster in die Natur gucken mehr bringt als Progressive Muskelentspannung. Ich habe mir immer wieder Ziele gesucht, auf die ich hingearbeitet habe. Das half und hilft mir, mit den verschiedenen Schmerzarten klarzukommen. Gerade hat beispielsweise mein Sohn geheiratet – und da wollte ich verdammt nochmal die Zeremonie in hübschen Schuhen überstehen, nicht in den speziell angefertigten orthopädischen Laufhilfen. Ich kaufte magentafarbene Slingpumps – und trug sie tapfer! Mich tragen Optimismus und Durchsetzungswille. Schmerz ist subjektiv, jeder empfindet ihn anders, aber er ist real. Und es muss einem egal sein, was andere dazu sagen. Man selbst muss lernen, zurechtzukommen.

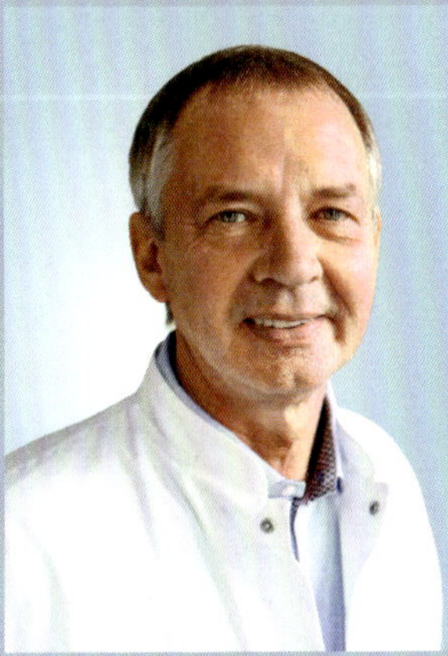

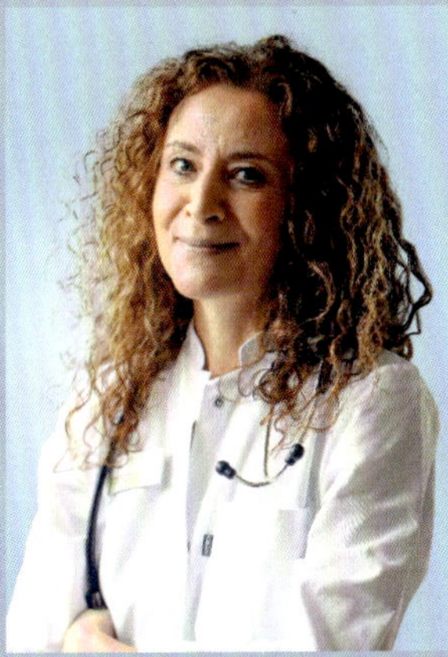

Rücken- und Nackenschmerzen

Es trifft im Laufe des Lebens so gut wie jeden – Beschwerden in Rücken und Nacken gehören zu den Volksleiden. Doch warum haben so viele Menschen „Rücken"? Prof. Dr. med. Thomas R. Tölle vom Klinikum rechts der Isar, Technische Universität München, und Prof. Dr. med. Christine Schiessl vom Algesiologikum, Zentren für Schmerzmedizin München, erläutern, wie Rücken- und Nackenschmerzen diagnostiziert und behandelt werden. Zwei Patienten erzählen, wie sie mit den Schmerzen umgehen.

Rückenschmerzen

Ist unser Rücken eine Fehlkonstruktion? Man könnte zu dieser Schlussfolgerung kommen, schließlich sind Rückenschmerzen die bei weitem häufigste Schmerzart. Im Durchschnitt leidet eine von fünf Frauen und einer von sieben Männern darunter. Rückenschmerzen führen auch die Liste der Gründe an, warum Arbeitnehmer krankgeschrieben werden. Sie sind ein echtes Volksleiden.

Doch warum haben so viele Menschen Rückenschmerzen? Wir werden immer älter, und bei Erkrankungen von Knochen, Gelenken und Muskeln spielt auch der körperliche Verschleiß eine Rolle. Hinzu kommen die Schattenseiten der modernen Informationsgesellschaft: Ein Großteil der Menschen befindet sich beruflich den ganzen Tag vor dem Rechner, körperliche Bewegung – Fehlanzeige! Und selbst in der Freizeit sitzen viele auch zu Hause vor dem Computer, dem Fernseher oder dem Handy. Absurd, dass im Prinzip die heutige „Bürostuhl-Generation", was Rückenschmerzen angeht, leidgeplagter ist als ihre Eltern oder Großeltern, die noch oft harte körperliche Arbeit leisten mussten. Der Rücken ist den Nicht-Anforderungen unserer modernen Gesellschaft nicht gewachsen. Das sollte uns im wahrsten Sinne bewegen, denn das ist es, was unser Rücken vor allem braucht. Rückenschmerzen treten oft im unteren Bereich des Rückens auf (man spricht dann von Kreuzschmerzen), gefolgt von Beschwerden in der Halswirbelsäule.

Diagnose von Rückenschmerzen

Fast jeder Mensch hat im Laufe seines Lebens einmal Kreuzschmerzen. Meistens kommen sie zum ersten Mal im Alter zwischen 35 und 55 Jahren vor. Häufig lässt sich keine konkrete Ursache für die Schmerzen finden. Nur bei zehn bis 20 Prozent kann ein körperlicher Grund für das Auftreten der Schmerzen gefunden werden (zum Beispiel ein Bandscheibenvorfall, eine Wirbelverletzung nach einem Unfall oder eine Krankheit wie Osteoporose oder gar eine Tumorkrankheit). Man spricht dann von unspezifischen Kreuzschmerzen. Die Behandlung zielt darauf ab, den Schmerz zu lindern – denn eine zu behandelnde Ursache ist nicht auffindbar.

In vielen Fällen bilden sich solche unspezifischen Kreuzschmerzen nach ein paar Tagen von selbst wieder zurück. Oft ist es gar nicht notwendig, den Hausarzt aufzusuchen, wenn man die Schmerzen mit freiverkäuflichen Mitteln wie Schmerztabletten, Wärmepflastern und viel Bewegung in den Griff bekommt. Viel mehr kann beziehungsweise wird der Arzt auch nicht verordnen. Er wird zunächst im Gespräch und der körperlichen Untersuchung gefährliche Ursachen für die Beschwerden ausschließen (in der Medizin sind das die sogenannten „Red Flags", siehe Kasten rechts). Erst wenn der Schmerz länger als sechs Wochen bestehen bleibt, wird er dann beispielsweise eine bildgebende Diagnostik (Röntgen, MRT, CT) durchführen oder überweist zu einem Spezialisten. Warum? Weil, wie gesagt, meist sowieso nichts zu sehen ist und der Schmerz spätestens nach vier bis sechs Wochen wieder von allein verschwunden sein wird. Es gibt aber Situationen, bei denen man in jedem Fall sofort einen Arzt aufsuchen muss, damit eine zugrundeliegende Erkrankung oder Verletzung frühzeitig erkannt und behandelt werden kann (siehe Kasten unten).

Bandscheibenvorfall

Der Bandscheibenvorfall ist eine der häufigsten Formen des spezifischen Kreuzschmerzes, also einer Form, die einer konkreten Schmerzursache zuzuordnen ist. Bandscheiben sind eine Art „Pufferkissen" zwischen den einzelnen Wirbeln: Sie haben einen weichen Kern, der von einem Faserring in Form gehalten wird. Durch Alter oder Verschleiß kann der Ring porös werden und unter schwerer (Fehl-)Belastung brechen, sodass der gelartige Kern ausläuft. Ein solcher Bandscheibenvorfall lässt sich im MRT oder im CT gut sehen. Drückt diese Masse auf den Rückenmarksnerv (Spinalnerv), können starke Schmerzen entstehen. Das liegt daran, dass auch der Faserring, der die Bandscheiben hält und bei einem Bandscheibenvorfall durchbrochen wird, mit vielen Schmerzfühlern ausgestattet ist. Zusätzlich kann der Schmerz auch durch Entzündungsreaktionen im Bereich der Schadensstelle (siehe Kapitel Gelenkschmerzen, Seite 90/91) angefeuert werden. Diese entwickeln sich langsam, und das ist der Grund, warum die Schmerzen häufig zeitversetzt, zum Beispiel erst einen Tag nach der Bandscheibenverletzung, einsetzen. Der Druck auf die Nerven kann außerdem sogenannte neurologische Begleitsymptome auslösen: Es kann zu Kribbeln („Ameisenlaufen") in den Beinen, Taubheitsgefühlen und im schlimmsten Fall sogar zu Lähmungserscheinungen kommen.

„Red Flags": Dann bei akuten Kreuzschmerzen sofort zum Arzt

- Wenn Sie in den vergangenen Tagen einen Unfall hatten oder gestürzt sind.
- Wenn Sie sich vor Kurzem einer Wirbelsäulen-OP unterzogen haben.
- Wenn Sie Krebspatient sind oder in der Vergangenheit schon einmal eine Krebserkrankung bei Ihnen diagnostiziert wurde.
- Wenn Fieber und Schüttelfrost begleitend auftreten.
- Wenn Sie unter Appetitlosigkeit leiden und/oder an Gewicht verlieren.
- Wenn Sie Steroide oder andere immunsuppressive Medikamente einnehmen.
- Wenn Sie an einer Infektionskrankheit erkrankt sind/waren (wie Borreliose, HIV).
- Wenn die Rückenschmerzen ausstrahlen und es zu Taubheit oder gar Lähmung der Beine kommt.

Wichtig ist, dass Sie Ihrem Arzt auch diese Begleitsymptome genau beschreiben, damit er weiß, welche möglichen Diagnosen er ausschließen muss.

Treten keine solchen neurologischen Begleiterscheinungen auf, die eine Lähmung des Armes oder des Beines verursachen, wird ein Bandscheibenvorfall erst einmal konservativ behandelt, das heißt, ohne Operation. In neun von zehn Fällen verschwinden die Beschwerden innerhalb von sechs Wochen. Wichtig dabei ist, dass der Patient trotz der Schmerzen in Bewegung bleibt. Damit das möglich ist, erhält er Schmerzmittel. Basis der Therapie, nachdem die ersten stärkeren Beschwerden abgeklungen sind, ist die Physiotherapie. Der Betroffene erlernt krankengymnastische Übungen, die den Rücken entlasten und die Rücken- und Bauchmuskulatur kräftigen. Mit dieser aktiven Physiotherapie wird nicht sofort begonnen, sondern der Patient soll sich zunächst im Rahmen seiner Möglichkeiten normal bewegen. Dann setzt eine spezifische Übungsbehandlung ein, die vom Arzt verordnet wird.

Bei starken neurologischen Beschwerden, insbesondere bei Lähmungserscheinungen, muss zunächst engmaschig beobachtet oder auch gleich operiert werden. Hierbei wird die ausgelaufene Gelmasse entfernt, was den Spinalnerv vom Druck befreit. Häufig erhält der Patient eine Reha-Maßnahme, in der er rückenschonendes Verhalten erlernt und seine stützende Rückenmuskulatur kräftigt.

Behandlung von Rückenschmerzen

Viele Patienten, die keines dieser zusätzlichen Symptome wie Lähmungen haben, die eine sofortige Behandlung notwendig machen, sind unzufrieden, wenn sie mit Rückenschmerzen zum Arzt gehen – und dieser ihnen zwar Schmerzmittel verschreibt, sie aber ohne Überweisung zu einem Orthopäden oder zu einem Radiologen für eine MRT- oder eine Röntgenuntersuchung nach Hause schickt. Sie fühlen sich nicht ernstgenommen und haben Sorge, dass keine genaue Diagnostik vorgenommen wurde.

Der Arzt hat aber eine körperliche Untersuchung gemacht (die Wirbelsäule angeschaut und abgetastet) und eine Bewegungsprüfung durchgeführt. Dabei bittet der Arzt den Patienten, verschiedene Bewegungen auszuführen, wie sich zum Beispiel nach vorn und nach hinten zu beugen. So kann der Arzt erkennen, was dem Patienten schwerfällt, welche Bewegungseinschränkungen er hat oder inwieweit er schon Mechanismen erlernt hat, Dinge, die er nicht mehr kann, anders zu umgehen (Kompensation). Auch wird der Arzt im Gespräch erfragen, ob bestimmte Risikokonstellationen („red flags") vorliegen, die eine sofortige diagnostische Abklärung notwendig machen (siehe Kasten auf Seite 41). Hat der Patient keine solchen Risikofaktoren und deutet die körperliche Untersuchung ebenfalls nicht auf ein Krankheitsbild wie einen Bandscheibenvorfall hin, entspricht es dem heutigen Therapiestandard, erst einmal die Diagnose unspezifischer Kreuzschmerz zu stellen und sechs Wochen abzuwarten.

Früher wurde bei Rückenschmerzen sofort eine bildgebende Untersuchung gemacht. Da aber jeder eine Auffälligkeit an der Wirbelsäule hat, wurde fälschlicherweise angenommen, dass das die Schmerzursache sein muss und es wurde operiert. Dabei stand die Auffälligkeit oft nicht mit dem Schmerz in Zusammenhang – die OP war dann nicht nur umsonst, sondern hat oft zu neuen Problemen geführt. Heute weiß man, dass Kreuzschmerzen meist keine operativ behebbare, spezifische Ursache haben – weshalb man von unspezifischen Schmerzen spricht. Deshalb „fahndet" man bei akut auftretendem Rückenschmerz erst einmal nicht weiter.

Akuten Schmerz nicht aussitzen

Häufig legen sich Menschen, wenn sie Rückenschmerzen haben, ins Bett und meiden jede Bewegung – oder bleiben möglichst bewegungslos sitzen. Das ist falsch, denn man riskiert damit, dass sich der Schmerz festsetzt und chronisch werden kann. Wichtig ist, trotz des Schmerzes in Bewegung zu bleiben und zu versuchen, den Alltag zu meistern – auch wenn das nur mit Schmerztabletten möglich ist. Die Schmerzmedikamente sind in diesem Fall eine sinnvolle Maßnahme, damit man nicht in einen Teufelskreis gerät: Denn Schonung und Ruhigstellung verschlimmern den Schmerz und lösen auch neue Rückenschmerzen aus. Wer nicht möchte, dass der Akutschmerz chronisch wird, muss sich bewegen. Bewegung ist auch die beste Prävention gegen Rückenschmerzen. Wer aktiv ist und regelmäßig Sport treibt, hat ein niedriges Rückenschmerzrisiko. Es ist dabei egal, welchen Sport man treibt, jeder beugt Rückenschmerzen vor. Man kann also einfach die Sportart wählen, die am besten zu einem passt – so lautet auch die Empfehlung der Nationalen Versorgungsleitlinie Kreuzschmerz. Für nähere Informationen ist die Patientenfassung der Leitlinie unter diesem Link abrufbar: https://www.awmf.org/uploads/tx_szleitlinien/nvl-007p_S3_Kreuzschmerz_2017-11.pdf.

„Erste Hilfe" Chirotherapie? Wenn, dann nur vom Facharzt!

Bei der chirotherapeutischen Manipulation werden Wirbel ruckartig eingerenkt. Man hofft, dass sich dadurch auch schmerzhafte Blockaden lösen. Viele Patienten schwören darauf und sehen darin eine echte Hilfe. Allerdings führen wiederholte Einrenkungen nicht dazu, dass die funktionellen Ursachen, die zum Schmerz beitragen, wie Fehlhaltung, muskuläre Schwäche oder schlechte Balance, behoben werden.

Deswegen sollte die chiropraktische Therapie nie als Einzelmaßnahme eingesetzt werden, sondern immer auch durch bewegungstherapeutische Verfahren begleitet werden. Die Chirotherapie kann eine momentane Erleichterung bei akut auftretenden Schmerzen bringen, ist aber keine nachhaltig wirksame Therapie. Deshalb wird sie in den Leitlinien auch nicht empfohlen. Sie sollte, wenn überhaupt, auch nur von einem Arzt mit der Zusatzbezeichnung Chirotherapie oder Manuelle Medizin durchgeführt werden. Denn wird die Behandlung nicht technisch exakt durchgeführt, kann sie gefährlich sein! Dies gilt besonders für Einrenkmanöver im Bereich der Halswirbelsäule. Hier kann es zu Verletzungen der Gefäße kommen, die das Gehirn mit Blut versorgen. Schlimmstenfalls kann das sogar zu schweren Schlaganfällen führen.

Bausteine für die erfolgreiche Behandlung

Geht der Schmerz nach vier bis sechs Wochen unter dieser Therapie nicht von selbst wieder zurück, gibt es meist eine genauere Diagnostik, die auch bildgebende Verfahren (Röntgen, MRT, CT) umfassen kann. Bleiben diese Untersuchungen ohne Befund, der auf eine spezifisch zu behandelnde Ursache hinweist, geht der Arzt von chronischen, nicht-spezifischen Kreuzschmerzen aus.

Wie werden diese behandelt? Leider oft falsch! Die Zahlen für Operationen an der Wirbelsäule und Spritzen (Injektionen) nehmen jedes Jahr zu, obwohl bei etwa acht von zehn Patienten keine körperlichen Ursachen zu finden sind. Der Schmerz ist nicht mit Schäden an der Wirbelsäule oder den Bandscheiben zu erklären – und solche Eingriffe sind sinnlos. Wesentlich effektiver und nachhaltiger ist die multimodale Therapie. Sie wurde aus dem bio-psycho-sozialen Verständnis von Schmerz entwickelt (siehe Kapitel 1, Seite 28/29). Da Schmerz nicht nur ein körperliches Symptom ist, sondern auch psychische und soziale Aspekte beinhaltet, vereint die multimodale Therapie darauf abgestimmte Bausteine. Dafür arbeiten Schmerzmediziner, Physiotherapeuten und Psychologen eng zusammen (siehe Kapitel 3, Seite 278/279).

Baustein 1: Bewegungstherapie

Die Bewegungstherapie zielt darauf, die allgemeine körperliche Fitness zu steigern und den Patienten zu befähigen, seinen Alltag zu meistern. Konkret empfiehlt die Leitlinie Physiotherapie oder Funktionstraining. Bei der Physiotherapie werden Ausdauer, Beweglichkeit, Koordination und Kraft trainiert, und zwar immer in Gruppen mit bis zu acht Patienten. Der Sport in der Gruppe hat auch soziale und psychologische Effekte: Man kommt unter Leute, hat Spaß und bekommt mehr Motivation und Energie. Viele gewinnen auch an Selbstvertrauen und Selbstwert, wenn sie merken, dass das Training ihre Kondition verbessert. Der Arzt verschreibt den Rehabilitationssport, die Krankenkassen übernehmen die Kosten. Das Funktionstraining umfasst physiotherapeutische (krankengymnastische) und/oder ergotherapeutische Maßnahmen. Ziel ist es, sogenannte Funktionsverluste zu verhindern, wie beispielsweise die Fähigkeit, sich selbst anzuziehen. Im Vergleich zum Rehabilitationssport werden gezielt bestimmte Muskelgruppen trainiert. Bei Kreuzschmerzen werden spezielle Rückenübungen durchgeführt. Auch das Funktionstraining erfolgt in der Gruppe und wird dem Patienten vom Arzt verschrieben.

Baustein 2: Psychologische Maßnahmen und Edukation

Psychologische Verfahren helfen, Ängste und innere Spannungszustände abzubauen. Sie kommen oft aus der Verhaltenstherapie, einer besonderen Form der Psychotherapie. Sie hilft Betroffenen, besser mit den negativen Gefühlen und Problemen zurechtzukommen, die eine chronische Schmerzerkrankung mit sich bringt. Sie unterstützt außerdem dabei, Wut abzubauen, besser mit der Krankheit umzugehen und sie zu einem gewissen Grad auch zu akzeptieren. Man lernt, sich aus negativen Gedankenschleifen zu lösen und anstelle katastrophierender Gedanken („Sicher werde ich im Urlaub furchtbare Schmerzen haben“) zu einer konstruktiven Denkweise zu gelangen („Wenn ich im

Urlaub Schmerzen habe, mache ich meine Übungen und nehme meine Notfallmedikamente; außerdem wird die Schönheit der Natur mir helfen, mich vom Schmerz abzulenken"). Sie kann auch helfen, soziale Konflikte zu lösen – sei es am Arbeitsplatz oder in der Partnerschaft, die nicht selten auch Folge einer chronischen Schmerzerkrankung sind.

> ***„Patienten müssen im späten Stadium der Chronifizierung wieder Vertrauen gewinnen."***

Eine wichtige Erkenntnis der Therapie beim Rückenschmerz ist, dass das Erleben von „Hilf- und Hoffnungslosigkeit" gegenüber der Krankheit ein Risikofaktor ist, um eine ernste psychische Begleiterkrankung wie eine Depression zu entwickeln. Dies ist bei etwa 30 Prozent der chronischen Rückenschmerzpatienten der Fall, denn viele Patienten haben eine wahre Ärzte-Odyssee durchgemacht: Sie haben Injektionsbehandlungen erfolglos probiert oder Operationen hinter sich gebracht, geben an, Physiotherapie versucht zu haben, sich gequält zu haben, bis sie sagen: „Bei mir hat nichts geholfen und bei mir wird auch nichts mehr helfen." Viele Patienten kommen erst in diesem späten Stadium mit der multimodalen Schmerztherapie in Berührung und müssen dann erst wieder Vertrauen gewinnen, dass es auch für sie einen Ansatz gibt.

Den Betroffenen werden im Rahmen eines oft vierwöchigen Behandlungszyklus zur besseren Schmerzbewältigung auch verschiedene Entspannungstechniken vermittelt, wie beispielsweise die Progressive Muskelentspannung (PME, siehe Seite 253). Auch andere Entspannungsverfahren wie zum Beispiel Meditation werden eingesetzt. Zu den psychologischen Verfahren gehören auch Patientenschulungen (Edukationen). Sie können dazu beitragen, psychisch stabiler zu werden und konkrete soziale Hilfestellungen zu bekommen. Der Patient erfährt mehr über seine Erkrankung, versteht Zusammenhänge besser und kann sich realistische Therapieziele setzen. Statt Frustration erlebt er so kleine Erfolgserlebnisse.

Auch hilft vielen bei diesen Edukationen der Zusammenhalt in der Gruppe. Es wird klar, dass man nicht allein mit seinen Problemen ist. Man fühlt sich nicht abgestempelt, akzeptiert eher eine psychische Komponente, wenn man sieht, dass andere, abgesehen vom Schmerz völlig normal wirkende Menschen, ähnliche Probleme haben. Viele sehen Schmerzerkrankungen und psychische Probleme nämlich leider immer noch als eine Art Makel an, derer sie sich schämen müssten. In der Gruppe werden verschiedene Situationen in Gesprächen durchgespielt und gemeinsam Lösungsvorschläge erarbeitet.

Wenn ein Patient unter einer Depression leidet, also einer seelischen Erkrankung, die vom Arzt entsprechend diagnostiziert wurde und die ein häufiger Begleiter von chronischen Schmerzpatienten ist, muss sie ebenfalls behandelt werden. Der Patient erhält dann eine Psychotherapie. Oft werden dann zusätzlich Antidepressiva verschrieben.

Baustein 3: Medikamentöse Therapien

Patienten mit chronischem Kreuzschmerz müssen in Bewegung bleiben. Damit das überhaupt möglich ist, benötigen sie häufig

Schmerzmittel. Diese lindern den Schmerz so, dass die Betroffenen ihren Alltagsaktivitäten nachgehen können. Aber sie unterdrücken nur das Symptom Schmerz und heilen ihn nicht. Die medikamentöse Schmerztherapie bildet also nur eine Brücke zur dauerhaften Verbesserung, die nur mit der multimodalen Therapie (siehe Kapitel 3, ab Seite 221) erreicht werden kann.

> ***„Schmerzmittel lindern das Symptom Schmerz – aber sie heilen ihn nicht."***

Zum Einsatz kommen zunächst freiverkäufliche Mittel, wie zum Beispiel sogenannte nichtsteroidale Antirheumatika. Wegen möglicher unerwünschter Langzeitwirkungen (wie Nierenschädigungen oder Leberschädigungen) sollten diese aber nicht über viele Wochen oder Monate eingenommen werden. Gleiches gilt für den Wirkstoff Metamizol. Paracetamol ist bei Rückenschmerzen ohnehin relativ wirkungslos und wird in der neuesten Nationalen Versorgungsleitlinie nicht mehr empfohlen. Damit ist das Spektrum der „normalen" Schmerztabletten relativ schnell ausgereizt. Bleiben sie wirkungslos, bekommen Patienten langwirksame Opioide. Aber auch diese sollten zunächst maximal bis zu zwölf Wochen eingenommen werden und die schmerzlindernde Wirkung mit dem Arzt engmaschig überprüft, die Mittel gegebenenfalls wieder abgesetzt werden. Eine längere Opioid-Behandlung ist grundsätzlich nur im Rahmen einer multimodalen Therapie sinnvoll, aber auch dann sollten die Opioide spätestens nach sechs Monaten langsam reduziert werden, um zu sehen, wie sie zur Schmerzlinderung beitragen.

In letzter Zeit gibt es Erkenntnisse aus der Forschung und Klinik, also der Behandlung von Patienten, dass bei etwa 30 Prozent der Rückenschmerzen eine sogenannte „neuropathische Komponente" hinzukommt. Das heißt, dass Nervenschmerzen zusätzlich auftreten. Ursache dafür ist die mechanische Schädigung oder entzündliche Aktivierung von kleinen Nervenfasern, die aus dem Rückenmark abbiegen. Sie versorgen die Muskulatur an der Wirbelsäule („autochtone Rückenmuskulatur"), die kleinen Gelenke der Wirbelsäule und die Bandscheibe mit Schmerzfasern. Wenn diese Schmerzfasern verstärkt Signale weiterleiten, werden die Schmerzreize deutlich intensiviert. In diesem Falle müssen Medikamente genommen werden, die ansonsten für die Behandlung von Nervenschmerzen eingesetzt werden. Hierzu zählen Antidepressiva und Antikonvulsiva (siehe Kapitel Nervenschmerzen, Seite 136). Diese können die Nervenschmerz-Komponente beim Rückenschmerz wirksam bekämpfen. Häufig werden sie bereits im akuten Stadium der Schmerzen in Kombination mit den Antirheumatika eingesetzt. Wichtig ist, dass ein Arzt an beide Schmerzkomponenten denkt und eine genaue Diagnostik durchführt. Dabei kann er einen Fragebogen anwenden, den Mediziner Pain Detect nennen, um herauszufinden, ob eine solche Komponente beteiligt ist.

Erst das Ineinandergreifen aller drei Bausteine aus Bewegungstherapie, psychologischen Maßnahmen und medikamentöser Behandlung ermöglicht eine umfassende Therapie. Das ist derzeit die wirksamste Möglichkeit, chronische, nicht spezifische Kreuzschmerzen in den Griff zu bekommen.

▸ Weiter auf Seite 50

„Ich musste lernen, meine Schmerzen ganzheitlich anzugehen, weil keine OP hilft."

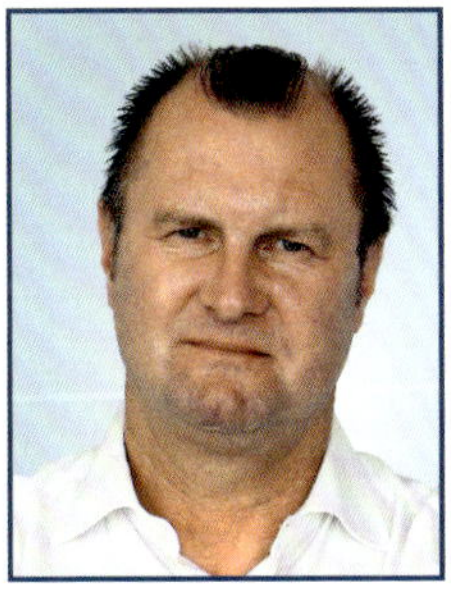

Prof. Dr. med. Michael S. (54), plastischer Chirurg aus Frankfurt, spezialisiert auf mikrochirurgische Eingriffe an den Händen, leidet seit neun Jahren unter heftigen Rückenschmerzen im Lendenwirbelbereich. Hier erzählt er, wie ihm Manuelle Therapie und Akupunktur helfen.

Mein Beruf und meine Berufung sind es, Schmerzen anderer Menschen durch komplexe Operationen zu lindern oder zu verhindern – doch ich selbst habe chronische Beschwerden, die kein Eingriff nehmen kann. Das anzunehmen fiel mir am Anfang nicht ganz leicht. Bei mir sitzt der Schmerz im Rücken, genauer gesagt im Bereich der Lendenwirbelsäule. Er ist stark stechend, strahlt in den rechten Oberschenkel aus, die Muskeln verhärten sich und sorgen für ein heftiges Verspannungsgefühl – und der Schmerz ist immer da, mehr oder weniger stark, seit mittlerweile neun Jahren.

> ***„Die Ursache für meine Rückenschmerzen liegt im Leistungssport meiner Jugend."***

Ich spüre die Stiche im Rücken jeden Tag, besonders wenn ich sitze – was ein Hauptteil meines Berufs ist. Ich untersuche und operiere sitzend und bin dabei nach vorne gebeugt. So eine Operation kann schon mal sechs Stunden am Stück dauern, wenn sie komplex ist. Ich kann zwischendurch aufstehen und mich dehnen, aber das reicht oft nicht. Das macht den Rücken nicht besser, genauso wenig wie lange Autofahrten zu Vorträgen oder Kongressen, die sich aber nicht immer vermeiden lassen.

Die Ursache für meine Schmerzen liegt in der Jugend. Ich habe viel Leistungssport getrieben, trainierte täglich für Tennis und Handball. Mein Spinalkanal, durch den im Rücken alle Nerven laufen, ist verengt, außerdem habe ich beginnende Arthrose, die Wirbelsäule versteift sich, die Beweglichkeit nimmt ab. Ich ging zu vielen Kollegen wie Internisten, Orthopäden, Neurologen und Wirbelsäulenchirurgen. Ich wurde durch das MRT geschoben, nahm eine ganze Batterie an Schmerzmitteln und Muskelrelaxanzien, probierte Physiotherapie und Kortisonspritzen – bis ich schließlich und endlich bei Schmerzmediziner Dr. Michael Hammes in Bad Homburg Hilfe fand. Er ist Neurologe, aber auch Spezialist für Traditionelle

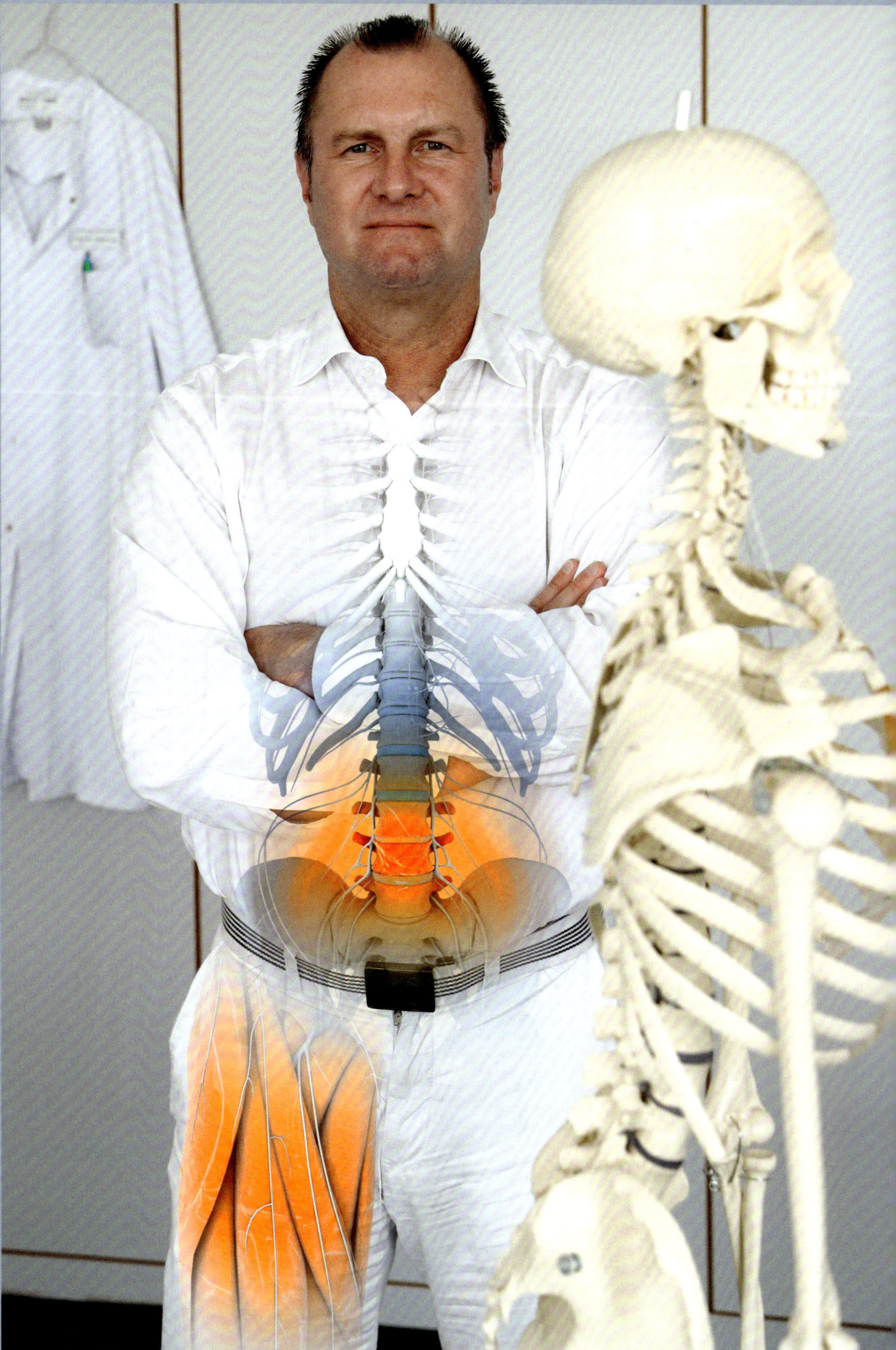

Chinesische Medizin und Akupunktur. Das sind beides Verfahren, deren Wirkung mit starren wissenschaftlichen Methoden immer noch schwer messbar sind – aber die vielen Patienten Linderung verschaffen. So geht es auch mir.

> ***„Man ist ja ein kompletter Mensch – deshalb muss man sich bei Schmerzen um den ganzen Menschen kümmern."***

Über einen Zeitraum von mehreren Monaten wurde ich mehrmals pro Woche mit einer manuellen chinesischen Massage und dünnen Nadeln behandelt. Das löste mit speziellen Griffen über Triggerpunkte die Verspannungen. Ich habe außerdem regelmäßig Dehnübungen gemacht und achte bei der Ernährung darauf, dass Cholesterin und Harnsäure nicht zu hoch sind, was Entzündungen lindert. Ich reduziere also Eier, tierisches Fett und Hülsenfrüchte.

Man ist ein kompletter Mensch, keine Summe aus Knochen und Sehnen, also muss man sich bei Schmerzen auch um den ganzen Menschen kümmern. Das ist ehrlicherweise oft aber leichter gesagt als getan. Ich war eine Zeit lang fast völlig schmerzfrei. Und was habe ich gemacht, obwohl ich es doch eigentlich hätte besser wissen müssen? Ich habe die Behandlungsansätze schleifen lassen. Klar ist mein Alltag dafür verlockend, ich esse immer, wenn ich Zeit habe, also tagsüber kaum und spät abends dann mit brutalem Hunger. Zeit für Bewegung zu finden ist auch schwer. Aber am Ende bleibt einem nichts anderes übrig, als zu akzeptieren, dass man mitmachen muss, wenn es einem gut gehen soll.

> ***„Ich habe erfahren, dass man immer etwas tun kann, auch wenn man schon sehr lange Schmerzen hat."***

Der Sommer ist eher meine Jahreszeit. Da fällt mir der Sport leichter und er motiviert dann auch zu besserer Ernährung. Bei Bewegung merkt man schnell, dass der Körper konditionsstärker ist, wenn er Gutes zugeführt bekommt. Prävention ist etwas, das man nicht unmittelbar spürt. Das ist sicher ein Grund, warum viele Menschen chronische Schmerzen haben. Sie haben den Moment verpasst, an dem sie auf sich hätten achten müssen. Aber auch wenn ich aktuell kein Musterbeispiel bin, habe ich die Erfahrung machen dürfen, dass man immer etwas tun kann, auch wenn man schon sehr lange Schmerzen hat. Man muss „nur" den richtigen Arzt finden – sowie einen Punkt, an dem man anfängt und bestenfalls nicht oder nur selten wieder aufhört.

Der plastische Chirurg Michael S. hat als Jugendlicher Leistungssport betrieben und sich aufgrund der erhöhten Belastung chronische Rückenschmerzen zugezogen, die in den Oberschenkel ausstrahlen. Trotz seines hohen Arbeitspensums integriert er mittlerweile regelmäßig Bewegung und gesunde Ernährung in seinen Alltag – und weiß, dass man immer etwas gegen Schmerzen tun kann.

E-Health – ein neues Therapiekonzept

Digitale Techniken halten zunehmend Einzug in die Medizin und werden auch bei Patienten mit chronischen Rückenschmerzen eingesetzt. Neu ist das Projekt Rise-uP („Rücken-innovative-Schmerztherapie mit e-Health für unsere Patienten"), das vom Innovationsfonds Deutschland des Gesundheitsministeriums gefördert wird. Im Rahmen der Förderung (von 2017–2021) soll das Konzept und seine Elemente in Testpraxen ausprobiert und auf seine Wirksamkeit hin überprüft werden. Rise-uP zielt darauf ab, Risikofaktoren für die Entwicklung chronischer Schmerzen frühzeitig zu erkennen, damit der Patient sofort entsprechend behandelt werden kann und der Schmerz nicht chronisch wird. Dazu werden Ärzte telemedizinisch untereinander vernetzt, die Patienten erhalten ihre Therapie via Smartphone mithilfe einer multimodalen Rückenschmerz-App. Sie macht Patienten mit der multimodalen Schmerztherapie vertraut und gibt Patientenschulungen zum Thema Rückenschmerz sowie seiner Entstehung. Beispielsweise erfahren die Patienten etwas über bildgebende Verfahren, wie etwa eine MRT-Untersuchung, über Medikamente und andere empfehlenswerte Maßnahmen. Außerdem werden sie in Sachen Physiotherapie und psychologischer Unterstützung motiviert, am Ball zu bleiben.

Beim Rise-uP-Projekt erhalten die teilnehmenden Hausärzte telemedizinische Unterstützung von Schmerzspezialisten, damit sie ihren Patienten die bestmögliche Behandlung anbieten können. Die Vernetzung von Patient, Hausarzt, Facharzt und Schmerzspezialist durch die Einbindung moderner Technologie ist ein innovativer Ansatz, durch den die multimodale Schmerztherapie Eingang in die Hausarztpraxen und damit eine hohe Verbreitung und Akzeptanz finden soll. Rise-uP bringt damit die von Experten ent-

OP nur in Ausnahmefällen

Man kann den chronischen nicht-spezifischen Kreuzschmerz nicht operieren. Bei Patienten mit sehr starken Dauerkreuzschmerzen gibt es allerdings die Möglichkeit der Nervenmodulation. Das bedeutet, dass die schmerzleitenden Nerven mit Stromreizen bei ihrer Übertragungsarbeit gestört werden. Dafür ist eine kleine Operation notwendig, in der feine Drähte an die Nerven im Wirbelkanal (dort wo das Rückenmark liegt) angebracht werden, die elektrische Impulse an die Nerven bringen (siehe Kapitel 3, Invasive Verfahren, ab Seite 238). Viele nennen das auch „Schmerzschrittmacher".

Es muss aber gesagt werden, dass ein solches Verfahren nicht bei allen Patienten funktioniert und darüber hinaus auch keine völlige Schmerzfreiheit, sondern häufig nur eine Schmerzlinderung bringt. Es gibt also keinen leichten Weg zur Schmerzfreiheit! Dahin führt nur eine Therapie, bei der der Patient aktiv mitarbeitet, und sich einbringen muss – und zwar körperlich wie seelisch.

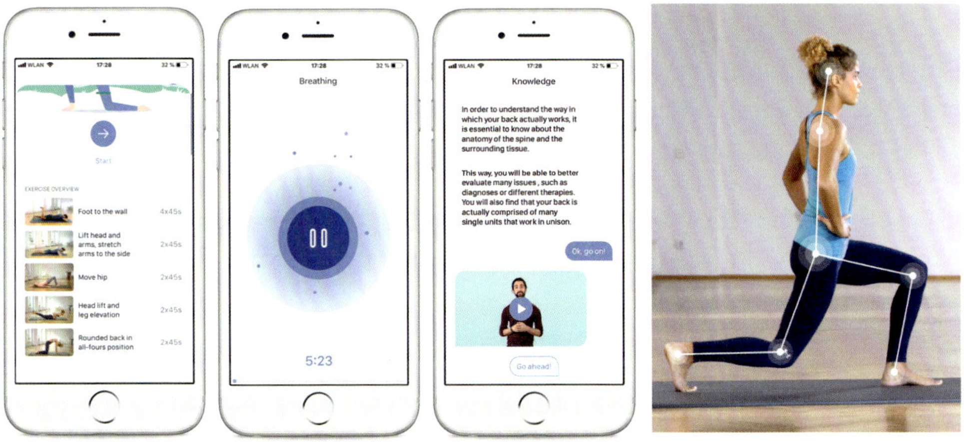

Die App „Kaia-Health“ führt durch Rückenübungen und soll über „Motion Control“ Bewegung korrigieren.

wickelte Nationale Versorgungsleitlinie für Kreuzschmerz als App auf das Mobiltelefon. Konkret bedeutet das: Die Patienten werden ermuntert, für die in der App vermittelten Übungen täglich etwa 15 Minuten einzuplanen und möglichst an vier bis fünf Tagen in der Woche aktiv zu sein. Für Patienten hat diese Form von digitaler Medizin den Vorteil, dass sie zu jeder Tageszeit an jedem Ort Übungen spontan durchführen können. Als treuer Begleiter erinnert die App bei Bedarf auch sanft an die anstehenden Übungen.

> ***„Schon allein 15 Minuten gezieltes Training am Tag können große Auswirkungen für den Patienten haben.“***

In Zukunft soll jede Übungseinheit vom Patienten mit der Kamera des Smartphones aufgezeichnet werden. Die Software gleicht dann in Echtzeit ab, ob der Patienten die Übungen korrekt durchführt. Ist das nicht der Fall, wird der Patient korrigiert (wie „den Beinabstand bitte etwas weiter“ oder „die linke Schulter etwas höher“ und so weiter). Das ist wichtig, denn werden Übungen falsch durchgeführt, kann das die Schmerzen verschlimmern anstatt sie zu lindern.

Aktiv den Kreuzschmerz angehen

Es gibt viele Studien, die zeigen, dass die multimodale Therapie nachhaltig hilft. Sie ist aber langwierig und fordert den vollen Einsatz des Patienten: Er muss bereit sein, sich mit seiner Erkrankung auseinanderzusetzen, sich zu bewegen und Sport zu treiben, auch sollte er eine gewisse Offenheit für psychologische Verfahren mitbringen. Viele Patienten suchen daher lieber nach einem schnellen Weg zur Heilung, der für sie mit möglichst wenig Anstrengung oder Lebensstiländerung verbunden ist. Sie verstehen nicht, dass es so etwas aber nicht gibt, und verlangen vom Hausarzt, was er nicht leisten kann: Wunder. Oft verlangen sie auch, dass er ihnen Therapien verschreibt, von denen sie glauben, dass sie ihnen guttun, die aber nachweislich nichts bringen. Man nennt diese Verfahren auch „passive Maßnahmen“.

▸ Weiter auf Seite 53

Risikofaktoren für eine Chronifizierung

Bei etwa sieben von 100 Betroffenen bleibt der Schmerz und wird chronisch, das heißt, er zieht sich über mehrere Monate, dann Jahre hin. Von chronischen Rückenschmerzen spricht man, wenn sie bereits länger als zwölf Wochen dauern. Etwa jeder dritte Patient hat ein erhöhtes Risiko für eine Chronifizierung.

Verschiedene Ursachen können diese Chronifizierung begünstigen, wie starkes Übergewicht, Bewegungsmangel, aber auch körperliche Schwerstarbeit oder monotone Bewegungsabläufe. Viele andere Faktoren sind interessanterweise psychischer Natur, was darauf schließen lässt, dass Rückenschmerzen häufig seelisch bedingt sind. In der Nationalen Versorgungsleitlinie für chronischen Kreuzschmerz (siehe Seite 43) werden diese Risikofaktoren als gelbe Flaggen („yellow flags", siehe auch Seite 26/27) bezeichnet.

Diese Risikofaktoren sind:

- Angst und Niedergeschlagenheit
- Passive Grundeinstellung („Ich kann ja eh nichts ändern.")
- Unzufriedenheit (zum Beispiel im Beruf oder mit der Partnerschaft)
- Geringes Selbstwertgefühl, Unsicherheit
- Überforderung/Überlastung
- Gleichzeitiges Vorliegen seelischer Erkrankungen (zum Beispiel einer Depression)

Ob ein Patient zu dieser Risikogruppe gehört, kann der Arzt durch einen speziellen Fragebogen mit neun einfachen Fragen erfahren (sogenanntes STarT Back Screening Tool, siehe auch Seite 33). Das Ergebnis stuft das Chronifzierungsrisiko des Patienten verlässlich als gering, mittel oder hoch ein.

Gefragt wird, ob:

1. in den letzten zwei Wochen der Kreuzschmerz in die Beine ausgestrahlt hat,
2. in den letzten zwei Wochen Schulter oder Nacken wehgetan haben,
3. man wegen der Rückenschmerzen nur kurze Strecken gelaufen ist,
4. man sich in den letzten zwei Wochen nur viel langsamer ankleiden konnte,
5. man denkt, dass man sich in diesem Zustand nicht bewegen sollte,
6. man sich häufig Sorgen macht,
7. man glaubt, die Schmerzen werden niemals wieder besser,
8. man keine Freude mehr an Sachen oder Aktivitäten hat, die einem sonst Freude bereitet haben,
9. man die Rückenschmerzen in den vergangenen zwei Wochen als stark beeinträchtigend empfunden hat.

Stimmt man nur drei oder weniger Aussagen zu, hat man ein geringes Chronifizierungsrisiko. Bei vier oder mehr Zustimmungen wird geprüft, wie viele der Aussagen 6 bis 9 der Patient bejaht hat. Sind es drei oder weniger, hat der Patient ein mittleres Risiko, bei vier ein hohes. Dann wird er vom Arzt intensiver betreut. Bei einem hohen Risiko sollte immer erwogen werden, ob nicht auch ein spezieller Schmerztherapeut einbezogen werden sollte.

Passive Verfahren bedeuten, dass der Patient die Behandlung empfängt, aber selbst nichts tun muss – eine Fehlbehandlung, die bei Patienten immer noch große Beliebtheit hat.

> ***„Es ist wichtig, dass Patienten ihre Therapie selbst in die Hand nehmen und aktiv werden."***

Verdeutlicht am Beispiel Massagen: Wenn ein Rückenschmerz akut auftritt, dann können Massagen etwas helfen, die verspannte Muskulatur zu lockern und den Schmerz zu lindern. Meist ist dieser Effekt aber nur vorübergehend. Bei chronischen Schmerzen haben Massagen immer nur einen Kurzzeiteffekt, weil sie den Schmerz nicht an der Wurzel packen. Die Patienten haben dann oft kein Verständnis, dass ihnen der Arzt nach vielen Anordnungen diese Therapie nicht weiter verschreibt. Sie erkennen nicht, dass Massagen zwar guttun, aber im Bezug auf den Schmerz wirkungslos sind. Patienten sollten aktiv an den Ursachen des Schmerzes, den körperlichen, aber auch seelischen, arbeiten. Das kann ihnen keiner abnehmen. Sie müssen aus ihrer passiven Patientenrolle (das Wort Patient leitet sich aus dem lateinischen Wort patiens ab, das erleidend, erduldend heißt) heraus und stattdessen aktiv werden – denn alle passiven Therapien haben sich als wirkungslos oder nur kurzfristig wirksam erwiesen. Das bedeutet, dass Patienten ihre Therapie wie ihre Gesundung selbst in die Hand nehmen sollten.

Was NICHT bei chronischen Kreuzschmerzen hilft und wovon die Nationale Versorgungsleitlinie abrät:

- Bettruhe
- Interferenzstrom-, Laser- und Magnetfeldtherapie
- Kinesio-Taping
- Kurzwellendiathermie (spezielles Wärmeverfahren)
- Medizinische Hilfsmittel wie Orthesen oder Schuheinlagen
- Transkutane elektrische Nervenstimulation (TENS)
- Kältetherapie
- Sogenannte Traktionsbehandlung mit entsprechendem Gerät
- Therapeutischer Ultraschall

Was keine nachweisliche Wirkung bei chronischen Kreuzschmerzen hat, aber laut Leitlinie zumindest nicht schaden kann:

- Akupunktur
- Ergo- und Manuelle Therapie/Mobilisation
- Massage und Wärmetherapie
- Rückenschule

Nackenschmerzen

Ein Drittel bis fast die Hälfte aller Erwachsenen leidet einmal pro Jahr an Nackenschmerzen. Bei den allermeisten Fällen kann keine Ursache für die Schmerzen in der Halswirbelsäule gefunden werden – lediglich bei einem von 100 Fällen liegt eine ernste Grunderkrankung vor, beispielsweise ein Tumor oder eine Entzündungskrankheit wie eine Hirnhautentzündung (Meningitis).

Veränderungen der Halswirbel („Buckel", „Geierhals") erhöhen nicht das Risiko für chronische Nackenschmerzen. Menschen ohne solche Auffälligkeiten sind tatsächlich ebenso häufig betroffen. Es gibt aber eine Reihe von Risikofaktoren – auch beeinflussbare – die das Auftreten von Nackenschmerzen begünstigen können. Dazu zählen zum Beispiel Übergewicht, Schwangerschaft, anhaltender Stress, schwere körperliche Arbeit, Ängstlichkeit und Depressivität, außerdem Bewegungsmangel. Besonders gefährdet für Nackenschmerzen sind auch Menschen, die einer körperlich monotonen Arbeit mit wenig Bewegung und Änderung der Körperhaltung nachgehen. Das gilt somit für alle, die vorwiegend am Computer arbeiten.

„Regelmäßig ausgeführte Übungen reduzieren das Risiko für Nackenschmerzen."

Wer regelmäßig kurze Arbeitspausen einlegt und gymnastische Übungen zur Lockerung der Halsmuskulatur macht, reduziert sein Risiko für Nackenschmerzen deutlich. Das lohnt sich auf jeden Fall, denn Nackenschmerzen sind hartnäckig. Sind sie einmal aufgetreten, ist das Risiko, dass sie wiederkehren oder sogar bleiben, sehr hoch: Über die Hälfte der Betroffenen gibt an, auch noch ein bis fünf Jahre nach dem Erstauftreten unter Nackenschmerzen zu leiden! Aus diesem Grund sollten so früh wie möglich Gegenmaßnahmen ergriffen werden, um eine Chronifizierung zu vermeiden.

Diagnose von Nackenschmerzen

Wie bereits beschrieben, ist in vielen Fällen keine Ursache für die Schmerzen zu finden. Wichtig ist aber, dass gefährliche Diagnosen, wie ein Bruch der Halswirbel oder auch ein Bandscheibenvorfall in den Halswirbeln, der im Extremfall auch zu Lähmungen der Arme und der Hand führen kann, ausgeschlossen werden. Der Arzt untersucht den Patienten dafür körperlich, tastet die Halswirbelsäule ab und prüft ihre Beweglichkeit (also die Fähigkeit zur Seitenneigung, Rotation, Vor- und Rückbeugung der oberen Wirbelsäule). Wenn der Arzt dabei keine Auffälligkeiten feststellen kann, werden auch keine bildgebenden Untersuchungen (MRT, CT, Röntgen) durchgeführt – denn wie schon erwähnt, stehen selbst von außen erkennbare Deformationen der Halswirbelsäule nicht unbedingt im Zusammenhang mit den Schmerzen. Erst recht nicht kleinere, die nur mit der modernen Bildtechnik zu erfassen sind.

Behandlung von Nackenschmerzen

Sogenannte unspezifische Nackenschmerzen, deren Ursache also nicht eindeutig zuzuordnen ist, werden ähnlich wie unspezifische Kreuzschmerzen behandelt. Grundlage der Therapie ist die Mobilisierung. Wie beim Kreuzschmerz ist Bewegung das A und O von Therapie und Vorsorge. Zur Therapie und um eine Chronifizierung zu verhindern, sollten Patienten mit Nackenschmerzen ein Sportprogramm absolvieren: Mehrfach wöchentlich Ausdauersport (Joggen, Walken, Radfahren) und 15 Minuten ein muskelstärkendes Training der Rumpfmuskulatur (insbesondere der Rücken- und Bauchmuskeln).

Um Bewegungen, auch die Alltagsbewegungen, überhaupt ertragen zu können, erhält der Patient Schmerzmedikamente, in erster Linie sogenannte nichtsteroidale Antirheumatika (NSAR). Auch eine Manuelle Therapie kann bei akutem Nackenschmerz erfolgen: Bei der Mobilisation werden langsam die „blockierten" Gelenke bewegt und damit die Gefügigkeit der Halswirbelsäule wieder gefördert. Ruckartige Manipulationen an der Halswirbelsäule können sehr gefährlich sein, wenn sie nicht korrekt durchgeführt werden. Sie sind Ausnahmefälle und gehören ausschließlich in die Hand des Spezialisten.

Auch die Wärmetherapie mit Rotlicht oder Heizkissen kann bei akut auftretenden Nackenschmerzen schmerzlindernd sein, da sie schmerzhafte Verspannungen in der Nacken- und Schultermuskulatur lösen kann. Auch wenn die Behandlungsleitlinien diese Maßnahme nicht empfehlen (siehe Kasten Seite 53), kann es sich lohnen, dieses „Hausmittel" einmal auszuprobieren, da es zumindest nicht schaden kann.

Unterstützung durch Physiotherapie

Wenn alle diese Maßnahmen nicht anschlagen, wird ab etwa der vierten Woche – man spricht dann vom subakuten Schmerz, da er nicht mehr akut, aber auch noch nicht chronisch ist – dem Patienten zusätzlich auch Krankengymnastik verschrieben. Hierbei soll mit gezielten Übungen die Muskulatur gelockert und entspannt werden, wodurch auch die Schmerzen zurückgehen sollen. Ein weiteres langfristiges Ziel der Physiotherapie ist, dass bestimmte „tragende" Muskelgruppen aufgebaut und gestärkt werden.

Wenn der Schmerz dauerhaft im Nacken sitzt

Von chronischem Nackenschmerz spricht man, wenn er über zwölf Wochen anhält. Die Therapie umfasst dann alle Maßnahmen wie bei subakutem Schmerz (siehe oben). Zusätzlich empfehlen die Leitlinien der Deutschen Gesellschaft für Allgemeinmedizin und Familienmedizin die Akupunktur, das Erlernen eines Entspannungsverfahrens (wie die Progressive Muskelentspannung nach Jacobson) und psychologische Maßnahmen. Diese Methoden gelten derzeit als die wirksamste Möglichkeit, auch chronische nicht-spezifische Nackenschmerzen in den Griff zu bekommen.

▸ Weiter auf Seite 60

„Ich lernte durch Kunsttherapie, mich und meinen Nacken zu entspannen."

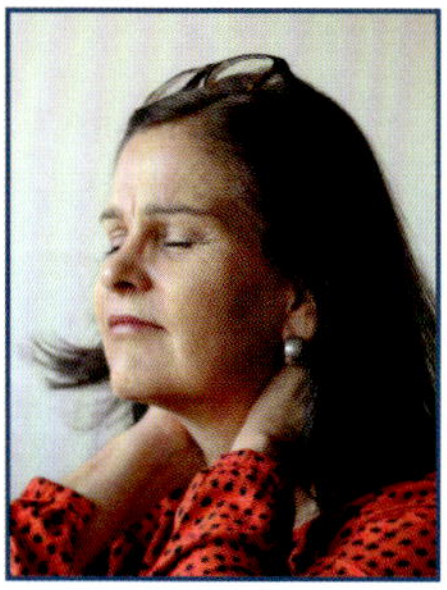

Astrid W. (52), Art Directorin im Zeitschriftenbereich in Österreich, litt unter heftigsten Nackenschmerzen. Hier erzählt sie, wie sie durch die multimodale Behandlung mit Kunsttherapie zurück ins Leben fand.

Stellen Sie sich vor, Sie bekommen einen Hexenschuss – aber nicht im Rücken, sondern im Hals. Von einem Moment auf den anderen konnte ich meinen Kopf nicht mehr bewegen, fühlte mich, als würden meine Wirbel zerbröseln und bekam kaum Luft. Es war, als würde ich am Schmerz ersticken.

Ich suchte daraufhin im Internet einen Orthopäden, der mir sofort helfen konnte – ob er gute oder schlechte Bewertungen hatte, nah oder weit weg war, war mir völlig egal. Hauptsache, er konnte sich Zeit nehmen und meine Schmerzen lindern. Danach ging es mir besser, ich ging wieder arbeiten, verdrängte die Probleme im Hals, den immer wieder steif werdenden Nacken, schluckte Tabletten, wenn die Beschwerden stärker wurden. 15 Jahre lang habe ich bei Zeitschriften als Leiterin der Gestaltung frei gearbeitet, große Projekte entwickelt und geleitet, immer unter enormem Zeitdruck. Seit einem Jahr war ich nun fest angestellt, machte mir dadurch aber noch mehr Druck und wollte erst recht zeigen, dass ich es wert bin. Ich habe gespürt, dass ich eine Pause brauche, handelte einen vierwöchigen Urlaub für den Sommer aus, versuchte runterzukommen und kämpfte mich danach weiter durch. Bis eine Woche vor Weihnachten meine Chefin nach fast 20 erfolgreichen Berufsjahren gefeuert wurde. Scheinbar einfach so. Ersetzt durch jemanden, den ich und viele andere Kollegen als Egomanen kennenlernen sollten. Was dann passierte, beschreibt meine Psychologin später so: „Die Betroffene, die sich jahrelang aufgeopfert hatte und ohnehin nicht gut darin war, sich abzugrenzen, mal Nein zu sagen, Pausen zu machen, verlor den letzten Rest Selbstfürsorge."

Der bohrend-stechende Schmerz im Nacken kam mit einer solchen Wucht zurück, dass ich förmlich zum Orthopäden kroch – der zu meinem großen Glück nicht nur gut im Einrenken, sondern auch im Zuhören war und mich in die Algesiologikum Tagesklinik für Schmerzmedizin in München überwies. Dort wurde schnell klar: Mein Schmerz hat bereits eine Geschichte – und die braucht eine Behandlung. Ich habe eine vierwöchige Schmerztherapie gemacht, mit einer Mischung aus psychologischen, medizinischen und bewegungstherapeutischen Therapieelementen. Dazu gehörten therapeutische Gruppensitzungen, viele Bewegungseinheiten und Arztgespräche. Das Schwierigste zu Beginn: Eine Kunsttherapie. Für mich, für die Kreativität immer Leistung und Lohn bedeutete, schien sinnloses Bildchenmalen nun wirklich das Letzte zu sein, was ich brauche. Ich habe am Ende trotzdem mitgemacht – schlicht deshalb, weil mir die Therapeutin so leidtat, die von allen anderen Mitpatienten nur angemeckert wurde. Ich begann meinen Namen zu malen, mit Blumen und Ranken drum herum. Das fühlte sich seltsam „hausfrauenmäßig" an, und ich kam mir dabei erst blöd vor, schaffte es dann aber nach und nach loszulassen. Ich merkte, dass ich zwar keine Lust hatte, mir kreativ Gedanken zu machen, aber dass das Herummatschen mit verschiedenen Aquarelltönen mir Spaß bereitete. Es hatte etwas fast Meditatives.

> ***„Sinnloses Bildchenmalen schien das Letzte zu sein, was ich brauche. Doch nach und nach schaffte ich es, loszulassen."***

Mitten in der Klinikzeit, als ich gerade begriff, dass mein Nackenschmerz lediglich das Ventil des sprichwörtlichen Druckes auf meinen Schultern war, wurde mir telefonisch ein Auflösungsvertrag von meiner Firma vorgeschlagen. Das war ein enormer Rückschlag für mich, aber es war gut, dass ich ihn nicht alleine erlebt habe, sondern von den Ärzten und Mitpatienten aufgefangen wurde. Einige von ihnen hatten bereits Ähnliches erlebt. Ich habe mich also beraten lassen, nicht unterschrieben oder geantwortet und mich dann wieder auf mich konzentriert.

Vor allem die Bewegungseinheiten waren sehr befreiend. Nordic Walking, Wassergymnastik, Physiotherapie und Theraband-Übungen – ich habe für mich rausgesucht, was mir guttut, und gelernt, in mich reinzuspüren. Die ruhigen Einheiten sind mir erst sehr schwergefallen. Ich sage mal so: Ich bin eher der Typ Rockstar, Sport bedeutet für mich Schwitzen. Yoga oder Feldenkrais waren jetzt nicht gerade meine bevorzugten Bewegungen. Doch ich habe gelernt, dass gerade diese langsamen, achtsamen Übungen mir guttun, auch wenn ich mich zuerst dagegen gewehrt habe. Auch die sogenannte Psychoedukation half mir. Die Therapeutin ist mit mir durchgegangen, dass ich ein Typ

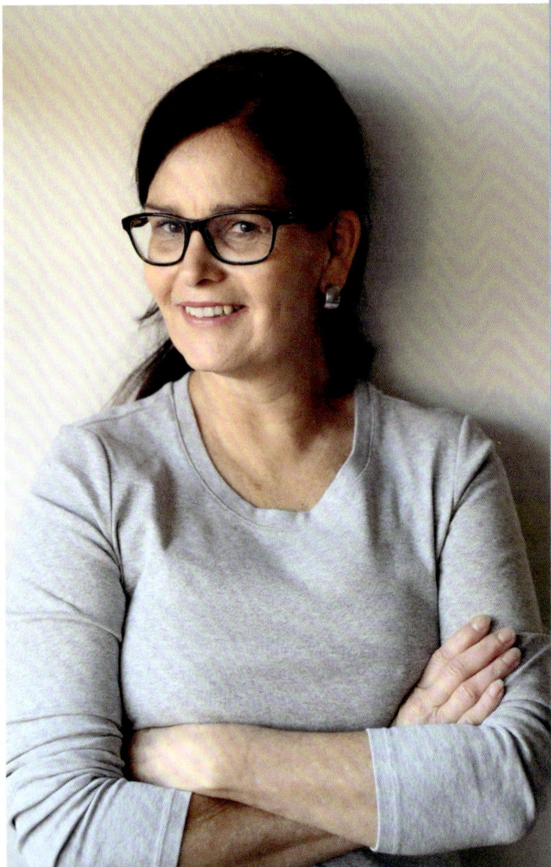

bin, der sehr strukturiert und diszipliniert ist, und dass das ja zunächst einmal gar nicht schlecht ist – schließlich bin ich dadurch weit gekommen und habe Karriere gemacht. Aber genau diese Eigenschaften haben mich am Ende auch in den Schmerzteufelskreis gebracht. Gerade weil ich so diszipliniert immer weiter gemacht habe. Auch diese Erkenntnis half mir. In der Klinik habe ich gelernt, dass ich diese Strukturiertheit und Disziplin nun für mich selbst nutzen muss. Ich war nach nur zehn Tagen völlig schmerzfrei und euphorisch! Experten unterteilen Patienten mit chronischen Schmerzen in vier Gruppen. Die meisten, die stationär behandelt werden, haben bereits Level drei erreicht. Ich wurde noch bei Level zwei eingestuft, weil ich relativ schnell den Weg in die Klinik gefunden habe – innerhalb eines Dreivierteljahres nach dem ersten Auftreten der Schmerzen. Damit erklären sich die Mediziner auch meinen schnellen Therapieerfolg.

„Kein Arzt der Welt kann dich gesundhalten, das kannst du nur selbst."

Dann habe ich aber einen entscheidenden Fehler gemacht. Heute kann ich sagen: zum Glück. Ich habe, als es mir gut ging, sofort mit allem aufgehört, was ich bis dahin probiert hatte, schließlich war ich doch wieder fit – und musste bitter spüren, dass das genau falsch war. Gut, dass ich damals noch in der Klinik war und von vorn beginnen konnte.

Heute halte ich mich jeden Tag akribisch an meinen Trainingsplan, mache täglich 20 Minuten Übungen zu Hause mit dem Theraband, gehe einmal die Woche zur Feldenkrais-Gymnastik, versuche dort, meine Ungeduld wegzuschieben und wirklich in den kleinen Zeh zu spüren oder in die Fingerspitzen. Jeden zweiten Tag mache ich abwechselnd eine Meditationsübung mit einer CD und Progressive Muskelentspannung oder eine Stunde Nordic Walking. Wenn die Muskelspannung mal sehr stark wird, dann bemerke ich das jetzt und lege meinen Kopf auf einen Ballon. Ein einfacher Trick aus der Klinik, der banal klingt, dem Nacken aber leicht und unkompliziert Druck nimmt. Als ich zum ersten Mal so dalag, mit meinem Ohr auf dem Ballon, wurde mir plötzlich klar: Kein Arzt der Welt kann dich gesundhalten, das kannst du nur selbst. Ich habe damals begriffen: Die Gesundheit ist der Hauptmotor unseres Seins – und da sitze ich selbst am Hebel.

Noch merke ich, dass mein Nacken zieht, wenn ich länger als zwei Stunden am Stück am Rechner sitze, deshalb habe ich mich nun noch für eine Behandlung in einer Burn-Out-Klinik angemeldet, um weiter ganzheitlich an mir zu arbeiten. Mein Ziel ist es, danach wieder in den Beruf einzusteigen – aber in einem neuen Umfeld und mit einem neuen Vorsatz: Meine Struktur und Disziplin nicht nur für meinen Job zu nutzen, sondern auch für meine Gesundheit.

Die Art Directorin Astrid W. ist äußerst diszipliniert – und stellte ihre Gesundheit so lange hintenan, bis eine chronische Schmerzerkrankung ihres Nackens sie zu mehr Selbstfürsorge brachte. Sie konnte von einem Moment auf den anderen den Kopf nicht mehr bewegen und bekam kaum Luft.

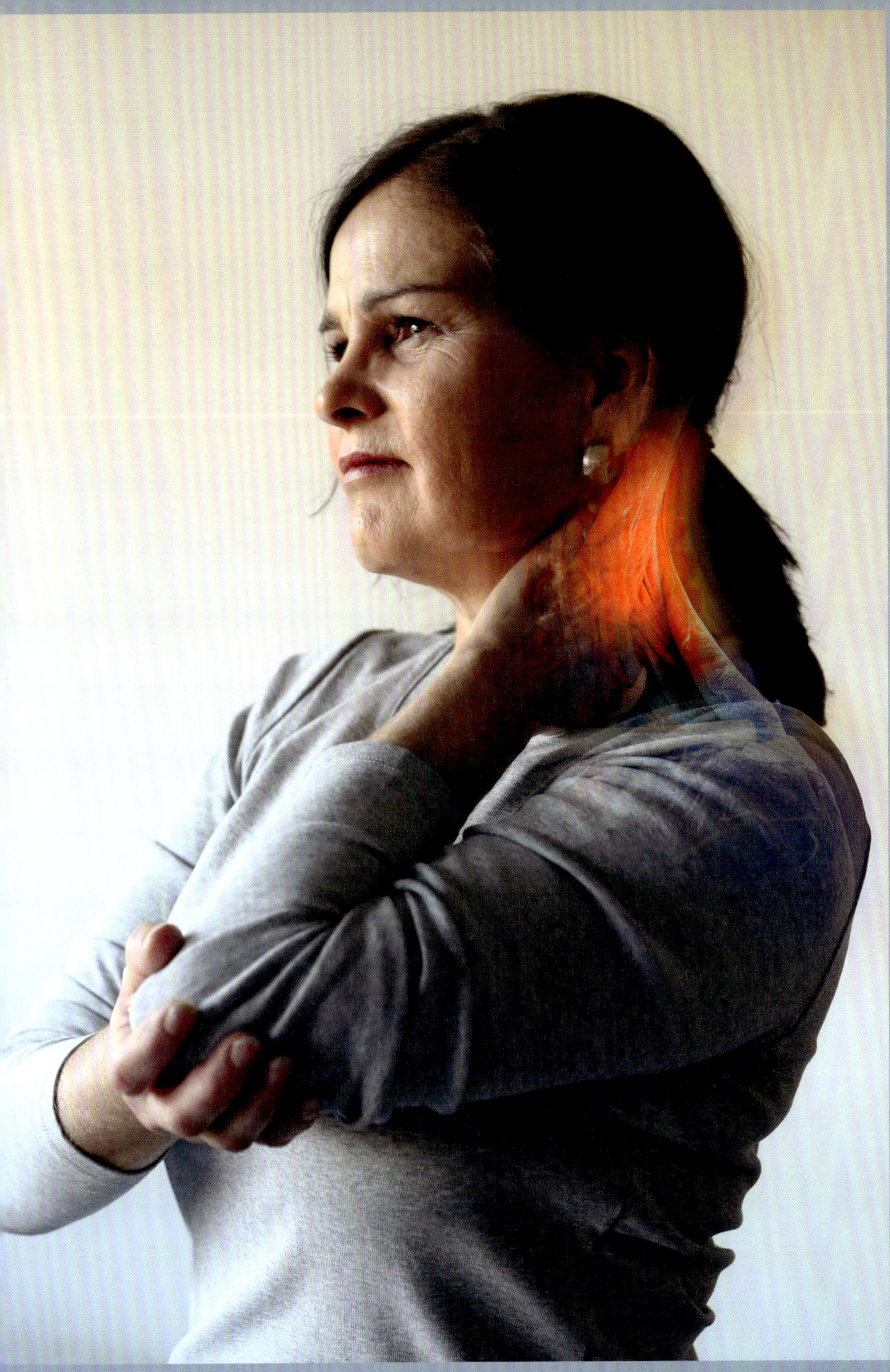

Muskelschmerzen

Viele Rückenschmerzen sind eigentlich Muskelschmerzen. Verspannungen, Muskelverletzungen oder auch ein Muskelkater können dazu führen, dass die Muskeln im Rücken wehtun. Das ist meist harmlos – aber manchmal bleibt der Schmerz.

Muskelschmerzen sind oft krampfartig und entstehen durch eine (Über-)Aktivierung der Schmerzfühler (Nozizeptoren) in den Muskeln und den Hüllstrukturen um die Muskeln, den Faszien. Diese schlagen an, wenn es durch Verletzung der Muskeln zu einer Ausschüttung von Botenstoffen kommt, die die Nervenendigungen erregen. Solche Substanzen, zu denen auch Entzündungsstoffe gehören, sorgen auch dafür, dass schlafende Nozizeptoren geweckt werden und alle Schmerzfühler besonders empfindlich eingestellt sind. Auch ein Abfall des pH-Werts, also eine Übersäuerung der Muskulatur, die häufig eine Folge von Überbelastungen ist, führt zu einer Aktivierung der Schmerzfühler. Die Schmerzwahrnehmung ist also scharf geschaltet, und auch kleine Reize, unter Umständen das völlig normale Anspannen der Muskeln, haben dann eine große Wirkung. Muskeln sind ein Gewebe mit einer allgemein hohen Dichte an Schmerzfühlern, was der Grund ist, warum die Schmerzen dann auch sehr stark sein können.

Diese starken Schmerzimpulse können zu einer Chronifizierung beitragen. Die Dauerimpulse, die die Schmerzfühler senden, können zu Veränderungen der Nerven in Rückenmark und Gehirn (zentrale Sensibilisierung, siehe Seite 125) führen. Im Tierexperiment konnte gezeigt werden, dass bei schmerzhafter Reizung eines isolierten Muskels im Rückenmark mehr Nervenzellen durch den Schmerz erregt werden, als das normalerweise der Fall ist. Außerdem werden auch Nervenzellen aktiviert, die normalerweise von ganz anderen, benachbarten Muskeln erregt werden. Dies ist der Grund, dass sich der Schmerz ausbreitet und häufig ganze Gliedmaßen am Ende als schmerzhaft empfunden werden: Die Schmerzbahnen bauen sich um und sind weit geöffnet. Die „Schmerzreizleitung“ steht auf Dauerempfang – und der Schmerz ist auf diese Weise chronisch und großflächig geworden.

Bei Muskelschmerzen (Myalgien) können verschiedene körperliche Ursachen wie eine Muskelverletzung (zum Beispiel ein Muskelfaserriss) oder eine Muskelentzündung infolge einer Infektion unterschieden werden. Letzteres ist relativ häufig; jeder hat schon einmal erlebt, dass sich bei einem grippalen Infekt auch Muskelschmerzen („Gliederschmerzen“) einstellen. Sie entstehen durch zirkulierende Entzündungssubstanzen, die im Bereich des Muskels selbst, aber auch im Rückenmark und Gehirn die Empfindlichkeit für Schmerzen erniedrigen. Ein solcher Schmerz verschwindet meist auch schnell wieder, wenn die Ursache behoben ist. Ist die Grippe ausgeheilt, gehen dann auch die Gliederschmerzen wieder zurück.

Behandlung von Muskelschmerzen

Im Akutstadium sind Muskelschmerzen mit frei verkäuflichen Schmerzmitteln, insbesondere den sogenannten nichtsteroidalen Antirheumatika (NSAR) behandelbar. In vielen Fällen können Salben mit Arnicaextrakt reichen. Auch Wärme ist gut, sei es als Wärmepflaster oder mit einem Heizkissen. Allerdings nur, wenn keine entzündliche Veränderung im Muskel vorliegt, die zum Beispiel durch einen Infektionserreger direkt am Muskel verursacht wird. Dann würde sich die Vermehrung des Erregers durch die Temperaturzufuhr steigern. Bei chronischen Muskelschmerzen muss die medikamentöse Behandlung meistens erweitert werden. Je nach Anteil der Nervenschmerzkomponente am Gesamtschmerz sind die klassischen Schmerzmedikamente nur bedingt wirksam. Ist die Nervenschmerzkomponente hoch, können Antidepressiva (eigentlich gegen Depressionen) oder Antikonvulsiva (eigentlich gegen Epilepsie) den Schmerz viel wir-

Das Wichtigste zu Rücken-, Nacken- und Muskelschmerzen in Kürze

- Rückenschmerzen treten am häufigsten im unteren Bereich des Rückens auf – man spricht von Kreuzschmerzen – dicht gefolgt von Beschwerden in der Halswirbelsäule.
- Der Arzt schließt durch körperliche Untersuchung/Befragung gefährliche Ursachen aus. Meist sind danach zunächst keine bildgebenden Untersuchungen nötig.
- Bei der Mehrzahl der Patienten mit Kreuz- oder Nackenschmerzen lässt sich keine konkrete Ursache feststellen. Sie leiden unter nicht-spezifischen Schmerzen.
- Oft sind Rückenschmerzen Muskelschmerzen.
- Bewegung ist das A und O bei der Behandlung aller Rückenschmerzen! Schmerzmedikamente machen Bewegung möglich, den Schmerz dabei erträglich.
- Die multimodale Therapie, eine Behandlung, die den Schmerz in der körperlichen, seelischen und sozialen Dimension versteht und „ganzheitlich" behandelt, ist derzeit die wirksamste Möglichkeit, chronische nicht-spezifische Schmerzen zu lindern.
- Der Einsatz von digitaler Medizin, also e-Health, wie zum Beispiel von speziellen Apps, kann die Therapie ergänzen und die Patienten dazu motivieren, dauerhaft „am Ball" zu bleiben.

kungsvoller lindern (siehe Seite 136). Allerdings reicht die medikamentöse Behandlung allein oft nicht aus. Begleitend erfolgt eine Physiotherapie, die speziell die individuellen muskulären Schwachstellen behandelt. Empfohlen wird bei ausgeprägten chronischen Muskelschmerzen immer auch eine multimodale Schmerztherapie, bei der verschiedene Therapieverfahren miteinander kombiniert werden (siehe Kapitel 3, ab Seite 278).

Sonderform: Myofasziales Syndrom

Eine Überempfindlichkeit von Muskelgewebe mit chronischen Schmerzen, die weder durch eine entzündliche Krankheit noch durch eine Nervenkrankheit (wie Multiple Sklerose) oder Rheuma erklärt werden kann, bezeichnen Ärzte als myofasziales Syndrom. Die Muskeln in einem bestimmten Körperbereich schmerzen an einigen Punkten (aktive Triggerpunkte) permanent, an anderen nur bei Druck (latente Triggerpunkte). Stress, Schlafstörungen, aber auch Fehlhaltungen oder Bewegungsmangel können die Triggerpunkte verstärken. Ist dies der Fall, sollte die Therapie die verschiedenen verstärkenden Faktoren adressieren, um nachhaltig gegen den Schmerz zu wirken. In der Akutphase helfen physiotherapeutische Verfahren (zum Beispiel Dehnungsübungen). Bleibt der Schmerz, kann der Muskel durch „dry needling“ (= trockene Nadeln) gelockert werden: Dabei wird durchs Hin- und Herbewegen einer Nadel im Triggerpunkt dieser gelockert beziehungsweise außer Funktion gesetzt.

Eine Alternative dazu, die in letzter Zeit diskutiert und noch überprüft wird, ist das Spritzen von Botox direkt in den Triggerpunkt, das zu einer Lockerung der Muskelfasern führt. Nachweislich wirksam und völlig ohne Nebenwirkungen ist die progressive Muskelentspannung, also spezielle Übungen, bei denen einzelnen Muskelgruppen im Wechsel angespannt und entspannt werden.

Beste Vorsorge: Bewegung

Trainierte Muskeln sind gesunde Muskeln. Werden Muskeln nicht bewegt, werden sie schwach und bauen sich mit der Zeit ab. Das bedeutet, dass sie durch die geringste Belastung überfordert werden und „sauer“ reagieren – mit einer Absenkung des pH-Werts, Muskelkater oder Muskelschmerzen. Bewegungsmangel in Kombination mit Stress führt zu Muskelverspannungen, der Vorstufe von Muskelschmerzen. Wichtigste Vorsorge ist also regelmäßige Bewegung.

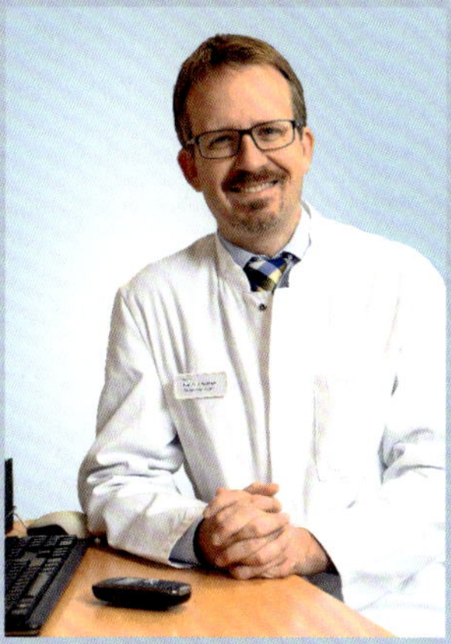

Kopfschmerzen

Jeder kennt sie, fast jeder hat sie schon mal gehabt und die Palette ist breit: Migräne, Spannungskopfschmerzen und Clusterkopfschmerz sind die bekanntesten Schmerzarten, doch es gibt noch viele mehr. Prof. Dr. med. Till Sprenger von der DKD Helios Klinik in Wiesbaden gibt Aufschluss über die häufigsten Kopfschmerzarten sowie über Diagnosen und Behandlungsmöglichkeiten. Eine Patientin berichtet, wie sie nach 25 Jahren Linderung für ihre Migräne fand.

Kopfschmerzen

Die Internationale Kopfschmerzgesellschaft („International Headache Society"/IHS) unterscheidet insgesamt über 250 Kopfschmerzarten. Kuriose Beispiele sind der „primary headache associated with sexual activity", also Kopfschmerz, der auftritt, während man Sex hat (bei einigen Menschen unmittelbar vor, bei anderen beim Orgasmus) oder ein Kopfschmerz, der nur während des Schlafs auftritt („hypnic headache").

Ein einziges wirksames Mittel gegen all diese Schmerzen gibt es leider tatsächlich nicht, auch wenn die Werbung das glauben machen will. Was es aber umgekehrt gibt, sind Kopfschmerzen, die durch Schmerzmittel ausgelöst werden (siehe Kasten unten). Hier muss also zur Vorsicht geraten werden, um nicht in einen wahren Teufelskreis zu geraten. Gerade bei chronischen Kopfschmerzen sollte die medikamentöse Behandlung ganz gezielt auf die Art des Schmerzes abgestimmt werden. Kopfschmerzen gelten dann als chronisch, wenn Betroffene mindestens drei Monate lang darunter leiden. Das muss nicht unbedingt durchgehend sein, aber für diese Diagnose an mindestens 15 Tagen pro Monat jeweils über mindestens vier Stunden vorkommen. Menschen mit chronischen Kopfschmerzen haben somit im Durchschnitt mindestens jeden zweiten Tag Beschwerden – ein Umstand, der verdeutlicht, wie stark die Schmerzen die Lebensqualität dieser Menschen beeinträchtigen.

Eigene Krankheit oder nur ein Symptom?

Mediziner unterscheiden zwischen primärem und sekundärem Kopfschmerz. Unter primä-

Schmerztabletten können Kopfschmerzen verursachen

Wenn die Schmerzen nicht chronisch sind, helfen zunächst meist Schmerzmittel, die ohne Rezept gekauft werden können, wie ASS, Paracetamol oder auch die sogenannten nichtsteroidalen Antirheumatika (zum Beispiel Ibuprofen). Wirksam sind auch Kombinationspräparate aus ASS, Paracetamol und Koffein. Doch es ist Vorsicht geboten! Schmerzmittel können bei häufiger Anwendung (also an zehn oder mehr Tagen pro Monat) dazu führen, dass Kopfschmerzen chronisch werden. Schmerzen, die im Kontext eines Schmerzmittelübergebrauchs entstehen, sind manchmal schwer vom normalen, aus sich heraus entstandenen Spannungskopfschmerz oder einer Migräne abzugrenzen. Patienten sollten daher ihrem Arzt unbedingt ganz ehrlich mitteilen, wie lange und wie häufig sie schon Schmerzmittel einnehmen, damit er dann auch die richtige Diagnose stellen kann.

ren Kopfschmerzen versteht man diejenigen, die ohne eine fassbare Ursache, also „aus sich heraus" (Fachbegriff: idiopathisch) entstehen. Hier ist der Kopfschmerz mit den entsprechenden Begleitsymptomen selbst die Erkrankung, er ist kein Symptom oder Ausdruck einer anderen Krankheit oder Verletzung. Ein Beispiel hierfür ist die Migräne. Genetische Faktoren spielen für die Entstehung solcher primärer Kopfschmerzformen vermutlich eine wichtige Rolle.

> ***„Für die Entstehung mancher Kopfschmerzarten wie Migräne spielen genetische Faktoren vermutlich eine wichtige Rolle."***

Zu den sekundären Kopfschmerzen zählen die, die auf eine identifizierbare (und manchmal kausal behandelbare) Ursache zurückzuführen sind. Das gilt beispielsweise für eine Gehirnerschütterung nach einem Unfall oder auch für andere Verletzungen. Ebenso können auch Infektionserkrankungen Kopfschmerzen auslösen – fast jeder von uns hat bei einem grippalen Infekt als Begleitsymptom schon einmal Kopfschmerzen gehabt. Diese Symptome verschwinden jedoch dann wieder, sobald nach einiger Zeit der Infekt abgeklungen ist.

Weitere Ursachen für die Kopfschmerzen können beispielsweise Bluthochdruck, neurologische Erkrankungen, Stoffwechselerkrankungen oder gar Krebs sein. Die wichtigste Maßnahme ist bei den sekundären Kopfschmerzen natürlich, die zugrunde liegende Ursache zu finden und diese entsprechend zu behandeln. Daraus ergibt sich als Folge häufig auch eine Verbesserung der Kopfschmerzen des Patienten.

Diagnose von Kopfschmerzen

Wenn ein Patient wegen Kopfschmerzen erstmals einen Arzt aufsucht, muss dieser feststellen, ob es sich um einen primären oder sekundären Kopfschmerz handelt. Das bedeutet, dass er Erkrankungen ausschließen muss, die Kopfschmerzen als Hauptsymptom haben. Dafür befragt der Arzt den Patienten zunächst genau und nimmt dann eine neurologische Untersuchung vor, in der er unter anderem Kraft, Reflexe, Koordination, Sensibilität und Hirnnerven überprüft. Jeder Hirnnerv hat eine bestimmte Funktion. Der „Nervus opticus" beispielsweise steuert das Sehen und ist damit an der Pupillenreaktion beteiligt. Wenn sich die Pupille bei Lichteinfall nicht verengt, kann dies darauf hindeuten, dass eine Funktionsstörung dieses Nervs vorliegt.

Treten zusammen mit dem Kopfschmerz neurologische Symptome (wie beispielsweise Schwindel, Sprach-, Seh- oder Gefühlsstörungen) auf oder bemerkt der Arzt im Rahmen der neurologischen Untersuchung auffällige Befunde, ist häufig eine weitere apparative Diagnostik notwendig. Das kann zum Beispiel eine bildgebende Untersuchung sein, wie eine Computertomografie (CT) oder eine Magnetresonanztomografie (MRT), die auch Kernspintomographie genannt wird. Manchmal werden auch gleich mehrere solcher bildgebenden Untersuchungen durchgeführt, wie ein CT, um die Schädelbasis darzustellen, und zusätzlich ein MRT, um die Blutgefäße zu sehen, die das Gehirn versorgen. Eine solche weiterführende Untersuchung ist auch immer dann erforderlich, wenn sich die Kopfschmerzen untypisch äußern und sich deshalb nicht einer bestimmten primären Kopfschmerzerkrankung zuordnen lassen. In den meisten Fällen kann der Arzt aber ohne weiterführende Untersuchungen die Kopfschmerzen gut einordnen und eine sichere Diagnose stellen. Neun von zehn Patienten, die mit chronischen Kopfschmerzen kommen, leiden unter einem primären Kopfschmerz, also einer „eigenständigen" Kopfschmerzerkrankung. Bei ihnen liegt keine andere zugrundeliegende Krankheit oder Verletzung vor, die zu den Kopfschmerzen führt, sondern der Kopfschmerz und dessen Begleitsymptome stehen für sich.

Häufige primäre Kopfschmerztypen sind Migräne, Spannungskopfschmerz oder der sogenannte Clusterkopfschmerz. Diese Krankheitsbilder haben unterschiedliche Symptome und Verläufe und können daher gut voneinander abgegrenzt werden. Der Spannungskopfschmerz ist meist dumpf drückend und tritt typischerweise beidseitig auf, beim Clusterkopfschmerz kommt es zu sehr heftigen, einseitigen Schmerzattacken, und bei der Migräne wird der Schmerz häufig als „pulsierend-pochend" beschrieben. Auch wird die Migräne oft von typischen Beschwerden wie Übelkeit oder Licht- und Lärmempfindlichkeit begleitet.

Im Folgenden werden Migräne, chronischer Spannungskopfschmerz sowie Clusterkopfschmerz als typischste Schmerzarten näher vorgestellt. Eine Migräne-Patientin berichtet zudem über ihre langjährige Schmerzgeschichte und was ihr helfen konnte.

Wie kann der Patient zur sicheren Diagnose beitragen?

Grundlage für jede Diagnose ist, dass der Patient den Schmerz gut beschreibt und genau erklären kann, wo es weh tut. Er muss Auskunft darüber geben, welchen Charakter der Schmerz hat und mit welcher Dynamik er auftritt. Zudem darüber, wie lange er (unbehandelt) andauert, wie häufig er ist und welche Begleitsymptome bestehen.

Meist ist es hilfreich, sich das vorher zu notieren. Viele Schmerztherapeuten händigen ihren Patienten einen Kopfschmerzkalender aus und bitten darum, darin alles genau festzuhalten. Dann ist es einfacher festzustellen, an wie vielen Tagen im Monat man Kopfschmerzen hatte, wie lange sie andauerten und welcher Art sie waren. Auch kann man dann mögliche Veränderungen feststellen, beispielsweise, ob die Dauer oder Intensität der Kopfschmerzen zunehmen, ob die Frequenz kürzer oder länger wird und ggf. auch, was eine Kopfschmerzattacke auslöst. Das ist gerade für Patienten mit Migräne wichtig, da diese Erkrankung bei manchen Patienten bestimmte Auslöser hat. Dazu können unter anderem Stress, Wetterwechsel, aber auch Schlafmangel oder bestimmte Nahrungs- oder Genussmittel wie Käse oder Rotwein gehören. Je genauer der Betroffene weiß, was die Kopfschmerzen bewirken könnte, desto bewusster kann er solche Auslöser umgehen.

Migräne

Wer glaubt, Migräne sei eine reine Erkrankung der Neuzeit, die als Reaktion auf den hohen Stresspegel in unserer industrialisierten bzw. digitalisierten Zeit entstanden ist, liegt da nicht ganz richtig. Schon Hippokrates, der berühmte Arzt der Antike (etwa 400 v. Chr.), hat diese Kopfschmerzerkrankung mit ihren typischen Begleitbeschwerden beschrieben.

Dennoch: Aus Studien ist bekannt, dass die Zahl der Menschen, die unter einer Migräne leiden, seit den 1970er-Jahren wahrscheinlich zugenommen hat. Bestimmte Lebensstil- und Umwelteinflüsse sind also nicht von der Hand zu weisen.

Eine Erkrankung der Intelligenz?

Die Migräne ist wie kaum eine andere Erkrankung mit Mythen behaftet. So wird Migränikern ein hohes Maß an Kreativität zugeschrieben. Der britische Neurologe Oliver Wolf Sacks (1933–2015) hat maßgeblich zu diesem Image als „Erkrankung der Kreativen" beigetragen. In einem seiner zahlreichen populärwissenschaftlichen Bücher beschrieb er den Fall eines Mathematikers mit Migräne, den er erfolgreich behandelte. Dieser beschwerte sich dann aber bei ihm, da mit den Kopfschmerzen auch seine Kreativität verschwand. Eine nette Anekdote, die dazu führte, dass heute viele Listen von berühmten Migränikern im Internet zu finden sind – ein „Who is Who" aus Wissenschaft und Kunst, von Hildegard von Bingen über Vincent van Gogh und Claude Debussy bis hin zu Albert Einstein. Migräne und Kreativität werden dabei immer wieder in einem Atemzug genannt. Doch hält diese Verknüpfung einer kritischen Überprüfung stand? Mindestens jeder siebte Mensch erkrankt im Laufe seines Lebens an Migräne. Eine Studie aus dem Jahr 1994 kam zu dem Ergebnis, dass in Deutschland mindestens zwei Millionen Menschen leben, die unter wiederkehrenden Migräneattacken leiden. Durch die hohe Zahl liegt auf der Hand, dass unter den Betroffenen rein statistisch kreative Berühmtheiten sein müssen. Fakt ist aber auch: Viele sind weder berühmt noch arbeiten sie im Kreativbereich.

Ein zweiter Mythos ist der von der „Migränepersönlichkeit": Migräniker wurden im vergangenen Jahrhundert oft als (übertrieben) ehrgeizig, zwanghaft und perfektionistisch, gleichzeitig aber ängstlich und depressiv beschrieben. Sie galten als Menschen, die daran zerbrechen, dass sie ihren eigenen hohen Ansprüchen nicht gerecht werden. Die These einer solchen „Migränepersönlichkeit" ist heute nicht mehr haltbar. Auch wird die Migräne nicht als psychosomatische Erkrankung eingestuft, bei der sich seelische Probleme über körperliche Symptome bemerkbar machen. Jedoch ist richtig, dass Migränepatienten häufig auch unter Depressionen und Angststörungen oder Panikattacken als Begleiterkrankungen leiden und dass generell psychologische Faktoren den Verlauf der Migräne beeinflussen können.

Diagnose von Migräne

Migräne äußert sich durch wiederkehrende Kopfschmerzattacken. Frauen sind mehr als doppelt so häufig betroffen wie Männer. Die Kopfschmerzattacken dauern in der Regel vier bis 72 Stunden an. Meist treten solche Attacken „nur“ bis zu siebenmal pro Jahr auf. Einige leiden aber auch chronisch darunter und haben sehr viel häufiger Kopfschmerzattacken, bis zu täglich. Der Schmerz wird bei heftigeren Attacken häufig als pulsierend-pochend beschrieben, nur in einer Schädelhälfte auftretend, von mittlerer bis hoher Intensität, der sich unter körperlicher Anstrengung (wie Gehen oder Treppensteigen) verstärkt. Auch beidseitige Attacken beziehungsweise Attacken von geringerer Intensität sind möglich. Typisch für die Migräne ist, dass der Schmerz von Übelkeit (oft auch Erbrechen) und/oder von einer Lärm- oder Lichtüberempfindlichkeit begleitet wird. Doch das muss nicht bei jeder Attacke und auch nicht bei jedem Patienten der Fall sein.

Zehn bis 15 von 100 Betroffenen leiden unter Migräne mit sogenannter Aura. Darunter versteht man neurologische Symptome, die der eigentlichen Kopfschmerzattacke meist unmittelbar vorangehen. Die meisten erleben diese Aurasymptome als visuelle Reize, beispielsweise Lichtblitze, aufleuchtende Zickzackmuster oder ein eingeschränktes Gesichtsfeld. Seltener kommt es zu Sensibilitätsstörungen (beispielsweise einem unangenehmen Kribbelgefühl in den Armen oder Beinen oder einem Taubheitsgefühl), bei wieder anderen Patienten treten Sprachstörungen auf. Diese Aurasymptome dauern meist bis zu einer Stunde an. Sehr selten kommt es währenddessen auch zu Lähmungserscheinungen beim Patienten, man spricht dann von der sogenannten hemiplegischen Migräne.

Eine Migräneattacke lässt sich in vier Phasen unterteilen: 1. Vorläuferphase (Prodromalphase), 2. Auraphase, 3. Schmerzphase und 4. Abklingphase (Postdromalphase). Die Vorläuferphase dauert unterschiedlich lang an, die betroffenen Patienten bemerken oft Stunden, manchmal sogar schon Tage vorher, dass sich eine Migräneattacke anbahnt. Die Vorzeichen sind von Patient zu Patient unterschiedlich, einige haben Stimmungsschwankungen, andere können sich schlecht konzentrieren oder leiden unter Antriebslosigkeit oder Veränderungen des Appetits. Auch häufiges, intensives Gähnen ist ein typisches Anzeichen. Nicht alle Patienten sind jedoch von solchen Vorläufersymptomen betroffen.

Dann folgt bei Patienten, die unter Migräne mit Aura leiden, die meist 20- bis 30-minütige Auraphase (maximal eine Stunde pro Symptom), danach wiederum beginnt die Schmerzphase, wobei diese schon während der Auraphase einsetzen kann. Bei Patienten mit Migräne ohne Aura folgt nach der Vorläuferphase gleich die Schmerzphase. Diese kann, wenn die Schmerzen nicht behandelt werden, bis zu 72 Stunden dauern. In der Abklingphase, die nochmals Stunden bis Tage anhalten kann, haben viele Betroffene auch Symptome: Sie fühlen sich erschöpft, einige haben auch noch leichte Kopfschmerzen.

Seit langem wird daran geforscht, welche krankhaften Vorgänge im Körper zur Entstehung der Migräne führen. Schon in den

1880er-Jahren gab es die Vorstellungen, dass die Migräne entweder einer Funktionsstörung von Nervenzellen im Gehirn oder einer Fehlsteuerung von Blutgefäßen entsprechen könnte. Es wurde lange die These vertreten, dass erweiterte Blutgefäße im Gehirn Migränekopfschmerzen verursachen, weshalb auch Medikamente mit gefäßverengenden Eigenschaften wie Triptane entwickelt wurden, die mittlerweile bei Migräne angewendet werden. Doch die Gefäßerweiterung scheint eher eine Begleiterscheinung als die eigentliche Ursache der Migräne zu sein. Vermutet wird heute ein fehlerhaftes Zusammenspiel von Nerven- und Gefäßreaktionen des Gehirns.

Blutgefäße sind von Nervenfasern umgeben. Diese Nervenfasern bewirken nicht nur die Erweiterung oder Engstellung der Gefäße, sondern sie sind auch in der Lage, Signale der Blutgefäße aufzunehmen und zu den Hirnzellen zu senden. Während das eigentliche Hirngewebe selbst nicht schmerzempfindlich ist, werden Schmerzreize, die in den Blutgefäßwänden entstehen, zum Beispiel durch Dehnung oder Entzündung, von Nervenfasern des Trigeminusnervs (Drillingsnerv) weitergeleitet. Es wird vermutet, dass bei der Migräne entzündliche Prozesse an den Gefäßen entstehen, die von bestimmten Botenstoffen (Neurotransmittern) ausgelöst werden. Solche Botenstoffe zwischen Nerven und Gefäßen sind zum Beispiel Neurokinin A, Substanz P und das CGRP (Calcitonin Gene-Related Peptide). CGRP scheint dabei eine Hauptbedeutung zu haben: Es wird im Migräneanfall ausgeschüttet und ist deshalb im Blut erhöht. Umgekehrt kann die Verabreichung dieses Botenstoffs bei Migränepatienten Attacken auslösen. Die Blockade dieses Signalweges über Antikörper kann den Migräneverlauf günstig beeinflussen.

Behandlung von Migräne

Leichte Migräneanfälle können oft mit Schmerzmitteln in den Griff bekommen werden, die ohne Rezept in Apotheken erhältlich sind: ASS, Paracetamol, Naproxen oder

Mögliche Auslöser einer Migräneattacke vermeiden

Migräneattacken können durch verschiedene „Trigger“ ausgelöst werden. Als häufige Auslöser gelten Stress, bei Frauen auch Hormonschwankungen (häufig bei Menstruation), schlechter bzw. unregelmäßiger Schlaf, verpasste Mahlzeiten und Wetterumschwünge. Bei einigen Betroffenen lösen auch flackerndes Licht, intensive Gerüche, Lärm oder andere Sinnesreizüberflutungen Migräneanfälle aus. Solche Auslöser sind ganz individuell, im Einzelfall können auch bestimmte Lebensmittel, Nahrungszusatzstoffe wie Geschmacksverstärker, Alkohol oder Koffein (bzw. Koffeinentzug) Migräneattacken auslösen. Nicht selten kommen auch mehrere solcher „Trigger“ zusammen. Betroffene sollten beobachten, welche Faktoren bei ihnen einen Migräneanfall auslösen können. Denn viele dieser „Trigger“ können umgangen oder vermieden werden, wenn auch natürlich nicht alle – wie zum Beispiel Wetterumschwünge.

sogenannte nichtsteroidale Antirheumatika (zum Beispiel Diclofenac, Ibuprofen). Dreifachkombinationen aus ASS, Paracetamol und Koffein sind nach heutigem Kenntnisstand etwas wirksamer als Einfachsubstanzen. Patienten, bei denen die Migräne mit Übelkeit/Erbrechen einhergeht, werden neben den Schmerzmedikamenten auch Mittel verschrieben, die die Übelkeit unterdrücken (sogenannte Antiemetika).

Bei schwerer Migräne werden vom Arzt spezielle Migränemedikamente, sogenannte Triptane, verschrieben. Sie besetzen und aktivieren Bindungsstellen an den Nerven (Serotonin-5-HT1B/D-Rezeptoren). An Gefäßen führt dies zu einer Verengung, im Gehirn zu einer Hemmung der Schmerzverarbeitung. Es gibt verschiedene Triptanklassen – einige Triptane wirken relativ schnell und sind hochwirksam, haben aber auch stärkere Nebenwirkungen. Andere wirken nicht ganz so stark, sind aber etwas besser verträglich. Zu den Nebenwirkungen gehören vor allem Müdigkeit, Schwindel und ein Engegefühl in der Brust. Da Triptane die Gefäße verengen, dürfen sie nicht Patienten mit Gefäßerkrankungen verschrieben werden, zum Beispiel solchen, die bereits einen Schlaganfall oder Herzinfarkt hatten. Triptane gibt es als Fertigspritzen, Tabletten oder Nasenspray. Sie sollten erst eingenommen werden, wenn der Kopfschmerz beginnt, und nicht bereits in der Auraphase. Etwa ein Drittel der Patienten ist zwei Stunden nach Einnahme eines Triptans kopfschmerzfrei. Noch mehr Patienten verspüren zumindest eine Besserung. Tatsache ist im Umkehrschluss, dass Triptane bei einem Teil der Betroffenen nicht die gewünschte Wirkung bringen. Ein weiteres Problem ist, dass Triptane – ebenso wie die oben genannten frei verkäuflichen Schmerzmittel – nicht häufig eingenommen werden sollen, weil sie ansonsten selbst Kopfschmerzen verursachen können (den sogenannten Medikamentenübergebrauchs-Kopfschmerz, siehe Kasten Seite 64). Als Faustregel gilt, dass sie an weniger als zehn Tagen pro Monat zum Einsatz kommen dürfen (möglichst mit Kalender dokumentieren!).

Kürzlich wurde das erste Medikament einer neuen Generation von Migränemedikamenten in Europa zugelassen. Diese Medikamente greifen an einer anderen Stelle des Krankheitsgeschehens an als Triptane. Untersuchungen haben gezeigt, dass Migränepatienten eine höhere CGRP-Konzentration im Blut haben als gesunde Menschen. CGRP ist ein Neurotransmitter, der stark gefäßerweiternd wirkt, aber möglicherweise auch zur Entstehung von Entzündungsprozessen beitragen kann. Bei dieser neuen Gruppe von Migränemedikamenten handelt es sich um sogenannte monoklonale Antikörper. Sie verhindern, dass der Neurotransmitter CGRP an den entsprechenden Rezeptor, zum Beispiel an die Blutgefäße, andockt und seine „Migräne-Wirkung“ entfalten kann.

Es gibt zwei Sorten dieser Antikörper: solche, die das CGRP im Blut „wegfangen“, und solche, die die Andockstellen, den CGRP-Rezeptoren, blockieren. Bisherige Studien zeigen, dass die Mittel wirksam und sicher sind. Solche Antikörper wurden speziell für die Migräne entwickelt und könnten als monatliche Spritze vielen Menschen mit Migräne helfen, allerdings haben sie einen recht hohen Preis. Die erste Substanz, im November 2018 auf den Markt gekommen, wird teilweise von den Kassen übernommen.

Was können Sie selbst tun?

Basis für die Vorbeugung von Migräneanfällen sind nicht medikamentöse Maßnahmen. Zunächst sollten Sie damit beginnen, sogenannte Trigger zu vermeiden, also die individuellen Auslöser Ihrer Kopfschmerzen. Nicht zu unterschätzen ist zudem der Effekt von Sport und Bewegung. Vielen Patienten hilft Progressive Muskelentspannung, aber auch regelmäßiger Ausdauersport führt nachweislich zu weniger Migräneattacken. Es ist egal, ob Sie walken, radfahren, laufen oder schwimmen: Wer sich dreimal pro Woche 30 Minuten bewegt, kann Frequenz und Dauer der Attacken verringern. Auch Verhaltenstherapie und das Durchbrechen von krankheitsfördernden Denkmustern können hilfreich sein (wie sich vom Schmerz zu distanzieren oder „katastrophierende" Gedanken zu vermeiden). Viele Patienten schaffen es so, die Migräne ohne dauerhafte Medikamenteneinnahme in den Griff zu bekommen. Einige Betroffene benötigen zur Prophylaxe von Migräneanfällen jedoch Medikamente. Triptane sind dafür nicht geeignet, da ihre Gabe limitiert ist (an maximal neun Tagen pro Monat) und sie bei einem Teil der Patienten nicht die erhoffte Schmerzlinderung bringen. Oft kommen stattdessen bestimmte Bluthochdruckmedikamente, sogenannte Betablocker oder ein sogenannter Kalziumantagonist (Flunarizin) zum Einsatz. Doch diese Medikamente sind nicht für jeden geeignet, da Flunarizin beispielsweise nicht bei Patienten mit einer Depression eingesetzt werden darf. Auch können diese Medikamente Nebenwirkungen wie Müdigkeit, Schlafstörungen, Schwindel oder Magen-Darm-Beschwerden hervorrufen. Betablocker können bei Männern Potenzstörungen verursachen. Erwünschte Wirkungen und mögliche Nebenwirkungen müssen also gegeneinander abgewogen werden.

Alternativ werden zur Migräneprophylaxe auch Medikamente gegen Depressionen (sogenannte trizyklische Antidepressiva) oder gegen epileptische Anfälle (sogenannte Antikonvulsiva) gegeben – aber auch sie können mit Nebenwirkungen einhergehen.

Botox bei Migräne?

Der Einsatz von Botox ist bei schwerer (chronischer) Migräne zugelassen. Botox wird dabei an vielen Stellen auf beiden Seiten im Kopf/Hals-Bereich gespritzt und führt dort zu einer Entspannung der Muskulatur. Ob dieser muskuläre Effekt allerdings zur Besserung der Migräne führt, ist noch unklar, vermutlich ist auch eine Wirkung der Substanz auf Schmerznervenfasern am Migräneeffekt beteiligt. Die Krankenkassen zahlen die Behandlung nur, wenn eine starke Migräne (mit mindestens acht Migräneanfällen im Monat und Kopfschmerzen an mindestens 15 Tagen im Monat) vorliegt und andere Medikamente bereits versagt haben.

Eine Alternative ist die Gabe von Magnesium, Q10 oder Vitamin B2. Diese Nahrungsergänzungsstoffe können ebenfalls Migräneanfällen vorbeugen, auch wenn der Effekt in Studien nicht ganz so gut belegt ist wie bei den zuvor genannten Medikamenten. Auch Kapseln aus Pestwurz haben sich in Studien als wirksam erwiesen. Sie reduzieren Häufigkeit, Schwere, Frequenz und Dauer der Anfälle. Die bereits erwähnten neu entwickelten Antikörper zur Behandlung von Migräne durch Hemmung des CGRP-Botenstoffwegs können als monatliche Spritze ebenfalls zur Vorbeugung angewendet werden.

Alternative zu Medikamenten

Manche Patienten lehnen Medikamente ab. Folgende Maßnahmen können eine gute Alternative und auch sinnvolle Ergänzung zur Einnahme von Medikamenten darstellen:

- Ärztliche Beratung des Patienten: Studien belegen, dass schon das Beratungsgespräch beim Arzt, wenn es mehr als 30 Minuten dauert, die Häufigkeit der Kopfschmerzen reduziert. Möglicherweise ist es das „Sich-bewusst-Machen", also die Achtsamkeit, das „Sich-ernst-genommen-Fühlen", aber auch Informationen zum Umgang mit Schmerzen, die bereits lindernd wirken.
- Entspannungstherapie: Es gibt zahlreiche Entspannungsverfahren, die bei Migräne hilfreich sein können. Die Progressive Muskelentspannung (siehe ab Seite 253) hat den Vorteil, dass sie recht schnell erlernt werden kann und zum Beispiel häufig auch am Arbeitsplatz möglich ist. Wichtig für die Wirksamkeit von Entspannungsverfahren ist aber, dass täglich trainiert wird. Dann reduzieren sie Häufigkeit und Intensität von Migräneanfällen.
- Ausdauertraining: Ebenfalls effektiv, um Migräneanfällen vorzubeugen und die Schmerzstärke bei Anfällen zu reduzieren, ist regelmäßiger Ausdauersport (mindestens zweimal pro Woche für mindestens 30 Minuten – besser mehr).
- Psychologische Verfahren: Auch bei der Behandlung der Migräne sind Verfahren und Ansätze aus der psychologischen Schmerztherapie wichtiger Bestandteil. Ziel ist es, den Patienten im Umgang mit Schmerzen zu schulen und ihn bestimmte Techniken zu lehren. Sie erlauben es, sich vom Schmerz zu „distanzieren", indem man zum Beispiel seine Aufmerksamkeit bewusst vom Schmerz weglenkt und in Gedanken „verreist" (sogenannte Imaginationsübungen). Auch lernt der Betroffene, sich von negativen Erwartungshaltungen („Die nächste Attacke kommt sicher schon bald.") und katastrophisierenden Gedanken („Die Medikamente wirken bei mir eh nicht." und „Wenn ich mich noch einmal krankmelde, wirft mich der Chef sicher raus.") zu befreien. Solche psychologischen Verfahren beruhen auf dem Verständnis, dass Schmerz eine körperliche, aber ebenso eine seelische und soziale Dimension hat, und werden den Patienten in der multimodalen Schmerztherapie beigebracht (siehe Kapitel 3 ab Seite 278). Die psychologischen Verfahren sind somit ein ebenso wichtiger Baustein der multimodalen Therapie wie die Bewegungstherapien (Physiotherapie, Ergotherapie und andere) und die medikamentöse Therapie.
- Biofeedbackverfahren: Mit diesem Verfahren erlernt man, auf ansonsten unbewusst ablaufende Körperfunktionen Einfluss zu nehmen. Migränepatienten wird

beigebracht, die Gefäßdurchblutung oder Stirnmuskelentspannung aktiv zu beeinflussen. Das Verfahren hat wahrscheinlich einen positiven Effekt, allerdings ist die Studienlage noch nicht ausreichend, um die Wirksamkeit sicher zu belegen. Daher übernehmen auch nicht alle Krankenkassen die Kosten.

Wenn der Schmerz nicht weggeht

Wenn der Schmerz nicht aus dem Kopf geht und in hoher Frequenz Migräneanfälle auftreten, die weder medikamentös noch durch die nicht medikamentösen Maßnahmen in den Griff zu bekommen sind, sollte im ersten Schritt zunächst die Diagnose vom Arzt kritisch überprüft werden. Als zweiter Schritt kommt als Therapiemöglichkeit eine multimodale tagesklinische oder stationäre Schmerztherapie an einem Schmerzzentrum in Frage (siehe Kapitel 3, ab Seite 280). Hier arbeiten Mediziner, Physiotherapeuten, Psychotherapeuten und andere Spezialisten eng zusammen und untersuchen sowie erläutern den Patienten die Wechselwirkungen von körperlichen (= biologischen), seelischen (= psychischen) und sozialen Faktoren, die bei der Chronifizierung eine Rolle spielen.

Akupunktur: Nur ein wirksames Placebo bei Migränepatienten?

Ein Placebo ist ein Scheinmedikament, das wirkt, obwohl es keinen Wirkstoff enthält. Es wird vermutet, dass das Schlucken einer Pille, wenn der Patient beispielsweise der festen Überzeugung ist, sie sei ein Schmerzmittel, ähnliche neurobiologische Prozesse auslöst wie ein Schmerzmittel selbst (siehe Kapitel 3, Seite 230). Ähnlich könnte auch die Akupunktur bei Migränepatienten wirken. In einer Studie wurde untersucht, ob sie ähnlich effektiv ist wie die Einnahme von Betablockern zur Prophylaxe von Migräneanfällen. Es wurden drei Gruppen gebildet: Die eine erhielt Betablocker, die andere Akupunktur, die dritte Gruppe eine „Scheinakupunktur“ (wo die Nadeln nur ganz oberflächlich und nicht an den traditionellen Akupunkturpunkten gestochen wurden). Das Ergebnis: Alle Therapien wirkten in etwa gleich gut.

Interessant ist, wie unterschiedlich dieses Ergebnis gedeutet wird. Kritiker sind der Auffassung, dass die Akupunktur offensichtlich nicht wirken kann, wenn auch die Scheinakupunktur ebenso gut abschneidet, und unterstellen beiden Verfahren einen ausschließlichen Placeboeffekt. Befürworter erklären, dass das Verfahren eine sehr gute Wirkung zeigt (da es ja nicht schlechter als das Medikament abschnitt) und auch bei der Scheinakupunktur neurobiologische Prozesse ähnlich der klassischen Akupunktur in Gang gesetzt werden (siehe dazu auch Seite 271). Ob nun „echte“ Wirkung oder Placeboeffekt: Die Akupunktur scheint vielen Betroffenen zu helfen. Allerdings wird sie bei Migräne nicht von den gesetzlichen Krankenkassen übernommen – bei Rückenschmerzen und Knieschmerzen dagegen schon.

„Ich kämpfe seit 25 Jahren gegen heftige Migräne."

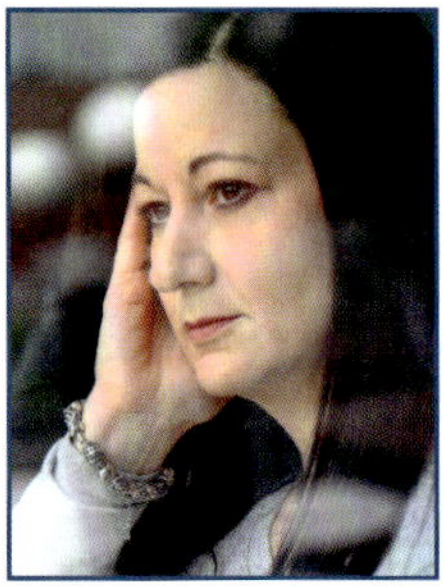

Marion B. (45), Erzieherin aus dem Saarland, kämpft, seit sie zwölf Jahre alt ist, gegen ihre Migräne. Jetzt hat sie durch ein neues Verfahren erstmals Linderung erfahren. Hier erzählt sie, wie das gelingen konnte.

25 Jahre. So lange kämpfe ich schon gegen den Schmerz in der Schläfe, gegen Übelkeit sowie Licht- und Geräuschempfindlichkeit. Mit zwölf Jahren bekam ich meinen ersten Migräneanfall. Weder ich noch meine Eltern wussten damals, was los war. Als Teenager kamen die Anfälle dann langsam regelmäßiger, drei- oder viermal pro Jahr. Seit meinem 20. Lebensjahr begleiten sie mich ständig. Meist kündigt sich die Migräne durch Sehbeschwerden an, ein Flimmern vor den Augen. Erst als eine Kollegin in meiner ersten Arbeitsstelle, einem integrativen Kindergarten, mir sagte, ich müsse nicht zum Augenarzt, sondern zu jemanden, der sich mit Migräne auskenne, ihre Mutter habe dieselben Beschwerden, bekam ich endlich die richtige Diagnose gestellt.

Der erste Therapieversuch war prophylaktisch, also zur Vorbeugung der Anfälle mit Betablockern. Das ging aber bei mir gar nicht, weil ich ohnehin niedrigen Blutdruck hatte. Meine Werte rutschen auf 80 zu 50 statt der normalen 120 zu 80, ich war dauerhaft müde, bekam zusätzlich Schwindel, und die Übelkeit dauerte an. Ich habe mich gefühlt wie scheintot. Und die Migräne? Die blieb. Mein Hausarzt verschrieb mir daraufhin den Wirkstoff Zolmitriptan, als Notfallmedikament, wenn die Schmerzen losgingen. Erst als Tabletten, später als Nasenspray, weil die Anfälle oft von Erbrechen begleitet wurden und das Mittel deshalb nicht im Körper blieb. Einige Jahre hielt ich mich so über Wasser. Das Medikament sorgte zumindest dafür, dass die Anfälle nicht mehr mehrere Tage dauerten, sondern meist nur einen. Man reißt sich zusammen, geht trotzdem weiter arbeiten, arrangiert sich mit den Schmerzen.

Dann wurde ich schwanger – und erlebte zehn wunderbare Monate ohne einen einzigen Migräneanfall. Doch die Attacken kamen zurück, als mein heute 14-jähriger Sohn wenige Wochen jung war. Ich roch drei Meilen gegen den Wind nach Pfefferminzöl, weil ich versuchte, damit die Schmerzen zu lindern, und keine Medikamente einnehmen wollte. Schließlich stillte ich und hatte damals Panik, die Mittel könnten in die Muttermilch übergehen. Wie bei einem Mantra sagte ich mir immer wieder: Das schaffst du, da musst du jetzt durch. Das sind wohl typische Sätze einer Migränepatientin …

In dieser Zeit steigerte sich die Migräne auf fünf bis sechs Anfälle pro Monat, mein Hausarzt schickte mich zu mehreren Neurologen, bis ich einen fand, mit dem ich gut zurechtkam. Gemeinsam probierten wir verschiedenste medikamentöse Therapien, um den Anfällen irgendwie vorzubeugen: ein Kalziumantagonist, Effekt gleich null. Ein Antiepilepsie-Mittel, keine Besserung, dafür Nebenwirkungen wie Gefühlsstörungen in Armen und Beinen, ein furchtbares Kribbeln. Botox-Spritzen in Nacken und Stirn, die Migräne blieb und zusätzlich hatte ich als Nebenwirkung das Gefühl, den Kopf nicht mehr alleine halten zu können. Als ich ein zweites Mal schwanger wurde, hoffte ich auf das Hormonglück der ersten Schwangerschaft – aber die Anfälle nahmen nicht wieder ab. Ich hielt die Attacken aus, wollte das Kind nicht gefährden, nahm keine Medikamente und probierte es mit Akupunktur. Ab der 25. Woche hatte ich endlich Ruhe – aber nur bis zum neunten Tag nach der Geburt. Dann kamen die Migräneattacken wieder, und zwar noch schlimmer als vorher.

> ***„Ich habe mir ernsthaft gewünscht, es käme jemand und würde mich erschießen. Aber man hält durch."***

Damals habe ich zum ersten Mal daran gedacht, aus dem Fenster zu springen. Ein Kleinkind, ein Säugling und jetzt bis zu zwölf Anfälle im Monat. Ich rutschte in eine Depression. Ich habe mir manchmal ernsthaft gewünscht, es käme jemand und würde mich erschießen. Aber man hält durch. Für die Kinder ja erst recht. Nach dem Abstillen nahm ich wieder mein bisheriges Triptan, aber über die Jahre wurden die Anfälle immer häufiger, steigerten sich bis auf 20 pro Monat. Ich hatte quasi dauerhaft Schmerzen, lebte wie hinter einem Vorhang. Irgendwann sagt meine Neurologin, ich sei austherapiert. Das war ein unheimlicher Schlag: zum hoffnungslosen Fall erklärt. Dabei ist Hoffnung gerade bei Schmerzen so wichtig, sonst übermannt einen die Angst vor der nächsten Attacke vollends. Ich gab nicht auf, probierte einen dreiwöchigen Aufenthalt in einer Migräneklinik. Dort wurde es zuerst besser, aber nach drei Wochen daheim war alles wieder wie immer. Zumindest aber gelang mir ein Entzug von den Triptanen, von denen ich mittlerweile viel zu viele nahm.

> ***„Meine Neurologin sagte mir, ich würde mich zugrunde richten, und zog die Notbremse."***

In der Klinik erklärte man mir, dass ich an meinem Perfektionismus arbeiten müsse. Dass ich mich verändern müsse, um meine Migräne zu verändern. Aber machen Sie das mal! Ich habe es versucht, wirklich versucht, aber wenn drei Körbe Wäsche im Wohnzimmer stehen, dann kann ich mir nicht sagen: „Das ist jetzt halt mal so." Das löste so einen Druck in mir aus, und dem standzuhalten rief einen Migräneanfall hervor. Ich hielt weiter durch, arrangierte mich mit meinen Schmerzen, fing halbtags wieder an zu arbeiten – bis meine Neurologin irgendwann die Notbremse zog: Sie sagte mir, ich würde mich zugrunde richten. Auf einen langen Krankenschein folgte eine befristete Erwerbsminderungsrente und ein Jahr später die Frühberentung. Ich war machtlos. Ist diese Spirale einmal angeworfen, kommt man nur schwer wieder heraus. Ich habe meinen Job geliebt. Das war ein zusätzlicher Schlag für mich. Zum Glück war mein Einkommen ohnehin gering und meine Familie kam durch das Gehalt meines Mannes zurecht. Aber jetzt saß ich mit den Dauerschmerzen zu Hause – es änderte sich nichts.

„Meine Tochter war vier, als sie das erste Mal über Kopfschmerzen klagte."

Bei stundenlanger Internetsuche stieß ich auf eine Seite, die Teilnehmer für Studien vermittelt. Weil meine Tochter mittlerweile auch ihren ersten Anfall hatte, schrieb ich mich dort ein. Ich hoffte, dass es irgendwann irgendetwas gibt, das später einmal meinem Kind helfen würde. Meine kleine Katharina war vier, als sie das erste Mal aus dem Kindergarten kam, sich die Schläfe hielt, über Kopfschmerzen klagte und darüber, dass die anderen Kinder so laut waren und das Licht so hell. Heute ist meine Tochter elf Jahre alt, hat drei bis vier Anfälle pro Jahr. Genauso wie ich damals.

Ich wurde an eine neurologische Klinik mit Schmerztagesklinik in Wiesbaden verwiesen und nahm zunächst an einer Studie teil. In dieser Studie bekam ich einen externen Impulsgeber – ein Gerät, das ich dreimal täglich an die Halsschlagader hielt und das über leichte Stromschläge die Migräneattacken lindern sollte. Anderthalb Jahre dauerte die Studie, die Ergebnisse waren mittelmäßig, so erging es auch mir: Die Anfälle gingen etwas zurück, verschwanden aber nicht.

Und dann kam das, was ich für mich im Moment als Durchbruch empfinde: Ich nahm an einer weiteren Studie teil, bei der ein Antikörper getestet wurde, der einen bestimmten Rezeptor blocken und auf diese Weise die Migräneattacken verhindern soll. Es war eine Doppelblindstudie, das bedeutet, in den ersten drei Monaten wissen weder die Patientin noch der Arzt, wer das Mittel bekommt und wer nur ein Placebo. In dieser Zeit änderte sich bei mir gar nichts. Ich habe gebetet, dass ich das Placebo bekommen habe und dass nicht das Medikament einfach nichts bringt. Und so war es. Nach drei Monaten erfuhr ich, dass ich zuvor Placebo-Patientin war und jetzt den richtigen Wirkstoff alle vier Wochen per Spritze in den Bauch bekommen würde. Direkt nach der ersten Injektion ging es mir schlagartig besser. Die Zahl der Anfälle halbierte sich, und die Attacken sind weniger stark in der Intensität.

Mit jeder Spritze reduzieren sich die Anfälle weiter, gerade habe ich das erste Mal einen ganzen Monat kein Migräne-Kreuz im Kalender gemacht – obwohl ich für ein Essen

Die Erzieherin Marion B. leidet bereits seit ihrem zwölften Lebensjahr unter Migräne, die sich durch starke Schmerzen in der Schläfe, Übelkeit sowie Licht- und Geräuschempfindlichkeit äußert. Bis diese Diagnose gestellt werden konnte, vergingen jedoch Jahre.

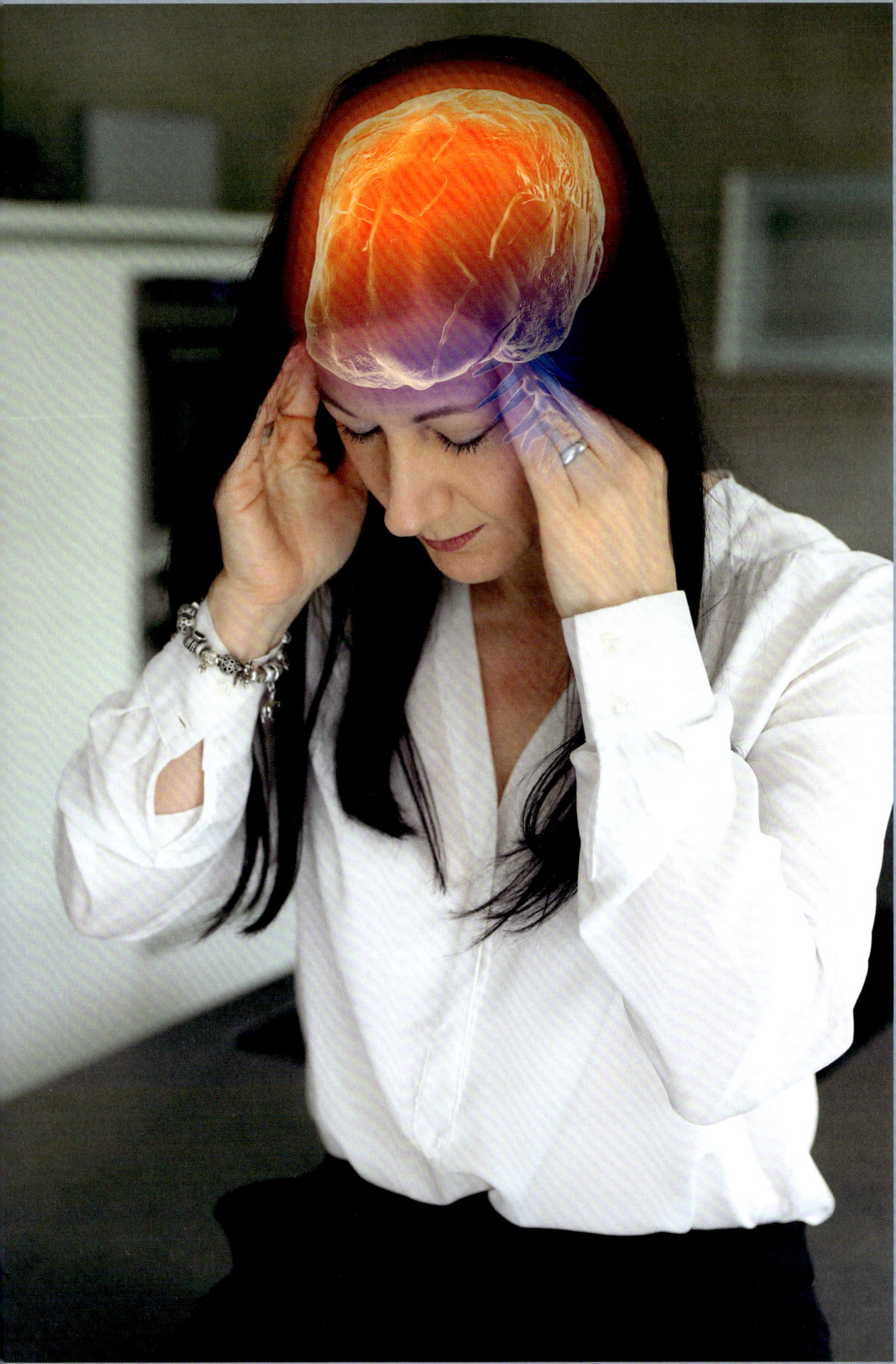

mit Freunden Raclette gemacht und mir ein Glas Rotwein gegönnt habe! Käse und Alkohol, das waren beides vorher starke Trigger für die Anfälle.

> ***„Ich hoffe, dass das Mittel meiner Tochter vielleicht den Leidensweg erspart, den ich gehen musste."***

Man fragt sich bei einer Attacke ständig, was man wohl falsch gemacht haben könnte. Ich habe zum Beispiel sehr sensibel auf alles Mögliche reagiert – aber oft findet man einfach keine Ursache, und das macht einen zusätzlich wahnsinnig. Ich habe über die Jahre hinweg gelernt, den Tag nicht vor dem Abend zu loben. Denn auch, wenn ich das jetzige Medikament als Durchbruch empfinde, lebe ich weiter mit der Angst, dass die Anfälle wieder zurückkommen könnten.

Aber ich lebe auch weiter mit der Hoffnung, die mich so viele Jahre lang getragen hat. Vielleicht ist dieses Mal ja wirklich eine dauerhafte Besserung in Aussicht. Und vor allem: Vielleicht ist das jetzt endlich ein Mittel, das in der Zukunft, wenn die Studien erfolgreich abgeschlossen sind, meiner Tochter den Leidensweg erspart, den ich selbst gehen musste.

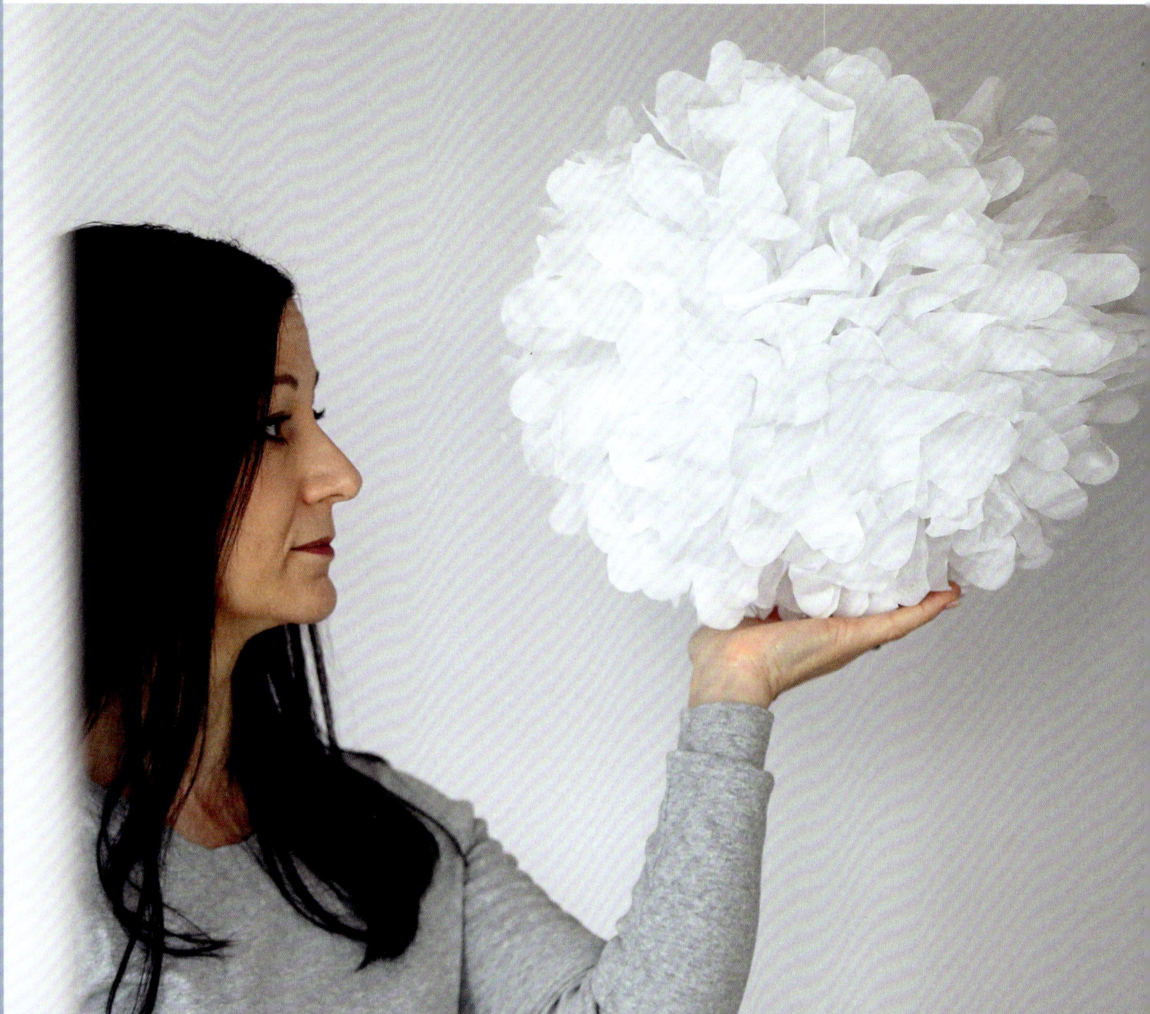

Clusterkopfschmerzen

Bei dem sogenannten Clusterkopfschmerz handelt es sich im Vergleich zur Migräne um eine eher seltene Erkrankung. Experten gehen davon aus, dass nur ein bis vier von 1.000 Menschen von dieser sehr schmerzhaften Kopfschmerzart betroffen sind. Der Clusterkopfschmerz ist also zwar selten, die Menschen, die darunter leiden, sind davon aber meist extrem beeinträchtigt.

Der Clusterkopfschmerz gehört zur Gruppe der sogenannten trigeminoautonomen Kopfschmerzen. Sie treten im Bereich des sogenannten Drillingsnervs (Trigeminusnerv) auf, der sich auf Höhe der Schläfe in drei Äste aufteilt („tri“ für drei): Einer der Äste führt zum Auge, der zweite zum Oberkiefer und der dritte zum Unterkiefer. Meistens sitzt das Schmerzmaximum am Auge. Der Schmerz geht mit nicht beeinflussbaren, also „autonomen“ Beschwerden einher, die vom vegetativen Nervensystem im Kopfbereich ausgelöst werden, wie einer laufenden Nase oder Augentränen. Die genaue Ursache dieses Schmerzes ist noch nicht bis ins Letzte geklärt, wahrscheinlich liegt sie aber im Hypothalamus, dem Teil des Gehirns, der für die Steuerung aller vegetativen Funktionen zuständig ist. Das kann auch der Grund für die charakteristische Begleiterscheinung beispielsweise am Auge sein.

Der Clusterkopfschmerz tritt anfallsartig mit extremer Schmerzintensität auf. Er dauert zwischen 15 Minuten und 1,5 Stunden an. Innerhalb eines Tages kann es zu bis zu acht solcher Attacken kommen. Nach einigen Wochen haben Patienten häufig wieder monatelang Ruhe. Oft treten die Attacken in den frühen Morgenstunden (zwischen zwei und sechs Uhr) auf. Immer ist nur eine Schädelhälfte (rechts oder links) betroffen, Seitenwechsel treten nur äußerst selten auf. Insgesamt leiden Männer sehr viel häufiger an Clusterkopfschmerzen als Frauen: Von fünf Betroffenen sind etwa vier Männer.

Therapie von Clusterkopfschmerzen

Da die Kopfschmerzattacken in der Regel nicht sehr lange andauern, sind Tabletten zur Akuttherapie nicht geeignet – es dauert einfach viel zu lange, bis die Wirkstoffe im Blutkreislauf angekommen sind und ihre Wirkung entfalten können. Daher werden sogenannte Triptane in Spritzenform durch die Haut, die sich die Patienten selbst verabreichen können, oder auch in Form von Nasensprays verschrieben. Triptane aktivieren bestimmte Bindungsstellen (Rezeptoren) an den Nerven und hemmen so die Schmerzwahrnehmung. Sie sind eigentlich als Migränemedikamente entwickelt worden, wirken aber auch bei Clusterkopfschmerzen. Ähnlich wirksam und ebenso schnell ist bei einer Clusterkopfschmerzattacke die Inhalation von reinem Sauerstoff über eine Mund-Nasen-Maske – zumindest, wenn sie rechtzeitig zu Anfallsbeginn erfolgt. Diese Therapie hat den Vorteil, dass keine Nebenwirkungen auftreten, allerdings hat man nicht immer auf die Schnelle ein solches Gerät verfügbar. Die Betroffenen werden vorbeugend behandelt, wie mit dem Medikament Verapamil möglich, welches sonst bei Herzerkrankungen oder Blutdruckproblemen eingesetzt wird. Vorübergehend können Attacken auch mit Kortikosteroiden („Kortison") unterdrückt werden, diese sind jedoch aufgrund von möglichen Nebenwirkungen weniger zur Langzeittherapie geeignet.

Das Wichtigste zu Kopfschmerzen in Kürze

- Es gibt Kopfschmerzen, die Symptom anderer Erkrankungen sind (wie nach einer Gehirnerschütterung). Ein Großteil leidet jedoch unter Kopfschmerzen ohne Bezug zu einer anderen Erkrankung, das heißt an „primären Kopfschmerzerkrankungen". Hier sind körperliche (zum Beispiel genetische) und psychosoziale Faktoren beteiligt.
- Häufige primäre Kopfschmerztypen sind die Migräne und der Spannungskopfschmerz.
- Die zu häufige Einnahme von Schmerzmitteln (zum Beispiel Ibuprofen an 15 oder mehr Tagen im Monat) kann bei Menschen mit einer Neigung zur Kopfschmerzentwicklung zu einer Chronifizierung der Kopfschmerzen führen.
- Migräne entsteht vermutlich durch ein fehlerhaftes Zusammenspiel von Nerven- und Gefäßreaktionen des Gehirns.
- Zur Akuttherapie schwerer Migräneattacken kommen spezielle Migränemedikamente (sogenannte Triptane) zum Einsatz.
- Zur Prophylaxe von Migräneanfällen sind oft nicht medikamentöse Maßnahmen wirksam (Vermeidung von Triggern, Entspannungstechniken, Ausdauertraining und psychologische Verfahren). Manchmal werden auch Medikamente eingesetzt.
- Chronische Spannungskopfschmerzen können bei entsprechendem Leidensdruck mit Antidepressiva behandelt werden.
- Clusterkopfschmerz ist extrem stark, tritt periodisch auf und betrifft vor allem Männer.
- Bei chronischen Kopfschmerzerkrankungen, die weder durch Medikamente noch durch andere Maßnahmen in den Griff zu bekommen sind, sollte eine multimodale Schmerztherapie an einem Schmerzzentrum erwogen werden.

Chronische Spannungskopfschmerzen

Neben der Migräne ist der Spannungskopfschmerz die häufigste Kopfschmerzart. Der Schmerz wird als dumpf-drückend beschrieben, in einigen Fällen auch beklemmend wie ein zu enges Band um den Kopf. Er ist typischerweise von geringer bis mittlerer Intensität – der Patient „geht also nicht die Wände hoch", dennoch kann dies die Lebensqualität beeinträchtigen.

Über die Hälfte der Bevölkerung hat schon einmal im Leben Spannungskopfschmerzen gehabt, aber nur etwa ein bis zwei von 100 Menschen leiden chronisch, also seit mindestens drei Monaten an mindestens 15 Tagen pro Monat, darunter. Treten spannungsartige Kopfschmerzen an weniger als 15 Tagen im Monat auf, spricht man von einem episodischen Spannungskopfschmerz. Die Schmerzdauer kann ganz unterschiedlich sein und variiert in der Regel zwischen einer halben und mehreren Stunden, häufig handelt es sich um Dauerschmerzen. Männer und Frauen sind gleichermaßen von Spannungskopfschmerzen betroffen, bei den meisten treten diese Schmerzen zum ersten Mal im Alter zwischen 25 und 30 Jahren auf. Von der Systematik gehören die Spannungskopfschmerzen zu den „primären Kopfschmerzen", das heißt, dass kein genauer biologischer Grund, wie etwa ein Tumor oder eine Verletzung, bekannt ist.

Spannungskopfschmerz ist meist dumpf und drückend, wird oft als „wie ein Schraubstock um den Kopf" oder als „zu enger Helm" beschrieben. Anders als bei der Migräne treten Spannungskopfschmerzen meist beidseitig und ohne Begleitsymptome wie Erbrechen und Übelkeit bzw. Licht- oder Lärmempfindlichkeit auf. Außerdem werden die Schmer-

Geht es auch ohne Medikamente?

Effektiv gegen Spannungskopfschmerz kann es sein, Pfefferminzöl (auch Tigerbalsam) auf die Schläfen aufzutragen. Die Wirksamkeit konnte in Studien belegt werden. Nicht zu viel Öl auftragen, sonst kann es zu Hautreaktionen kommen! Auch Progressive Muskelentspannung und das sogenannte Biofeedback (siehe Seite 253) bringen Linderung. Ebenso kann Krankengymnastik helfen, da der Schmerz durch Verspannungen der Hals- und Schultermuskulatur verstärkt wird. Daneben ist körperliche Aktivität sowie regelmäßiger Ausdauersport sinnvoll. Und: „Omas Ratschläge" können eine gute Wirkung zeigen – auch wenn sie nicht wissenschaftlich belegt sind: ein Spaziergang an der frischen Luft, Dehnungsübungen, ausreichend trinken oder Phasen einbauen, in denen man sich ausruht und entspannt.

zen nicht stärker, wenn man körperlich aktiv ist. Der Schmerz kann deutlich variieren – in der Zeit, der Intensität und der Form der auftretenden Begleitsymptome. Am häufigsten treten dazu Verspannungen der Nackenmuskulatur oder des gesamten Schultergürtels auf. Obwohl der Spannungskopfschmerz so weit verbreitet ist, konnte bis heute keine genaue Erklärung für sein Auftreten gefunden werden. Die gängige Lehrmeinung war lange, dass eben diese Verspannungen der Muskulatur die Auslöser der Kopfschmerzen sind (daher auch „Spannungskopfschmerz"). Heute herrscht eher die Meinung, dass der Spannungskopfschmerz durch das generelle Problem einer beim Patienten nicht ausreichend entwickelten (oder durch Stress und andere Beeinträchtigungen geminderten) körpereigenen Schmerzabwehr erklärt werden kann (siehe Seite 20).

Therapie von chronischen Beschwerden

Gängige Schmerzmittel eignen sich nicht zur Dauertherapie von chronischen Spannungskopfschmerzen, sondern können, weil sie bei Übergebrauch selbst Kopfschmerzen auslösen, einen Teufelskreis in Gang setzen (siehe Kasten Seite 64). Daher spielen Medikamente mit einem anderen Wirkmechanismus zur Kopfschmerzvorbeugung eine große Rolle. Sie können die Attackenhäufigkeit und Intensität der Schmerzen verringern. Als solche vorbeugenden Medikamente werden bei chronischen Spannungskopfschmerzen zum Teil Antidepressiva eingesetzt, eigentlich Medikamente gegen eine Depression. Diese wirken nicht nur gegen Depressionen, sondern auch schmerzlindernd, da sie unter anderem die körpereigene Schmerzhemmung verstärken können. Schmerzsignale kommen so im Gehirn abgeschwächt an, was zum Beispiel bedeuten kann, dass der Schmerz weniger stark wahrgenommen wird. Meist werden sogenannte trizyklische Antidepressiva verschrieben. Sie heißen so, weil ihre Moleküle aus dreigliedrigen Ringen (tri = drei, cyclus = Ring) bestehen. Nebenwirkungen, die unter diesen Medikamenten auftreten können, sind beispielsweise Mundtrockenheit, Schwindel („Schummrig-vor-Augen-Werden") beim schnellen Aufstehen, Müdigkeit und Verstopfung. Viele Patienten nehmen auch an Gewicht zu.

Fast die Hälfte der Patienten spricht auf eine Therapie mit Antidepressiva an. Ob sie wirksam ist, lässt sich aber erst nach sechs bis acht Wochen sagen, denn so lange dauert es, bis sich die Wirkung von Antidepressiva entfaltet. Auch nicht medikamentöse Maßnahmen spielen bei der Behandlung von Spannungskopfschmerzen eine ganz entscheidende Rolle (siehe Kasten auf Seite 81).

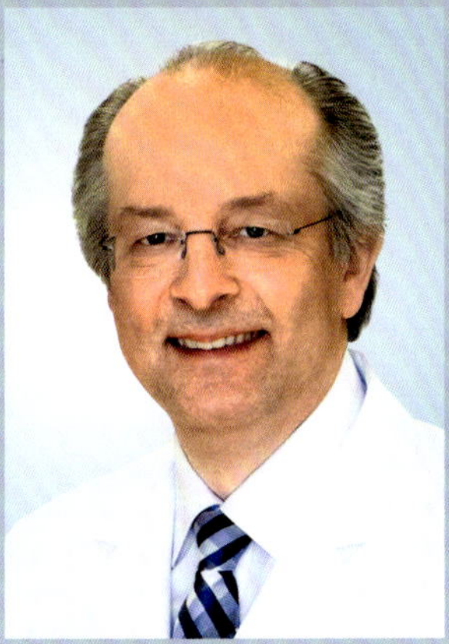

Gelenkschmerzen

Gelenkkrankheiten wie Arthrose oder Arthritis gehören zu den zehn häufigsten Ursachen chronischer Schmerzen. Sie sind aber, anders als viele glauben, nicht immer altersbedingt – sogar Kinder können an Rheuma erkranken. Auch wenn die Erkrankungen nicht heilbar sind, kann viel für eine Schmerzreduktion getan werden. Dr. med. Michael Späth aus dem Spital Linth in der Schweiz erläutert Fakten und Therapiemöglichkeiten. Ein junger Patient erzählt, wie er mit seinen Schmerzen umgeht.

Arthrose – der Gelenkverschleiß

Schätzungen zufolge leiden acht Millionen Menschen in Deutschland unter Gelenkverschleiß (Arthrose). Körperliche Verschleißerscheinungen betreffen natürlich vor allem ältere Menschen: Bei den über 60-Jährigen haben eine von zwei Frauen und einer von drei Männern Arthrose, während die Zahl jüngerer Patienten sehr gering ist.

Die Symptome der Arthrose bestehen aus steifen und schmerzenden Gelenken. Der Schmerz nimmt häufig nach Belastung zu. Typisch für Arthrose sind nicht entzündliche Gelenkschwellungen und bei betroffenen Fingergelenken im Verlauf auch knorpelige Knoten. Bei der Arthrose baut sich der Gelenkknorpel ab. Dieser liegt normalerweise wie eine Schutzhülle auf den beiden Knochen, die jeweils durch ein Gelenk verbunden sind. Er sorgt dafür, dass die Gelenke leicht beweglich sind und gleiten wie eine gut geölte Mechanik.

Ist diese Schutzschicht löchrig, reiben die beiden Knochen bei Bewegung des Gelenks direkt aneinander. Das erschwert nicht nur die Bewegung, sondern verändert auf die Dauer auch die Knochenstruktur: Die Knochen verdichten sich an diesen Reibungsstellen und beginnen zu wuchern. Es kommt zur Bildung sogenannter Knochensporne (Osteophyten) an den Gelenken, die typisch für Arthrose sind – die dicken, knorpeligen Gelenke. Auch kann die Reibung der spröden Knochen aufeinander zu Absplitterungen von Knochenstücken führen, die sich wiederum im Gelenk festsetzen und Entzündungsreaktionen auslösen können. Die wiederum bewirken Gelenkschwellungen und Schmerzen (das bezeichnet man als sogenannte aktivierte Arthrose). Außerdem kann dann ein Teufelskreis ausgelöst werden, da verschiedene Stoffe des Immunsystems (zum Beispiel Zytokine), die bei Entzündungen ausgeschüttet werden, zum weiteren Abbau des Gelenkknorpels führen.

Grundsätzlich kann der Gelenkknorpelschwund an allen Gelenken entstehen, häufig tritt er aber in den Knien, den Hüftgelenken, am unteren Rücken und im Nacken sowie in den kleinen Gelenken der Finger und Daumen auf. Es gibt Patienten, bei denen die Arthrose nur an einer Stelle auftritt, und andere, bei denen verschiedene Orte gleichzeitig betroffen sind, zum Beispiel die Fingergelenke und das Hüftgelenk.

Nur etwa ein Viertel bis ein Drittel aller Patienten mit einer Arthrose, die in einer radiologischen Untersuchung (zum Beispiel Ultraschall oder im MRT) nachgewiesen wurde, haben tatsächlich auch Schmerzen. Bei den Patienten, die trotz des Gelenkverschleißes keine Beschwerden aufweisen, spricht man dagegen von einer „stummen Arthrose“. Medikamente kommen in diesem Fall dann nicht zum Einsatz. Mit nicht medikamentösen Maßnahmen allerdings, wie zum Beispiel Abnehmen bei Übergewicht, Schuhwerk mit weichen Sohlen, Warmhalten der Gelenke oder auch lockernde Gymnastikübungen (siehe Kasten Seite 89) sollte aber trotzdem begonnen werden.

Diagnose von Arthrose

Die meisten Betroffenen gehen zum Arzt, wenn sie die ersten Symptome haben, also Schmerzen, Gelenkschwellungen und eine eingeschränkte Beweglichkeit. Im Gespräch erfragt der Arzt verschiedene Risikofaktoren (zum Beispiel extreme körperliche Belastung durch Beruf oder Sport) und untersucht, ob der Patient an bestimmten Krankheiten leidet, die die Therapie beeinflussen können. So können bei Herzschwäche oder chronischen Nierenerkrankungen bestimmte Schmerzmittel nicht gegeben werden. Mit verschiedenen Beweglichkeitstests kann der Arzt den Status Quo erfassen. Anhand der Symptome kann er unterscheiden, ob es sich um eine Arthrose im Früh- oder Spätstadium handelt. Anfangs haben die Patienten nur nach Belastung oder nach längerer körperlicher Ruhe Schmerzen (Anlaufschmerzen). Bei einer voll ausgereiften Arthrose kann es dauerhaft zu Schmerzen kommen, auch nachts. Mit einer bildgebenden Untersuchung (Ultraschall, Röntgen und insbesondere MRT) kann das Ausmaß der Gelenkschädigung gut beurteilt werden. Entscheidend für die Behandlung ist aber nicht der Schaden, der bildlich dokumentiert wird, sondern sind die Beschwerden, die der Patient tatsächlich hat. Medikamente werden nur bei Schmerzen verschrieben, aber auch dann haben zunächst nicht medikamentöse Therapien Priorität.

Behandlung von Arthrose

Bevor Medikamente verabreicht oder gar eine Operation erwogen wird, sollten die nicht medikamentösen Maßnahmen ausgeschöpft werden. An erster Stelle steht dabei die Bewegungstherapie. Viele Studien haben gezeigt, dass sich durch die Kombination von Kraft-, Ausdauer- und Beweglichkeits-

Gelenkschmerzen

Gelenkschmerzen entstehen oft aus Entzündungen in den Gelenken. Bei entzündlichen Rheumakrankheiten sind diese chronisch, bei der Arthrose treten sie nur zeitweise auf. Eine Entzündung ist an und für sich eine sinnvolle Reaktion des Immunsystems, um Gefahren und Erreger abzuwehren. Typische Merkmale von Entzündungen sind Schmerzen, Rötungen oder das Gefühl einer Überhitzung und Schwellungen. Ein Entzündungsschmerz ist meist nozizeptiver Natur (siehe Seite 90/91). Das bedeutet, dass sogenannte Entzündungsmediatoren, also körpereigene Stoffe, die bei Bedarf eine Entzündung einleiten, die Schmerzfühler (Nozizeptoren) aktivieren. Diese melden dann den Schmerz an das Gehirn. Das Problem ist, dass sie bei einer Entzündung nicht nur kurzfristig aktiviert werden können, sondern ihre Empfindlichkeit extrem und dauerhaft gesteigert wird. Denn selbst wenn die Entzündung bereits abgeklungen ist, kann der Schmerz bestehen bleiben.

trainings nicht nur die Steifheit der Gelenke löst und sich die Muskelkraft erhöht, sondern dass sich auch die Schmerzen verringern. Bewegung ist also ein wirksames Schmerzmittel und hat im Gegensatz zu Tabletten nur positive Nebenwirkungen. Wichtig ist aber, dass die Bewegungen immer im schmerzfreien Bereich ausgeführt werden, sonst sind sie kontraproduktiv. Man sollte also nicht unter Schmerzen trainieren, sondern immer unterhalb der Schmerzgrenze bleiben.

Auch Krankengymnastik wird empfohlen, insbesondere um Folgeschäden zu vermeiden. Um das betroffene Gelenk zu schonen, trainieren sich viele Patienten unbewusst Fehlhaltungen/-stellungen an, die auf die Dauer zu Problemen wie Verspannungen und weiteren Schmerzen führen können. Der Physiotherapeut kann hier korrigierend eingreifen. Er übt zusammen mit dem Patienten schonende Bewegungsabläufe ein, die nicht zu Lasten anderer, bisher nicht betroffener Gelenke gehen. Dadurch kann Folgeschäden vorgebeugt werden. Die Krankengymnastik ist aber nicht nur darauf ausgerichtet. Sie verbessert darüber hinaus auch die Beweglichkeit, kräftigt und stabilisiert die Muskeln und hilft auf diese Weise, die Funktionstüchtigkeit des betroffenen Gelenks zu verbessern.

Die Ergotherapie hat das Ziel, den Patienten wieder „funktionstauglich“ für seinen Alltag und Beruf zu machen. Alltagsbewegungen (zum Beispiel sich ankleiden oder die Wohnung reinigen) werden geübt, und zwar so, dass sie möglichst gelenkschonend geschehen. Gleiches gilt für berufliche Tätigkeiten. Auch wird der Patient beraten, wie der Arbeitsplatz gelenkschonend eingerichtet werden kann und welche Hilfsmittel zum Einsatz kommen können, damit er seinen Job weiter ausüben kann (beispielsweise gibt es spezielle ergonomische Computertastaturen für Arthrosepatienten).

Zum Bereich der Physiotherapie gehört die Wärmetherapie, also die Behandlung mit heißem Schlamm, Fangopackungen oder warmen Bädern. Viele Arthrosepatienten empfinden diese als wohltuend und beschwerdelindernd. Sie können vom Arzt verschrieben werden, und die gesetzlichen Krankenkassen übernehmen die Kosten. Diese Therapien werden insbesondere in Akutphasen angeordnet, wenn dem Patienten jegliche Bewegung des betroffenen Gelenks wegen der Schmerzen schwerfällt. Sobald sich die Bewegungsfähigkeit verbessert hat, wird aber zu einer aktiven Therapie, also Krankengymnastik, Bewegungs- oder Ergotherapie geraten. Auch komplementärmedizinische Heilmethoden wie Akupunktur (siehe Kapitel 3, ab Seite 271) können helfen.

Medikamente zur Behandlung von Arthrose

Es gibt keine Medikamente, die Arthrose verhindern oder heilen können. Ziel der medikamentösen Behandlung ist es, Schmerzen zu lindern bzw. die Arthrose soweit zu reduzieren, dass sie nicht mehr schmerzt (das heißt, aus ihr eine „stumme Arthrose“ zu machen). In verschiedenen Leitlinien wird bei Arthroseschmerzen als erstes Medikament oft noch Paracetamol empfohlen, ein frei verkäufliches Schmerzmittel, das auch fiebersenkend wirkt. Diese Empfehlung ist aber umstritten, viele Experten halten sie für überholt. In der Regel werden gleich sogenannte nichtsteroidale Antirheumatika (NSAR) verschrieben. Sie wirken schmerz- und entzündungshemmend. Bei Arthrosen an den Knien oder Handgelenken können sie auch als Salbe angewendet werden. Das ist oftmals ebenso wirksam wie die Einnahme der Tabletten, führt jedoch zu weniger Nebenwirkungen. NSAR sind nicht ganz unproblematisch: Sie können Magen-Darm-Beschwerden verursachen und bei Langzeittherapie darüber hinaus die Nieren schädigen. Diese Medikamente sollten auch nicht längerfristig von Menschen mit hohem Herz-Kreislauf-Risiko eingenommen werden, zu denen Herzkranke, starke Raucher, Menschen mit Bluthochdruck sowie Diabetiker zählen, da sie das Risiko für Herzinfarkt, Schlaganfall und Thrombosen erhöhen. Patienten mit vorgeschädigten Nieren sollten NSAR nach Möglichkeit ebenfalls nicht einnehmen. Bei Menschen, die zu Magen-Darm-Problemen neigen, wird eine begleitende Magenschutztherapie mit sogenannten Protonenpumpenhemmern gleich mitverschrieben. Als Alternative zu den herkömmlichen NSAR können auch sogenannte COX-2-Hemmer zum Einsatz kommen, die ebenfalls zur Gruppe der NSAR gehören. Diese Medikamente wirken schmerz- und entzündungshemmend. Aber auch sie sollten nicht von Menschen mit einem erhöhten Risiko für Herz-Kreislauf-Erkrankungen eingenommen werden.

Wenn herkömmliche NSAR oder COX-2-Hemmer nicht wirken und der Schmerz nach wie vor extrem stark ist, kann der Arzt dem Patienten auch ein Opioid verschreiben (siehe Kapitel 3, Medikamentöse Therapie, ab Seite 226). Diese Maßnahme ist aber nur für einen kurzfristigen Einsatz gedacht, beispielsweise um die Zeit bis zu einer Operation zu überbrücken, wenn ein neues Hüftgelenk eingesetzt werden muss. Eine andere Kurzzeitmaßnahme, die nur angewendet wird, wenn alle anderen Therapien versagt haben und eine entzündliche Arthrose vorliegt, ist die Gabe von Kortison.

Medikamentöse Therapie bei Kniegelenksarthrose

Bei Patienten mit Kniegelenksarthrose (Gonarthrose) wirkt Paracetamol nicht und wird daher auch nicht als erste Therapie verschrieben. Diese Patienten bekommen gleich ein sogenanntes nichtsteroidales Antirheumatikum (NSAR). Wenn diese nicht ausreichend wirken oder der Patient sie nicht einnehmen darf, zum Beispiel, weil er eine Nierenkrankheit hat, können entweder (kurzzeitig) entzündungshemmende Kortikosteroide in das Kniegelenk gespritzt werden oder alternativ auch Hyaluronsäure. Diese wirkt ebenfalls antientzündlich, zudem kann die Knorpelmasse regenerieren.

Auch die Einnahme von Glucosamin, ein Aminozucker, kann die Beschwerden bei Kniearthrose lindern. Beide letztgenannten Therapieansätze werden allerdings seit langem und noch immer kontrovers diskutiert.

Warum Bewegung der Arthrose-Gelenke so wichtig ist

Die Gelenkknorpel werden mit Nährstoffen über die Gelenkflüssigkeit versorgt und umgekehrt erfolgt auch der Abtransport der Abfallstoffe über die Gelenkflüssigkeit. Nur durch eine Bewegung der Gelenke verteilt sich diese Gelenkflüssigkeit gleichmäßig auf der Knorpeloberfläche und versorgt die wichtige Schutzschicht. Bei Unterversorgung baut sich hingegen der Knorpel weiter ab und die Arthrose verschlimmert sich.

Dieses wird dann direkt ins Gelenk gespritzt (sogenannte intraartikuläre Injektion von Glukokortikoiden). Es wirkt antientzündlich und immunsuppressiv, das heißt, es hemmt auch die fehlerhafte Eigenreaktion des Immunsystems, die sich bei der aktivierten Arthrose gegen die Gelenkhaut richtet.

Hilfe durch Operation

In einigen Fällen kann eine Operation erwogen werden. Wenn sich zum Beispiel ein Knochensporn am Gelenk gebildet hat und drückt oder die Gängigkeit des Gelenks erschwert, kann in einer sogenannten Schlüssellochoperation (minimalinvasive Chirurgie) der Knochensporn abgetragen und der Knorpel geglättet werden. In einigen schweren Fällen von Arthrose kann auch der Einsatz eines künstlichen Gelenks (wie eine künstliche Hüfte) sinnvoll sein. Allerdings muss gesagt werden, dass auch eine technisch gelungene Operation nicht immer zur Schmerzfreiheit führt. Daher sollten zunächst immer alle konservativen Therapiemöglichkeiten ausgeschöpft werden.

Was können Sie selbst tun?

Oft ist eine Arthrose durch Überbelastung der Gelenke verursacht – sei es infolge (zu) schwerer körperlicher Arbeit oder auch schlichtweg durch Übergewicht. Denn auch das drückt auf die Gelenke und kann zum Abrieb der Gelenkknorpel beitragen. Bei einigen Patienten kommt es auch zum Knorpelabbau infolge zurückliegender Verletzungen oder anderer Krankheiten, wie zum Beispiel Knochenschwund (Osteoporose) oder einer Gelenkentzündung (wie entzündlichen Rheumakrankheiten). Man spricht dann von sekundärer Arthrose, da sie eine Folgeerscheinung ist.

Betrachtet man die Ursachen, liegt auf der Hand, was Sie selbst tun können, um einer Arthrose vorzubeugen und sie zu behandeln: Bei Gelenkverschleiß durch körperliche Überbelastung ist es ratsam, diese zu reduzieren. Das kann durch Veränderung von Bewegungsabläufen, die beispielsweise im Rahmen der Ergotherapie neu eingeübt werden, geschehen. Ist sie nicht erfolgreich, kann man Umschulungen oder Arbeitsplatzwechsel erwägen, um den Gelenkabbau aufzuhalten. Sind Sie übergewichtig, sollte Abnehmen die erste Maßnahme sein. Gerade bei starkem Übergewicht kann es die Gesundheit in vielerlei Hinsicht bessern, wenn man Gewicht reduziert. Bei einer sekundären Arthrose sollte versucht werden, die Grunderkrankung bestmöglich zu behandeln und in den Griff zu bekommen. Das ist nicht immer leicht und sollte vom Facharzt unterstützt werden. Eine wesentliche Maßnahme, gerade auch, um den Bewegungseinschränkungen, die eine Arthrose mit sich bringt, entgegenzuwirken, ist Sport und Bewegung. Allerdings sollten keine Sportarten mit ruckartigen Impulsbewegungen ausgeführt werden, wie beispielsweise Squash, Tennis, Sprinten, Hoch- oder Weitsprung. Stattdessen sollten Betroffene gelenkschonende Sportarten wählen wie Radfahren, Schwimmen, (Wasser-)Gymnastik, Yoga oder Tai-Chi. Auch Walken ist besser als Joggen.

Einfache Hausmittel

Bei Fingerpolyarthrose (Arthrose in den Fingermittel- und Fingerendgelenken) und Rhizarthrose (Arthrose des Daumensattelgelenkes) können Patienten zuhause ein „Linsenbad“ machen. Dazu werden Linsen im Backofen oder in der Mikrowelle in einer großen Schüssel, in die beide Hände passen, trocken erwärmt (nicht zu heiß!). Die Hände dann in die warmen Linsen ganz eintauchen und alle Gelenke der Hände für etwa 20 Minuten bewegen. Das Linsenbad am besten morgens gegen den Anlaufschmerz machen.

Für alle Hausmittel, auch für das Linsenbad, gilt, dass es keine Studien gibt, die deren Nutzen nach strengen wissenschaftlichen Kriterien belegen. Dennoch erleben Ärzte die schmerzlindernde Wirkung solcher Hausmittel oft als beim einzelnen Patienten therapeutisch sehr hilfreich. Dies trifft auch auf Quarkwickel zu (Quark auf ein sauberes Küchentuch auftragen und mit der Quarkseite nach oben eine knappe halbe Stunde auf die betroffene Körperpartie auflegen) sowie auf Kohlwickel. Für letztere werden einige Kohlblätter gewaschen, die harten Rippen entfernt, der Saft aus den Blättern gepresst (zum Beispiel mit einem Nudelholz) und diese auf das Schmerzareal gelegt.

So schonen Sie Ihre Gelenke

- Bei Übergewicht abnehmen
- Stoßbelastungen zum Beispiel durch weiche, gedämmte Sohlen vermeiden
- Bei Fehl- oder Überbelastung für Entlastung sorgen, beispielsweise, indem Sie eine Gehhilfe benutzen, wenn ein Hüftgelenk betroffen ist. Bei Kniegelenksarthrosen sollten Sie orthopädische Einlagen in den Schuhen tragen. Hilfreich sind auch Orthesen oder Bandagen, die die Gelenke stabilisieren.
- Nässe und Kälte vermeiden und Gelenke so gut wie möglich warmhalten

So stärken Sie Ihre Gelenke

- Sanfte Ausdauersportarten ausüben (wie beispielsweise Walken, Schwimmen oder Radfahren)
- Regelmäßig Lockerungsgymnastik machen

Wie Entzündungen und Schmerzen zusammenhängen

Eine Entzündung ist eine normale Reaktion des Körpers auf Schädigung von Gewebe. Ohne die Entzündungsreaktion wäre eine Heilung gar nicht möglich. Auch wenn unser Immunsystem aktiv ist, beispielsweise bei der Abwehr von gefährlichen Mikroorganismen wie Bakterien oder Viren, kommt es zu Entzündungsreaktionen. Eine Entzündung schafft also für Abwehrzellen und Reparatursysteme optimale Arbeitsbedingungen.

So zeigen sich Entzündungen

Kommt es zu einer Verletzung, werden aus beschädigten Zellbestandteilen Stoffe freigesetzt, die zur Bildung von sogenannten Entzündungsmediatoren führen. Diese lösen folgende Entzündungsreaktionen aus:

- Die Muskelzellen der im verletzten Gewebe liegenden Blutgefäße entspannen sich, die Gefäße werden weit, sodass mehr Blut in diesen Bereich strömen kann.
- Dann sorgen die Entzündungsmediatoren dafür, dass die Wände dieser kleinen Gefäße viel durchlässiger werden und Blutplasma mit weiteren Entzündungsmediatoren, vor allem aber auch weiße Blutkörperchen und Abwehrzellen in dieses Gebiet kommen können und die bei einer Verletzung der Haut möglicherweise eingedrungenen Bakterien abwehren.
- Gewebezellen, die Mediziner Phagozyten, also Fresszellen, nennen, fangen an, Zellbestandteile oder eingedrungene Bakterien aufzunehmen und dann zu verdauen. Sie schütten außerdem weitere Entzündungsmediatoren aus.
- Diese Fülle von verschiedenen Mediatoren und Substanzen wird auch „Entzündungssuppe“ genannt. All das führt auch sichtbar zu den klassischen Symptomen einer Entzündung. Das von einer Entzündung betroffene Gewebe schwillt an, wird warm, rot und schmerzhaft.

Entzündungen und Schmerzen gehören zusammen

Entzündetes Gewebe ist berührungsempfindlich und tut weh. Denn viele der Entzündungsmediatoren bewirken eine direkte Erregung der im entzündeten Gewebe eingebetteten Schmerzfühler (Nozizeptoren). Eine Entzündung weckt sogar sogenannte „schlafende“ Schmerzfühler. Das sind Fühler, die unter normalen Umständen überhaupt nicht erregt werden können, die sich im entzündeten Gewebe aber kräftig an der Schmerzleitung Richtung Rückenmark beteiligen. Das ist aber nicht alles: Entzündungsmediatoren sind auch in der Lage, die Erregbarkeit der Schmerzfühler (Nozizeptoren) zu erhöhen, und zwar so, dass eigentlich nicht schmerzhafte Reize dann sehr schmerzhaft sind. Für Hitzereize sieht das folgendermaßen aus: Die Erregungsschwelle sinkt unter 37° Celsius, also unter die normale Körpertemperatur des Menschen. Der Schmerzfühler wird also schon bei normaler Körperwärme erregt. Wird diese Region unter die Erregungsschwelle gekühlt, beruhigt sich der Nozizeptor. Das ist der Grund, warum Kühlung oder Eisauflegen bei Entzündungen sofort zur Schmerzlinderung führen.

Links eine normale Signalweiterleitung von einem Schmerzrezeptor aus der Knorpelfläche eines Kniegelenkes. Die Schmerzfaser feuert dann, wenn das Knie stark überdehnt wird oder starken Belastungen ausgesetzt ist. Rechts eine verstärkte Signalweiterleitung (siehe Text unten).

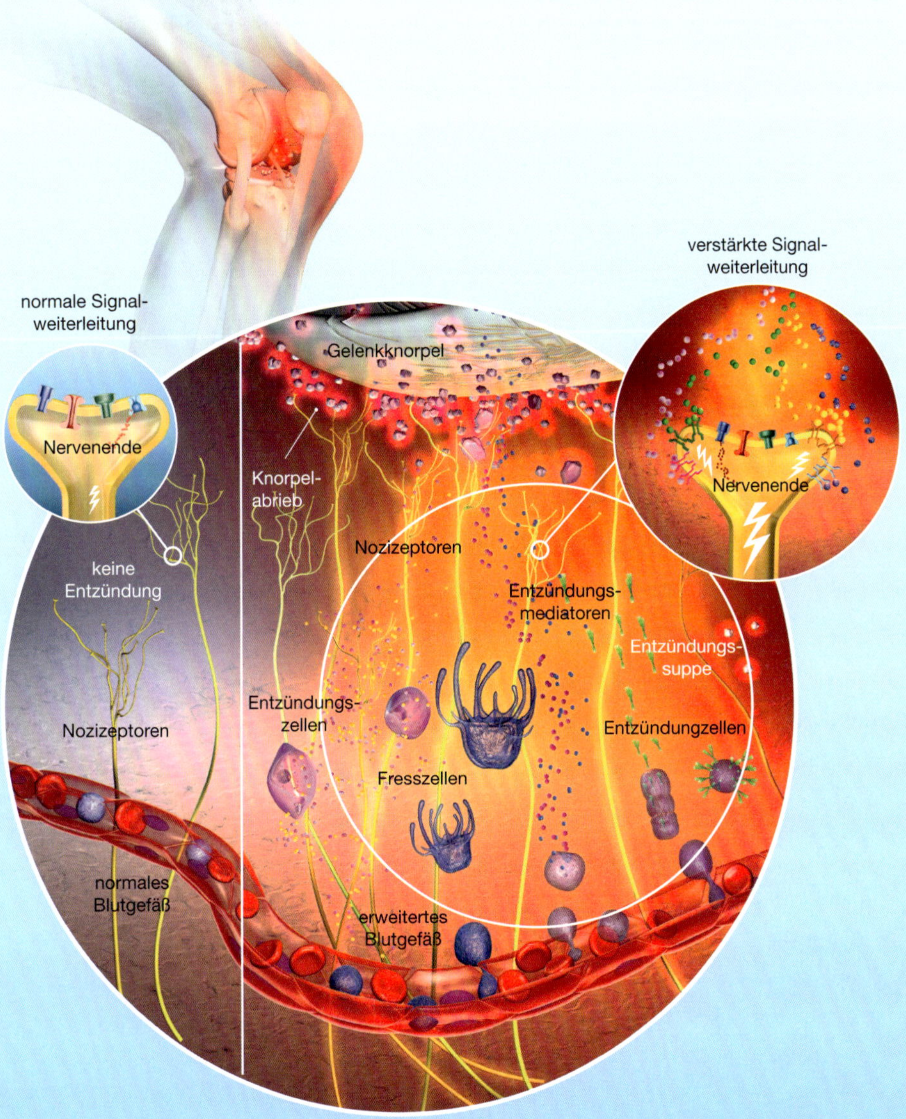

Bei einer Entzündung ist alles auf Sturm geschaltet. Die sogenannten Entzündungsmediatoren aktivieren die Schmerzfühler (Nozirezeptoren). Diese reagieren normalerweise nur, um Rückmeldung über zum Beispiel eine gefährliche Überdehnung des Knies zu melden. Wenn aber die Entzündung eingetreten ist, reagieren sie auf alles – schon kleinste Bewegungen werden schmerzhaft. Die Blutgefäße werden weit gestellt, so kann mehr Blut in diesen Bereich strömen. Denn was gut durchblutet ist, heilt in aller Regel besser. Blutplasma mit weiteren Entzündungsmediatoren, vor allem aber auch weiße Blutkörperchen (Entzündungs- und Fresszellen) strömen in das entzündete Gebiet und können ihre Inhaltsstoffe ausschütten. Am Ende ist um die schmerzaufnehmenden Fasern eine richtige „Suppe“ aus verschiedenen Entzündungszellen und -stoffen entstanden. Die Folge: Das Gewebe schwillt an, wird warm, rot und schmerzt.

Rheumatoide Arthritis

Die rheumatoide Arthritis, von Laien verkürzt oft als Rheuma bezeichnet, ist die häufigste entzündlich rheumatische Erkrankung. Sie kann unbehandelt dazu führen, dass die Gelenke regelrecht zerstört werden. In Deutschland sind etwa 800.000 Menschen betroffen. Rheumatoide Arthritis geht mit Schmerzen und zum Teil schweren Bewegungseinschränkungen einher.

Noch ist die Ursache der Erkrankung nicht bekannt, aber man geht von einer erblichen Veranlagung (genetischen Disposition) aus, da sie in einigen Familien vermehrt auftritt. Die rheumatoide Arthritis kann allerdings auch ohne eine familiäre Vorbelastung entstehen. Im Gegensatz zur Arthrose ist die rheumatoide Arthritis keine Alterserkrankung, die meisten Patienten erhalten die Diagnose zwischen dem 35. und 45. Lebensjahr. Fünf Prozent der Betroffenen sind Kinder und Jugendliche.

Die Forschung hat in den letzten Jahren viel über den Entstehungsprozess von entzündlichen Rheumaerkrankungen herausgefunden. Dabei sind Medikamente entwickelt worden, die gezielt in diesen Prozess eingreifen und so das Fortschreiten der Erkrankung verlangsamen oder sogar stoppen können. Grundsätzlich handelt es sich bei der rheumatoiden Arthritis um eine Fehlsteuerung des Immunsystems, da es die Gelenkknorpelzellen wie einen Erreger angreift. Man ordnet die rheumatoide Arthritis daher als Autoimmunerkrankung ein, eine Krankheitsgruppe, bei der das Immunsystem gegen gesunde, körpereigene Zellen aktiv wird und diese versucht zu zerstören. Es kommt zu Entzündungsreaktionen, der Waffe des Immunsystems gegen Erreger. Bei der rheumatoiden Arthritis löst diese Fehlsteuerung der körpereigenen Abwehr Entzündungen der Gelenkinnenhaut und Gelenkflüssigkeit aus. Letztere dient als „Schmiermittel" der Gelenke und versorgt die Gelenkknorpel mit Nährstoffen. Durch den Entzündungsstress bildet die Gelenkinnenhaut Wucherungen, kleine Zotteln (Pannus), die wiederum Entzündungsstoffe (Interleukine, Prostaglandine, Substanz P etc.) freisetzen. Sie bauen dann Knorpel- und Knochengewebe ab und zerstören es, wodurch es zu Gelenkversteifungen und Deformationen kommt – und

Die Endung „-itis" heißt immer Entzündung

Entzündungen werden in der medizinischen Fachsprache mit der Endung „-itis" bezeichnet. Sie richtet sich danach, was entzündet ist, wie bei Tonsillitis, also einer Mandelentzündung – oder eben der Arthritis, einer Gelenkentzündung.

natürlich auch zu Schmerzen. Im Gegensatz zur Arthrose zerstört die rheumatoide Arthritis nicht nur die Gelenkknorpel, sondern auch Gelenkbänder und Gelenkkapseln. In Extremfällen werden die Gelenke komplett abgebaut und die Knochenenden, die durch das Gelenk beweglich miteinander verbunden sind, wachsen zusammen und versteifen sich (sogenannte Ankylosen).

Die rheumatoide Arthritis kann grundsätzlich alle Gelenke betreffen, meistens ist es aber so, dass zunächst die Finger und Zehen beider Körperhälften, später dann Fußgelenke, Knie, Ellenbogen und Schultern betroffen sind. Erst im späteren Erkrankungsstadium kann sich der Entzündungsprozess auf die Wirbelsäule ausweiten. Das betrifft dann vor allem die Halswirbelsäule.

Diagnose von rheumatoider Arthritis

Die ersten Symptome sind denen der Arthrose ähnlich: Gelenkschmerzen sowie Steifigkeit der Gelenke, insbesondere nach dem Aufstehen (allerdings in der Regel viel länger als bei der Arthrose) oder nach längeren Ruhephasen. Die verschlimmern sich aber nicht unter Bewegung, sondern halten auch im Ruhezustand an und sind zudem beidseitig (symmetrisch). Typisch sind außerdem sogenannte Rheumaknoten, kleine Knötchen unter der Haut, die etwa bei einem Drittel der Patienten entstehen. Sie bestehen aus vergrößerten Fresszellen des Immunsystems (Makrophagen), die bei Bedarf bestimmte Stoffe (Zytokine) abgeben und so Entzündungsreaktionen auslösen können. Man kann sie also als kleine Außenstellen des Immunsystems beschreiben. Problematisch ist nur, dass sich die Entzündungsreaktionen nicht gegen Bakterien oder andere körperfremde Erreger richten, sondern gegen die körpereigene Gelenk- und Knochensubstanz. Im fortgeschrittenen Stadium treten dann auch Deformierungen der Gelenke und eine Achsenabweichung der Finger auf. Diese sind dann nicht mehr gerade, sondern biegen sich nach außen, also an der rechten Hand nach rechts und an der linken nach links.

Da die rheumatoide Arthritis eine Autoimmunerkrankung ist, die im Körper Entzündungen auslöst, leiden die Betroffenen auch an typischen Entzündungszeichen: Appetit- und Gewichtsverlust, verstärktem Schwitzen, manchmal auch Fieber, Müdigkeit und Abgeschlagenheit, also an einem allgemeinen Krankheitsgefühl.

Die rheumatoide Arthritis kann im Blut festgestellt werden, da die Entzündungen die Entzündungsmarker (wie CrP) erhöhen und sich außerdem sogenannte Rheumafaktoren, also bestimmte Autoimmun-Antikörper, bilden können. Etwa 70 Prozent aller Rheumatiker haben diese Rheumafaktoren im Blut. Noch sicherer kann eine rheumatoide Arthritis mit dem Nachweis eines Antikörpers gegen das sogenannte zyklische citrullinierte Peptid (anti-CCP) im Blut nachgewiesen werden. Diese Antikörper bilden sich als Reaktion auf die Vorgänge des fehlerhaft gesteuerten Immunsystems bei Rheumapatienten. Ist dieser Antikörper bei Patienten mit Arthritis im Blut nachweisbar, ist die Diagnose einer rheumatoiden Arthritis mit einer über 90-prozentigen Wahrscheinlichkeit sicher. Neben der Blutuntersuchung werden auch bildgebende Untersuchungen (vor allem

Röntgenuntersuchungen, in Einzelfällen auch MRT-Untersuchungen) durchgeführt, um den Zustand der Gelenke einschätzen und im Verlauf beobachten zu können.

Behandlung von rheumatoider Arthritis

Die rheumatoide Arthritis ist eine fortschreitende Erkrankung, wenn sie nicht aufgehalten wird. Je früher die Diagnose und Behandlung erfolgen, desto höher ist die Chance, dass sie gestoppt oder zumindest dauerhaft zurückgedrängt wird. Um das zu erreichen, ist eine Dauertherapie mit spezifischen Rheumamedikamenten notwendig, sogenannten DMARDs („Disaese Modifying Anti-Rheumatic Drugs"). Sie modifizieren bestimmte Funktionen des Immunsystems und helfen, dass es sich nicht gegen die eigenen Gelenke richtet. Sie werden als immunsuppressive Medikamente (suppressiv = unterdrückend) bezeichnet. Häufig eingesetzte immunsuppressive Substanzen sind Methotrexat (MTX) und Leflunomid, weniger häufig auch Cyclosporin. Die Wirkung dieser Medikamente entfaltet sich nicht sofort, sondern setzt erst nach Wochen, manchmal erst Monaten, ein. Da sie auf das Immunsystem einwirken, können sie bei manchen Patienten auch zu unerwünschten Wirkungen führen, zum Beispiel zu einer erhöhten Infektneigung, zu Abgeschlagenheit und Müdigkeit.

Bei Diagnose einer aktiven rheumatoiden Arthritis bekommt der Patient in der Anfangsphase der Therapie oft zusätzlich auch ein Kortisonpräparat. Diese in der Fachsprache als Glukokortikoide bezeichneten Substanzen sind schnell wirksam gegen Entzündungen und können den Entzündungsschmerz lindern. Bereits innerhalb weniger Wochen kann ihre Dosis in der Regel reduziert und das Medikament schließlich ganz abgesetzt werden. Denn eine Kortison-Langzeittherapie hat unerwünschte Wirkungen, die man vermeiden will: Beispiele hierfür sind Blutdruckerhöhung, Erhöhung der Blutzuckerwerte, Knochenschwund (Osteoporose), Gewichtszunahmen und Wassereinlagerungen. Insbesondere das Phänomen des aufgeschwemmten Gesichts empfinden viele Patienten als äußerst belastend.

„Jede medikamentöse Therapie sollte spätestens nach drei Monaten anschlagen."

Zu den Rheumamedikamenten („Disease Modifying Anti-Rheumatic Drugs"/ DMARDs, siehe links) zählen auch die neueren, jeweils spezifisch wirkenden Therapien. Sie verändern das Immunsystem, indem sie gezielt bestimmte Immunreaktionen blockieren, die am Entzündungsprozess in den Gelenken beteiligt sind. Dafür folgendes Beispiel: Ein Eiweißbotenstoff (sogenanntes Zytokin), der Entzündungen auslöst, ist TNA-alpha. Die Entzündungsreaktion im Gelenk wird aber erst angestoßen, wenn dieses Zytokin an der Oberfläche einer Zelle andockt. Menschliche Zellen haben spezielle Andockstellen für TNA-alpha auf ihrer Oberfläche. Wenn das Zytokin dort bindet, das heißt bildlich gesprochen, wie ein Schlüssel in ein Schloss hineinpasst, wird eine Signalkette ausgelöst, an deren Ende die Entzündungsreaktion steht. Spezielle zielgerichtete Medikamente können diesen Prozess unterbrechen. TNA-alpha-Antikörper verbinden sich mit TNA-alpha und verändern seine

Form bzw. blockieren die Bindungsstelle. Die Konsequenz daraus: Es passt schlichtweg nicht mehr in das Schloss, und die Entzündungsreaktion bleibt aus. Solche spezifischen DMARDs, die bei entzündlichen Rheumaerkrankungen oft zum Einsatz kommen, sind biotechnologisch hergestellte Eiweißstoffe (Antikörper), sogenannte Biologika. Darüber hinaus werden auch andere, sogenannte zielgerichtete Medikamente eingesetzt. Sie richten sich gegen weitere Moleküle, die am Entzündungsprozess beteiligt sind. Mittlerweile gibt es auch verschiedene zielgerichtete Substanzen, die synthetisch hergestellt werden, also keine Biologika sind. Bevor diese neuen, spezifischen Medikamente (biologische DMARDs oder andere sogenannte zielgerichtete, synthetisch hergestellte Wirkstoffe) eingesetzt werden können, erfolgt zunächst die herkömmliche Basistherapie (konventionelle DMARDs). In der Regel werden dem Patienten zunächst Immunsuppressiva verschrieben, vorzugsweise MTX.

Als Faustregel gilt: Jede Therapie mit diesen Medikamenten sollte spätestens nach drei Monaten anschlagen, die Erkrankung bremsen und sie schließlich zum Stillstand bringen. Ist das nicht der Fall, verschreibt der Arzt ein anderes konventionelles DMARD. Wenn auch das nicht ausreicht, um die Krankheit zurückzudrängen, kommen die neuen, spezifischeren Medikamente (zum Beispiel Biologika oder andere) zum Einsatz – in schweren Fällen auch nach Versagen des ersten konventionellen DMARD.

„Weg-Sensibilisieren" von Rheuma und anderen Autoimmunerkrankungen?

Bei sogenannten Autoimmunerkrankungen richtet sich das Immunsystem gegen den eigenen Körper. Bei der rheumatischen Arthritis erkennt es die eigene Gelenkhaut nicht mehr als Eigengewebe, sondern zerstört sie wie einen Eindringling. Neue Verfahren zielen darauf ab, dass das Immunsystem die fälschlicherweise als fremd eingestufte Gelenkhaut nicht angreift. Das ist ähnlich wie bei einer Desensibilisierung bei Allergien, bei der der Körper langsam an das Allergen gewöhnt wird und ihm gegenüber eine Toleranz entwickelt.

Bei einem neuen Verfahren, das an der Universität Heidelberg entwickelt wurde, werden den Patienten weiße Blutzellen, die „Wächter" des Immunsystems, entnommen und zelltechnologisch so verändert, dass sie die eigene Gelenkhaut nicht mehr als fremd einstufen. Dann werden die veränderten Blutzellen dem Patienten wieder zurückverabreicht. Somit könnte die fehlerhafte Abwehrreaktion des Körpers gezielt unterdrückt werden, ohne das gesamte Immunsystem lahmzulegen. Das ist ein vielversprechender Forschungsansatz. Das Verfahren wird derzeit getestet, es wird aber noch viele Jahre dauern, bis es auf den Markt kommen kann.

▸ Weiter auf Seite 99

„Ich versuche jeden Morgen, an dem ich nicht mit steifem Rücken aufwache, zu genießen."

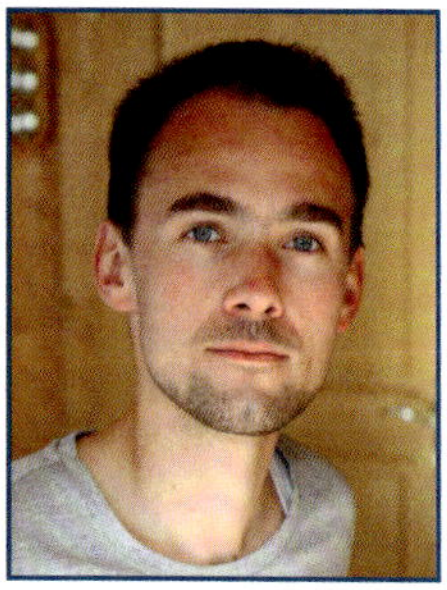

Silvan S. (25), Holzbauingenieur aus der Schweiz, leidet an Morbus Bechterew, einer Unterform von Rheuma. Hier erzählt er von seinen Beschwerden und wie er gelernt, mit der Krankheit umzugehen.

Am Anfang habe ich mir gesagt, meine Rückenschmerzen liegen einfach daran, dass ich eine harte Woche hatte. Oder zu wenig Schlaf. Oder Stress mit der Freundin. Ich habe versucht, die Beschwerden in den Kontext des Normalen zu setzen, schließlich bin ich jung und aktiv. Aber irgendwann musste ich mir selbst eingestehen, dass die Schmerzen zu stark sind, um sie zu ignorieren. Ich musste lernen, dass sich selbst davon zu überzeugen, dass man tatsächlich Schmerzen hat, obwohl man mir von außen nichts ansieht, nur der eine Schritt ist – der andere ist, Ärzte davon zu überzeugen, dass man wirklich leidet und nicht bloß wehleidig ist.

Ich habe Morbus Bechterew, eine chronische rheumatische Erkrankung, die in Schüben verläuft. Heute sprechen Experten dabei von einer „Spondyloarthritis". Die Krankheit hat ein genetisches Merkmal, das vererbt werden kann. Meist kommt sie gehäuft in Familien vor. Mein Vater ist auch betroffen, aber bei ihm ist die Krankheit nicht so ausgeprägt wie bei mir. Die Symptome können sich über die Jahre so stark verschlimmern, dass die Wirbelsäule komplett versteift. Schlimm sind für mich vor allem die frühen Morgenstunden. Wenn ich im Bett merke, dass der Rücken steif ist, dann ahne ich schon, dass es wieder losgeht. Ich bleibe über Stunden in einer vornübergebeugten Haltung liegen, um den reißenden Schmerz auszuhalten und mich zu schonen. Manchmal hilft warmes Wasser oder die Sitzheizung im Auto, den Schmerz zu lösen. Er ist nicht weg, aber wird passiver und beeinträchtigt mich nicht mehr so stark.

Ich habe mit Dr. Michael Späth nach langer Suche endlich einen sehr guten Arzt gefunden, aber auch er kann meine Schmerzen nicht dauerhaft und vollständig beseitigen.

Der Schweizer Ingenieur Silvan S. leidet an Morbus Bechterew. Wenn ein Schub kommt, bleibt er über Stunden in einer nach vorne gebeugten Haltung liegen, um den reißenden Schmerz aushalten zu können.

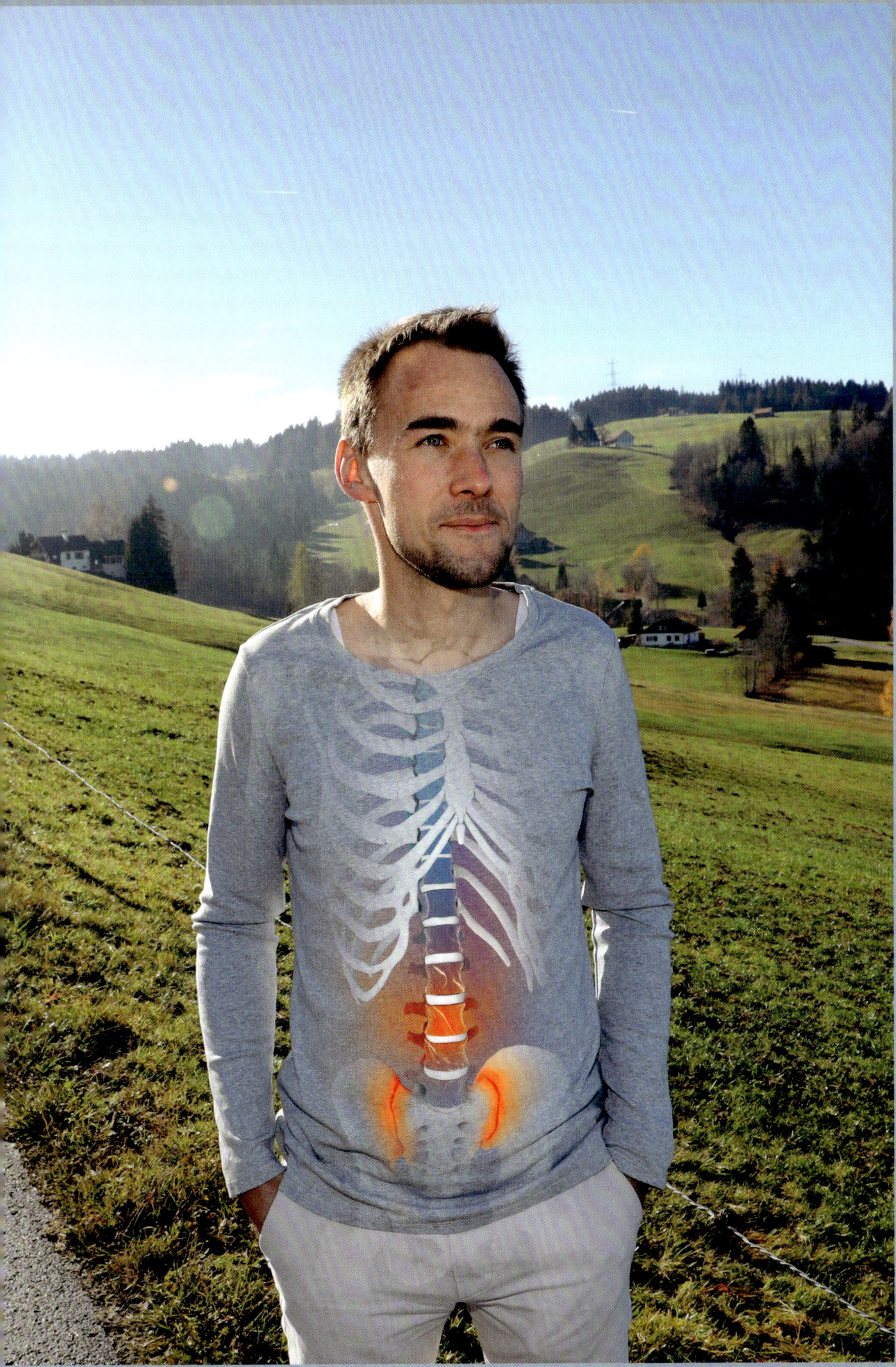

Das musste sich bei mir erst mal setzen. Ich fühle mich oft so, wie sich wohl ein 80-Jähriger fühlen muss – und das mit Mitte 20. Aber ich habe es geschafft, dass die Schmerzen mein Leben nicht mehr dominieren. Ich habe verschiedene entzündungshemmende Medikamente probiert, mal zum Einnehmen, mal zum Spritzen. Die neueren Medikamente sind sehr teuer, und in der Schweiz muss immer wieder erst die Krankenkasse zustimmen, was Wochen dauern kann. Und dann dauert es nochmal Wochen, bis man weiß, ob ein Mittel anschlägt. Geduld ist nicht meine Stärke, aber ich habe sie mir antrainiert.

Einmal wurde der Schmerz so schlimm, dass ich nachts in der Notaufnahme landete. Dort gab man mir alle möglichen Schmerzstiller, nichts half. Ich musste durch diese Phase durch. Wenn man aber einmal gespürt hat, dass man das schafft, dass der Schmerz abklingt, dann ist man besser gewappnet. Mir hilft Bewegung sehr. Ich jogge, klettere, schwimme und wandere. Kommt der Schmerz, geht das natürlich nicht so intensiv, aber ich probiere dann beispielsweise, einen Kilometer langsam zu spazieren statt acht zu laufen. Ich gebe nicht auf, überlasse der Krankheit nicht die Überhand. Situationen, die psychisch schwierig sind, können einen Schub auslösen. Ich studiere Holzbauingenieurwesen und arbeite nebenbei. In einer Prüfungsphase schlug der Rücken plötzlich eiskalt zu. Ich bin zu den Tests quasi gekrochen – aber ich habe sie dennoch bestanden.

Meine Krankheit ruft noch eine weitere Schwachstelle im Körper hervor: Ich habe auch eine chronisch entzündliche Darmerkrankung, Morbus Crohn. Es gibt Menschen, die ständig Durchfall haben. Das ist bei mir zum Glück nicht so. Mal herrscht ein paar Tage Alarm, dann ist wieder alles gut. Ich habe ein Jahr gebraucht, bis ich die Beschwerden beim Arzt geäußert habe. Man denkt, dass das schon wieder weggeht. Dann erklärte mir Dr. Späth, dass das mit meinem Rücken zusammenhängen kann. Gerade suchen wir ein Mittel, das gegen beide Leiden hilft, probieren ein weiteres, sogenanntes Biologikum. Man möchte sich ja nicht mehr an Mitteln zumuten, als man muss.

„Lass dir nichts einreden. Hör in dich hinein. Nur du spürst deinen Körper."

Ich habe gelernt, von einem Tag zum anderen zu leben – weil ich nie weiß, was morgen passiert. Wenn man ständig in Sorge lebt, dass ein neuer Schub kommt, dann kommt er auch, denn Psyche und Schmerz sind miteinander verknüpft. Ich versuche jeden Morgen, an dem ich nicht mit steifem Rücken aufwache, zu genießen, mich viel zu bewegen und nichts zu verschieben. Ich hatte seit fast einem Jahr keinen Schub mehr, der bis zu einer Woche dauerte. Nur schlimme einzelne Tage. Mein MRT zeigt, dass mittlerweile beide Seiten meiner Wirbelsäule vom Rheuma betroffen sind. Ich lasse mich davon nicht beeinflussen. Momentan habe ich das Gefühl, die Krankheit besser im Griff zu haben, als die Bilder zeigen. Das ist etwas, was ich anderen Betroffenen sagen möchte: Es kann sein, dass du dich anders fühlst, als deine Ärzte vermuten: besser, aber auch schlechter. Das ist in Ordnung so. Lass dir nicht einreden, es müsse dir eigentlich anders gehen. Hör in dich hinein. Nur du spürst deinen Körper.

Medikamente je nach Bedarf bei Schmerzen

Die Basisbehandlung mit den auf den vorherigen Seiten genannten Rheumamedikamenten hemmt das Fortschreiten der Erkrankung, drängt sie zurück und bringt sie im besten Fall zum Stillstand. Das ist immer das Ziel der Therapie. Sind die Gelenke bereits angegriffen, können die Gelenkschmerzen trotzdem bleiben, sodass die Betroffenen zusätzlich Schmerzmedikamente einnehmen müssen. Mittel der Wahl sind sogenannte nichtsteroidale Antirheumatika (NSAR, siehe Seite 224). Bei akuten Entzündungsschüben im Gelenk kann Kortison auch direkt in das Gelenk gespritzt werden. In der Regel kann damit die Entzündung schnell zurückgedrängt werden.

Bei sehr starken Schmerzen, bei denen NSAR nicht ausreichen, gibt es dann nur noch die Möglichkeit, dass der Arzt zusätzlich Opioide verschreibt. Oft reichen bereits schwach wirksame Opioide (Tramadol, Tilidin). In sehr schweren Fällen können zeitweise auch starke Opioide wie Morphine oder Fentanyl notwendig werden. Der Arzt begleitet die Therapie eng, da diese Substanzen auch Nebenwirkungen haben (Müdigkeit, Darmträgheit und Verstopfungen, bei einigen Patienten lösen sie auch Übelkeit aus, siehe Kapitel 3, Seite 226).

Multimodale Therapie von rheumatoider Arthritis

Eine rein medikamentöse Therapie, die sich einzig und allein auf den Körper bezieht, reicht bei vielen Rheumapatienten nicht aus. Es ist daher wichtig, den Schmerz in seiner Gesamtheit zu erfassen und zu behandeln. Die multimodale Therapie („multi" = viel, „modus" = Art und Weise) versucht, auf verschiedenen Wegen den Schmerz zu behandeln, und kombiniert deshalb die unterschiedlichen Ansätze. Zu den nicht medikamentösen Verfahren gehören die Physiotherapie sowie psychologische und sozialmedizinische Verfahren.

Physiotherapie

Dazu zählt zum einen die Krankengymnastik, bei der mit speziellen Übungen die Beweglichkeit der Gelenke trainiert und erhalten sowie die Muskelkraft verbessert werden soll. Die Ergotherapie übt mit dem Patienten, wie bestimmte Hilfsmittel (zum Beispiel ein Gehstock) richtig eingesetzt werden. Darüber hinaus wird nach Strategien gesucht, wie der Patient trotz der Erkrankung die verschiedenen körperlichen Anforderungen im Beruf oder im Leben bewältigen kann. Sogenannte physikalische Verfahren, wie beispielsweise die Kältetherapie bei akuter Entzündung, werden zur Schmerzlinderung eingesetzt. Manchen Patienten helfen auch mineralische Bäder, allerdings ist der Nutzen bislang nicht in Studien belegt.

Psychologische Verfahren

Die Diagnose Rheuma löst bei den Betroffenen große Ängste aus. (Wie geht es weiter? Kann ich noch meiner Arbeit nachgehen?) Ebenso bekommen die Patienten häufig Selbstwertzweifel. (Wird mich mein Partner noch lieben, wenn meine Gelenke krumm sind und ich auf Hilfe angewiesen bin?) Beeinträchtigungen des Sexuallebens werden meist mit sich ausgemacht und weder mit der/dem Lebenspartner/in, noch in der rheumatologischen Sprechstunde besprochen.

Sorgen und Ängste erzeugen körperlichen Stress und der erschwert nachweislich die Gesundung. In Gesprächen mit Psychologen lernen die Patienten Techniken, mit denen sie den Ängsten begegnen können und trotz der harten Diagnose seelisch ins Gleichgewicht kommen. Bei Patientenschulungen erhalten sie Informationen zu ihrem Krankheitsbild, was auch gegen falsche Vorstellungen und Vorurteile hilft, die Ängste schüren.

> ***„Das Wissen, ich bin nicht allein mit diesem Schicksal, kann helfen, mit mehr Zuversicht in die Zukunft zu schauen."***

Auch das Erleben in der Gruppe, das Wissen, „ich bin nicht allein mit diesem Schicksal", unterstützt, mit mehr Zuversicht in die Zukunft zu schauen, die Diagnose zu akzeptieren und das Beste für sich daraus zu machen. Die Patienten erlernen darüber hinaus Entspannungstechniken, mit denen sie vom Stress und vom Schmerz bewusst Abstand nehmen können. Diese psychologischen Maßnahmen sind daher genauso essentiell wie eine optimale Medikamentenbehandlung.

Sozialmedizinische Ansätze

Dazu zählen alle Maßnahmen, die dabei helfen, das normale Leben, insbesondere Berufsleben, weiterzuführen. Beispielsweise kann eine Reha helfen, soweit mit der Erkrankung und den Schmerzen zurechtzukommen, dass man wieder zur Arbeit zurückkehren kann. Dafür gibt es auch Wiedereingliederungsmodelle, bei denen man zunächst mit wenigen Stunden pro Woche beginnt. Auch kann generell eine Teilzeitanstellung in Erwägung gezogen werden. Ist das nicht möglich, kann eine Umschulung erfolgen. Wie auch immer die Lösung aussieht: Patienten, die vorplanen und aktiv nach Möglichkeiten suchen, um möglichst lange berufstätig zu bleiben, haben weniger Existenzsorgen. Das wirkt sich positiv auf das seelische Gleichgewicht und damit auf die Schmerzen aus.

Was ist eine Spondyloarthritis?

Eine seltene Gruppe der Gelenkerkrankungen sind die sogenannten Spondyloarthritiden. Nur etwa 0,8 Prozent der Bevölkerung ist von einer solchen Erkrankung betroffen. Sie zeichnen sich durch das gemeinsame Auftreten von drei Hauptsymptomen aus:

- Entzündung der Gelenke zwischen Kreuzbein und Darmbein
- Entzündung am Übergang von Sehnen auf den Knochen
- Entzündungen anderer Gelenke, zum Beispiel der Kniegelenke

Zu dieser Gruppe der Erkrankungen gehören verschiedene Einzeldiagnosen, von denen der Morbus Bechterew allgemein am bekanntesten ist. Alle Spondyloarthritiden sind äußerst schmerzhaft und sollten auch intensiv schmerztherapeutisch behandelt werden. Das Ziel ist es, den Krankheitsverlauf aufzuhalten und die Schmerzen zu reduzieren.

Als Ursache wird eine genetische Disposition vermutet. Ein Großteil der Betroffenen weist das genetische Merkmal HLA-B27 auf, das in Mitteleuropa bei fünf bis zehn Prozent der Normalbevölkerung auftritt (also nicht automatisch Krankheit bedeutet!), aber beispielsweise bei über 80 Prozent der

▶ Weiter auf Seite 102

Das Wichtigste zu Gelenkschmerzen in Kürze

- Gelenkschmerzen entstehen aus Entzündungen in den Gelenken. Man unterscheidet hierbei zwischen Arthrose (Verschleiß) und Arthritiserkrankungen (entzündliche Rheumakrankheiten mit potenzieller Gelenkzerstörung).

- Ein Entzündungsschmerz ist meist nozizeptiver Natur. Durch eine Entzündung werden die Schmerzfühler (Nozizeptoren) besonders sensibilisiert und melden Schmerzen.

- Bei der Arthrose baut sich Gelenkknorpel ab, der normalerweise wie eine Schutzhülle auf den beiden Knochen liegt, die ein Gelenk bilden. Das kann auch zu lokalen Entzündungsprozessen führen.

- Es gibt keine Medikamente, die Arthrose, verhindern bzw. heilen können. Ziel der medikamentösen Behandlung ist es, Schmerzen zu lindern bzw. die Arthrose so zurück zu drängen, dass sie keine Schmerzen mehr verursacht, also „stumm" ist.

- Eine wichtige Behandlungsmethode bei Arthrose sind Sport und Bewegung.

- Die rheumatoide Arthritis kann unbehandelt dazu führen, dass die Gelenke regelrecht zerstört werden. Bis zu ein Prozent der Bevölkerung leidet an rheumatoider Arthritis, die zu Schmerzen und zum Teil schweren Bewegungseinschränkungen führt.

- Entzündliche Rheuma-Krankheiten sind Autoimmunerkrankungen, was bedeutet, dass das Immunsystem körpereigenes Gewebe angreift. Bei der rheumatoiden Arthritis zerstört es die eigene Gelenkinnenhaut.

- Bei Rheuma ist immer eine Dauertherapie mit Medikamenten notwendig, meistens sogenannten Immunsuppressiva, die die Fehlfunktionen des Immunsystems verhindern sollen.

- Eine seltene Gruppe der Gelenkerkrankungen sind die sogenannten Spondyloarthritiden, zu denen der Morbus Bechterew gehört. Dieser zeichnet sich durch starke Kreuzschmerzen aus, die oft nachts auftreten. Er führt unbehandelt zur Versteifung der Wirbel, was eine dauerhafte Krümmung der Wirbelsäule zur Folge hat.

- Bei allen Gelenkerkrankungen ist eine multimodale Therapie bestehend aus Medikamenten, physiotherapeutischen und psychologischen Verfahren sinnvoll.

Morbus-Bechterew-Patienten. Starke Kreuzschmerzen kommen bei Betroffenen bereits vor dem 40. Lebensjahr vor. Sie entstehen oft in der zweiten Nachthälfte und führen dazu, dass die Patienten wegen Kreuzschmerzen aufwachen. Sie strahlen meist nach unten in die Oberschenkel aus bis zu den Knien. Die Schmerzen bessern sich bei Bewegung.

Die Erkrankung Morbus Bechterew (Spondylitis ankylosans) wird oft schon in der Spätpubertät festgestellt, meistens aber vor dem 30. Lebensjahr. Die Krankheit schreitet in Schüben voran, mit sehr starken Entzündungsschmerzen, die zum Teil von Fieber begleitet werden. Die Patienten fühlen sich müde und schlapp. Wird nicht behandelt, kann die Entzündung der Wirbelgelenke zu einer Versteifung der Rückenwirbel und zu einer dauerhaft gebeugten Haltung führen. Heute lässt sich Morbus Bechterew zwar immer noch nicht heilen, aber das Fortschreiten kann massiv verlangsamt werden. Die Basis der Therapie bilden die sogenannten nichtsteroidalen Antirheumatika (NSAR, wie Diclofenac). Sie wirken nicht nur effektiv gegen den Entzündungsschmerz, sondern auch gegen die Gelenksteifigkeit. Da die Schmerzen oft in der zweiten Nachthälfte auftreten, werden sogenannte retardierte NSAR verschrieben: Sie setzen den Wirkstoff zeitverzögert frei. Wenn sich die Entzündungsprozesse allein mit NSAR nicht ausreichend unterdrücken lassen, helfen sogenannte TNA-Blocker wie bei anderen entzündlichen Rheumaerkrankungen (siehe Seite 94). Es handelt sich dabei um Medikamente, die Entzündungsreaktionen in den Gelenken gezielt unterbinden. Ihre Wirkung ist bei Morbus-Bechterew-Patienten gut belegt und hält unter kontinuierlicher Therapie viele Jahre an.

Im Rahmen einer multimodalen Therapie (siehe Seite 278/279) machen Patienten immer eine Bewegungs- oder Physiotherapie. Ziel ist der Erhalt der Beweglichkeit. Auch kann die Ergotherapie wichtige Impulse geben, wie Patienten ihren Alltag und ihren Arbeitsplatz so gestalten können, dass keine Schmerzen entstehen. Weitere Bausteine der Therapie sind psychologische Verfahren und Patientenschulungen. Je besser der Betroffene über seine Krankheit Bescheid weiß, desto bewusster kann er den Verlauf beeinflussen.

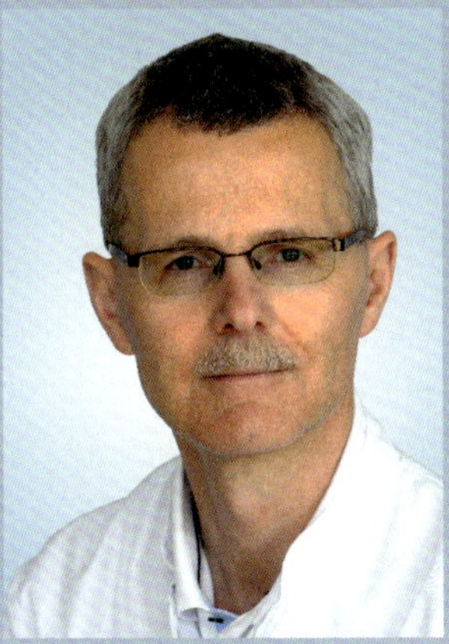

Schmerzen im Bauchraum

Bauchschmerzen treten häufig auf – die direkte Verbindung zwischen Seele und „Bauchgehirn" zeigt hier deutlich ihre Auswirkung. Doch viele Menschen sind von chronischen Bauchschmerzen betroffen. Welche Formen es gibt, wie diese entstehen und behandelt werden, beleuchtet Prof. Dr. med. Winfried Häuser vom Klinikum Saarbrücken. Eine Patientin erzählt, wie ihre Endometriose, der häufigste Unterbauchschmerz der Frau, erfolgreich behandelt werden konnte.

Bauchschmerzen

Jeder Mensch kennt Bauchschmerzen – meist schon aus der Kindheit – und weiß, wie unangenehm und belastend sie sind und wie sehr sie teilweise den Alltag einschränken können. Treten Bauchschmerzen erstmals bzw. akut auf, so müssen die Ursachen abgeklärt werden (siehe Diagnostik bei Bauchschmerzen). Diese können beispielsweise eine Blinddarmentzündung, ein Darmverschluss oder sogar ein Durchbruch (Perforation) eines Magengeschwüres sein, aber auch akute Erkrankungen der Blutgefäße im Bauchraum können darunterfallen.

Viele Menschen leiden jedoch an chronischen oder immer wiederkehrenden (rezidivierenden) Bauchschmerzen. Chronisch bedeutet, dass die Bauchschmerzen seit mindestens drei Monaten regelmäßig, zum Teil sogar dauerhaft, das Leben der Patienten belasten. Auch chronische Bauchschmerzen sind manchmal auf körperliche (organische) Ursachen zurückzuführen. Dazu gehören chronische Entzündungen, Magen-Darm-Geschwüre, Nahrungsmittelunverträglichkeiten, gutartige oder bösartige Tumore, aber auch Medikamentennebenwirkungen (wie beispielsweise von Schmerzmitteln aus der Gruppe der sogenannten nichtsteroidalen Antirheumatika, abgekürzt NSAR. Andere Ursachen, wie beispielsweise Darmparasiten, sind eher selten.

Bauchschmerzen im Alter

Bei älteren Patienten (über 65 Jahre) müssen verschiedene dem Alter geschuldete Ursachen ausgeschlossen werden, wie beispielsweise ein sogenanntes Bauchaorten-Aneurysma. Das ist eine krankhafte Aussackung der Bauchschlagader (Aorta), die oft symptomlos ist, sich aber, wenn die Größe zunimmt, durch Bauch-, aber auch Rückenschmerzen bemerkbar machen kann.

Ebenso muss im Alter bei Bauchschmerzen an Durchblutungsstörungen des Darmes gedacht werden. Sie entstehen durch Gefäßverkalkung und treten oft nach dem Essen auf. Wenn das Blutgefäß vollständig verstopft, kann es schlimmstenfalls (wie beim Herzinfarkt) zu einem Darminfarkt kommen. Das heißt, dass die Darmwand nicht mehr mit Blut und damit Sauerstoff versorgt wird. Dann muss der Betroffene sofort medizinisch durch eine Operation oder Einlage einer Gefäßstütze (sogenannter Stent) in das verengte Blutgefäß behandelt werden, da ansonsten die betroffenen Teile des Darms absterben können.

Entstehung von Bauchschmerzen

An die inneren Organe des Bauchraumes (auch Eingeweide, lateinisch „viscera") münden Nervenfasern des vegetativen Nervensystems. Die Organe des Verdauungstraktes (Speiseröhre, Magen, Dünn- und Dickdarm) werden zusätzlich von einem Geflecht von Nervenfasern umhüllt, dem sogenannten enterischen Nervensystem, das im Volksmund „Bauchhirn" genannt wird. Das Bauchhirn enthält mehr Nervenfasern als das Rückenmark. Durch diese sogenannte viszerale Nervenversorgung (Innervation) werden zum einen vom Gehirn Signale an die Bauchorgane geleitet, aber auch Signale von den viszeralen Organen an das Gehirn. Die intensive Verbindung der Bauchorgane mit dem Gehirn erklärt, warum seelische Verfassung und „Bauchgefühl" so eng zusammenhängen.

> ***„Es gibt eine Verbindung von Gehirn und Bauch – seelische Verfassung und ‚Bauchgefühl' hängen also eng zusammen."***

Der menschliche Darm ist bei gesunden Menschen mit Tausenden von Bakterienarten besiedelt. Viele Wissenschaftler betrachten die Darmflora (ein anderer Begriff dafür ist das Mikrobiom des Darms) mit einem Gewicht von mehr als einem Kilogramm inzwischen als eigenes Organ, dessen Komponenten für Vorgänge im ganzen Körper verantwortlich sind – also für die Verdauung, die Vitaminversorgung, die Reifung der Schleimhautimmunität, aber auch für die Kommunikation zwischen Darm und Gehirn. Auch Schmerzsignale aus dem Bauchraum werden weitergeleitet (beispielsweise von Magen, Darm, Bauchspeicheldrüse, Leber, Gallenblase, aber auch Eierstöcken, Harnblase oder Prostata). Viszerale Schmerzen werden, besonders wenn sie stark sind, von Symptomen begleitet wie Blässe, Blutdruckabfall, Schwindel, Übelkeit, Schwitzen und Herzrasen. Solche Begleiterscheinungen werden vom sogenannten vegetativen Nervensystem ausgelöst, das die Verdauung, aber auch Herzschlag und Atmung reguliert. Es wird auch autonomes Nervensystem genannt, weil es nicht bewusst steuerbar ist.

Chronische Bauchschmerzen können verschiedene Schmerzkomponenten haben, die auch kombiniert auftreten können. Man unterscheidet hier vier Kategorien:

- Bei den nozizeptiven Schmerzen werden Schmerzen von Schmerzfühlern (Nozizeptoren) wahrgenommen und über Nervenbahnen an das Gehirn geleitet (siehe Seite 18). Diese Schmerzfühler können durch Druck, Dehnung, Entzündungen oder Mangeldurchblutung gereizt werden. Die Schmerzen sind meistens schwer einem genauen Punkt zuzuordnen und werden als dumpf drückend bis bohrend oder krampf- bzw. kolikartig beschrieben.
- Neuropathische Schmerzen, die auch einfach Nervenschmerzen genannt werden, entstehen durch eine Schädigung der Nervenfasern, also der Leitungsbahnen. Sie werden von Patienten eher als brennend-stechend beschrieben. Hier sind Schmerzen nach einer Bauch-OP ein Beispiel, wenn Nervenbahnen im Gewebe durchtrennt oder entfernt wurden.
- Von funktionellen Schmerzen spricht man, wenn eine Störung der Funktion

von Bauchorganen vorliegt (zum Beispiel vermehrte Schmerzempfindlichkeit, verlangsamte Transportgeschwindigkeit des Darms), jedoch keine Schädigung des Gewebes wie im Falle eines Geschwürs oder eines Tumors. Ein Reizmagen oder Reizdarm sind Beispiele für diese funktionelle Schmerzart. Experten vermuten bei dieser Erkrankung ein gestörtes Zusammenspiel zwischen den Bauchorganen, dem oben erläuterten enterischen Nervensystem („Bauchhirn") und dem zentralen Nervensystem sowie möglicherweise auch Veränderungen der Darmflora. Funktionelle Schmerzen haben meistens ausgeprägte psychosoziale Komponenten, werden beispielsweise durch Stress ausgelöst oder verschlimmert.

- Auch psychologische Ursachen sind möglich (siehe Kasten unten). Dabei verursachen seelische Schmerzen die körperlichen Schmerzen. Patienten haben also beispielsweise eine Depression und als eine der Begleiterscheinungen Bauchschmerzen. Die tatsächlichen Gründe sind nicht vollständig erforscht, man weiß aber, dass die Entstehung von Gefühlen und das Schmerzempfinden im Gehirn miteinander eng verbunden sind. Patienten mit psychischen Erkrankungen (wie Depressionen oder Angststörungen) klagen sehr oft auch über chronische bzw. chronisch-rezidivierende Schmerzen.

„Es kommt häufig vor, dass Menschen mit psychischen Erkrankungen chronische Schmerzen haben."

Außerdem gibt es das Phänomen der Schmerzprojektion. Davon spricht man, wenn der Entstehungsort des Schmerzes ein anderer ist als die wahrgenommene Schmerzstelle. Ein typisches Beispiel dafür ist der in die linke Schulter ausstrahlende Schmerz bei einem Herzinfarkt. In manchen Fällen kann bei einem Herzinfarkt der Schmerz auch in die Magengegend ausstrahlen. Des Weiteren können auch Lungenerkrankungen in den Bauchraum projiziert werden. Erkrankun-

Einige Bauchschmerzen haben auch rein psychische Ursachen

Bei einigen chronischen Bauchschmerzpatienten liegt eine seelische Erkrankung vor, die die Schmerzen verursacht. So treten bei der Hälfte der Patienten mit Depressionen körperliche Schmerzen auf, nicht selten sind es Bauchschmerzen.

Auch wenn Schmerzmittel zunächst helfen können, sollte wie bei allen Schmerzen, deren Ursache bekannt ist, die Ursache behandelt werden – egal, ob es sich dabei um eine körperliche oder seelische Erkrankung handelt. Es ist daher wichtig, dass bei psychischen Schmerzursachen (wie Depressionen) eine psychotherapeutische Behandlung erfolgt. Dazu gehört oftmals die Gabe spezieller Medikamente (Antidepressiva), die übrigens, anders als manche Psychopharmaka und Schlafmittel, nicht abhängig machen.

gen in der Leber-Galle-Region können sich dagegen bis in die rechte Schulter erstrecken und dort Schmerzen verursachen.

Diagnose von (chronischen) Bauchschmerzen

Wenn ein Mensch unter Bauchschmerzen leidet, wird der Hausarzt zunächst nach organischen Ursachen, also körperlichen Erkrankungen mit Gewebeschädigung, suchen. Nachdem er den Patienten genau befragt hat, sowohl zum aktuellen Schmerz als auch zur früheren allgemeinen Krankengeschichte (Anamnese), wird er eine körperliche Untersuchung durchführen. Diese umfasst eine Tastuntersuchung des Bauchs und in der Regel auch eine Tastuntersuchung des Enddarms. Je nach Dringlichkeit kann eine Ultraschalluntersuchung des Bauchs (Abdomensonographie) angeschlossen werden. Außerdem werden verschiedene Blut- und Urinwerte bestimmt. Bei speziellen Verdachtsmomenten können darüber hinaus Allergie- und Unverträglichkeitstests (Gluten/Laktose), eine Magen-Darm-Spiegelung oder eine weiterführende bildgebende Diagnostik (wie CT) folgen.

Wenn die erste Untersuchung durch den Arzt nicht zu einer Diagnose geführt hat und keine Warnzeichen (siehe „red flags", rechts) vorliegen, müssen keine weiterführenden medizinischen Untersuchungen durchgeführt werden. In diesem Fall kann man davon ausgehen, dass die Schmerzen nicht durch eine organische Erkrankung verursacht werden. Warnzeichen („red flags"), die für eine organische Ursache der Bauchschmerzen sprechen und dringend abgeklärt werden müssen, sind:

- Die Intensität der Schmerzen nimmt immer weiter zu
- Der Betroffene hat Fieber
- Der Betroffene verliert an Gewicht (obwohl er sich wie gewohnt ernährt)
- Der Patient hat (langfristig oder hochdosiert) Acetylsalicylsäure (ASS) oder sogenannte nicht-steroidale Antirheumatika (NSAIDS) eingenommen
- Schluckstörungen
- Erbrechen von Blut
- Blut im Stuhl
- Schwarzer Stuhl („Teerstuhl")
- Blasser, entfärbter Stuhl
- Brauner oder blutiger Urin
- Gelbliche Verfärbung der Haut oder Augen
- Nächtliches Aufwachen wegen der Bauchschmerzen

Behandlung von chronisch funktionellen Bauchschmerzen

Bei vielen Menschen kann keine behandelbare Ursache im Sinne einer körperlichen Erkrankung bzw. Organschädigung für die chronischen Bauchschmerzen gefunden werden. Nach Einschätzung der Experten leidet sogar über die Hälfte der Menschen, die wegen chronischer Bauchschmerzen zum Arzt gehen, an einem funktionellen Schmerzsyndrom. Aber auch funktionelle Schmerzen bedürfen unbedingt einer therapeutischen Behandlung, wenn sie den Patienten belasten und ihn in seinem alltäglichen Leben beeinträchtigen.

Da bekannt ist, dass die Psyche einen Anteil an der Entstehung und dem Verlauf der Schmerzen hat – Stress zum Beispiel verschlimmert die Symptome – wird der Arzt besonders auf psychosoziale Warnzeichen („yellow flags") achten. Diese Signale zeigen, dass eine begleitende psychologische Behandlung erforderlich sein kann.

Dazu zählen:

- dass sich schmerzfreie und schmerzhafte Phasen über einen langen Zeitraum (Jahre) abwechseln.
- dass die Schmerzen bei Stress und Belastung auftreten bzw. zunehmen.
- dass der Patient viele unterschiedliche Magen- und Darmbeschwerden hat (Stuhlunregelmäßigkeiten, Völlegefühl, Blähungen, Übelkeit).
- dass der Patient einen hohen Puls hat, häufig Wasserlassen muss, viel schwitzt oder sich immer müde fühlt.
- dass der Patient schon an anderen Schmerzsyndromen leidet (zum Beispiel chronischen Kopf- oder Rückenschmerzen).
- dass der Patient psychische Beschwerden wie Schlafstörungen, Unruhe, Nervosität oder Niedergeschlagenheit zeigt.
- dass der Patient in der Vergangenheit schon einmal psychisch erkrankt war.
- dass der Patient bereits eine lange „Ärzte-Odyssee" hinter sich hat, mit zahlreichen Fehldiagnosen und erfolglosen Therapieversuchen.

Das Führen eines Schmerztagebuchs kann helfen, direkte Zusammenhänge mit bestimmten emotionalen Faktoren (wie Stress oder Angst) oder psychosozialen Situationen zu erkennen (wie beispielsweise Prüfungen, Spannungen im Familien- oder Freundeskreis, Schlafmangel). Auch ob einzelne therapeutische Schritte helfen, kann mit einem solchen Tagebuch gut dokumentiert und herausgefiltert werden. Die Behandlung bei chronisch-funktionellen Bauchschmerzen besteht aus verschiedenen Komponenten (multimodale Therapie), um zu erreichen, dass die Patienten möglichst beschwerdefrei leben können. Dies ist zum einen die direkte Linderung von Symptomen. Dazu können krampflösende Mittel (Spasmolytika) gehören, Kräutertees oder die gute alte Wärmflasche. Von klassischen Schmerzmitteln wie nichtsteroidale Antirheumatika (zum Beispiel Ibuprofen) oder Opioiden (Medikamenten mit einer opiumartigen Wirkung) wird abgeraten, da sie oft nicht ausreichend wirken und die Schmerzen sogar verschlimmern können. Beim sogenannten Reizmagen und dem Reizdarmsyndrom (siehe rechts) kann darüber hinaus in bestimmten Situationen eine Therapie mit anderen Medikamenten sinnvoll sein.

Zum anderen müssen die Patienten verstehen, dass emotionale Situationen die Schmerzen auslösen oder verstärken können. Betroffenen tun nachweislich psychologische Verfahren gut, die aus der Verhaltenstherapie stammen, sowie Patientenschulungen (Edukationen), um Strategien zum Stress- oder Angstabbau zu erlernen. In physiotherapeutischen Schulungseinheiten wird Patienten gezeigt, wie wirkungsvoll Entspannungsübungen (zum Beispiel Progressive Muskelentspannung, siehe Seite 253) sein können.

Was können Sie selbst tun?

Sinnvoll ist es immer, die eigenen Ernährungs- und Trinkgewohnheiten zu überprüfen. Empfohlen wird eine gesunde Mischkost, viel Obst und Gemüse und eine ausreichende Trinkmenge (1,5 bis 2 Liter am Tag). Sie sollten auf Rauchen und Alkohol verzichten, das tut dem Bauch generell gut. Hilfreich ist außerdem viel Bewegung und Sport. Spezielle Diäten zur Behandlung chronisch-funktioneller Bauchschmerzen sollten nicht ohne Absprache mit einem Arzt ausprobiert werden. Bei Reizdarm und Reizmagen gibt es Ernährungsempfehlungen (siehe unten). Eine dauerhafte Umstellung, beispielsweise auf eine laktose- oder glutenfreie Ernährung, wird nicht empfohlen, wenn nicht auch die entsprechende Grunderkrankung nachgewiesen wurde. Wichtig für die Wirksamkeit dieses multimodalen Konzeptes bei funktionellen Bauchschmerzen ist eine vertrauensvolle Arzt-Patienten-Beziehung. Die Patienten sollen vom Arzt bei allen therapeutischen Maßnahmen bestärkt werden. Wichtigstes Behandlungsziel ist, dass sie ihr normales soziales Leben und ihre Alltagsaktivitäten beibehalten können.

Reizmagen und Reizdarm

Beide Erkrankungen zählen ebenfalls zu den funktionellen Bauchschmerzsyndromen. Sie werden durch die Erhebung eines typischen Beschwerdebildes (siehe links: psychosoziale Warnhinweise) bei der Anamnese und dem Ausschluss von organischen Erkrankungen (zum Beispiel Magengeschwür, Darmentzündung) diagnostiziert. Bei Beschwerden im Oberbauch spricht man vom Reizmagen oder „funktioneller Dyspepsie“, bei Schmerzen im Mittel- und Unterbauch mit Veränderungen beim Stuhlgang vom Reizdarmsyndrom. Grundsätzlich sollte man bei beiden Erkrankungen keine klassischen Schmerzmittel nehmen. Erleichterung bringen oft krampflösende Mittel (Spasmolytika). Eine niedrig dosierte Therapie mit Antidepressiva kann auch bei nicht depressiven Patienten die Schmerzen lindern. Die Nervenbotenstoffe, welche im Gehirn die biologische Grundlage unserer Stimmungslage abbilden, sind dieselben, die im Bauchhirn für die Schmerzempfindlichkeit zuständig sind. Darüber hinaus bekommen Patienten mit eher träger Verdauung auch sogenannte Prokinetika (Medikamente, die die Magen-Darm-Vorwärtsbewegungen, also Peristaltik, anregen).

Zudem kann man beim Reizmagen mit sogenannten Protonenpumpenhemmern oder H2-Blockern die Magensäureproduktion hemmen. Auch zu Probiotika (Produkte, die „gute“ Darmbakterien enthalten und die Darmflora stärken sollen) gibt es positive Forschungsergebnisse beim Reizdarm. Leidet man unter einem Reizdarmsyndrom und neigt zu Verstopfung, hilft der Wirkstoff Linaclotid. Das ist ein Guanylatcyclase-C-Agonist, der in der Darmschleimhaut einen Transportmechanismus aktiviert, wodurch Mineral- und Wassergehalt im Darminhalt ansteigen. Das Stuhlvolumen nimmt zu, und die Zeit, die das Essen im Darm verbleibt (Passagezeit), beschleunigt sich. Die Entleerung des Darms wird also gefördert.

Die Magenbeschwerden werden in vielen Fällen bei kleinen, häufigeren Mahlzeiten und wenn späte Mahlzeiten vermieden werden deutlich besser. Beim Reizdarmsyndrom kann eine Ernährung mit reduziertem Kohlenhydrat-Anteil helfen („FODMAP-Diät“). Für beide Erkrankungen gilt das multimodale Therapiekonzept. Darmbezogene Hypnose zeigt in Untersuchungen gute Erfolge (siehe Infokasten Seite 120).

Chronisch entzündliche Unterbauchschmerzen

In Deutschland sind schätzungsweise 320.000 Menschen von einer chronisch entzündlichen Darmerkrankung betroffen. Sie tritt typischerweise erstmals im Alter zwischen 15 und 35 Jahren auf, bei Männern gleich häufig wie bei Frauen. Zu den chronisch entzündlichen Darmerkrankungen gehören Morbus Crohn und Colitis ulcerosa. Bei beiden Erkrankungen liegen chronische Entzündungen im Darmtrakt vor, ohne dass Erreger wie Bakterien oder Viren eine Rolle spielen. Die Erkrankungen führen meist zu sehr starken und häufigen Durchfällen, können schwere Verläufe und Folgeschäden haben und müssen daher konsequent behandelt werden.

Bei der Crohn-Erkrankung können alle Abschnitte des Verdauungstraktes von der Entzündung befallen sein (vom Mund bis zum After). Typischerweise wechseln erkrankte und gesunde Regionen der Schleimhaut, sie ist meist nicht kontinuierlich befallen. Im Vordergrund stehen Bauchschmerzen und Durchfall (auch blutig). Die Krankheit verläuft häufig in Schüben. Dabei kann auch Fieber auftreten, außerdem Erbrechen, Gewichtsverlust sowie Symptome außerhalb des Magen-Darm-Traktes wie Gelenkbeschwerden. Komplikationen sind Fisteln oder Abszesse, da auch tiefere Gewebsschichten der Darmwände betroffen sind.

Die Symptome bei einer Colitis ulcerosa (wörtlich „geschwürige Dickdarmentzündung") können denen von Crohn ähneln. Bei der Colitis ist jedoch vom Verdauungstrakt meistens nur der Dickdarm (Kolon) betroffen, der jedoch kontinuierlich. Entzündet sind dabei die oberflächlichen Schleimhautschichten der Darmwand. Der Enddarm, der linksseitige Dickdarm und der gesamte Dickdarm können befallen sein.

Beide Erkrankungen haben gemeinsam, dass die auslösenden Ursachen bislang nicht ganz aufgeklärt sind. In der Darmwand besteht eine Fehlregulation der Entzündungs- und Immunantwort, die zur chronischen Entzündung führt. Eine entsprechende Veranlagung (genetische Disposition) scheint eine Rolle zu spielen. Psychosoziale Faktoren wie Stress oder emotionale Belastungen sind nicht die Ursache der Krankheiten, aber sie können die Symptome auslösen und verstärken.

Welche Bedeutung hat das Bakterium Helicobacter pylori?

Dass das bekannte Magenbakterium „Helicobacter pylori" zu einem Reizmagen führen kann, ist umstritten. Bekannt ist aber, dass das Bakterium Ursache für ein Magengeschwür sein kann. Bei Helicobacter-Nachweis kann man versuchen, ob eine Antibiotikatherapie Besserung bei einem Reizmagen bringt, allerdings ist die Erfolgsquote niedrig. Da die Helicobacter-wirksamen Antibiotika selber Magen-Darm-Beschwerden machen können (und selten sogar gefährliche Darmentzündungen auslösen), muss man das Für und Wider dieser Behandlung abwägen.

Drei Säulen der Therapie chronisch entzündlicher Darmerkrankungen

Zum einen wird mit Medikamenten versucht, die Entzündungsprozesse im Darm zu hemmen und die sogenannte Barrierefunktion des Darms zu stärken. In der Regel werden entzündungshemmende und/oder das Immunsystem unterdrückende (immunsupprimierende) Medikamente wie zum Beispiel 5-ASA oder Kortison eingesetzt. Auch stehen verschiedene Antikörpertherapien zur Verfügung, die sich gegen die Botenstoffe des Immun- und Entzündungsgeschehens richten. Bei sehr schweren Verläufen kann auch eine Operation notwendig werden.

Außerdem bekommt der Patient bei Bedarf bzw. bei einem Krankheitsschub Schmerzmittel. Insbesondere krampflösende Medikamente (Spasmolytika) können die Schmerzen lindern. Das Schmerzmittel Metamizol hat zusätzlich zur schmerzhemmenden auch eine krampflösende Wirkung. Auch Opioide können als stärkste Schmerzmittel notwendig werden, sie sollten bei chronisch entzündlichen Darmerkrankungen aber nicht dauerhaft eingenommen werden. Es besteht die Gefahr, dass eine Opioid-bedingte Magen-Darm-Störung (ein sogenanntes „narcotic bowel syndrome“) entsteht.

> ***„Regelmäßige Entspannungsübungen können den Umgang mit Stress verbessern."***

Die dritte Säule der Behandlung besteht im Abbau und der Kontrolle individueller, psychosozialer bzw. emotionaler Faktoren, die Auslöser oder Verstärker der Erkrankung sind. Psychologische Verfahren, Patientenschulungen (sogenannte Edukationen), Sportgruppen und regelmäßige Entspannungsübungen können den täglichen Stresspegel senken oder zumindest den Umgang mit Stress und seinen Auswirkungen verbessern.

Sehr wichtig ist natürlich eine vertrauensvolle Arzt-Patienten-Beziehung, denn nicht jedem Patienten fällt es leicht, über Darmsymptome zu sprechen. Die Lebensqualität des Patienten hängt stark davon ab, welche Auswirkungen die krankheitsbezogenen Beschwerden auf das tägliche Leben haben (Beruf, Freizeit, Partnerschaft und Familie). Vielen Patienten hilft dabei eine sogenannte supportive Psychotherapie, die sich auf die Begleitung und Unterstützung von Patienten mit chronischen Erkrankungen spezialisiert hat.

Chronische Unterbauchschmerzen

Der chronische Unterbauchschmerz ist definiert als ein starker, quälender Unterleibsschmerz, der länger als drei Monate (bei Frauen sechs Monate) besteht.

Wie bei jedem anderen Bauchschmerz wird auch erst einmal nach körperlichen Ursachen gesucht. Dafür wird auch eine umfassende Untersuchung beim Frauenarzt und/oder Urologen durchgeführt. Bei Frauen wird eine Bauchspiegelung (Laparoskopie) empfohlen. Bei einem Teil der Betroffenen mit chronischen Unterleibsschmerzen liegen körperliche, also organische Erkrankungen vor, die die Schmerzen auslösen. Dies können Darmerkrankungen sein oder Erkrankungen des sogenannten Urogenitaltrakts – dazu gehören Nieren und Harnwege. Auch Erkrankungen der Geschlechtsorgane (bei der Frau zum Beispiel Eileiter, Eierstöcke, Gebärmutter, beim Mann zum Beispiel die Prostata) können chronische Schmerzen verursachen. Eine häufige organische Erkrankung, die bei Frauen zu chronischen Unterleibsschmerzen führt, ist die Endometriose, bei der Gebärmutterschleimhaut außerhalb der Gebärmutter wächst (mehr Informationen darüber siehe rechts).

Ob und in welchem Umfang Verwachsungen oder innere Narben, die nach Operationen oder Entzündungen entstehen können, Schmerzen verursachen, ist selbst unter Experten umstritten. Eine eindeutige Beziehung zwischen Schmerzausprägung und Verwachsungsgrad besteht nicht, und eine Operation bei Verwachsungen führte in Studien nicht zum erhofften Erfolg. Wiederholte chirurgische Eingriffe sollten daher nach Möglichkeit vermieden werden, da sie durch erneute Gewebeschädigung zur weiteren Chronifizierung des Schmerzes beitragen können und kaum Ursachen beseitigen.

Chronisch funktionelle Unterbauchschmerzen

Bei vielen Betroffenen findet sich keine organische Ursache, man spricht dann von funktionellen Unterbauchschmerzen. Wie auch bei anderen chronischen Schmerzsyndromen spielen dabei seelische und psychosoziale Belastungen (wie Arbeitsplatzverlust, Scheidung, aber auch andere emotionale Konflikte) eine auslösende und schmerzverstärkende Rolle. Ein chronisches Unterbauchschmerzsyndrom kann auch zeitverzögert nach schlimmen Erlebnissen oder belastenden Lebenssituationen auftreten.

Frauen und Männer mit Unterbauchschmerzsyndrom leiden oft auch unter Depressionen und/oder Angststörungen (die Depressionsrate liegt zum Beispiel bei Frauen mit Unterbauchsyndrom etwa doppelt so hoch wie bei gesunden Frauen). Allerdings kann man nicht immer klar unterscheiden, ob sich Depressionen als Folge der chronischen Schmerzen entwickeln oder erst dazu beitragen, dass die Schmerzen entstehen.

Es gilt jedoch als erwiesen, dass eine psychologische Mitbehandlung in all diesen Fällen zu besseren Therapieerfolgen führt. Wundern Sie sich daher nicht, wenn Ihr Arzt Ihnen viele Fragen zu Ihrer psychischen Verfassung stellt oder Sie bittet, einen Schmerzfragebogen auszufüllen, der hilft, die Schmerzen genau zu erfassen und einzuordnen. Insbesondere wird bei der Diagnostik nach sogenannten psychosozialen Warnzeichen gesucht (siehe „yellow flags", Seite 108). Diese geben Hinweise darauf, dass eine psychologische (Mit-)Behandlung nötig ist.

Bei chronischen Unterbauchschmerzsyndromen helfen multimodale Behandlungskonzepte. Es kann sinnvoll sein, die Behandlung in einer auf Schmerzen spezialisierten Fachklinik zu beginnen, die dann ambulant fortgeführt wird. Entscheidend ist, dass die Patienten Bewältigungsstrategien erlernen, die ihnen helfen, den Schmerz zu kontrollieren, statt ihr Leben und Denken durch ihn beherrschen zu lassen. Der Behandlungserfolg kann daran festgemacht werden, ob für die Patient/innen der Alltag wieder funktioniert und sich die Lebensqualität verbessert, man also wieder arbeiten oder mit Freunden Unternehmungen machen kann.

▸ Weiter auf Seite 120

Endometriose – der häufigste Unterbauchschmerz bei der Frau

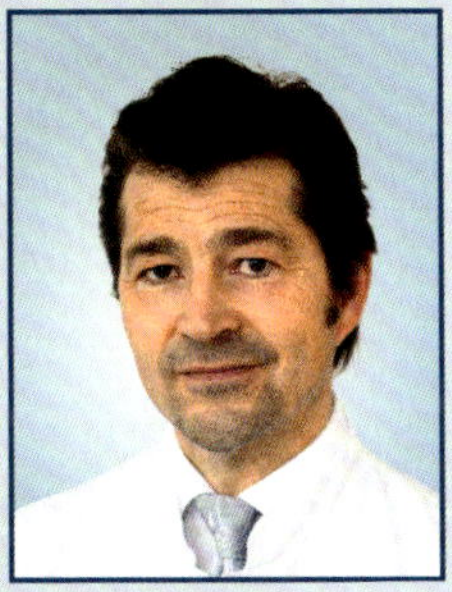

Professor Dr. med. Uwe Andreas Ulrich ist Facharzt für Gynäkologie und Geburtshilfe am Martin-Luther-Krankenhaus in Berlin-Wilmersdorf. Er erklärt, wie die Krankheit, bei der Gewebe aus der Gebärmutter wuchert, erkannt wird. Er ist Mitglied des Expertenrats der Europäischen Endometrioseliga (EEL) und hat die Leitlinien „Diagnostik und Therapie der Endometriose“ erstellt.

Schätzungen zufolge sind acht bis 15 Prozent der Frauen im geschlechtsreifen Alter von einer Endometriose betroffen, das entspricht in Deutschland zwei bis sechs Millionen Frauen. Endometriose ist eine Erkrankung, bei der Gebärmutterschleimhaut-ähnliches Gewebe außerhalb der Gebärmutterhöhle wächst. Mediziner sprechen von „Endometriose-Herden“, diese finden sich meist im Becken – vor allem im Bauchfell, in den Eierstöcken und in der muskulären Wand der Gebärmutter. Endometriose kommt auch in benachbarten Organen wie Scheide, Darm oder Harnblase vor und kann sehr unterschiedliche Beschwerden auslösen.

▸ Wie entsteht Endometriose?

Bei jedem Menstruationszyklus wächst die Gebärmutterschleimhaut (lateinisch „Endometrium“) von einer Dicke von etwa drei Millimeter auf bis zu zwei Zentimeter an. Bei der Regelblutung wird die obere Schleimhautschicht abgestoßen – wenn es nicht zur Einnistung einer befruchteten Eizelle, also einer Schwangerschaft, gekommen ist. Wenn sich die Schleimhaut außerhalb der Gebärmutterhöhle befindet, verhält sie sich ähnlich: Während der Regel löst sich die obere Schicht ab, beispielsweise im Bauchfell. Das Problem dabei ist, im Gegensatz zur Gebärmutterschleimhaut in der Gebärmutter kann diese Schleimhaut nicht durch die Scheide abfließen. Bei manchen Frauen wird die abgestoßene Schleimhaut in der Bauchhöhle vom Körper unbemerkt abgebaut. Bei anderen können sich im Bauchraum schmerzhafte Entzündungen und sogar Verklebungen von Organen bilden. Man vermutet, dass durch Endometriose ausgelöste Entzündungsreaktionen verstärkt zur Bildung sogenannter Schmerzmediatoren führen (Botenstoffe wie Prostaglandine, Histamine, Interleukin), die die Schmerzfühler (Nozizeptoren) im Bauchfell aktivieren. Manche Betroffene haben nicht nur starke, krampfartige Regelschmerzen, sondern auch Schmerzen außerhalb der Regelblutung. Die Stärke der Schmerzen steht dabei häufig nicht im Verhältnis zum Ausmaß der Endometriose-Herde. Es gibt Patientinnen, die trotz großer Wucherungen gar keine Schmerzen haben, bei anderen verursachen kleine Herde enorme Schmerzen. Nicht wenige Frauen mit Endometriose haben überhaupt keine Beschwerden.

Die Entstehung der Endometriose ist nicht vollständig geklärt. Es gibt verschiedene Theorien – wie beispielsweise eine rückwärts gerichtete (retrograde) Menstruation, bei der abgelöste Zellen der Gebärmutterschleimhaut durch den Eileiter in die Bauchhöhle gelangen und sich dort ansiedeln. Vielleicht können sich Endometriosezellen auch direkt aus Bauchfellzellen bilden – eine solche Zellumwandlung wird als Metaplasie bezeichnet. Endometriose-Zellen sind an sich gutartig, also weder Krebs noch eine Vorstufe davon. In sehr seltenen Fällen ist aber im Laufe der Zeit ausgehend von Endometriose-Herden eine Entstehung von Krebs möglich, meist Eierstockkrebs. Endometriose ist einer der wichtigsten Faktoren bei unerfülltem Kinderwunsch (Unfruchtbarkeit, Sterilität). Die Erkrankung kann bis dato symptomlos gewesen sein und wird erst im Zusammenhang mit der Sterilitätsdiagnostik entdeckt. Bei Frauen, die wegen ungewollter Kinderlosigkeit zum Frauenarzt gehen, wird bei bis zu zwei Dritteln eine Endometriose gefunden. Häufig treten auch Mischformen auf, sodass ein sehr komplexes Muster des Befalls vorliegen kann.

▸ Was sind die Risikofaktoren?

Grundsätzlich kann eine Endometriose von der ersten Regelblutung (Menarche) bis zur letzten Periode (Menopause) auftreten. Das

Welche Formen der Endometriose gibt es?

Je nachdem, wo das Gebärmutterschleimhaut-ähnliche Gewebe sich ausbreitet, unterscheidet man vier verschiedene Formen der Endometriose:

- Peritoneale Endometriose: Die Schleimhautherde befinden sich wie Gewebeinseln im Bauchfell (Peritoneum).
- Ovarielle Endometriose: Die Schleimhautherde befinden sich innerhalb der Eierstöcke (Ovarien). Dort können sie auch während der Menstruation nicht abfließen und verbleiben. Diese alten, blutigen Schleimhautreste bilden in den Eierstöcken Hohlräume (Zysten). Die Zysten nehmen immer weiter an Größe zu und können starke Schmerzen verursachen. Das alte Blut darin dickt ein, und es entleert sich bei einer Operation bräunlich teerartiger Inhalt („Teer- oder Schokoladenzyste").
- Tief infiltrierende Endometriose: Die Schleimhautherde überschreiten das Bauchfell (Peritoneum) und wachsen in Bindegewebe, Muskelschichten und Nachbarorgane wie Darm, Scheide oder Blase ein. Auch Harnleiter oder Nervenbahnen im Becken können befallen sein. Es können Blut im Urin oder Stuhl auftreten sowie starke Schmerzen beim Geschlechtsverkehr.
- Adenomyosis uteri (Adenomyose): Die Endometriose-Herde befinden sich in der Muskelwand der Gebärmutter (Uterus). Es kommt zu krampfartigen Regelschmerzen, die auch schon Tage vor der Regelblutung beginnen können. Die Regelblutung ist oft verstärkt und verlängert.

Risiko steigt mit der Anzahl stattgefundener Regelblutungen. Das heißt, häufiger betroffen sind Frauen, deren Periode frühzeitig eingesetzt hat (zum Beispiel vor dem zwölften Lebensjahr), deren Zyklus kürzer als vier Wochen ist oder die noch nie ein Kind geboren haben. Fehlbildungen der Gebärmutter und Abflussbehinderungen des Menstruationsblutes können das Risiko erhöhen.

Eine familiäre Veranlagung scheint es ebenfalls zu geben, wenn also beispielsweise Mutter, Tante oder Schwester betroffen sind. Außerdem scheint Über- sowie Untergewicht das Risiko zu erhöhen, genauso auch ein erhöhter Alkoholkonsum. Diese Risikofaktoren sind allerdings noch nicht umfassend erforscht und von den Experten anerkannt.

▸ Wie wird Endometriose diagnostiziert?

Das Hauptsymptom bei Endometriose sind Unterbauchschmerzen – während der Periode, zwischendurch oder auch ständig. Es kann zu unregelmäßigen Menstruationen mit Zwischenblutungen kommen, zu Schmerzen beim Geschlechtsverkehr und bei der Entleerung von Darm und Blase sowie zu Blut im Urin oder Stuhl. Die Schmerzen können in die Beine und den Rücken ausstrahlen. Bei vielen betroffenen Frauen sind sie auch von Beschwerden begleitet, die das vegetative Nervensystem auslöst, zum Beispiel Schwindel, Kopfschmerzen, Magenbeschwerden, Übelkeit und Erbrechen.

Da die meisten Symptome mit schambesetzten Themen zu tun haben, trauen sich Frauen teils nicht, mit ihrem Arzt offen darüber zu sprechen. Vielleicht auch deshalb bleibt die Erkrankung manchmal lange unentdeckt. Die Diagnose wird im Durchschnitt leider erst nach Jahren gestellt. Bei immer wiederkehrenden Unterbauchschmerzen und schmerzhafter Regelblutung wird der Hausarzt nach einer ersten Bauchschmerz-Diagnostik die Patientin zum Frauenarzt (Gynäkologe) überweisen. Oftmals gehen die betroffenen Frauen auch selbst zu ihrem Frauenarzt und schildern die Beschwerden, was tatsächlich sehr sinnvoll ist. Die gynäkologische Untersuchung dort umfasst äußere und innere Tastuntersuchungen sowie die Ultraschalluntersuchung des Unterbauches von der Scheide aus (transvaginal). Mit dem vaginalen Ultraschall kann beispielsweise eine ovarielle Endometriose diagnostiziert werden. Mit dem Ultraschall über die Bauchdecke sieht man auch eine Nierenstauung bei Harnleiterverengung, welche durch eine tief infiltrierende Endometriose entsteht.

Für eine sichere Diagnose ist eine Spiegelung der Bauchhöhle (Laparoskopie bzw. „Schlüssellochoperation" durch sehr kleine Hautschnitte) notwendig. Nur so kann eine Endometriose auf dem Bauchfell gefunden oder ganz ausgeschlossen werden. Die Bauchhöhlenspiegelung ist außerdem wichtig, weil möglichst immer eine Gewebeprobe entnommen und im Labor feingeweblich untersucht werden sollte (Histologie).

Bei speziellen Fragestellungen, beispielsweise ob eine Adenomyose vorliegt, also Gebärmutterschleimhaut, die in die Muskelwand der Gebärmutter gewachsen ist, oder ob der Darm von Endometriose-Herden befallen ist, kann zusätzlich eine MRT-Untersuchung oder eine Darmspiegelung sinnvoll sein.

„Ich war ein einziger Schmerzball – und bekam nur zu hören, ich solle Medikamente nehmen."

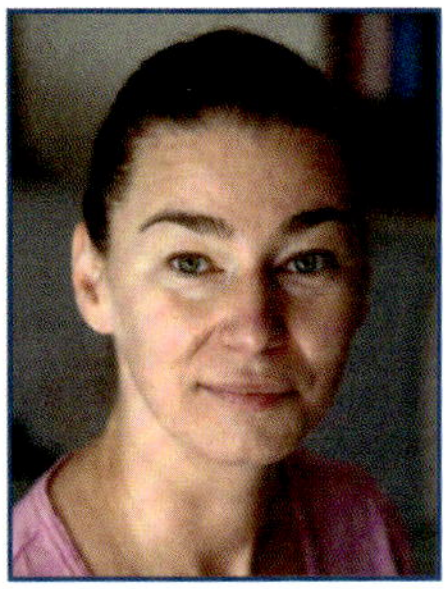

Claudia G. (36), Zahnarzthelferin aus München, leidet seit Jahren unter stärksten Bauchschmerzen – bis endlich erkannt wird, dass sie eine Endometriose quält, also Verwachsungen der Gebärmutterschleimhaut. Hier erzählt sie, wie es ihr damals erging und heute noch geht.

Panik. Das ist es, was ich oft empfunden habe, wenn die Schmerzen wieder losgingen. Mir wurde schlecht, meine Hände zitterten und ich war schweißnass, ich dachte, das hört nie wieder auf und helfen kann mir auch keiner. Ich hatte richtige Attacken solcher Art, während mein Körper sich gegen den krampfartigen, pulsierenden Schmerz im Unterleib wehrte, der in Wellen in den Rücken und die Beine ausstrahlte.

„Ich kam immer wieder an den Rand meiner psychischen und physischen Kräfte."

Mittlerweile kann ich das in der Vergangenheitsform beschreiben, denn ich weiß jetzt endlich, dass es Hilfe für mich gibt. Aber der Weg dorthin hat mich immer wieder an den Rand meiner psychischen und physischen Kräfte gebracht.

Seit ich mit 14 Jahren meine Periode bekommen habe, begleiten mich die Schmerzen im Unterbauch. In Rumänien, wo ich aufgewachsen bin, sagten die Ärzte, das sei völlig normal, ich solle Schmerzmittel nehmen und fertig. Zuerst hatte ich bei jedem Zyklus nur ein paar Tage Schmerzen, rund um die Periode. Aber schleichend über die Jahre wurden die Beschwerden schlimmer und länger. Sie stiegen von drei auf fünf Tage, dann auf zehn Tage, dann gingen sie bis zum Eisprung, also 14 Tage, und auch danach noch weiter – bis ich mich jeden Tag vor Schmerzen krümmte und Schmerzmittel immer weniger ausrichten konnten.

„Meine Schmerzen waren so stark wie die heftigen Wehen bei der Geburt."

Seitdem ich einen Sohn habe, weiß ich, wie ich die Schmerzen beschreiben kann: wie die heftigen Wehen kurz vor der Geburt. Ich war über Jahre ein einziger Schmerzball. Weil ich sogar Probleme beim Gehen hatte, suchte ich Rat bei einem Wirbelsäulenexperten, der mich zum Internisten schickte. Dieser bezog einen Gastroenterologen mit ein, da ich mittlerweile starke Blutungen im Stuhl hatte. Viermal wurden Magen und Darm bei mir gespiegelt, nie wurde etwas gefunden. Ich wog 48 Kilo, aber hatte einen großen Bauch, war unheimlich aufgebläht. Ob ich es nicht mal mit einem Psychologen versuchen wolle, fragte man mich damals.

Niemand kam darauf, dass eine Endometriose schuld sein könnte an alledem, also Verwachsungen der Schleimhaut, die aus der Gebärmutter herauswuchern. Darunter leidet bis zu jede siebte Frau, aber dennoch wird sie von Ärzten oft übersehen. Und ich hatte natürlich keine Ahnung. Für die Geburt meines Sohnes bin ich enorm dankbar, denn viele Frauen mit meiner Krankheit können überhaupt keine Kinder bekommen. In den ersten fünf Monaten wurden die Beschwerden erst besser und kamen dann schlimmer als je zuvor zurück. Irgendwann landete ich in der Notaufnahme, weil mein Darm so stark blutete. Erst bei der Notoperation stellten die Ärzte fest, dass mein Darm und meine Bauchdecke durch die Gewebewucherungen der Endometriose quasi zusammengeklebt waren. Ich hatte seitdem endlich eine Diagnose, aber weiterhin keine Hilfe.

Seit der Geburt hatte ich aber noch ein anderes Problem: Ich hatte auch beim Sex ständig Schmerzen. Mein Mann hat das erst nicht verstanden, er dachte, ich habe einfach keine Lust oder sei durchs Kind zu k.o. und würde die Schmerzen vorschieben. Ich habe ihn irgendwann mit zum Frauenarzt geschleppt, und er musste mit ansehen, wie ich während der Untersuchung weinend und schreiend auf dem Stuhl saß, weil mir alleine die schon so wehtat. Danach hat er sich bei mir ent-

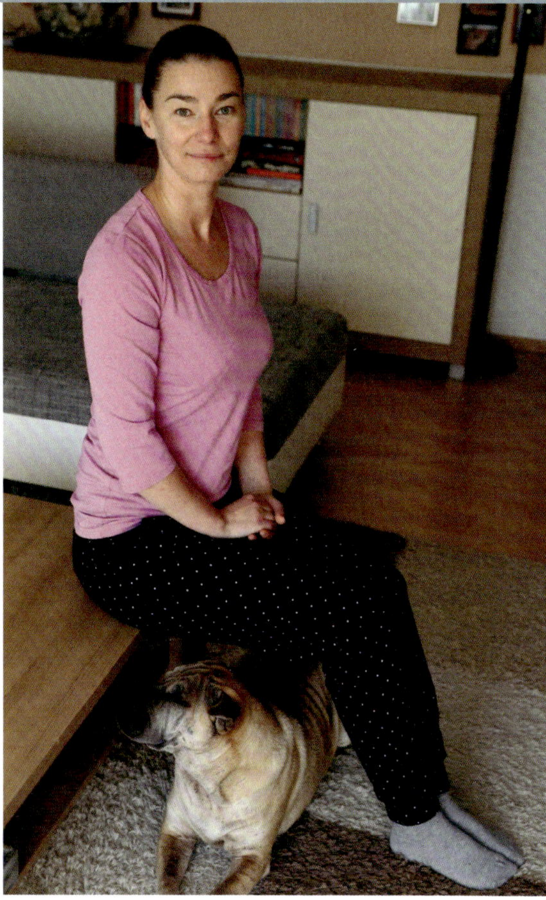

schuldigt und wir haben uns darauf geeinigt, mit dem Sex erst mal eine Pause zu machen. Das half mir sehr, weil ich immer schon verkrampfte, wenn er mich nur umarmte. Mein damaliger Frauenarzt schien ansonsten aber auch keinen rechten Rat zu haben.

„Es gab nichts, was mir helfen konnte. Ich war zu diesem Zeitpunkt quasi durchgehend nervös und aggressiv.“

Ich war zu diesem Zeitpunkt quasi durchgehend nervös und aggressiv. Bald lag ich zum zweiten Mal unterm Messer und merkte, dass die Schmerzen durch die Eingriffe immer nur noch schlimmer wurden. Als die Chirurgen das dritte Mal Hand anlegen wollten und ich meinem Chef sagen musste, dass er noch mal eine Zeit auf mich verzichten muss, wollte er mich überzeugen, generell weniger zu arbeiten. Als ich das ablehnte, verlor ich meine Stelle. Das war zwar furchtbar, tat mir am Ende aber gut, weil ich gezwungen war, mich mal auf mich zu konzentrieren. Eine Freundin, die Krankenschwester ist, empfahl mir, vor einer dritten OP eine zweite Meinung einzuholen. Erst so erfuhr ich, dass es spezielle Zentren für Endometriose gibt und spezielle Schmerzkliniken. Als ich in der Schmerzklinik ankam, war mir zunächst unwohl, denn ich wollte nicht ständig über meine Schmerzen reden. Sie waren eh ein so großer Teil meines Lebens, ich wollte ihnen nicht noch mehr Raum geben. Ich musste erst mal lernen, die Fragen zuzulassen, aber ich merkte schnell, dass man in der Schmerzklinik wirklich verstand, wie es mir ging, und das tat gut. Ich bekam endlich, nach mehr als zehn Jahren Schmerzhölle, die richtigen Medikamente mit Hormonen, die das Wachstum der Endometriose verlangsamten. Die Medikamente hatten zunächst starke Nebenwirkungen, meine Hände zitterten sehr, ich bekam üble Verstopfung und Schlafstörungen – aber die Schmerzen wurden weniger.

Es hat einen Monat gedauert, in dem ich an jedem Tag mit den Ärzten über die Medikamente und die Nebenwirkungen gesprochen habe, bis wir uns an die richtige Dosis herangetastet hatten. Aber mittlerweile gibt es mehrere Tage am Stück hintereinander, an denen ich keine Schmerzen mehr habe. Dass meine Hände immer noch teilweise zittern, ist leider geblieben. Es führt dazu, dass ich keine Zahnreinigungen mehr bei Patienten machen kann. Stellen Sie sich vor, Ihre Zahnarzthelferin würde dabei zittern.

„Mein größter Gewinn ist, dass ich gelernt habe, mich mal zu entspannen."

Ich bin so froh, dass die Schmerzen weniger häufig und stark sind, dass ich damit gut leben kann. Ich mache gerade eine Umschulung, um dann im selben Job eher Verwaltungsaufgaben zu machen, Rechnungen zu bearbeiten und so weiter.

Mein größter Gewinn ist, dass ich gelernt habe, mich zu entspannen. Ich habe nicht mehr ständig Angst vor neuen Schmerzen, bin viel geduldiger mit meinem Mann und meinem Sohn. Ich wusste gar nicht, dass ich so locker und gut drauf sein kann. Ich dachte, der verbissene Kampf und das Unterdrücken der Schmerzen sei zu meinem Wesen geworden. Vielleicht beschreibt es ein Beispiel so, dass man es versteht: Wir haben seit fünf Jahren einen Hund. Der hat mit jedem in der Familie gekuschelt, nur zu mir kam er nie. Seit es mir endlich besser geht, ist er gar nicht mehr von meiner Seite zu vertreiben und kuschelt am liebsten nur noch mit mir. Auch er muss also gespürt haben, dass ich vorher immer durch und durch angespannt war.

Die Zahnarzthelferin Claudia G. ist an äußerst schmerzhaften Gewebswucherungen im Unterleib, der sogenannten Endometriose, erkrankt. Bereits seit der ersten Periode mit 14 Jahren leidet sie daran. In einer Schmerzklinik bekam sie endlich Hilfe.

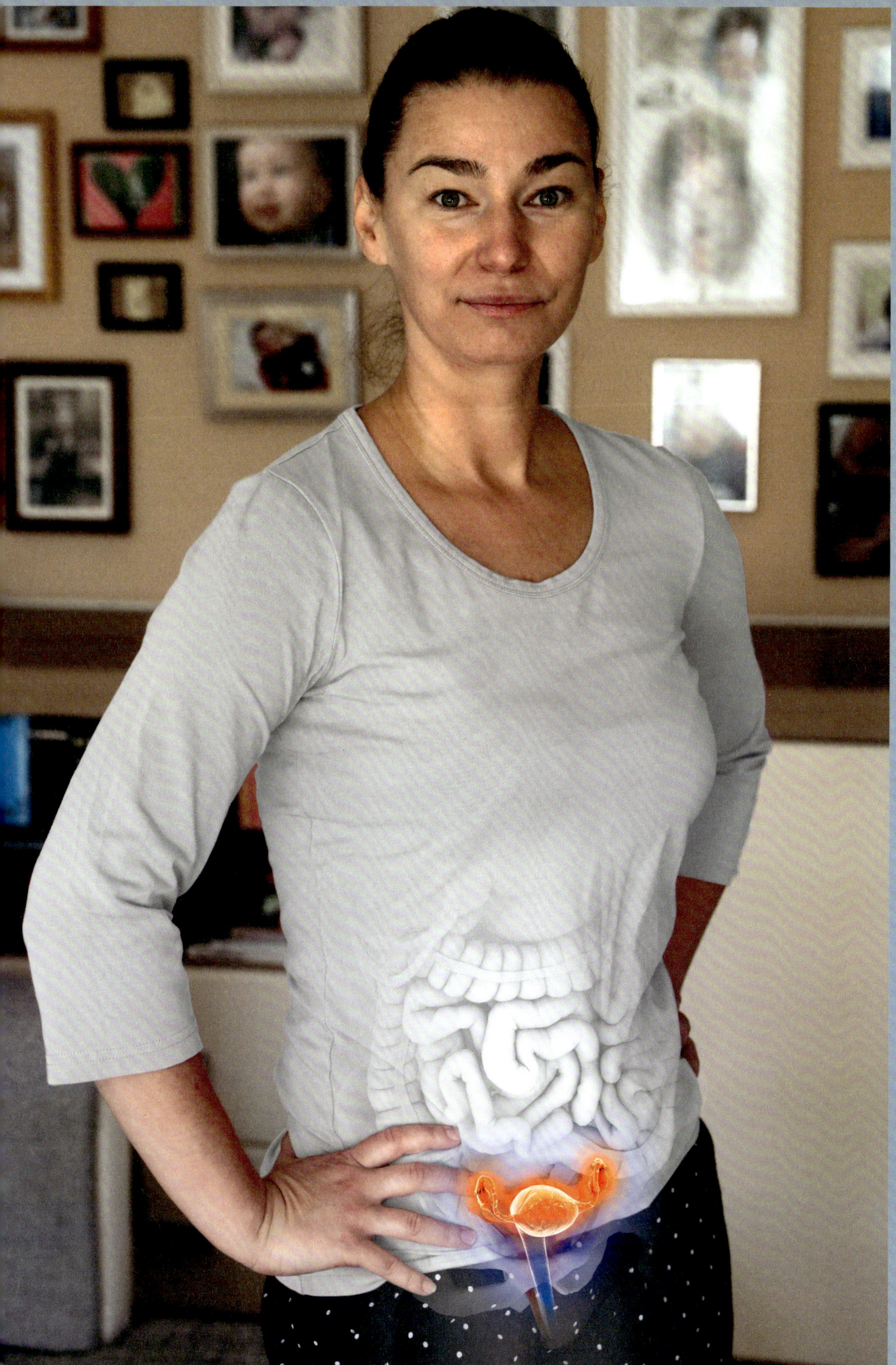

Bauchgerichtete Hypnose

Bei einer Hypnosetherapie werden die Patienten in einen tranceähnlichen Zustand versetzt, in dem das Unterbewusstsein direkt angesprochen werden kann. Professor Peter Whorwell (aus Manchester, Großbritannien) hat eine spezielle darmbezogene Hypnose („gut directed hypnosis") entwickelt, die sogar auch bei Patienten mit Reizdarm wirksam ist, die nicht auf eine medikamentöse Therapie ansprechen. Dabei wird den Betroffenen suggeriert, dass ihr Magen-Darm-Trakt ruhig und entspannt ist und zuverlässig arbeitet. Wie gezeigt wurde, lindert das Verfahren nicht nur die Darmbeschwerden, sondern auch mögliche psychische Begleitsymptome. Anleitungen für das Verfahren gibt es unter anderem als Audio-CD, zum Beispiel „Schmetterlinge im Bauch: Behandlung von Reizmagen und Reizdarm durch medizinische Hypnose" von Prof. Dr. Winfried Häuser, zu erhalten im Buchhandel.

Behandlung von Endometriose

Eine Therapie, die die Ursache der Endometriose behandelt, gibt es bisher nicht. Eine zufällig entdeckte, symptomlose Endometriose muss nicht unbedingt behandelt, sollte aber überwacht werden, um Probleme bei einer möglicherweise tief infiltrierenden Endometriose wie einen Nierenstau rechtzeitig zu erkennen. Patientinnen mit tief infiltrierender Endometriose sollten immer in einem zertifizierten Endometriosezentrum behandelt werden, da oft komplexere OPs nötig werden. Bei vielen Patientinnen mit Menstruationsschmerzen bessern sich die Beschwerden durch die kontinuierliche Einnahme (also ohne Pause) einer geeigneten Antibabypille oder das Einsetzen einer Gelbkörperhormonspirale, da dann kein zyklusabhängiges Wachstum der Gebärmutterschleimhaut und keine Menstruationsblutung mehr stattfinden. Dies stellt aber keine Heilung der Endometriose dar, sondern praktisch nur eine Hemmung der durch das Krankheitsbild verursachten Beschwerden.

Weitere hormonelle Therapiemöglichkeiten sind die kontinuierliche Gabe von Gelbkörperhormonen oder die Unterdrückung der Funktion der Eierstöcke durch sogenannte GnRH-Analoga. Bei den GnRH-Analoga kommt es durch die Absenkung des Östrogenblutspiegels zu einer Rückbildung der Endometriose-Herde. GnRH-Analoga führen medikamentös durch Ausschalten der Eierstockfunktion einen hormonellen Zustand ähnlich der Zeit nach der Menopause herbei. Diese Therapie führt mit der Zeit zu allen Problemen, die generell nach der Menopause auftreten können (zum Beispiel Osteoporose, Hitzewallungen oder Stimmungsschwankungen). Daher wird bei längerfristiger Therapie mit GnRH-Analoga ein niedrigdosiertes Östrogen-Gelbkörperhormon-Präparat dazugegeben, um den Östrogenspiegel im Blut so einzustellen, dass sowohl das Wachstum der Endometriose-Herde als auch die Postmenopause-Folgen minimiert werden. Von den Gelbkörperhormonen ist in Deutschland im Augenblick nur der Wirkstoff Dienogest zur Behandlung der Endometriose zugelassen. Aber spätestens, wenn sich eine Frau ein Kind wünscht, müssen die Pille, das Gelbkörperhormon oder die GnRH-Analoga abgesetzt werden, und die Schmerzen kommen wieder. An diesem Punkt ist eine Bauchspiegelung (Laparoskopie) wichtig, wenn sie nicht schon zuvor bei der Schmerzdiagnostik gemacht wurde. Dabei können oft Endometriose-Herde abgetragen werden, vor allem wenn das Bauchfell oder die Eierstöcke befallen sind.

Nach der operativen Entfernung von Endometriose-Herden im Bauchfell wird meistens eine medikamentöse Nachbehandlung – wie eben skizziert – empfohlen, um das Rückfallrisiko zu senken. Nach Ende der Therapie haben die meisten Betroffenen wieder einen normalen Zyklus mit Eisprung. Bei Eierstock-Endometriose sollten die „Schokoladenzysten" (siehe Seite 114) operativ entfernt werden. Dabei werden die Zysten vollständig aus dem gesunden Eierstockgewebe ausgeschält (das heißt, Entfernung der Schleimhautherde mit der Zystenwand; eine „Fensterung" bzw. Spülung der Zysten reicht nicht aus). Bei tief infiltrierender Endometriose und bei in den Muskel der Gebärmutter einwachsender Endometriose (Adenomyose) sollten Betroffene individuell mit dem Arzt besprechen, wie man vorgehen sollte. Berücksichtigt werden sollte die Ausdehnung des Befalls und ein möglicher Kinderwunsch. Bei letzterem muss häufig ein Kompromiss gefunden werden, wie radikal operiert wird und wie dabei trotzdem möglichst viel von den für die Fruchtbarkeit notwendigen Organen erhalten bleiben kann. Bei einer Adenomyose wird, wenn die Familienplanung der Patientin abgeschlossen

Das Wichtigste zu Bauchschmerzen in Kürze

- Nicht immer wird eine körperliche Ursache für Bauchschmerzen gefunden – dennoch kann man die Schmerzen behandeln.
- Rund die Hälfte aller Patienten, die wegen chronischer Bauchschmerzen zum Arzt gehen, leiden an einem sogenannten funktionellen Schmerzsyndrom – also an Schmerzen, die nicht durch Organschäden erklärt werden können.
- Bei vielen dieser Patienten liegen sogenannte psychosoziale Warnzeichen („yellow flags") vor. Diese geben einen Hinweis darauf, dass es nicht ausreichend ist, die Therapie des Schmerzsyndroms nur auf die Gabe von Schmerzmittel zu begrenzen, sondern dass auch eine psychologische Behandlung erfolgen sollte.
- Beispiele für solche Bauchschmerzsyndrome sind Reizdarm und Reizmagen oder funktionelle Unterleibsschmerzen der Frau.

ist, meist die Entfernung der Gebärmutter (Hysterektomie) empfohlen. Ein Befall der Blase und des Darmes kann eine ausgedehnte Operation erforderlich machen. Da oft nicht alle Endometriose-Herde vollständig operativ entfernt werden können, stellt die Schmerztherapie eine weitere wichtige Säule der Behandlung dar. Schmerzmittel, die gut helfen, sind die sogenannten NSAR (nichtsteroidale Antirheumatika) sowie die sogenannten COX-2-Hemmer (siehe Kapitel 3, Seite 224/225). Beide Substanzgruppen wirken nicht nur schmerzstillend, sondern auch entzündungshemmend. Bei chronischen Schmerzen sollten Betroffene einen speziell ausgebildeten Arzt (Schmerzmediziner) aufsuchen.

Unerfüllter Kinderwunsch

Die Entfernung der Endometriose-Herde führt nicht nur dazu, dass die Schmerzen abnehmen, sondern dazu, dass sich die Fruchtbarkeit verbessert. Besonders wenn Patientinnen sich ein Kind wünschen, sollten sie sich an ein spezialisiertes Endometriosezentrum wenden. Die Endometriose-Vereinigung Deutschland e.V. hat entsprechende Zentren aufgelistet (www.endometriose-vereinigung.de/zertifizierte-zentren.html). Leider kommt es nach einer OP oft zu Endometriose-Rückfällen. Sollte die Patientin nach der Operation nicht auf natürlichem Wege schwanger geworden sein, verspricht eine künstliche Befruchtung bei einem Rückfall der Erkrankung jedoch mehr Erfolg als eine erneute Bauchspiegelung mit anschließendem Versuch, auf eine natürliche Weise schwanger zu werden.

Nach ausgedehnten operativen Eingriffen sind oft Reha-Maßnahmen sinnvoll. Dort können Betroffene Hilfe finden, sich mit der Erkrankung auseinanderzusetzen und das Wohlbefinden zu verbessern. Auch Physiotherapie, Reha-Sport mit Yoga, Pilates und Entspannungstechniken werden empfohlen. Studien, wie all dies konkret wirkt, fehlen allerdings noch. All diese Maßnahmen werden im Rahmen einer multimodalen Schmerztherapie (siehe Kapitel 3, Seite 278/279) kombiniert angeboten. Manchen Patientinnen helfen auch komplementäre Heilmethoden wie Osteopathie zur Behandlung von Verspannungen, Homöopathie, TCM und Akupunktur. Viele Frauen finden auch in Selbsthilfegruppen Unterstützung.

Die Seele leidet mit

Bei der Behandlung der Endometriose sollten unbedingt auch psychologische Aspekte frühzeitig bedacht werden. Die Schmerzlast und die damit verbundenen Einschränkungen im täglichen Leben – kurzum der gesamte Leidensdruck, der gerade bei unerfülltem Kinderwunsch extrem hoch ist, kann betroffene Frauen auf Schritt und Tritt begleiten. So hat die Erkrankung oft nicht nur Auswirkungen auf die Partnerschaft, sondern auf die ganze Familie, den Freundeskreis und den Arbeitsplatz. Hinzu kommt nicht selten Unverständnis der Umwelt wegen mangelnden Wissens über die Erkrankung. Die Lebensqualität der Betroffenen kann sich zunehmend verschlechtern, psychosomatische und psychische Störungen, wie beispielsweise Depressionen, können hinzukommen.

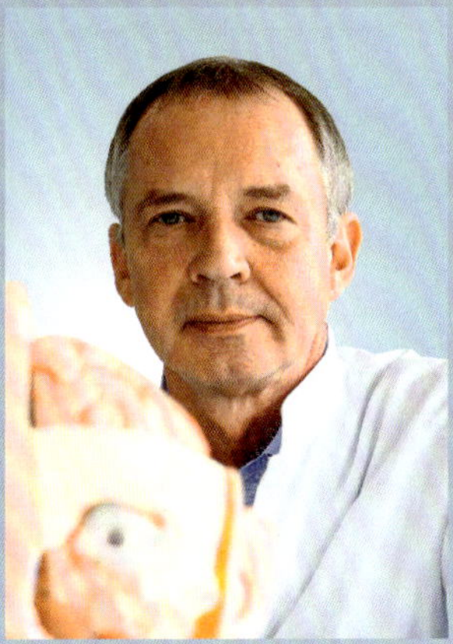

Nervenschmerzen

Charakteristisch für Nervenschmerzen sind brennende Dauerschmerzen mit plötzlich einschießenden Schmerzattacken. Sie können spontan auftreten oder durch eigentlich harmlose Reize wie eine Berührung ausgelöst werden. Prof. Dr. med. Thomas R. Tölle vom Klinikum rechts der Isar der Technischen Universität in München erläutert in diesem Kapitel die häufigsten Schmerztypen und ihre Behandlung. Zwei Patienten berichten von völlig unterschiedlichen Nerven-Schmerzerkrankungen.

Nervenschmerzen

In Deutschland leiden etwa sechs Prozent der Bevölkerung an neuropathischen Schmerzen. Etwa jeder Fünfte, der eine Schmerzklinik aufsucht, ist dort wegen Nervenschmerzen. Leider werden diese oft nicht gleich richtig diagnostiziert und behandelt, häufig haben die betroffenen Patienten eine lange Leidensgeschichte hinter sich.

Neben dem sogenannten nozizeptiven Schmerz, bei dem quasi die „Schmerzfühler" (Nozizeptoren) der Haut oder der inneren Organe einen Schmerzreiz melden, der dann über die Nerven an das Gehirn weitergeleitet wird, gibt es eine zweite Gruppe von Schmerzen, die sogenannten neuropathischen Schmerzen oder kurz Nervenschmerzen. Sie entstehen anders, äußern sich oft anders und sprechen auch nicht gut auf die klassischen Schmerzmedikamente an. Das heißt, sie werden auch anders behandelt.

Entstehung von Nervenschmerzen

Im Unterschied zum nozizeptiven Schmerz, bei dem das schmerzverarbeitende Nervensystem intakt ist, sind diese Strukturen beim Nervenschmerz selbst betroffen, sei es der Schmerzfühler (Nozizeptor), die Nervenfaser oder auch Nervenzellen im Gehirn.

Eine Schädigung der Nerven, die zu Nervenschmerz führt, kann ganz unterschiedliche Ursachen haben. Beispielsweise können Stoffwechselkrankheiten wie Diabetes das Nervengewebe schädigen, ebenso entzündliche Krankheiten wie zum Beispiel Multiple Sklerose (MS) oder Myelitis, eine entzündliche Erkrankung des Rückenmarks. Infektionskrankheiten können auch zu Nervenschmerzen führen, etwa eine Gürtelrose, eine Borrelien-Infektion oder HIV. Auch ein Teil der Patienten, die einen Schlaganfall hatten, leidet infolge unter neuropathischen Schmerzen. Des Weiteren können diese Nervenschmerzen durch Gifte entstehen, die die Nervenstrukturen geschädigt haben. Zu denen zählt nicht nur Arsen, sondern gerade auch zellschädigende Substanzen wie Alkohol oder Drogen. Selbst der Gebrauch bzw. häufig auch Missbrauch von Medikamenten kann zu Nervenschmerzen führen.

Eine weitere Ursache ist die Mangelernährung, zum Beispiel ein Vitamin-B-Mangel. Denn Vitamin B ist ein wichtiger Baustein der Nervenfasern. Ebenso verursachen eingeklemmte oder gequetschte Nerven, wie beispielsweise beim Bandscheibenvorfall, Nervenschmerzen. Das gilt natürlich auch für verletzte oder gar durchtrennte Nerven, zum Beispiel nach Operationen oder nach Amputation. Diese und noch viele weitere unterschiedliche Ursachen können Nervenschmerzen auslösen. Doch was passiert dabei, und wie entstehen die Schmerzen?

Man unterscheidet zwei Mechanismen: Einmal sind die Nerven betroffen, die fernab vom Rumpf laufen, also in Armen und Beinen (periphere Sensibilisierung), und einmal die

Nervenzellen in Rückenmark und Gehirn (zentrale Sensibilisierung). Zentrale und periphere Sensibilisierung können einzeln, aber auch zusammen auftreten.

Periphere und zentrale Sensibilisierung

In Armen und Beinen leiten bestimmte Nervenfasern (A-Delta- und C-Fasern) den Schmerz weiter, der ihnen von den Schmerzfühlern der Haut (Nozizeptoren) gemeldet wurde. Beim Nervenschmerz verändern sich die Nervenfasern selbst, sodass sie entweder hypersensibel sind und auch ohne Reiz Schmerzen melden oder phasenweise völlig abgeschaltet sind. Die veränderten Nervenfasern bilden neue Natriumkanäle, was zur Signalverstärkung führt. Der Nerv entwickelt also neue „Schmerzreizleitungen", die die Schmerzweiterleitung erleichtern, und wird dadurch erregbarer, der Schmerz verstärkt sich. Die Nervenfasern, deren Aufgabe es eigentlich ist, den Schmerz zu übertragen, werden damit zur Schmerzursache. Bei Nervenschmerzen, die von Veränderungen der Nerven in Rückenmark und Gehirn (zentrale Sensibilisierung) kommen, ist die Erregbarkeit der Nervenzellen (Neuronen) im Rückenmark, die Schmerzimpulse weiterleiten sollen, erhöht. Warum das so ist, ist noch nicht richtig erforscht. Zwei Dinge gelten als sicher: Die Übererregbarkeit entsteht aus Veränderungen der Nervenzellen selbst (zum Beispiel über bestimmte Rezeptoren und Botenstoffe). Und: Das Zusammenspiel mit anderen Nervenzellen (Wechselwirkung), die aus Zentren stammen, die eine beruhigende Spannung auf diese Nervenzellen ausüben sollen, verändert sich.

Negativsymptome – man fühlt weniger

- Reduzierte Empfindung nicht schmerzhafter Reize (Hypästhesie) – man spürt ein Streicheln auf der Haut beispielsweise kaum noch.
- Reduzierte Empfindung schmerzhafter Reize (Hypalgesie) – der Schuh kann drücken bis zur Blasenbildung, aber man bekommt es nicht mit.
- Reduzierte Empfindung von Warm-Kalt-Reizen (Thermhypästhesie) – das Spülwasser kann so heiß sein, dass man sich verbrüht, aber ohne es zu merken.

Positivsymptome – man fühlt mehr

- Einschießende Schmerzattacken – blitzartige Schmerzen für kurze Sekunden, die einen bis ins Mark erschüttern.
- Kribbelnde Empfindungen („Ameisenlaufen", in der Fachsprache: Parästhesie)
- Normalerweise nicht schmerzhafte Reize, wie Berührungen, lösen Schmerzen aus (Allodynie) – die Seidenbluse am Bauch oder die Bettdecke auf den Füßen schmerzen.
- Ein normalerweise nicht schmerzhafter Wärme- oder Kältereiz löst Schmerzen aus (Hitzehyperalgesie) – das wohlig temperierte Duschwasser tut auf der schmerzenden Hautpartie höllisch weh.

Die Balance aus Erregung und Hemmung geht bei der Entwicklung von Nervenschmerzen verloren. Es überwiegt dann die Erregung und die ungebremste Weiterleitung ins Gehirn, wo der Schmerz als besonders beeinträchtigend erlebt wird. Tatsächlich werden Nervenschmerzen von Patienten oft weitaus schwerwiegender erlebt als rein nozizeptive Schmerzen – also solche, die beispielsweise über Schmerzfühler der Haut wahrgenommen werden. Wissenschaftler und Ärzte sagen heute, dass immer dann, wenn eine Nervenschmerzkomponente beteiligt ist, die Schmerzen besonders belastend sind. Daher muss besonders bei Nervenschmerzen darauf geachtet werden, dass sie frühzeitig effektiv behandelt werden. Denn wenn die oben beschriebenen Änderungen erst einmal eingetreten sind, lassen sie sich oft nur schwer oder gar nicht mehr zurückentwickeln.

> ***„Wenn eine Nervenschmerzkomponente beteiligt ist, sind die Schmerzen besonders belastend."***

Generell haben neuropathische Schmerzen oft Begleitsymptome. Das Phänomen, dass schon Berührungen schmerzhaft sind, ist nur eines von vielen. Die Begleitphänomene werden in „Positivsymptome“ (man fühlt mehr) und in „Negativsymptome“ (man fühlt weniger) unterteilt (siehe Kasten vorherige Seite). Besonders häufig sind Kribbeln oder „Ameisenlaufen“, aber auch Taubheitsgefühle in den Gliedmaßen. Das Tückische an diesen Schmerzen ist, dass sie zu Veränderungen in den Nerven führen, durch die sie dauerhaft scharfgeschaltet werden. Der Schmerz verselbstständigt sich dadurch: Selbst wenn die eigentliche Schmerzursache, wie zum Beispiel eine Gürtelrose, ausgeheilt ist, bleiben die veränderten Nervenstrukturen bestehen, und der Patient hat weiterhin Schmerzen. Das macht die Therapie schwierig, besonders der zentrale neuropathische Schmerz ist schwer zu behandeln.

Auftreten von Nervenschmerzen

Zentrale neuropathische Schmerzen liegen immer dann vor, wenn Schädigungen des zentralen Nervensystems (Rückenmark, Hirnstamm, Thalamus, Großhirnrinde oder Strukturen unterhalb der Großhirnrinde) nachweisbar sind. Etwa jeder dritte Patient mit einer Rückenmarksverletzung, etwa jeder vierte mit Multipler Sklerose und jeder zehnte Parkinsonpatient leidet auch unter zentralen neuropathischen Schmerzen. Charakteristisch für diesen Schmerz ist, dass die Nervenzellen hochgradig aktiviert sind. Die Sensibilisierung der Nerven im Rückenmark ist quasi angeheizt. Hinzu kommt, dass zusätzlich die abschwächenden „Schmerzkontrollsysteme“ herunterreguliert sind und nicht mehr funktionieren.

Der Nervenschmerz kann an ganz unterschiedlichen Stellen auftreten. Es gibt Erkrankungen, wie zum Beispiel Diabetes, die die vielen kleinen Nerven in Händen und Armen sowie Füßen und Beinen schädigen. Der Schmerz tritt dann dort großflächig auf, typischerweise hat er ein Verteilungsmuster wie ein Handschuh oder Strumpf. Bei anderen Erkrankungen tritt der Schmerz nur an einer einzigen Stelle auf, und zwar genau dort, wo eine geschädigte Nervenstruktur liegt. Es gibt dann also nur einen „Schmerz-

▸ Weiter auf Seite 128

Wie Nervenschmerzen entstehen

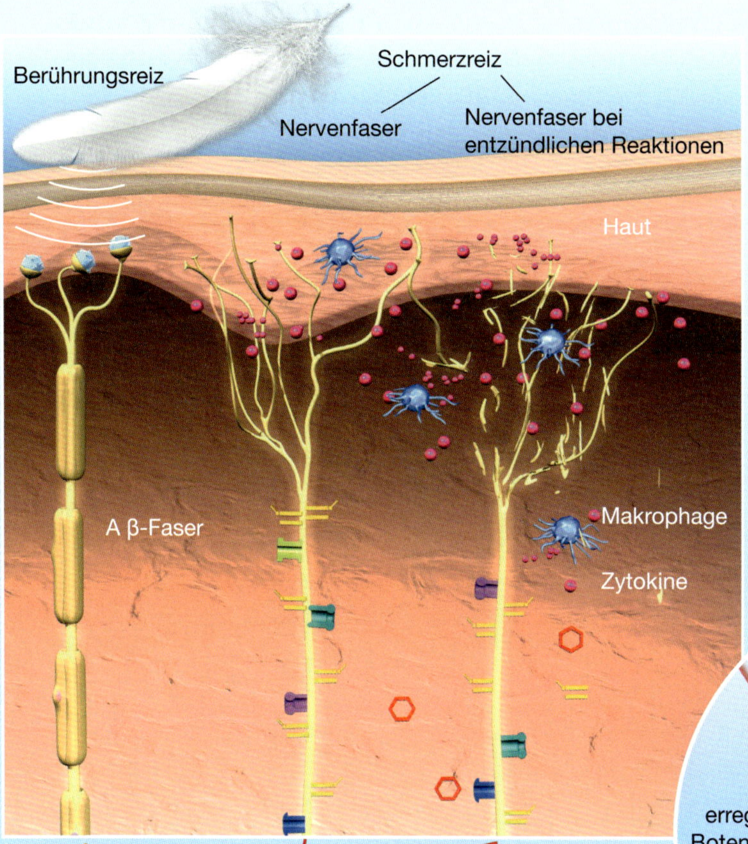

Veränderungen in der Haut

Auf der Haut unterscheiden wir zwei Empfindungen: Berührung (übertragen durch A β-Faser) und Schmerz. Sind Nerven verletzt, werden die beiden Empfindungswelten zusammengeschaltet und sogar leichte Berührungen können Schmerz auslösen.

Bei Nervenschmerz werden die Nervenfasern umgebaut, sodass sie vermehrt Schmerzimpulse erzeugen. Entzündungen und Stresshormone können die Schmerzempfindungen noch verstärken.

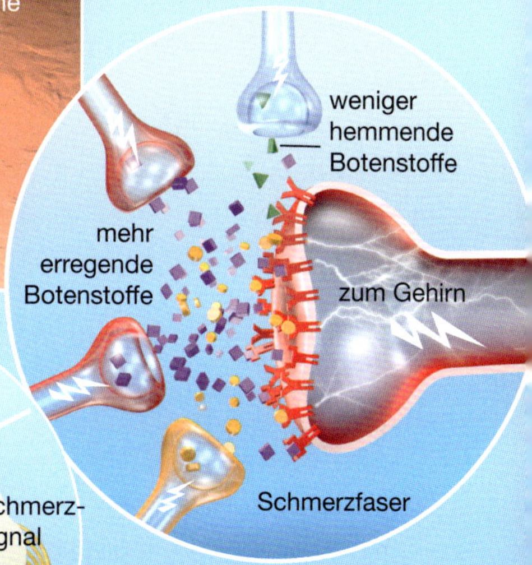

Veränderungen im Rückenmark

Im Rückenmark setzen Umbauvorgänge ein, die die Freisetzung von Botenstoffen verstärken. Teilweise werden die Nervenzellen so umgebaut, dass diese „spontan" feuern – das heißt, es muss auf der Haut gar kein Schmerzreiz mehr einwirken, die Nervenzellen feuern einfach vor sich hin. Auch können Berührungen der Haut im Rückenmark so verschaltet werden, dass schon das Streicheln mit einer Feder die Schmerzzellen erreicht und heftige Schmerzempfindungen auslöst.

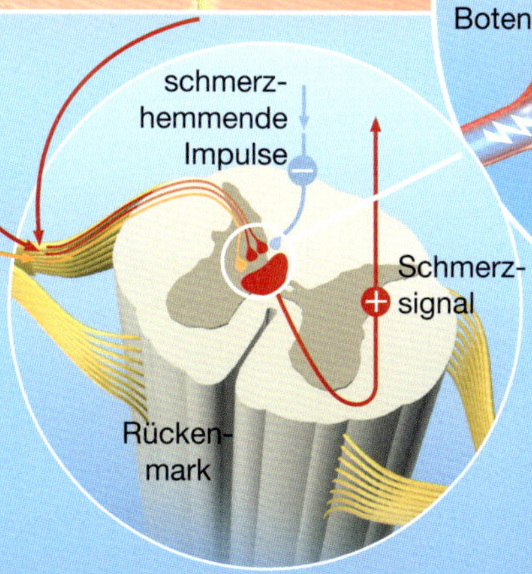

Für beide Umbauvorgänge (Haut und Rückenmark) gilt, dass das Gleichgewicht zwischen schmerzhemmenden Signalen und erregenden Botenstoffen bei den Schmerzfasern gestört ist.

herd“ (lateinisch: focus, daher spricht man von fokalen Schmerzen in Abgrenzung zu generalisierten). Ein Beispiel dafür ist das sogenannte Engpasssyndrom, wie das Karpaltunnelsyndrom, bei dem ein Nerv in der Handwurzel durch wucherndes Bindegewebe eingeklemmt wird. Schmerzen, die auf die Verletzung oder Schädigung eines Nervs zurückzuführen sind, werden auch als Neuralgien bezeichnet.

> *„Nervenschmerzen können in unterschiedlicher Weise und an verschiedenen Stellen auftreten."*

Kommt es zu Schmerzen, weil Nerven des zentralen Nervensystems (Gehirn oder Rückenmark) geschädigt sind – sei es zum Beispiel infolge eines Schlaganfalls, einer Multiplen Sklerose (MS) oder einer Rückenmarksverletzung –, spricht man vom „Zentralen Schmerzsyndrom“ oder zentralen neuropathischen Schmerzen. Typisch für sie sind Schmerzen in einem Quadranten des Körpers oder im ganzen Bein bzw. Arm. Wenn die zentralen Nervenschmerzen durch eine Rückenmarksverletzung verursacht werden, sind Betroffene häufig weniger empfindlich gegenüber Reizen, beispielsweise einem Streicheln (Hypästhesie). Geschädigte Nerven im Gehirn führen wiederum oft zu Schmerzen in einer Körperhälfte und werden von Sensibilitätsstörungen begleitet. Bei MS-Patienten kommt es häufig zu einer sogenannten Trigeminusneuralgie, heftige Schmerzattacken im Gesicht, im Bereich des Drillingsnervs (Trigeminus), der sich an der Schläfe dreimal teilt und dessen drei Äste die Stirn, Ober- und Unterkiefer versorgen.

Nervenschmerzen können also in unterschiedlicher Weise und an verschiedenen Stellen auftreten und äußern sich oft auch durch unterschiedliche Begleitsymptome. Dafür ein Beispiel: Ein Patient mit einer Polyneuropathie empfindet eine zarte Berührung als schmerzhaft, der andere mit der gleichen Krankheit empfindet sie hingegen gar nicht, weil sein Arm oder Bein „gefühlstaub“ ist. Umgekehrt gibt es den Fall, dass zwei Patienten an völlig verschiedenen Grunderkrankungen leiden (zum Beispiel der eine an Diabetes, der andere an Multipler Sklerose), aber beide die gleichen Symptome, etwa brennende Schmerzen in den Füßen, entwickeln.

Diagnose von Nervenschmerzen

Es ist wie immer: Erst die genaue Erfassung der Krankengeschichte (Anamnese) gibt dem Arzt wichtige Informationen darüber, welche Ursache die Schmerzen haben können. Der Patient hat also eine Schlüsselrolle bei der Diagnosestellung. Er wird gefragt, wo es wehtut, in welchem Verteilungsmuster, wie oft der Schmerz auftritt, seit wann und in welcher Intensität. Wichtig ist auch, dass der Patient den Schmerz genau beschreibt. Ist er brennend, stechend, einschießend oder beispielsweise eher „stumpf“? Tritt der Schmerz „einfach so“, also spontan auf oder gibt es auslösende Reize?

Des Weiteren ist es für den Arzt wichtig zu wissen, ob der Patient an bestimmten Erkrankungen leidet (zum Beispiel Diabetes oder einer Krebserkrankung), ob ein besonderes Ereignis – wie ein Unfall oder Sturz – vorangegangen ist. Auch sollte der Patient ehrlich antworten, wenn der Arzt nach seinem Alkohol- oder Drogenkonsum fragt und wissen möchte, welche Medikamente er einnimmt. Außerdem erkundigt sich der Arzt nach dem möglichen Auftreten von Positiv- und/oder Negativsymptomen (siehe Kasten Seite 125) und testet sie auch selbst. Zum Beispiel berührt er die schmerzhaften Areale mit einem Wattestäbchen, was nicht weh tun dürfte, oder mit spitzen Gegenständen, was wiederum einen Schmerz hervorrufen sollte. Alles sind wichtige Fragen und Tests, die eine erste Einordnung erlauben und den Arzt bei der Suche nach möglichen Ursachen auf die richtige Fährte bringen. Als besonders umfassend und aufschlussreich hat sich der sogenannte painDETECT-Fragebogen erwiesen, den der Patient selbst ausfüllt und der Arzt anschließend auswertet.

„Der Patient hat eine Schlüsselrolle bei der Diagnosestellung. Er sollte den Schmerz daher genau beschreiben."

Hat der Arzt einen konkreten Verdacht, welche Diagnose vorliegen könnte, schließt er dann Laboruntersuchungen oder verschiedene apparative Untersuchungen an, um ihn zu bestätigen. Liegt zum Beispiel der Verdacht nahe, dass der Patient mangelernährt ist und der Schmerz durch fehlendes Vitamin B_{12} ausgelöst sein könnte, wird er eine entsprechende Blutuntersuchung anordnen. Wenn er den Verdacht hat, dass der Patient an einer diabetischen Polyneuropathie leidet, wird er, wenn der Patient nicht weiß, ob er einen Diabetes hat, einen Blutzuckertest durchführen. Weisen die Blutzuckerwerte darauf hin, dass der Patient zuckerkrank ist, kann mit apparativen Untersuchungen (Messung der Nervenleitgeschwindigkeit) festgestellt werden, ob eine diabetische Neuropathie vorliegt. Bei einer sogenannten „small fiber-Neuropathie" hingegen bringt die Messung der Nervenleitgeschwindigkeit keinen Aufschluss. Hier kommt dann stattdessen eine sogenannte quantitative Thermotestung zum Einsatz. Dabei muss der Patient angeben, welchen Temperaturreiz auf der Haut er als schmerzhaft empfindet. Ist der Test nicht aussagekräftig – manchen Patienten fällt es schwer, so etwas einzuordnen und „Schmerzschwellen" zu benennen – können auch kleine Gewebeproben (im Durchmesser von drei Millimetern und mit einer Tiefe von drei bis vier Millimetern) mit lokaler Betäubung aus der Haut entnommen und die darin liegenden Nerven untersucht werden. Vom Zustand der Nervenfasern, genauer: der Nervenfaserdichte in der Haut, kann der Arzt Rückschlüsse auf die Art der Schädigung ziehen und eine Diagnose stellen.

Eine andere weiterführende Diagnostik ist die sogenannte Quantitativ Sensorische Testung (QST). Dabei werden Reizempfindungen im Schmerzareal abgeprüft (wie Wärme-/Kälteempfindungen, Berührungsüberempfindlichkeit oder ab wann ein Druck als schmerzhaft empfunden wird etc.). Aus der Untersuchung ergibt sich ein „Muster" an Positiv- und Negativsymptomen, von denen viele typisch für bestimmte Nervenschädigungen bzw. Erkrankungen sind. Bei zentralen Schmerzsyndromen, die durch Schädigungen der Nerven des zentralen Nervensystems (Rückenmark und Gehirn) entstanden sind, kommen darüber hinaus oft bildgebende Verfahren zum Einsatz. Im MRT zeigt sich gut, welche Areale betroffen sind. Dieses wird zum Beispiel häufig bei Nervenschmerzen nach Bandscheibenvorfällen durchgeführt.

Bei Multipler Sklerose (MS) oder Infektionen, die das zentrale Nervensystem betreffen, wird die Gehirn-Rückenmark-Flüssigkeit laborchemisch untersucht (Liquordiagnostik). Eine erhöhte Anzahl weißer Blutkörperchen im Liquor deutet immer auf entzündliche Prozesse als Ursache der Schmerzen hin. Eine weitere Methode zur Erfassung des Nervenschmerzes ist die Testung von sogenannten SEPs (sensibel evozierte Potenziale). Dabei wird den Patienten ein leichter elektrischer Impuls im Schmerzareal gegeben, also dort, wo es wehtut, und dann wird gemessen, wie der Reiz weitergeleitet wird oder ob möglicherweise Reizweiterleitungsstörungen vorliegen. Störungen dieser sogenannten sensiblen Bahnen können ebenfalls auf entzündliche Prozesse hindeuten.

Behandlung von Nervenschmerzen

Wenn Nervenschmerzen, die Mediziner als neuropathische Schmerzen bezeichnen, zum ersten Mal auftreten, ist eine schnelle und genaue Diagnose wichtig. Denn dann kann häufig noch die Ursache der zugrundeliegenden Nervenschädigungen erfolgreich behandelt werden, bevor sich die Nervenstrukturen krankhaft umbauen und der Schmerz chronisch wird.

Dafür ein einfaches Beispiel: Treten Nervenschmerzen infolge eines Vitamin-B-Mangels auf und ist der Schmerz noch nicht chronisch geworden, lässt er sich oft schon allein durch die Einnahme von Vitaminen behandeln. Grundsätzlich gilt: Ist die Schmerzursache gefunden – sei es eine Infektion oder ein Tumor, der einen Nerv abdrückt, oder Ähnliches – und kann sie beispielsweise durch eine Antibiotikatherapie oder eine Tumoroperation behoben werden, ist die Chance groß, dass auch

Antidepressiva und Antikonvulsiva für besondere Effekte

Nein, Ihr Arzt ist keineswegs verwirrt, wenn er Ihnen trotz bester seelischer Verfassung Medikamente gegen Depressionen verschreibt oder Medikamente gegen Epilepsie (Antikonvulsiva), obwohl Sie noch nie einen Krampfanfall erlitten haben. Auch der Apotheker hat nicht danebengegriffen. Jede Überlegung, aus diesen Gründen das Medikament abzulehnen, ist völlig unbegründet und nimmt Ihnen eine gewaltige Chance auf eine Schmerzlinderung.

Diese Substanzen werden in der Schmerzmedizin üblicherweise als Schmerzmedikamente eingesetzt. Das entspricht dem Behandlungsstandard. Denn sie sind oft bei Schmerzen wirksam, bei denen normale Schmerzmittel versagen. Dazu gehören Nervenschmerzen. Für Patienten ist es wichtig, das zu wissen, denn ansonsten führt der Blick auf die Medikamentenschachtel zur Verunsicherung.

das Symptom Schmerz verschwindet. Anders ist es allerdings, wenn der Schmerz bereits chronisch geworden ist, das heißt, wenn die ursächliche Erkrankung also schon länger vorliegt und zu schwer reparablen Schäden an den Nervenstrukturen geführt hat. Dann kann auch nach einer erfolgreichen Behandlung der Schmerzursache der Schmerz weiter bestehen bleiben.

> ***„Es ist wichtig, einer Behandlung eine Chance zu geben. Sie kann auch nach langjährigem Bestehen des Schmerzes effektiv sein."***

Wichtig ist aber, einer Behandlung immer eine Chance zu geben. Niemand kann voraussagen, ob eine Behandlung die Schmerzen stark oder nur schwach beeinflussen wird. Und niemand kann behaupten, dass eine Behandlung auch bei langjährigem Bestehen des Schmerzes nicht doch hocheffektiv sein kann. Ein Versuch sollte aus diesen Gründen immer und zu jedem Zeitpunkt gemacht werden. Die Behandlung chronischer neuropathischer Schmerzen ist langwierig und nicht einfach, da die gängigen Schmerzmittel, die man auch frei in der Apotheke kaufen kann, leider oft nicht helfen – zumindest nicht in Dosierungen, die noch mit erträglichen Nebenwirkungen einhergehen. Patienten müssen sich deshalb darauf einstellen, dass auch bei bester Behandlung der Schmerz nicht völlig verschwindet. Meist kann man aber eine deutliche Reduzierung der Schmerzen um immerhin 50 bis 80 Prozent erreichen. Und das ist für viele Patienten ein Meilenstein! Die wesentlichen Ziele der Behandlung sind, dass die Patienten wieder am Leben teilnehmen können, nach Möglichkeit auch am Arbeitsleben, und dass sie nachts Schlaf finden. Um diese Ziele zu erreichen, können verschiedene Medikamentenklassen als Basistherapie eingesetzt werden. Welche zum Einsatz kommen können und in welcher Dosierung, hängt von der Grunderkrankung ab. Aber auch davon, ob der Patient mit den jeweiligen Nebenwirkungen zurechtkommt oder ob medizinische Gründe gegen den Einsatz eines der Mittel vorliegen. Beispielsweise dürfen einige Medikamente bei bestimmten Erkrankungen wie Herzleiden oder Nierenerkrankungen nicht oder nur in einer bestimmten Dosis eingesetzt werden. Die Behandlung ist also letztlich immer individuell auf den Patienten abgestimmt. Die medikamentöse Therapie basiert aber auf drei Substanzgruppen, die auf Seite 136 vorgestellt werden.

Wichtig ist jedoch: Egal, welche Substanz zuerst gegeben wird – Patienten müssen wissen, dass erst nach einiger Zeit (mehreren Wochen) verlässlich eingeschätzt werden kann, ob die Therapie wirkt. Es dauert, bis die richtige Dosis gefunden wurde, die Präparate können in der Regel nur langsam hochdosiert werden. Viele Patienten erhalten Kombinationen dieser Substanzen, da eine einzige die Schmerzen in vielen Fällen nicht ausreichend kontrollieren kann. Dann muss erst ausprobiert werden, welche Kombination hilft. Bei Nervenschmerzen sollte immer auch an lokale Therapien gedacht werden, wie an neu entwickelte Schmerzpflaster (siehe Seite 231), die genau dort wirken, wo es wehtut. Viele Schmerzen lassen sich gut kontrollieren, wenn eine optimale Therapie(kombination) gefunden wird. Der Aufwand lohnt also!

▸ Weiter auf Seite 136

„Meine Nerven an den Schamlippen brennen und stechen – eine harte Probe für die Partnerschaft."

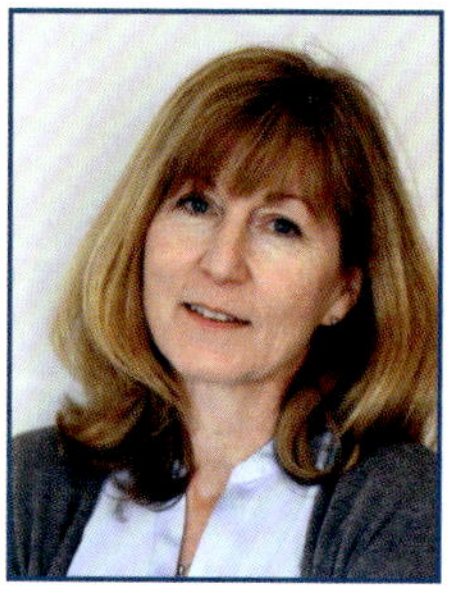

Brigitte R. (54), Außendienstlerin im Vertrieb, hat Schmerzen an einer schambesetzten Stelle – dem Genitalbereich. Hier erklärt sie, wie es zur Diagnose neuropathisches Schmerzsyndrom kam und was ihr hilft.

Eines Morgens ist er plötzlich da, im Januar 2015, dieser stechend-brennende Schmerz im Genitalbereich, vor allem links an den Schamlippen. Ich wusste damals nicht, wo der Schmerz herkommt und dass er nicht wieder weggehen würde. Er war einfach immer da, wenn ich saß, stand, schlief, zur Toilette ging, Sex hatte. Und manchmal wurde er so stark, dass ich es kaum ertragen konnte. Gleichzeitig kam die Angst: Was passiert da mit mir? Ich konnte mich in meinem Körper überhaupt nicht mehr wohlfühlen.

„Der Schmerz war immer da, wenn ich saß, stand, schlief, zur Toilette ging, Sex hatte."

Das, woran ich leide, nennen Experten ein neuropathisches Schmerzsyndrom. Meine Nerven sind – wohl durch eine Überreizung – dauerbeansprucht und quasi „wund". Ein solches Syndrom kann überall auftreten. Bei mir hat es ausgerechnet die Körperstelle getroffen, die nicht ohne Grund Schambereich heißt. Die Ursache wird wohl niemand jemals genau klären können. Ein Ansatz ist, dass sogenannte Antikörper, die mein Körper gegen Viren gebildet hat, sich im Rückenmark eingenistet haben und den Dauerschmerz entstehen ließen.

Ich hatte einmal eine Herpes-Infektion am Anus. Das tat bei jeder Bewegung grausam weh. Die Infektion verschwand, alles schien in Ordnung, bis plötzlich eines Morgens der Schmerz an den Schamlippen begann. Das könnte die Ursache sein. Aber auch wenn sie nie ganz geklärt werden kann – das Krankheitsbild ist erkannt, kann behandelt werden. Und das war das Wichtigste für mich.

Bis ich jedoch in den Algesiologikum-Schmerzzentren in München bei Frau Prof. Schiessl endlich diese Diagnose bekam, hatte ich eine wahre Ärzte-Odyssee hinter mir. Die Schmerzen in den Schamlippen fühlten sich ganz anders an als der Herpes, viel stechender und stärker. Meine erste Station war mein Hausarzt. Der schickte mich zum Neurologen und erstmal zum MRT. Der Verdacht, dass ich einen Tumor haben könnte, hat sich nicht bestätigt. Weiter gings zur Gynäkologin. Die probierte verschiedene Cremes, tippte auf Östrogenmangel, verwies an eine Frauenklinik im Krankenhaus. Ich konnte nur sitzen, liegen ging gar nicht, ich saß nächtelang wach. Mittlerweile war die Angst vor dem jetzt in Schüben kommenden Schmerz schon schlimmer als der Schmerz selber. Das kann wohl nur jemand verstehen, der es selbst erlebt hat. Aber ich sagte mir damals, ich darf nicht aufgeben, schleppte mich jeden Tag brav weiter zur Arbeit, fuhr trotz Schmerzen Auto im Außendienst. Damit habe ich mich so gut es ging abgelenkt. Irgendwann brach ich dann zusammen. Der Hausarzt schrieb mich krank und überwies mich in eine psychosomatische Klinik. Diagnose: Depression. Eigentlich klar, ich war ja mittlerweile völlig fertig. Nach sieben Wochen wurde ich entlassen – und der Schmerz, der kam einfach wieder mit nach Hause.

> ***„Ich erkannte, dass ich den Schmerz nicht abladen kann und dass ich dafür verantwortlich bin, wie es mir geht."***

Mittlerweile geriet auch die Partnerschaft in Probleme. Egal, wie einfühlsam der andere ist, so etwas kann er nicht nachempfinden. Manchmal lagen die Nerven blank. Zärtlichkeit und Nähe gerieten auch in den Hintergrund. Ich hatte zwar Momente beim Geschlechtsverkehr, die für mich gut und entspannend waren, aber es gab eben auch andere, und mein Mann zog sich immer mehr zurück, aus Angst, mir wehzutun.

Ich stürzte mich in die nächste Ärzterunde. Hausarzt, Orthopäde, Krankengymnastik, manuelle Therapie, dann ein zweiter Neurologe. Eine sogenannte Pudendus-Neuralgie stand im Raum, das ist ein Schmerz des Nerven, der den Genitalbereich und die Oberschenkel versorgt. Dortige Blockaden sollten mit Spritzen und Stoßwellentherapie behandelt werden. Der Schmerz zog sich jetzt schon über den Po runter bis ins Bein. Nichts half. Dann endlich kam ein Arzt auf die Idee, einen Schmerzmediziner hinzuzuziehen. In der Algesiologikum-Schmerztagesklinik hat mir vieles geholfen, vor allem aber die sogenannte Edukation, also die Erklärung meines Schmerzes. Ich war zwar schon lange mit ihm unterwegs, erkannte und akzeptierte ihn aber erst jetzt. Dass er zu mir gehört, der Schmerz, ich ihn nicht bei einem Arzt abladen kann. Dass ich dafür verantwortlich bin, wie es mir geht. Ich lernte in einem geschützten Kreis, wie ich mich bewegen kann, um meine Schmerzgrenze zu erkennen. Wie ich beispielsweise mein Becken kippen kann, welche Muskeln wie miteinander wirken. Das hilft, die Schonhaltung abzulegen, die zum Verkrampfen führte. Schuld war nämlich nicht etwa eine vorher diagnostizierte Pudendus-Neuralgie.

Ich lernte Feldenkraisgymnastik kennen, ganz kleine, leichte Bewegungen. Erst dachte ich, was ist denn das für ein Zirkus, aber dann bekamen Stellen Aufmerksamkeit, an die ich vorher nie gedacht hatte, wie mein Beckenboden. Das tat gut. Dazu gab es Faszientraining und Dehnübungen. Die mache ich jetzt jeden Tag zu Hause. Ich lernte auch, welche Bewegungen beim Geschlechtsverkehr gehen und welche eher nicht – und ich lernte ehrlich zu sein – zu mir, aber auch zu meinem Partner.

Wir sind früher zum Beispiel immer tanzen gegangen. Ich bin lange weiter mit hingegangen, um ihm einen Gefallen zu tun. Meine pochenden und stechenden Schmerzen habe ich ihm verschwiegen. Wir stritten uns dadurch oft bei dem, was wir früher zusammen genossen hatten. Jetzt traute ich mich zu sagen, dass Tanzen gerade nicht geht. Es klingt banal, aber ich lernte die eigenen Grenzen zu erkennen und auch zu kommunizieren. Heute machen mein Mann und ich vieles nicht mehr so spontan zusammen wie früher, teilen meine Kraft bewusster ein. Wir nehmen uns mehr Zeit füreinander und auch für Nähe. Mit 50 Jahren das Partnersein und auch den Sex neu zu lernen, ist ehrlicherweise schon eigenartig.

Heute, das ist die Zeit, in der der Schmerz nicht weg ist, aber auch nicht immer dominiert. In der ich zu Hause weniger streite, nicht so unleidig bin und im Job auch mal 100 statt 150 Prozent reichen. Ich habe über mich gelernt, dass ich eine extreme Durchhalterin bin, die auch mal fünf grade sein lassen muss. In der ersten Woche in der Schmerztagesklinik war ich nur wütend auf mich, habe mich gefragt, warum ich nicht früher Stopp gesagt, nicht besser auf mich aufgepasst habe. Über ein sogenanntes Vulnerabilitätsmodell habe ich dann meine Baustelle erkannt: Ich bin kompromisslos zu mir selbst. Das geht nicht. Denn wenn ich mich nicht kontrollieren und in die Schranken weisen kann, wie soll mir das dann mit dem Schmerz gelingen?

„Ich habe gelernt, dass ich mich um mich kümmern muss – und zwar nicht nur einmal, sondern immer."

Neben den Bewegungsübungen mache ich jetzt jeden Tag konsequent eine Entspannungseinheit. Jedem tut etwas anderes gut, mir Progressive Muskelentspannung. Natürlich habe ich Sorge, dass der Schmerz nie ganz verschwinden wird, aber daran und auch an der Sorge selbst kann ich nichts ändern. Was ich ändern kann, ist der Umgang mit mir selbst. Ich muss mich um mich kümmern, und zwar nicht nur einmal, sondern immer.

Die Außendienstmitarbeiterin Brigitte R. hat ein neuropathisches Schmerzsyndrom im Genitalbereich, das sich mit pochenden und stechenden Schmerzen äußert. In der Schmerzklinik lernte sie unter anderem durch Entspannungsübungen und Beckenbodentraining besser mit den Beschwerden umzugehen.

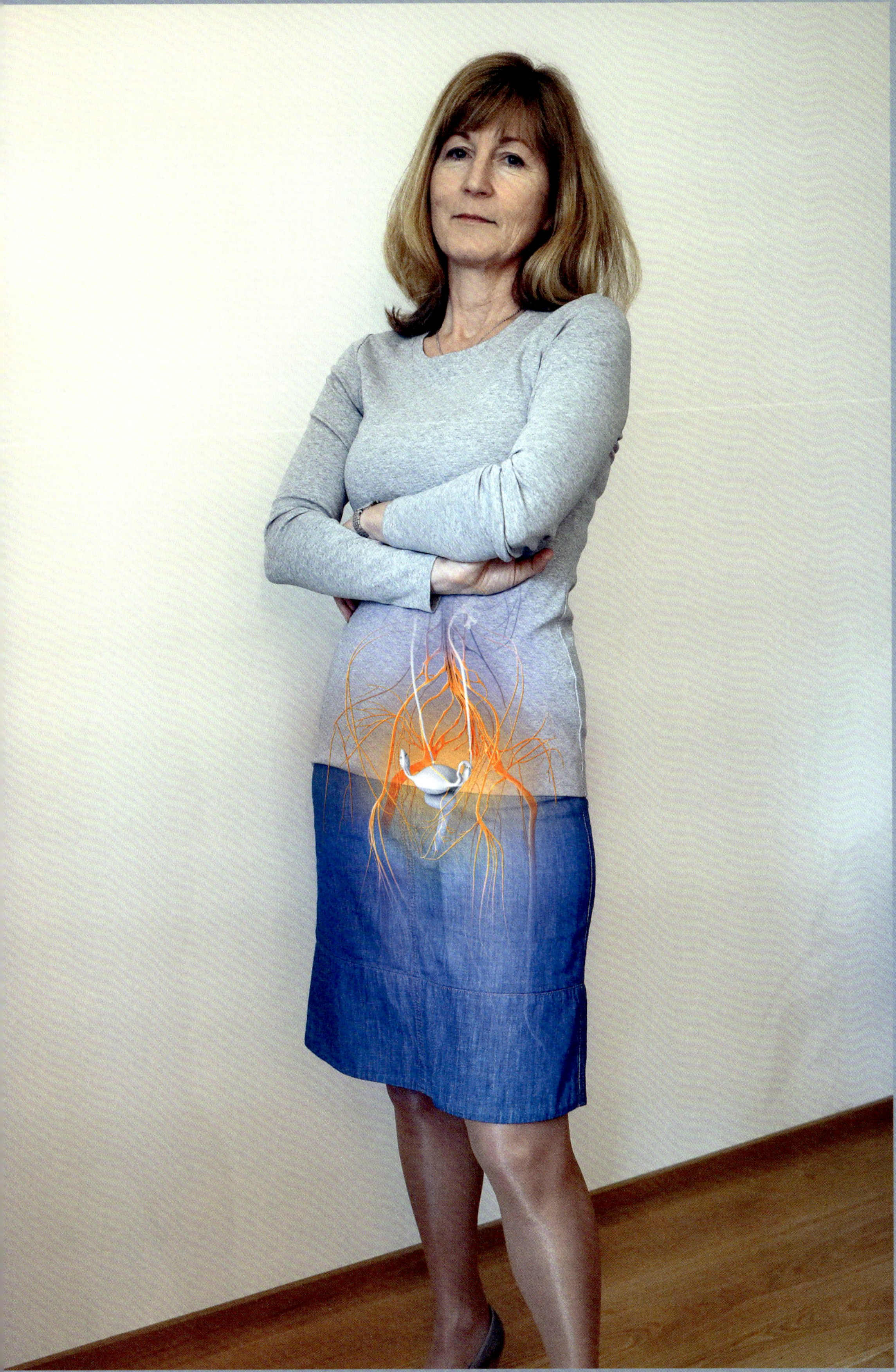

Diese Medikamente helfen bei Nervenschmerzen

‣ Antikonvulsiva

Bei Antikonvulsiva handelt es sich um eine Wirkstoffklasse, die eigentlich für die Behandlung der Epilepsie entwickelt wurde. Forscher haben beobachtet, dass diese Medikamente die Natriumkanäle (oder auch Kalziumkanäle) blockieren, die die Schmerzsensibilität der Nerven erhöhen. Sie wirken auf die eingetretene Übererregbarkeit der Nervenzellen, sind schmerzlindernd – und zwar gerade dann, wenn herkömmliche Schmerzmittel nicht helfen. Die Medikamente verursachen zu Anfang aber oft Müdigkeit. Hier hilft Geduld, denn diese vergeht bei 90 Prozent der Patienten innerhalb von zwei Wochen, während der schmerzlindernde Effekt dann über Jahre konstant anhält. Einige dieser Substanzen dürfen auch nicht bei Herzrhythmusstörungen oder Knochenmarksschädigungen eingenommen werden, zudem können sie die Leber schädigen.

‣ Schwach wirksame Opioide

Opioide zählen zu den klassischen Schmerzmitteln. Sie werden in schwach wirksame (zum Beispiel Tramadol, Tilidin) oder stark wirksame Opioide (zum Beispiel Morphin, Fentanyl, Tapentadol) eingeteilt. Letztere sind sehr stark und lösen mehr Nebenwirkungen aus. Eine häufige Nebenwirkung ist die Verstopfung, die aber mit Abführmitteln behandelt werden kann. Es hat sich gezeigt, dass viele Nervenschmerzen auf niedrigpotente Opioide gut ansprechen. Starke Opioide stellen eine Option dar, wenn nichts anderes wirkt. Opioide sollten möglichst nicht eingesetzt werden, wenn der Patient suchtkrank ist oder eine Abhängigkeit von Medikamenten aus der Vorgeschichte bekannt ist.

‣ Trizyklische Antidepressiva

Diese Medikamente (wie Amitriptylin), die eigentlich gegen Depressionen entwickelt wurden, sind auch wirksam gegen Nervenschmerzen, gerade bei der diabetischen Polyneuropathie und Nervenschmerzen nach Gürtelrose. Sie nehmen Einfluss auf die fehlende Hemmung der übererregten Nervenfasern und Nervenzellen, die bei der Entwicklung der chronischen Schmerzen eingetreten ist, sind daher perfekte Schmerzmittel bei Nervenschmerzen. Häufige Nebenwirkungen sind Verstopfungen, Gewichtszunahme, Potenzstörungen oder Schwindel. Diese Medikamente dürfen Patienten nicht nehmen, die unter grünem Star leiden, Stuhl- oder Blasenentleerungsstörungen oder Probleme mit Thrombosen oder Herzinsuffizienz haben.

Nicht medikamentöse Therapie

Zusätzlich zur Gabe der Medikamente können begleitend nicht medikamentöse Schmerztherapien wie beispielsweise die sogenannte transkutane elektrische Nervenstimulation (TENS, siehe Seite 244) eingesetzt werden. Dabei werden durch elektrische Reize körpereigene, schmerzunterdrückende Mechanismen aktiviert. Das Verfahren ist nicht schmerzhaft und es lohnt sich, es einmal auszuprobieren, vor allem, wenn Betroffene trotz Medikamenten Schmerzen haben. In Studien hat das Verfahren bei gut der Hälfte aller Patienten zu einer Minderung der Schmerzen geführt. Bei Nervenschmerzen werden die Kosten von den Krankenkassen übernommen.

> ***„Eine positive Einstellung ist wichtig, um den Gesundungsprozess anzustoßen."***

Eine begleitende Physio- oder Ergotherapie ist immer dann ratsam, wenn der Schmerz droht, den Patienten im wahrsten Sinne des Wortes „lahmzulegen". Er lernt, wie er Bewegungen, die zum Beispiel den Schmerz auslösen, vermeiden oder wie er trotz Schmerzen möglichst mobil und selbstständig bleiben kann. Bei zentralen Schmerzsyndromen (zum Beispiel nach Schlaganfall oder bei Amputationen) sind auch die sogenannten „kognitiv therapeutischen Übungen" (benannt nach dem italienischen Arzt Perfetti) vielversprechend. Die Idee dabei ist, das zentrale Nervensystem so zu trainieren, dass es wieder selbst gut Informationen verarbeiten und Bewegungsabläufe kontrollieren kann. Gerade bei chronischen Nervenschmerzen sollten immer auch die psychosozialen Aspekte der Erkrankung behandelt werden. Das entspricht dem bio-psycho-sozialen Verständnis der modernen Schmerzmedizin (siehe Kapitel 1, Seite 28/29). Die psychologische oder psychotherapeutische Begleitung ist wichtig, damit sich der Patient realistische Therapieziele setzt und auch die zum Teil frustrierenden Phasen mental übersteht, in denen ausprobiert wird, welche Medikamente helfen und welche nicht. Denn wenn eine Behandlung nicht anschlägt, ist das für den Betroffenen oft eine enorme seelische Belastung, immer auch eine große Enttäuschung, und es kann leicht passieren, dass er den Mut verliert und der Erkrankung mental nichts mehr entgegenzusetzen hat. Das seelische Gleichgewicht und eine positive innere Einstellung sind aber letztlich wichtig, um den Gesundungsprozess anzustoßen oder mit der Schmerzkrankheit leben zu können. Schmerz hat neben den körperlichen Beschwerden immer auch eine seelische Komponente, die mitbehandelt werden sollte.

Krankheiten mit neuropathischen Schmerzen

Bei den folgenden Erkrankungen kommen als Symptom häufig neuropathische Schmerzen vor. Hier einige Beispiele:

Phantomschmerzen

Wenn große Nervenstämme durchtrennt werden, wie beispielsweise bei einer Amputation oder auch bei einer Querschnittslähmung, können sogenannte Deafferenzierungs-Schmerzen auftreten. „Afferenz" bezeichnet die Weiterleitung von Reizen von den Extremitäten (Arme und Beine) hin zum Körperstamm. Zu diesen Deafferenzierungs-Schmerzen gehören der Stumpfschmerz oder auch zum Beispiel der Phantomschmerz nach einer Amputation.

Bei mehr als der Hälfte aller Amputationen kommt es zu sogenannten Stumpfschmerzen, also Schmerzen am verbliebenen Ende des Arms oder Beins. Die Entstehung der Schmerzen kann dadurch erklärt werden, das verbliebene Nervenfasern am Ende der abgetrennten Extremität sehr aktiv und erregbar, spontan feuernd Schmerzen aus dem Arm oder Bein melden. Aber auch Phantomschmerzen können auftreten, bei denen die Schmerzen in den abgetrennten Körperteil projiziert werden. Der Betroffene empfindet also Schmerzen in der Gliedmaße, die ihm abgetrennt wurde. Mittels Bildgebung konnte nachgewiesen werden, dass beim Phantomschmerz alle Teile des Gehirns so aktiv sind, als würde der Patient aktuell einen akuten Schmerz erleiden. Die Schmerzen sind von Seiten des Gehirns betrachtet absolut real, nicht eingebildet. Es ist lediglich so, dass die Extremität, in die der Schmerz projiziert wird, nicht mehr existiert. Für die Betroffenen ein sehr leidvolles Erlebnis. Die Extremität, die „schmerzlich vermisst wird", macht zudem noch massive Schmerzen.

> ***„Die Extremität, die schmerzlich vermisst wird, bereitet außerdem noch massive Schmerzen."***

Wie häufig dieses Phänomen ist, lässt sich schwer einschätzen, einige Erhebungen sprechen von fünf Prozent aller amputierten Patienten, andere von 95 Prozent. Bekannt ist, dass Kinder nur sehr selten Phantomschmerzen entwickeln. Außerdem weiß man, dass Phantomschmerzen häufiger nach Amputation einer Gliedmaße wie der Hand oder dem Fuß auftreten, aber sehr selten nach Entfernung eines Zahns oder nach Entfernung einer Brust nach Brustkrebs. Das ist nicht verwunderlich, denn in der Hirnrinde (Kortex) sind Erinnerungen an die zuvor sehr präsenten und aktiven Körperteile wie Füße oder Hände eingebrannt.

Auch die Schmerzen, die vor einer Amputation von der Gliedmaße ausgingen, haben sich im Schmerzgedächtnis festgesetzt. Diese kortikalen Erinnerungen sind bei Kindern noch nicht so stark ausgeprägt, und auch Frauen, denen die Brust abgenommen werden muss, hatten zuvor meistens keine Schmerzen in der Brust, da die Operation unmittelbar nach der Brustkrebsdiagnose erfolgt und Brustkrebs zunächst keine Schmerzen verursacht. Darum leiden sie nach Amputationen nicht so häufig unter Phantomschmerzen. Denn der Phantomschmerz wiederholt oft Schmerzen, die in der abgenommenen Gliedmaße zuvor aufgetreten sind.

Das ist auch der Grund, warum sich die Phantomschmerzen von Patient zu Patient unterscheiden. Der eine durchlebt immer wieder einen „Abschnür-Schmerz" in der Wade, der durch eine sogenannte periphere Verschlusskrankheit (der insgesamt häufigsten Ursache für Amputationen) entstand und den er monate- oder jahrelang vor der Amputation durchlitten hat. Der andere durchlebt die Schmerzen, die er einmalig, beispielsweise nach einem Knöchelbruch, hatte, die aber so heftig waren, dass sie sich tief in sein Schmerzgedächtnis eingebrannt haben.

Doch wie entstehen Phantomschmerzen? Für alle Nervenbahnen in der Körperperipherie, also in Armen und Beinen, gibt es eine Entsprechung im Gehirn, also ein Areal, das den bestimmten Körperbereich, zum Beispiel eine Hand, repräsentiert. Wird diese Hand amputiert, bleibt das entsprechende Areal im Gehirn nicht ungenutzt, sondern wird entsprechend neu besetzt.

So kann sich das Repräsentationsareal der Lippen dorthin ausweiten, wo vorher die Hand gesteuert wurde. Werden dann die Lippen durch eine Berührung stimuliert, kann das wiederum einen Phantomschmerz in der amputierten Hand auslösen. Das klingt zwar verrückt, passiert aber tatsächlich. Die Zellen im Gehirn sind dann quasi für ein anderes Areal im Körper zuständig.

Phantomschmerzen können mit Antidepressiva und Opioiden (siehe Seite 136) medikamentös behandelt werden sowie auch mit Epilepsiemitteln (Antikonvulsiva, insbesondere mit dem Wirkstoff Pregabalin). Diese Medikamente lindern die Schmerzen, der Erfolg ist aber oft nicht durchschlagend. Da die Ursache des Schmerzes in der Neuorganisation der Hirnrinde liegt, sind Ansätze vielversprechend, die diese rückgängig machen bzw. die Hirnrinde neu formatieren, wie beispielsweise die Spiegeltherapie.

Die Hirnrinde neu formatieren: Spiegeltherapie und Co.

Mit der Spiegeltherapie kann die fehlerhafte Neuorganisation der Hirnrinde, die zum Phantomschmerz führt, rückgängig gemacht werden. Der Patient stellt sich dabei seitlich mit seiner unversehrten Körperseite vor einen Spiegel und macht Gymnastik. Durch die seitenverkehrte Reflexion im Spiegel wird die Bewegung vom Gehirn als Bewegung der amputierten Gliedmaße wahrgenommen. Das führt dann zu einem erneuten Umbau der Hirnrinde, da das ursprüngliche Entsprechungsareal der amputierten Gliedmaße im Hirn nicht weiter ungenutzt bleibt, sondern – so wurde es dem Gehirn durch den Spiegel vorgegaukelt – nach wie vor benötigt wird. Die Spiegeltherapie kann Phantomschmerzen erfolgreich behandeln und auch vorbeugend eingesetzt werden.

Ähnlich wie die Spiegeltherapie können auch sogenannte Visualisierungen zum gewünschten Umbau der Hirnrinde führen. Wenn sich der Patient vorstellt, Bewegungen mit der amputierten Gliedmaße durchzuführen, kann das auch die Hirnrinde so manipulieren, dass sie glaubt, die Gliedmaße sei noch da und bräuchte ein Repräsentationsareal im Hirn. Ähnliches kann das Tragen einer myoelektrischen Prothese, die durch die Muskeln des verbliebenen Stumpfes gesteuert wird und ähnlich wie zum Beispiel eine gesunde Hand greifen und halten kann, erreicht werden. Die Muskelkontraktionen am Stumpf sorgen dafür, dass der Repräsentationsbereich der amputierten Gliedmaße in der Hirnrinde aktiv bleibt und nicht an einen anderen Bereich vergeben wird.

▸ Weiter auf Seite 144

„Mit einem Spiegel gaukle ich meinem Hirn vor, mein rechter Vorderfuß sei noch da und gesund – nicht amputiert.“

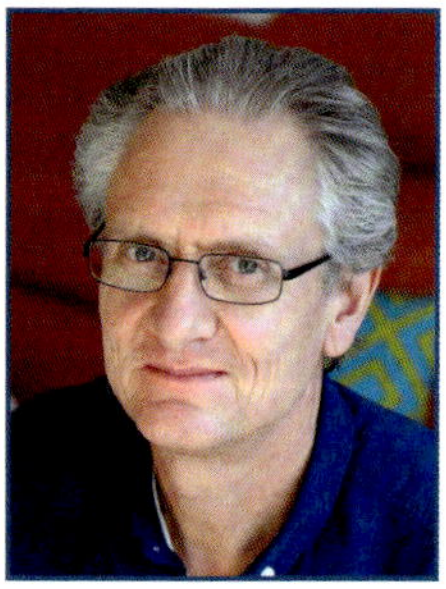

Walter K. (56), Physiker aus München, leidet unter Schmerzen in einem Körperteil – das es gar nicht mehr gibt. Er ist vom Phänomen Phantomschmerz betroffen. Hier erzählt er, wie ein Spiegel ihm half, besser mit dem Leiden umzugehen.

Pulsierend und stechend sind die Schmerzen im rechten Fuß, vor allem im großen Zeh. Mein Problem ist aber nicht nur, dass ich durch die Beschwerden keine Nacht mehr schlafe – sondern, dass es den rechten Vorderfuß, der so schmerzt, gar nicht mehr gibt. Er ist amputiert worden, ich habe Phantomschmerzen. Ich hatte schon mal gehört, dass es diese Form von Schmerzen in Körperteilen gibt, die gar nicht mehr zu einem gehören. Aber wenn man so etwas zum ersten Mal spürt, dann fühlt sich das schon wirklich eigenartig an.

„Ich habe nach der OP auf den Verband geschaut und gewusst, dass darunter keine Zehen mehr sind, sondern ein Stumpf.“

Vergangenes Jahr wurde bei mir ein sogenanntes Myosarkom gefunden. Das ist ein bösartiger Weichteiltumor, also Krebs. Bei mir saß er im rechten vorderen Fuß. Die Ärzte erklärten mir nach der Diagnose sehr schnell, dass man den betroffenen Teil abnehmen müsse, also amputieren. Ich habe nach der OP auf den Verband geschaut und gewusst, dass darunter keine Zehen mehr sind, sondern ein Stumpf. Richtig gewöhnt habe ich mich daran immer noch nicht. Schwimmen zu gehen, wofür ich die Prothese abnehmen und mit dem Stumpf in die Öffentlichkeit müsste, traue ich mich zum Beispiel noch nicht.

Nach der Operation bekam ich heftige Schmerzmittel, aber als ich aus dem Krankenhaus nach Hause kam, fühlte es sich trotzdem an, als ob ich dauerhaft einen viel zu engen Schuh tragen würde. Und das, obwohl ja kaum noch Fuß da war, der eingeschnürt werden konnte. Ich konnte die Zehen zwar weder sehen noch bewegen, denn sie waren ja weg. Aber sie taten dennoch enorm weh. Nicht der Rest des Fußes, sondern tatsächlich die Zehen. Ich hatte das große Glück, dass mein Onkologe mich innerhalb der Klinik rechts der Isar direkt ans Schmerzzentrum vermittelt hat und sich sehr schnell ein Schmerzmediziner um meine Probleme kümmerte. Er schlich im ersten Schritt meine bisherigen Schmerzmedikamente langsam aus, weil sie gegen Phantomschmerzen gar nicht geholfen haben, und baute dann eine andere Medikation auf.

„Bei Phantomschmerzen fehlt dem Hirn quasi die positive Rückmeldung des entfernten Körperteils, dass alles gut ist."

Außerdem empfahl er mir eine sogenannte Spiegeltherapie. Schmerzen werden ja im Hirn verarbeitet, dort kommen die Schmerzreize an. Bei Phantomschmerzen fehlt dem Hirn quasi die positive Rückmeldung des entfernten Körperteils, dass alles gut ist. So entwickelt sich die Schmerzwahrnehmung. Gaukelt man dem Hirn mithilfe eines Spiegels vor, dass der Körperteil noch vorhanden und intakt ist, kann man die Schmerzen tatsächlich lindern. Leider gab es keine Termine bei Physio- oder Ergotherapeuten, die Zeit hatten, also habe ich mir im Internet eine Anleitung für eine Spiegeltherapie runtergeladen und erst mal selbst angefangen.

Ich habe einen Spiegel aus dem Badezimmer genommen, mich aufs Bett gesetzt, den Spiegel zwischen beide Beine gestellt und mich leicht nach links gebeugt, sodass sich der gesunde linke Fuß darin spiegelte. Es sah also von meiner Position so aus, als hätte ich wieder einen gesunden rechten Fuß. Das gaukelt meinem Hirn vor, der rechte Fuß sei noch da und intakt. Ich saß meist zehn Minuten da und habe auf den gespiegelten linken Fuß geschaut. Dabei habe ich mich auf das Spiegelbild konzentriert und den linken als rechten Fuß bewegt. Und das half nach einigen Wochen tatsächlich! Die Schmerzen wurden so viel weniger intensiv, dass ich nachts wieder schlafen konnte – eine Erlösung für mich!

Kurz danach musste ich noch mal wegen einer OP an der Schulter ins Krankenhaus. Dort bekam ich dann Physiotherapie und konnte mit der Therapeutin zusätzlich die Spiegelbehandlung intensivieren, was sehr guttat. Auch empfehlen kann ich anderen Betroffenen eine Massage. Es fiel mir am Anfang nicht ganz leicht, den Stumpf anzufassen, aber eine regelmäßige Massage tut dem Gewebe dort sehr gut und half mir ebenfalls. Es gibt noch Nächte, in denen ich schwer einschlafe, weil sich der Fuß meldet. Aber tagsüber spüre ich ihn jetzt schon kaum noch, und wenn es nachts wieder schlimmer wird, ich mich hin- und herwälze, dann

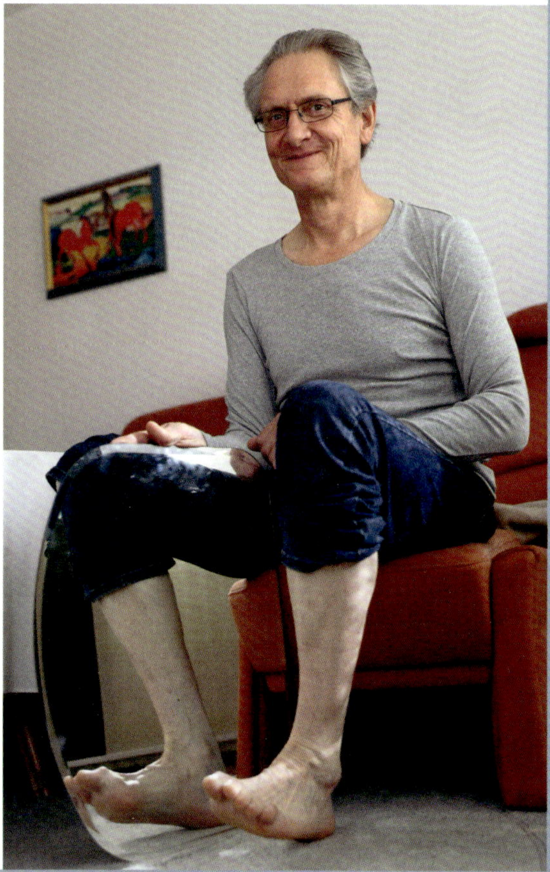

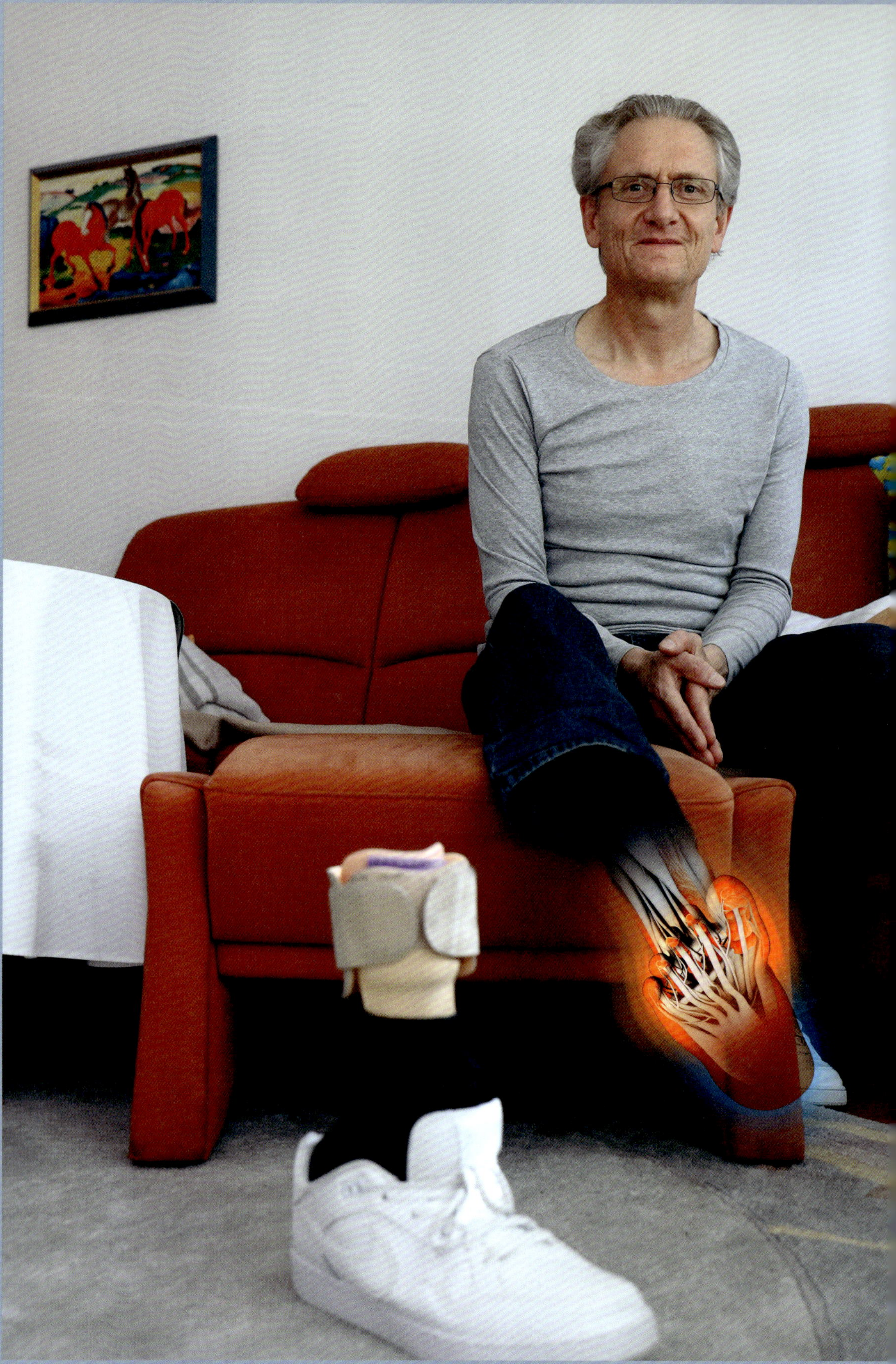

mache ich am nächsten Tag entsprechend die doppelte Zeit meine Übungen vor dem Spiegel. Das hilft meistens bereits. Ich brauche noch immer meine Gehhilfen, denn ohne kann ich weiterhin kaum drei Schritte laufen. Aber abgesehen davon geht es mir mittlerweile wirklich gut.

„Ich denke manchmal, was für ein Glück Menschen haben, dass sie zwei Füße haben, die sie tragen."

Ich nehme mittlerweile nicht einmal mehr Medikamente, denn ich komme ohne zurecht. Ich habe die Mittel ganz langsam über einen Zeitraum von fast zehn Wochen immer mehr reduziert – zusammen mit meinem Arzt. Die Medikamente einfach nicht mehr zu nehmen, hätte wahrscheinlich in einer Katastrophe für mich geendet.

Ich arbeite jetzt wieder ganz normal und versuche mit meiner Frau trotzdem weiterhin regelmäßig spazieren zu gehen. Wir lieben das beide sehr, auch wenn es noch mühsam ist. Außerdem fange ich gerade mit Fahrstunden an, um ein Automatik-Auto mit zusätzlichem linken Gaspedal fahren zu können. Ich finde es erstaunlich, wie schwer es ist, das zu lernen – wie sanft man Gas geben und wie stark man bremsen muss, wenn man gezwungen ist, den anderen Fuß zu benutzen.

Ich komme jetzt sehr gut mit meiner Situation zurecht. Nur manchmal, wenn ich an der S-Bahn-Haltestelle stehe und Menschen sehe, die gereizt auf und ab gehen, weil die Bahn zu spät kommt, frage ich mich, ob man ihnen denn irgendwie klar machen kann, was für ein Glück sie haben, dass sie gesund sind. Dass sie zwei gesunde Füße haben, die sie tragen können – und keine Schmerzen.

Dem Physiker Walter K. wurde nach einem bösartigen Weichteiltumor der rechte Vorderfuß abgenommen. Seitdem leidet er dort unter Phantomschmerzen. Die Grafik zeigt den Fuß als gesundes Ganzes, nicht als amputierten Stumpf – zeigt ihn also so, wie die Spiegeltherapie ihn darstellt. Mittlerweile kann er sogar wieder mit seiner Frau spazieren gehen.

Polyneuropathie

Bei einer Polyneuropathie sind die Nerven in Armen und Beinen, also die peripheren Nerven, betroffen. Oft sind die Schmerzen an Füßen und Händen unterschiedlich stark ausgeprägt. Der Schmerz kann überall sein, Ärzte sprechen dann von einem Handschuh- bzw. strumpfförmigen Verteilungsmuster, er kann brennend oder dumpf sein, auch schmerzhafte Missempfindungen sind typisch, insbesondere das „Ameisenlaufen". Weniger häufig ist dagegen, dass man weniger empfindlich ist („Taubheit", sogenannte Hyperalgesie) oder überempfindlich, sodass eine einfache Berührung schmerzhaft wird (Berührungsallodynie). Viele Patienten leiden auch an schmerzhaften Muskelkrämpfen, in fortgeschrittenen Stadien der Krankheit kann es sogar zu Lähmungen im betroffenen Fuß, Bein oder in der Hand beziehungsweise im Arm kommen.

Besonders häufig ist die diabetische Polyneuropathie. Sie entwickelt sich bei jedem dritten Diabetespatienten. Typisch für sie ist, dass zusätzlich auch Brennschmerzen

Neuer Ansatz: Die mechanismenorientierte Therapie

Neu ist die mechanismenorientierte Behandlung. Man therapiert dabei nicht alle Patienten mit derselben Grunderkrankung (zum Beispiel diabetische Neuropathie oder Schmerzen nach einem Schlaganfall) gleich, sondern schaut sich das Profil der Begleitsymptome genau an und behandelt diese gezielt. Ein Schlaganfallpatient mit schmerzhafter Empfindung eigentlich schmerzloser Reize (ein Streicheln tut beispielsweise weh) bekommt dann eine andere Therapie als ein Schlaganfallpatient, der gar nicht mehr auf Reize anspricht – womöglich aber die gleiche Therapie wie ein Patient mit Nervenschmerzen nach Gürtelrose, der auch hypersensibel auf Berührungen reagiert.

Die Forschung versteht mittlerweile immer besser, wie solche Symptome entstehen. Beispielsweise weiß man, welche Stoffe (Chemokine und Neuropeptide) das körpereigene Schmerzkontrollsystem (sogenannte „absteigende Hemmung", siehe ab Seite 125) herunterregulieren. Die Allodynie, bei der leichte Berührungen als schmerzhaft empfunden werden, ist Folge dieser Herunterregulierung und könnte dadurch so behandelt werden, dass die am Prozess beteiligten Chemokine und Neuropeptide gezielt in ihrer Wirkung blockiert werden.

Während heute die meisten Schmerzmedikamente mehr oder minder erfolgreich den Schmerz unterdrücken, könnte die mechanismenorientierte Schmerzmedizin in der Zukunft die Mechanismen, die zur Schmerzentstehung beim Patienten führen, „ausschalten" – und den neuropathischen Schmerz bei den Ursachen packen.

an den Fußsohlen auftreten können. Es ist wichtig, dass diese Schmerzen früh erkannt werden, weil nur dann Langzeitfolgen wie schwere Fußkomplikationen, die nicht selten zu Amputationen führen, verhindert werden. Doch fast die Hälfte der Patienten mit einer sogenannten sensomotorischen diabetischen Polyneuropathie, die die Gefühls- und Bewegungsfähigkeit einschränkt, haben erst mal überhaupt keine Symptome. Was im ersten Moment gut klingt – die Betroffenen haben schließlich auch keine Schmerzen –, kann später zum erheblichen Problem werden: Das Risiko unbemerkter Fußverletzungen, die für acht von zehn Fußamputationen verantwortlich sind, steigt. Jährlich werden in Deutschland 40.000 Amputationen bei Diabetikern durchgeführt und ein Großteil davon wäre vermeidbar. Um auch solche versteckten Polyneuropathien zu entdecken, sollten Diabetiker einmal jährlich zu einem Polyneuropathie-Screening mit entsprechenden Funktionstests gehen. Das Risiko, eine diabetische Polyneuropathie zu entwickeln, steigt mit der Diabetesdauer und steht auch im Zusammenhang mit der medikamentösen Einstellung des Blutzuckers. Patienten, die diese gut im Griff haben, erkranken seltener an einer Polyneuropathie als Patienten, die mit der Diät bzw. der Diabetestherapie etwas locker umgehen. Auch Patienten, die rauchen, viel Alkohol trinken, zusätzlich Bluthochdruck oder Übergewicht (besonders viel Bauchfett) haben, sind stärker gefährdet, eine Polyneuropathie zu entwickeln.

Nach Diagnose sollte zuerst an diesen Risikofaktoren gearbeitet werden: Die Patienten müssen darauf achten, den Blutzucker strikt in den richtigen Zahlen zu halten, keinen Alkohol zu trinken und das Rauchen aufzugeben. Wichtig ist auch, dass sie keine Medikamente bekommen, die die Nerven schädigen können, wie zum Beispiel einige Antibiotika oder bestimmte Psychopharmaka (wie sogenannte Neuroleptika). Außerdem wird oft Vitamin B_1 (Thiamin) gegeben, da ein Mangel dieses Vitamins die diabetische Polyneuropathie mit auslösen kann. Ebenso auch Vitamin B_{12}, das der Körper für gesunde Nerven benötigt, das aber durch die Diabetestherapie mit dem Wirkstoff Metformin häufig erniedrigt wird. Diese beiden Vitamine werden Betroffenen verschrieben, wenn sie im Blut erniedrigt sind.

Ansonsten wird entlang der Symptome behandelt: Besonders wirksam gegen den Schmerz sind Epilepsiemittel (Antikonvulsiva) oder Antidepressiva (siehe Seite 136). Nach Möglichkeit nicht einnehmen sollten Diabetiker sogenannte NSAR (nichtsteroidale Antirheumatika, eine Gruppe von Schmerzmedikamenten, die in Apotheken frei verkauft werden). Diese Medikamente erhöhen langfristig das Risiko für Herz-Kreislauf- und Nierenerkrankungen, das bei Diabetikern ohnehin schon hoch ist.

In ersten Studien wirkten Cannabinoide, also medizinisch verordnetes Cannabis, zunächst vielversprechend. Sie reduzierten die Schmerzen und verbesserten den Schlaf. Allerdings ist die Datenlage noch nicht ausreichend, um diese Substanzklasse für die Behandlung der diabetischen Polyneuropathie zu empfehlen. Sie werden daher bei dieser Erkrankung nicht vom Arzt verschrieben. Wichtig ist vor allem auch die Therapie neben den Medikamenten, insbesondere Krankengymnastik, um sicherzustellen, dass der Patient weiterhin auf den Beinen bleibt. Ziele sind, die Muskelspannung zu erhöhen, die Muskeln zu stärken, die Gelenke zu stabilisieren, auch möglichen Gleichgewichtsstörungen entgegenzuwirken. Von großer Bedeutung sind darüber hinaus die professionelle Fußpflege (durch speziell geschulte Podologen) und bequeme Schuhe aus dem orthopädischen Schuhfachhandel.

Postzoster-Neuralgie

Eine Gürtelrose wird häufig auf die leichte Schulter genommen. Diese Virusinfektion ist durchaus gefährlich, da sie nicht nur chronische Nervenschmerzen nach sich ziehen kann, sondern da es sogar zu Lähmungen kommen kann. Befallen die Viren den oberen Drillingsnerv an der Schläfe, kann das sogar eine Erblindung nach sich ziehen. Eine Gürtelrose sollte daher immer möglichst schnell mit einem sogenannten Virostatikum (ein Medikament gegen die auslösenden Viren) behandelt werden. Das senkt auch das Risiko für chronische Schmerzen nach der Gürtelrose. Es gibt ein paar einfache Fragen, die dem Arzt sofort sagen, dass der Patient eine erhöhte Gefahr hat, nach der akuten Erkrankung ein dauerhaftes Schmerzproblem zu entwickeln. In der Reihenfolge, in der dieses Risiko erhöht wird: Alter über 50 Jahre, weibliches Geschlecht, starke Schmerzen schon zu Beginn der Erkrankung (als Hinweis, dass besonders schwere Schädigungen im Nervensystem gerade im Gange sind), Befall im Gesicht und am Gesäß, mehr als 50 krankhafte Hautveränderungen (Effloreszenzen), die zudem noch blutig unterlegt sind. Bei einer solchen Konstellation muss der Patient darauf hingewiesen werden, dass es jetzt wirklich gilt, alles zu unternehmen, um das Problem auch schmerztherapeutisch in den Griff zu bekommen. Verpasst man diesen Zeitpunkt und das Nervensystem ist für Tage mit diesen Schmerzen bombardiert worden, sind die chronischen Veränderungen eingetreten und die Schmerztherapie gestaltet sich ungleich schwieriger. Zur Vorbeugung solcher chronischen Schmerzen wurden früher oft sogenannte Kortikosteroide („Kortison") eingesetzt. Wie eine neuere Studie zeigte, bringt das aber keinen wirksamen Schutz vor einer Postzoster-Neuralgie, weshalb nun in den Behandlungsleitlinien für Ärzte davon abgeraten wird.

Wer eine Postzoster-Neuralgie hat, klagt über brennenden Dauerschmerz und einschießende Schmerzattacken, die häufig nachts auftreten. Oft kommt es begleitend zur Allodynie: Normalerweise nicht schmerzhafte Berührungen werden dabei als schmerzend empfunden. Aber auch die anderen typischen Begleitsymptome von Nervenschmerzen können bei der Postzoster-Neuralgie auftreten (siehe Seite 125). Behandelt werden die Schmerzen in erster Linie mit Epilepsiemitteln (Antikonvulsiva) und Antidepressiva (siehe Seite 136). Aber auch alle anderen oben aufgeführten Therapien können zum Einsatz kommen. Das Verfahren der transkutanen elektrischen Nervenstimulation (TENS, siehe Seite 244), bei dem durch elektrische Reize körpereigene, schmerzunterdrückende Mechanismen aktiviert werden, ist nur bei Patienten wirksam, die nicht weniger empfindlich auf zum Beispiel Berührungen reagieren. Der Grund hierfür ist ganz einfach: Die Haut des Patienten muss sensibel genug sein, damit die Therapie eine entsprechende Wirkung erzielen kann.

Das Wichtigste zu Nervenschmerzen in Kürze

- In Deutschland haben etwa sechs Prozent der Bevölkerung neuropathische Schmerzen. Etwa jeder fünfte Schmerzklinik-Patient kommt wegen Nervenschmerzen.
- Im Unterschied zum nozizeptiven Schmerz, bei dem das schmerzverarbeitende Nervensystem intakt ist, sind diese Strukturen beim Nervenschmerz selbst betroffen, seien es die Schmerzfühler (Nozizeptoren), die Nervenfasern oder auch Nervenzellen im Gehirn.
- Generell haben neuropathische Schmerzen oft Begleitsymptome. Man unterscheidet in „Positivsymptome" (man fühlt mehr) und in „Negativsymptome" (man fühlt weniger). Besonders häufig sind Kribbeln oder „Ameisenlaufen", aber auch Taubheitsgefühle in den Gliedmaßen.
- Man unterscheidet zwei Mechanismen: Einmal sind die Nerven, die fernab vom Rumpf laufen, also in Armen und Beinen, betroffen (periphere Sensibilisierung) und einmal die Nervenzellen in Rückenmark und Gehirn (zentrale Sensibilisierung).
- Die Behandlung chronischer neuropathischer Schmerzen ist langwierig und nicht einfach, da die gängigen Schmerzmittel, die man frei in der Apotheke kaufen kann, oft nicht helfen.
- Häufig werden Medikamente gegen Depressionen oder Medikamente gegen Epilepsie eingesetzt, die nachweislich Nervenschmerzen lindern.
- Gerade bei chronischen Nervenschmerzen sollten immer auch die psychosozialen Aspekte der Erkrankung behandelt werden. Das entspricht dem bio-psycho-sozialen Verständnis der modernen Schmerzmedizin.

Engpasssyndrome

Sogenannte Engpasssyndrome entstehen durch Einengung von Nerven in Armen und Beinen (periphere Nerven). Am häufigsten und bekanntesten ist das sogenannte Karpaltunnelsyndrom. Zwischen dem Daumenballen und der Fingermuskulatur in der Hand verläuft der Karpaltunnel, und in ihm liegt neben verschiedenen Sehnen der Mittelarmnerv (Nervus medianus), der die Bewegung der Finger steuert. Wird der Tunnel und mit ihm der Nerv eingequetscht, beispielsweise durch wucherndes Bindegewebe oder Schwellungen infolge einer Entzündung, kommt es zu Schmerzen und Ausfallerscheinungen wie einem Taubheitsgefühl in der Hand oder zu einer Greifschwäche.

> ***„Bei einem Karpaltunnelsyndrom werden Nerven in der Hand eingequetscht."***

Zunächst kann versucht werden, die Ursache der Einengung medikamentös zu behandeln. Beispielsweise kann eine Schwellung, die infolge einer Entzündung entstanden ist, durch sogenannte nichtsteroidale Antirheumatika (NSAR) oder auch Kortison zurückgehen. Beide Substanzgruppen wirken entzündungshemmend und damit abschwellend. Ist eine Überlastung der Grund für eine Gewebeschwellung, kann die Hand auch mit einer Schiene oder bestimmten Stützverbänden ruhiggestellt werden. Eine solche Entlastung führt häufig zum Rückgang der Beschwerden. Sind diese Behandlungen nicht erfolgreich, kann der eingequetschte Nerv auch chirurgisch freigelegt und vom Druck befreit werden. Ein häufiges Problem dabei: Die eingedrückten Nervenfasern haben sich bereits verändert und sind mittlerweile selbst zur Schmerzquelle geworden. Das bedeutet, dass die Nervenschmerzen bleiben, auch wenn das Karpaltunnelsyndrom eigentlich erfolgreich behandelt wurde. Der Patient hat dann chronische Nervenschmerzen.

Es gibt eine ganze Reihe solcher Engpasssyndrome. Die Nervenwurzelreizung bei einem Bandscheibenvorfall beispielsweise ist im Prinzip auch eines. Diese wird ausgelöst durch die Einengung einer Nervenwurzel beim Eintritt ins Rückenmark durch das Bandscheibengewebe.

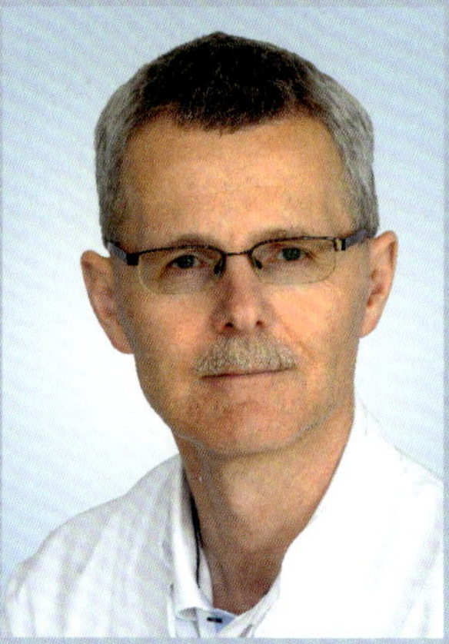

Fibromyalgie-Syndrom

Die Fibromyalgie, die auch Weichteilrheuma genannt wird, ist ein komplexes Phänomen, von dem insgesamt 1,6 Millionen Menschen in Deutschland betroffen sind. Prof. Dr. med. Winfried Häuser vom Klinikum Saarbrücken erklärt die Fakten und Hintergründe zu dieser Erkrankung. Eine Patientin berichtet, wie ihr Leben mit dieser Krankheit aussieht und warum ihre Schmerzen, wie bei vielen anderen Betroffenen, zunächst abgetan wurden.

Das Fibromyalgie-Syndrom (FMS)

Den Begriff Weichteilrheuma oder Fibromyalgie haben mittlerweile viele Menschen schon einmal gehört und verbinden damit Schmerzen am ganzen Körper. Der Begriff „Weichteilrheuma" ist jedoch umstritten, denn er gibt zu verstehen, dass es sich bei dem Leiden um eine entzündlich rheumatische Erkrankung handeln würde.

Die Symptome einer Fibromyalgie sind viel weitläufiger und beschränken sich nicht allein auf rheumatische Beschwerden wie Schmerzen in Muskeln, Gelenken und Knochen. Weitere Leitsymptome der Fibromyalgie sind Schlafstörungen bzw. nicht erholsamer Schlaf und eingeschränkte körperliche und geistige Leistungsfähigkeit (wie Konzentrationsstörungen). Bei entzündlich rheumatischen Erkrankungen sind meist auch die Krankheitsmechanismen erforscht – nicht so bei der Fibromyalgie. Experten bevorzugen deshalb den Begriff Fibromyalgiesyndrom (FMS): Ein Syndrom wird durch einen typischen Komplex von Symptomen definiert, dessen Ursache nicht geklärt ist.

Einige Mediziner gehen sogar so weit, die Begriffe Fibromyalgie und auch Fibromyalgiesyndrom ganz abzulehnen. Sie haben Sorge, dass die Patienten sonst glauben, es handle sich um eine klar umrissene, körperliche Krankheit, für die es eine „einfache" Heilung gibt – sei es in Form von Tabletten oder anderen Verfahren wie Massagen, Krankengymnastik oder anderem. Leider ist das nicht der Fall – und um es gleich vorweg zu nehmen: Die betroffenen Patienten leiden meistens ihr ganzes Leben lang unter den Beschwerden. Sie können jedoch lernen, damit besser umzugehen und Strategien zu entwickeln, die sie lindern. Auch gibt es Therapiemöglichkeiten, die eine Verbesserung herbeiführen. Eine vollständige Heilung im Sinne einer dauerhaften Beschwerdefreiheit erreichen jedoch nur die wenigsten betroffenen Patienten.

Experten, die die Begriffe Fibromyalgie oder Fibromyalgie-Syndrom (FMS) ablehnen, bezeichnen das Krankheitsbild oft als „chronische Schmerzen in verschiedenen Körperregionen" oder auch als eine „anhaltende somatoforme Schmerzstörung" oder als eine „chronische Schmerzstörung mit somatischen (= körperlichen) und psychischen (= seelischen) Faktoren".

Krankheit FMS

Insgesamt leben etwa zwei Prozent der deutschen Bevölkerung mit Fibromyalgie-artigen Beschwerden. Das hört sich wenig an, aber in absoluten Zahlen ausgedrückt heißt das, dass 1,6 Millionen Menschen betroffen sind. Eine gesicherte FMS-Diagnose liegt jedoch nur bei gut einem Zehntel dieser Patienten vor. Bei den meisten Patienten tritt ein FMS zwischen dem 40. und dem 60. Lebensjahr auf, mit steigendem Alter steigt das Erkrankungsrisiko. FMS ist ein komplexer Erkrankungszustand, der durch drei Kernsymptome gekennzeichnet ist:

- Chronische, das heißt, seit mindestens drei Monaten auftretende Schmerzen in mehreren Körperregionen
- Schlafstörungen/„schlechter" Schlaf
- Hoher Erschöpfungszustand/„Abgeschlagenheit"/Konzentrationsstörungen

Diese drei Symptome treten bei FMS-Patienten immer auf, es können aber noch weitere dazukommen. Das ist von Patient zu Patient unterschiedlich. Recht häufig sind zum Beispiel zusätzliche Beschwerden der inneren Organe (Magen, Darm, Herz, Lunge, Harnwege), aber auch überempfindliche Sinneswahrnehmungen wie beispielsweise eine erhöhte Geräusch- oder Geruchsempfindlichkeit. Viele Betroffene leiden auch unter psychischen Erkrankungen wie einer Angststörung oder Depression.

Das Syndrom ist also vielschichtig und kann von Patient zu Patient unterschiedliche Erscheinungsformen haben. Auch kann es – je nach Beschwerdemuster – Ähnlichkeit zu anderen Schmerzerkrankungen haben. Das ist der Grund, warum FMS oft nicht sofort diagnostiziert wird, viele Patienten berichten über einen langen Leidensweg mit vielen Arztbesuchen und Fehldiagnosen. Manche bekommen am Ende sogar zu hören, sie würden simulieren und seien gar nicht wirklich krank. Viele Betroffene beklagen, dass das soziale Umfeld, also Partner, Familie, Freunde, Arbeitskollegen, zum Teil auch die behandelnden Ärzte, ab einem gewissen Punkt mit Unverständnis reagieren. Das ist wenig verwunderlich, da das Wissen über chronische Schmerzerkrankungen in unserer Bevölkerung recht gering ist – einer der

Medikamente können zu FMS-ähnlichen Beschwerden führen

Beim Erfassen der Krankengeschichte (Anamnese) muss immer auch erfragt werden, ob und welche Medikamente der Patient einnimmt. Blutfettsenker (sogenannte Statine), aber auch bestimmte Hormonpräparate (sogenannte Aromatasehemmer), die bei Frauen in den Wechseljahren oder auch in der Brustkrebstherapie eingesetzt werden, selten auch bei Männern zur Behandlung von vergrößerten Brustdrüsen, können zu Gelenk- und Muskelschmerzen in verschiedenen Körperregionen führen.

Bevor Patienten, die diese Arzneien einnehmen und alle Kriterien eines FMS erfüllen, auf das Syndrom behandelt werden, sollte erst einmal getestet werden, ob die Beschwerden nicht durch solche Medikamente verursacht werden. Das lässt sich herausfinden, indem die Patienten die Tabletten einen bis maximal drei Monate weglassen und schauen, ob die Schmerzen trotzdem anhalten. Ein solcher Auslassversuch darf aber nur nach Rücksprache und mit Einverständnis des Arztes erfolgen. Er ist auch nicht immer möglich: Es gibt Hochrisikopatienten, bei denen beispielsweise das Weglassen der Blutfettsenker das Herzinfarkt- oder Schlaganfallrisiko so erhöht, dass dieser Test nicht vertretbar ist.

Gründe für dieses Buch. Die meisten Menschen glauben, wenn man Schmerzen hat, gibt es eine körperliche Ursache (wie eine Verletzung oder eine Erkrankung), die dann behandelt wird, und danach verschwinden die Schmerzen wieder.

Das ist auch meistens so, aber es gibt Schmerzerkrankungen, bei denen der Schmerz bleibt oder von vornherein gar keine „fassbare" körperliche Ursache hat, die unmittelbar behandelt werden könnte. FMS gehört dazu. Patienten mit FMS und anderen chronischen Schmerzerkrankung haben eine schwere Bürde zu tragen und verdienen die Unterstützung ihres Umfelds. Die Ausgrenzung als „Simulant", die viele Betroffene erleben, ist niederschmetternd, erhöht den psychischen Leidensdruck dieser Menschen und wirft sie in ihrem Gesundungsprozess oft weit zurück. Viele Patienten reagieren daher erleichtert, wenn sie die Diagnose FMS erhalten. Sie fühlen sich endlich ernst genommen und vom Etikett des „eingebildeten Kranken" befreit. Das ermöglicht vielen Betroffenen, endlich nach vorne zu blicken, die Ursachenforschung und das Zweifeln-an-sich-selbst zu beenden und sich auf die Bewältigung der Krankheit zu konzentrieren. Bei vielen Patienten stellt die Diagnose des FMS oft den positiven Wendepunkt in einer langen Leidensgeschichte dar – obwohl die Beschwerden meist nicht völlig verschwinden können.

Die 19 Stellen, die bei FMS schmerzen können.

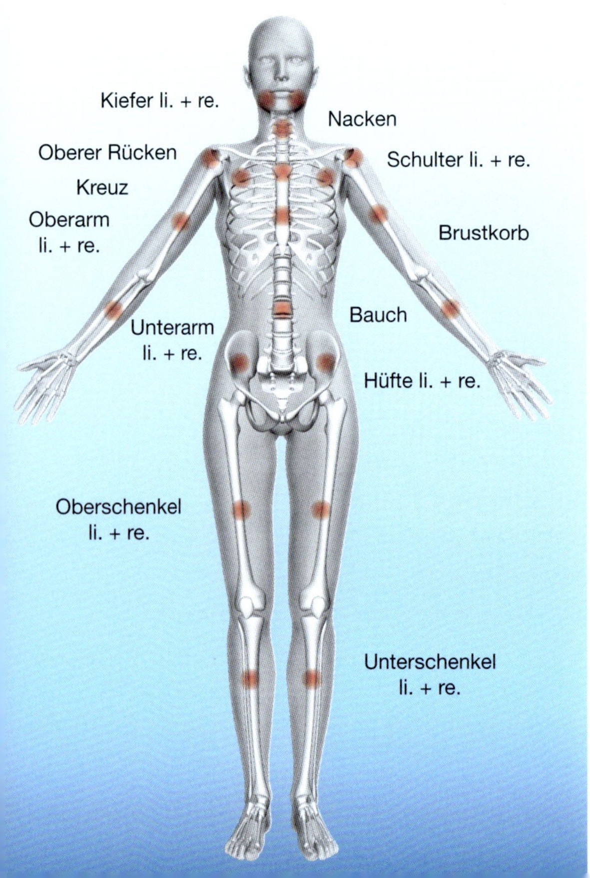

Diagnose von FMS

Wie bereits oben erläutert, gibt es Überlappungen mit anderen Erkrankungen, die die Diagnose des FMS erschweren. Da es keinen Test gibt, der aussagt, ob ein FMS vorliegt oder nicht (zum Beispiel ähnlich wie ein Allergietest oder HIV-Test) und auch die drei Leitsymptome (chronische Schmerzen in verschiedenen Körperregionen, Schlafstörungen, Erschöpfung) nicht eindeutig nur dem FMS zugeschrieben werden können, muss die Diagnose „detektivisch" erfolgen: Man muss erst mal körperliche Erkrankungen ausschließen, welche zu Schmerzen in mehreren Körperregionen und Müdigkeit führen können. Nachdem der Patient seine ausführliche Krankengeschichte berichtet hat (sogenannte Anamneseerhebung), wird der Arzt daher zunächst eine körperliche Untersuchung und einige Blutuntersuchungen durchführen, um Hinweise auf andere körperliche Erkrankungen (zum Beispiel Entzündungen, Muskelerkrankungen) zu überprüfen. Bei Hinweisen auf andere Krankheiten, zum Beispiel eine Nervenerkrankung, eine Erkrankung der inneren Organe oder eine Erkrankung des Bewegungsapparates (Muskeln, Knochen, Gelenke, Sehnen) als (Mit-)Ursache der Beschwerden, ist eine Überweisung zu einem Facharzt (zum Beispiel Neurologe, Orthopäde, Rheumatologe etc.) sinnvoll. Bei fehlenden Hinweisen für eine andere körperliche Erkrankung bei der klinischen Untersuchung und bei den Laboruntersuchungen kann die Diagnose Fibromyalgie-Syndrom auch durch den Hausarzt gestellt werden, wenn alle für das Syndrom typischen Beschwerden vorliegen:

1. Der Patient hat Schmerzen an mindestens sieben von 19 möglichen Körperstellen (siehe Grafik links) – und berichtet über nicht erholsamen Schlaf, Müdigkeit/Erschöpfungsneigung und Konzentrations- bzw. Gedächtnisprobleme.
2. Körperliche Krankheiten, die die Beschwerden erklären könnten, wurden ausgeschlossen.
3. Die drei Kernsymptome (chronische Schmerzen in verschiedenen Körperregionen, Schlafstörungen, Erschöpfung, siehe Seite 151) liegen vor und die Beschwerden dauern schon seit mindestens drei Monaten an.

Für die Diagnose eines FMS wurden verschiedene Fragebögen entwickelt, die es dem Arzt ermöglichen, fibromyalgieforme Beschwerden zu erkennen.

Entstehung von FMS und Risikofaktoren

Wie eingangs beschrieben, sind die genauen Entstehungsprozesse eines FMS nicht bekannt. Es handelt sich um ein vielschichtiges Krankheitsbild mit unterschiedlichen Ausprägungsformen, weshalb Experten von einem Zusammenspiel unterschiedlicher Krankheitsauslöser ausgehen. Nach aktuellen Erkenntnissen steht vor allem eine veränderte Schmerzreizverarbeitung im Vordergrund. Erste Studien haben gezeigt, dass bei FMS-Patienten die Aktivität und Struktur verschiedener Hirnregionen, die für die Schmerzverarbeitung zuständig sind, anders sind als bei gesunden Menschen. Man geht davon aus, dass bei FMS-Patienten die schmerzwahrnehmenden Nervenzellen (nozizeptive Neurone) im zentralen Nervensystem übersensibilisiert sind. Das wird als zentrale Sensibilisierung bezeichnet, die zu einer generellen Schmerzüberempfindlichkeit führt. Schmerzauslöser und Schmerzwahrnehmung stehen dann nicht mehr in einem ausgewogenen Verhältnis, der Schmerz wird um ein Vielfaches verstärkt wahrgenommen und er kann ohne Grund entstehen.

Neben dieser „Hochregulation" der Schmerzwahrnehmung bzw. -verarbeitung wurden bei FMS-Patienten auch Störungen des körpereigenen Schmerzhemmsystems beobachtet. So wie eine Verletzung einen Reiz über die Nervenbahn an das Gehirn sendet (aufsteigende Schmerzbahn) und dafür sorgt, dass wir den Schmerz wahrnehmen, gibt es ein hemmendes Rückleitungssystem (sogenannte absteigende Schmerzbahn): Dort werden dann Botenstoffe ausgeschüttet, die die „Schmerzfühler", die sensiblen Nervenenden (Nozizeptoren) dämpfen. Die Schmerzwahrnehmung wird damit gesenkt. Dieses „Schmerzlinderungssystem" scheint bei FMS-Patienten außer Kraft gesetzt zu sein. Die Gründe für die geänderte

Reizverarbeitung kennt man bislang nicht. Ein Faktor könnte der schlechte Schlaf der FMS-Patienten sein. Denn es ist bekannt, dass Schlafstörungen auf Dauer zu einem erhöhten Schmerzempfinden führen und das Schmerzhemmsystem blockieren. Dieses Begleitsymptom des FMS kann die Schmerzen also teufelskreismäßig verstärken.

Weiterhin ist es möglich, dass traumatische bzw. belastende Lebensereignisse oder Dauerstress (beispielsweise in Familie oder Beruf) zu einer Störung der Reizverarbeitung des Gehirns führen. Auch wenn noch nicht klar ist, was ein FMS auslöst oder zur Entstehung beiträgt, kann das FMS bereits mit zahlreichen Risikofaktoren in Zusammenhang gebracht werden. Dazu zählen:

Genetische Faktoren

Kleine genetische Unterschiede („Genpolymorphismen") am sogenannten 5-HT2-Rezeptor. Dieser Rezeptor ist „Andockstelle" für einen bestimmten Neurotransmitter (Serotonin). Neurotransmitter sind Stoffe, die Reize von Nervenzelle zu Nervenzelle übertragen. Bei der genetischen Veränderung des Rezeptors kann die Reizübertragung gestört sein. Dieser Defekt ließe sich zwar theoretisch im Rahmen einer genetischen Untersuchung feststellen, hat aber keine Konsequenz für die Behandlung. Daher wird eine solche Untersuchung nicht routinemäßig durchgeführt.

Psychosoziale Faktoren

- Konflikte, zum Beispiel am Arbeitsplatz oder in Beziehungen
- Körperliche Misshandlung
- Sexueller Missbrauch

Lebensstilbedingte Faktoren

- Übergewicht
- Zu wenig körperliche Bewegung
- Rauchen
- Schlafstörungen

Dem bio-psycho-sozialen Schmerzmodell (siehe Kapitel 1, Seite 28/29) folgend, sind besonders die Menschen gefährdet, eine chronische Schmerzerkrankung wie ein FMS zu entwickeln, die körperliche, psychische oder soziale Probleme haben – oder eine Mischung daraus. Die Behandlung setzt daher auch im Rahmen einer sogenannten multimodalen Therapie an allen drei Bereichen an.

Behandlung von FMS

Die Therapie des Fibromyalgiesyndroms, kurz des FMS, wird – wie auch bei anderen Erkrankungen – am Schweregrad ausgerichtet und erfolgt angepasst ans Stadium der Krankheit. Grundsätzlich unterscheiden die Experten zwischen drei Erkrankungsgraden des FMS:

- Bei der leichten FMS-Form kommt es neben den drei Kernsymptomen (chronische Schmerzen in verschiedenen Körperregionen, Schlafstörungen, Erschöpfung) zu keinen weiteren oder nur zu geringen körperlichen oder seelischen Beschwerden und zu keinen bzw. minimalen Beeinträchtigungen im Alltag.
- Bei der mittleren Form kommen körperliche oder seelische Beschwerden hinzu, wie zum Beispiel eine leichte Depression oder ein „nervöser" Magen, also beispielsweise ein ständiges Druckgefühl, welche die Lebensqualität beeinträchtigen, aber nicht so sehr, dass der Patient im Alltag stark leidet.
- Bei der schweren Form kommt es unter Umständen noch zu mehr Zusatzbeschwer-

den, immer stark ausgeprägt. Patienten haben zum Beispiel eine Depression und schwere Reizdarmbeschwerden zusätzlich zu den drei Kernsymptomen. Diese Menschen sind stark beeinträchtigt, in der Regel kaum noch in der Lage, ein normales Leben zu führen oder ihrer Arbeit nachzugehen.

Bei der leichten Form reicht manchmal schon eine körperliche und psychosoziale Aktivierung. Der erste Schritt ist, sich regelmäßig zu bewegen, Sport zu treiben (empfohlen wird leichtes Ausdauertraining, also zügiges Spazierengehen, Walken, Laufen, Radfahren, Schwimmen) und sich seine psychosozialen Probleme und Konflikte erst einmal bewusst zu machen. Im zweiten Schritt kann man die dann angehen. Ob Aussprache, Paarberatung oder Trennung, ob berufliche Mediation zwischen Kollegen oder Arbeitsplatzwechsel: FMS-Patienten sollten alles daransetzen, ihr Leben von unguten, belastenden Situationen zu befreien. Bei leichten Krankheitsverläufen kann das zusammen mit mehr körperlicher Aktivierung ausreichen, das FMS so weit zurückzudrängen, dass ein Leben mit wenigen Einschränkungen möglich ist. Voraussetzung ist, dass die Patienten über die Erkrankung vom Arzt aufgeklärt und „unterrichtet" werden – heute nennt man das Edukation –, damit sie wissen, dass sie mit ihrem Lebensstil und ihrer Lebensführung selbst viel dazu beitragen können, ihren Gesundheitszustand zu verbessern. Bei mittleren und schweren Verläufen des Fibromyalgiesyndroms ist eine mehrgleisige Behandlung notwendig.

Bewegungstherapie bei FMS: Weniger ist mehr

Die Leitlinien (unter http://www.awmf.org/leitlinien/detail/ll/145-004.html abrufbar) empfehlen Patienten sportliche Aktivität. Es wird konkret empfohlen, zweimal wöchentlich ein Krafttraining von geringer bis mittlerer Intensität durchzuführen und zwei- bis dreimal ein Herz-Kreislauf-Training von geringer bis mittlerer Intensität. Zusätzlich sollten regelmäßig Dehnungsübungen und außerdem meditative Bewegungstherapien gemacht werden (siehe dazu auch den Kasten Seite 266).

Für alle Aktivitäten gilt: Patienten mit Fibromyalgie sollten sich keinesfalls überanstrengen, da das in Folge zur Schmerzverstärkung führen kann. Bewegungstherapeuten empfehlen lediglich eine sehr vorsichtige, unterschwellige Belastung. Beim Ausdauertraining sollte höchstens 50 bis 60 Prozent der Maximalherzfrequenz erreicht werden, und das Krafttraining darf nur minimale Reize setzen. Wichtig ist hier, mit niedrigen Widerständen und leichten Hanteln zu arbeiten. Auch Dehnübungen sollen nicht bis zur Schmerzgrenze, sondern nur bis zur Dehnschwelle (also dem Punkt, an dem man die Dehnung erstmals empfindet) ausgeführt werden. Bei FMS-Patienten zeigen auch solche unterschwelligen Belastungen positive Effekte. Mehr bringt einfach nicht mehr – nur mehr Schmerzen.

▸ Weiter auf Seite 161

„Ich wollte keine Belastung sein, zog mich zurück und wurde depressiv."

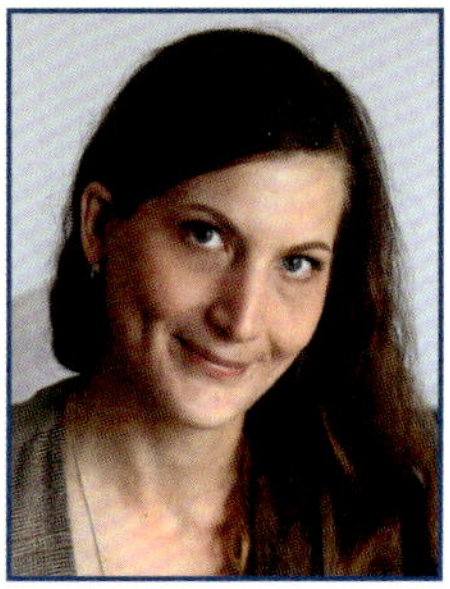

Nina S. (34), Arzthelferin aus der Nähe von München, leidet an Fibromyalgie, der Krankheit, die Schmerzen im gesamten Körper verursachen kann. Hier beschreibt sie den langen Weg zur Diagnose und wie sie Hilfe fand.

Erst war die Krankheit, die ich habe, kaum bekannt und wurde selten erkannt – mittlerweile haben viele von ihr gehört, dafür hat sie aber einen Stempel bekommen: Wer daran leidet, hat eigentlich nur einen Schuss. Ich habe eine Fibromyalgie. Und ich sage: Ich habe keinen Schuss. Und ich habe auch nicht „keinen Bock mehr zu arbeiten und spekuliere auf frühe Rente", wie einem tatsächlich vorgeworfen wird. Ich bin durch eine Schmerzhölle gegangen, die ich niemandem wünsche.

„Wer an einer Fibro leidet, hat angeblich eigentlich nur einen Schuss."

Aber beginnen wir am Anfang. Ich arbeitete als Arzthelferin beim Kinderarzt mit entsprechendem Stresspegel, als die Schmerzen 2013 begannen. Beide Hände schwollen an, die Finger wurden warm und unbeweglich, richtig steif, sodass ich kaum noch am PC arbeiten konnte. Ich musste die Handgelenke abstützen, um die Maus bedienen zu können. Mal pochte es in meinen Händen, mal lag ein unheimlich schmerzhafter Druck auf ihnen. Ich hatte Rheuma oder Arthrose im Verdacht, meine Chefin nahm mir Blut ab, wir fanden aber keine Hinweise darauf. Ich dachte: Ich bin Anfang 30, das kann kein Verschleiß sein, es muss irgendeinen Grund geben für die Schmerzen. Und damit begann ein langer Diagnoseweg.

„Sie haben nichts, aber nehmen Sie das hier mal – das kam mir spanisch vor."

Zuerst saß ich beim Rheumatologen. Mittlerweile kam zu den Schmerzen, dass ich schlecht schlief, immer wieder aufwachte, mich ständig wie gerädert fühlte. Ich lag oft mit Fieber im Bett und dachte, ich bekomme eine Grippe, aber nach einem Tag war plötzlich alles wieder gut. Alles Dinge, die auf eine Fibromyalgie hinweisen – aber das wusste ich damals noch nicht, und mein Rheumatologe kam nicht auf die Idee. Er meinte, ich hätte nichts, schrieb mir aber trotzdem Rheumatabletten auf. Das kam mir spanisch vor – Sie haben nichts, aber nehmen Sie das hier mal? Ich vertraute trotz meiner Skepsis und bekam lauter Nebenwirkungen wie Übelkeit,

Schwindel sowie Konzentrationsschwierigkeiten. Es besserte sich leider nichts. Ich versuchte, so normal es ging weiterzuleben, zog mich aber immer mehr zurück, weil ich keine Belastung für meine Freunde sein wollte. Ich konnte durch die Schmerzen beispielsweise nicht mehr mit zum Sport und lag viel daheim. Irgendwann hatte ich keinen Appetit mehr, fiel auf der Arbeit oft aus, rutschte bei 1,70 Körpergröße auf 50 Kilo runter. Ich war in einem Teufelskreis gelandet, schaffte es aber, mir einen Therapeuten zu suchen. Ich blieb mehrere Wochen im Krankenhaus, meine Depression, die mir bescheinigt wurde, wurde behandelt – aber eben nicht die Ursache, die Schmerzen. Kaum zu Hause, hing ich wieder in allem drin. Ein Internist pumpte mich daraufhin mit allerhand Nahrungsergänzungsmitteln voll. Vitamin-D- und Folsäuremangel würden meine Müdigkeit bedingen, sagte er. Ich nahm mittlerweile Antidepressiva und Neuroleptika, also etwas gegen Psychosen, und schlief fast überhaupt nicht mehr.

„Ich habe gekündigt, mir einen Job mit weniger Druck gesucht. Aber der Schmerz blieb."

Ein anderer Internist sagte mir, meine Beschwerden kämen von den Medikamenten – dabei waren die Schmerzen doch vorher da! Ich verstehe ja, dass man versucht, eine Kausalität herzustellen, aber mich hat das wahnsinnig gemacht. Ein weiterer Rheumatologe war sicher, die vielen Keime beim Kinderarzt seien schuld – das passte für mich aber auch nicht, denn ich war da seit sieben Jahren und bisher war es mir immer gut gegangen.

Ich merkte, dass ich an einem großen Rad drehen muss, und beschloss, meinen Job als Arzthelferin beim Kinderarzt zu wechseln. Ich liebte ihn, aber man sitzt da vorne wie eine Zielscheibe. Nervöse Eltern, weinende Kinder, das ständig klingelnde Telefon, die Ärztin, die etwas möchte – und dabei immer lächeln und Sicherheit ausstrahlen, auch wenn mir so manche Situation echt Angst gemacht hat für die Kleinen. Das ging einfach nicht mehr.

Ich habe gekündigt und mir einen Job im Labor gesucht, ohne „Kundenkontakt", mit viel weniger Druck. Mein Therapeut meinte, ich könne stolz auf mich sein, viele hingen in so einem Teufelskreis fest, würden in der belastenden Arbeit bleiben und nie etwas ändern. Das Problem war nur: Es blieben nicht nur die Schmerzen in den Händen,

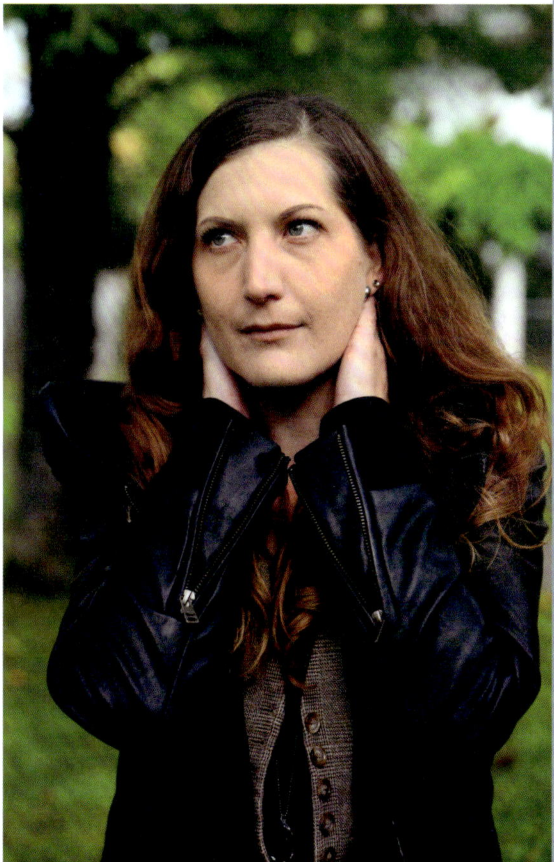

jetzt kamen zusätzlich neue Beschwerden dazu. Mein Nacken tat plötzlich irre weh, so, als würde man ein Messer hineinrammen. Er wurde ganz steif, strahlte stechend in die Schultern aus bis herunter in die Arme, dort wurde der Schmerz drückend. Wenn mich jemand berührte, fühlte sich das an wie Nadelstiche. Meine Finger kribbelten und wurden taub, ich bekam Fieber und Gliederschmerzen.

Also begab ich mich wieder auf Arztsuche. Drei Orthopäden und je einen Neurochirurgen und einen Neurologen später hatte ich wieder nichts, bekam aber neue Medikamente, diesmal Muskelrelaxanzien. Ich wusste, dass der Nacken irgendwie mit den Händen zusammenhängen musste, aber keiner der Ärzte schaute aufs große Ganze, alle nur auf ihren kleinen Bereich. Einer fand im MRT eine Fehlstellung – aber so was findet man bei jedem, wenn man sucht. Ich wusste, dass das nicht die Ursache sein konnte. Ich habe mir ein neues Bett gekauft, auf Rat der Ärzte hin, neue Kissen und bin zur Krankengymnastik gegangen.

Nach anderthalb Jahren Dauerschmerzen stand ich weinend bei einem der Orthopäden und habe ihn angeschrien, ich ginge jetzt nicht mehr eher weg, bevor er mir irgendwie helfen würde – da bekam ich die Adresse der Münchner Schmerzklinik von Frau Professor Schiessl. Und das war endlich der Punkt, an dem das Drama kippte. Ich saß dort, ein Haufen Elend, ich war gar nicht mehr der Mensch, der ich doch eigentlich bin, fröhlich, strahlend und freudig. Ich war verzweifelt und verletzt, völlig ohne Energie. Ich wurde ständig aggressiv, wahrscheinlich, weil ich mir nicht mehr anders zu helfen wusste.

„Ich war gar nicht mehr der Mensch, der ich doch eigentlich bin – ich war verzweifelt und verletzt, völlig ohne Energie."

All das fiel mir aber erst in der Schmerzambulanz auf, weil ich dort danach gefragt und ganzheitlich angeschaut wurde. Der dritte Satz von meinem behandelnden Arzt war: „Ich sage Ihnen jetzt was – kein Schmerz ist eingebildet." Das war wie eine Befreiung.

Und dann sagte er, er würde jetzt testen, woher der Schmerz kommt, und wir würden das herausfinden. Ich bekam Spritzen in den Rücken, man versuchte lokale Schmerzpunkte auszuschalten, das brachte aber nichts. Da äußerte mein Arzt den Verdacht einer Fibromyalgie. Er hat daraufhin sogenannte Tender-Punkte nach einem Schema auf meinem Körper gedrückt. Wenn eine bestimmte Anzahl davon wehtut, ist das ein sicheres Zeichen. Bei mir tat quasi alles weh. Ich bekam wieder Antidepressiva, aber in einer Dosis, die die Schmerzbotenstoffe beeinflusst und das Schmerzgedächtnis trifft. Mein Körper

Die Arzthelferin Nina S. leidet an einem Fibromyalgie-Syndrom. Sie hat Probleme an ihren Händen sowie mit ihrem Unterarm. Außerdem leidet sie an Nackenschmerzen, die sich so anfühlen, als würde man ein Messer hineinrammen. Es dauerte lange, bis ein Schmerzmediziner einen Zusammenhang zwischen all den Beschwerden herstellen konnte.

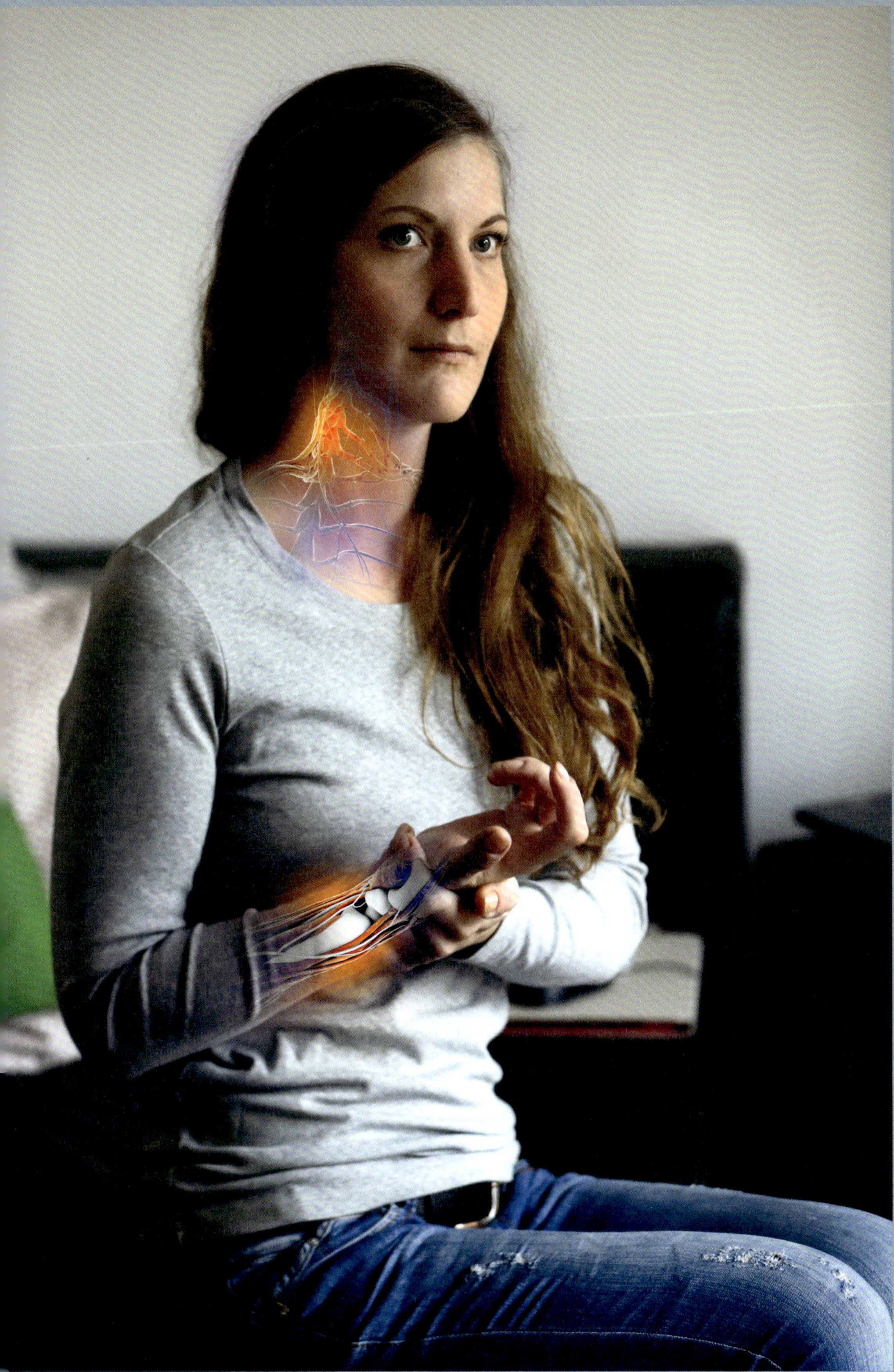

hatte sich mittlerweile so an den Schmerz gewöhnt, dass er ihn quasi automatisch bediente. Parallel dazu machte ich eine multimodale Schmerztherapie in der Algesiologikum-Schmerztagesklinik, also ein vier Wochen langes Training mit Bewegung, Gesprächen und Erklärungen. Mir half irgendwie alles – endlich! Es war das große Ganze. Ich musste mich nicht verstellen, wurde nicht schief angeguckt, auf dieser Basis wirkten dann wohl auch die Behandlungen. Ich merkte, dass Sport nicht nur weh-, sondern auch guttut, machte viele kleine Bewegungen, Wassergymnastik sowie Therabandübungen.

Im April habe ich begonnen, die neu dosierten Medikamente zu nehmen, im Juni begann die Therapie in der Tagesklinik – und Ende Juni hatte ich den ersten schmerzfreien Tag. Richtig begriffen habe ich das erst am nächsten Tag in der Gruppensitzung, als ich es ausgesprochen habe. Die Schmerzen waren so eingebrannt, dass man es sich erst mal bewusst machen muss, wenn sie fehlen. Ich ging abends ins Bett und schlief einfach ein – das war wirklich erfüllend. Dinge, die für andere selbstverständlich waren, wie sich ins Bett zu kuscheln, wurden für mich herrlich. Mir geht es heute wirklich gut. Zu wissen, was ich habe, hat mir unheimlich geholfen, weil ich dann herausfinden konnte, was mir guttut. Es gibt immer noch Tage, an denen die Schmerzen unerträglich sind, aber ich weiß jetzt, was ich tun kann, um solche Phasen zu reduzieren, und dass sie auch wieder vorbeigehen. Ich meditiere regelmäßig und mache Achtsamkeitsübungen. Und ich genieße Zeit mit meinen Nichten und Neffen. Ich dehne und bewege mich und achte auf meine Schlafhygiene. Ich gehe zum Beispiel jeden Abend zur selben Zeit ins Bett.

Im Job versuche ich nicht alles immer so ernst zu nehmen, auch wenn das leichter gesagt als getan ist. Aber ich habe gelernt, wirklich Grenzen zu setzen, abends nicht zu grübeln, sondern abzuschalten. Klar ist das manchmal schwer, aber mir hilft die Erkenntnis, dass der Job einen nicht ausmacht, zumindest nicht allein.

„Ich glaube, dass jeder etwas für sich finden kann, das für eine Besserung sorgt."

Ich weiß, dass es gerade bei der Fibro viele Patienten gibt, die keine Linderung erfahren, und das tut mir sehr leid. Aber ich glaube, dass jeder etwas für sich finden kann, das zumindest für eine Besserung sorgt.

Eine mehrgleisige Behandlung adressiert in Anlehnung an das bio-psycho-soziale Schmerzmodell Körper, Seele und Lebensumfeld. Die beiden letztgenannten Komponenten werden im Rahmen einer Psychotherapie angesprochen und, soweit möglich, behandelt. Bei einer Verhaltenstherapie lernen die Patienten auch, mit der Erkrankung zurechtzukommen – hier bekommen sie Bewältigungsstrategien, die ihnen helfen, den Schmerz in den Hintergrund zu rücken. Er ist dann zwar noch vorhanden, aber er ist nicht mehr lebensbestimmend.

Die andere Säule ist die Physiotherapie (Krankengymnastik). Hier geht es darum, den Patienten trotz Schmerzen zu mobilisieren. Er soll auch außerhalb der Therapiestunden regelmäßig leichten Ausdauersport treiben.

Bei Patienten mit starken Schmerzen können zusätzlich auch Medikamente eingesetzt werden. Allerdings ist die Auswahl gering, denn für die gängigen Schmerzmittel wie nichtsteroidale Antirheumatika oder Opioide liegt für FMS kein Wirkungsnachweis vor.

Empfohlen ist der Wirkstoff Amitriptylin, eigentlich ein Medikament gegen Depressionen, das aber auch für die Behandlung von chronischen Schmerzen zugelassen ist, wenn es im Rahmen einer multimodalen Therapie gegeben wird. Das bedeutet, das Medikament darf nur verschrieben werden, wenn der Patient auch eine Physio- und eine Psychotherapie macht. Amitriptylin erzielt bei einigen Patienten eine sehr gute Schmerzlinderung bzw. Verbesserung des Schlafes, bei den anderen wirkt es aber leider kaum. Hat der

Das Wichtigste zum Fibromyalgie-Syndrom in Kürze

- Insgesamt leben etwa zwei Prozent der deutschen Bevölkerung mit Fibromyalgie-artigen Beschwerden. Das hört sich wenig an, aber in absoluten Zahlen ausgedrückt heißt das, dass 1,6 Millionen Menschen betroffen sind.

- Die drei Kernsymptome eines FMS sind chronische, das heißt seit mindestens drei Monaten auftretende Schmerzen in mehreren Körperregionen, Schlafstörungen und ein hoher Erschöpfungszustand.

- Dem bio-psycho-sozialen Schmerzmodell folgend sind besonders die Menschen gefährdet, eine chronische Schmerzerkrankung wie ein FMS zu entwickeln, die körperliche, psychische oder soziale Probleme haben – oder eine Mischung daraus.

- Die Behandlung erfolgt immer mehrgleisig. Die Therapie adressiert Körper, Seele und Lebensumfeld und erfolgt angepasst an den Krankheitsgrad (leicht, mittel oder schwer, siehe Seite 154).

Patient zusätzlich zum FMS eine Depression oder Angststörung, kann statt Amitriptylin der Wirkstoff Duloxetin, ebenfalls ein Antidepressivum, verschrieben werden. Ohne psychische Begleiterkrankung ist der Einsatz trotz seiner unabhängigen Wirkung auf den Schmerz aber nicht zugelassen – Duloxetin erregt die schmerzhemmenden Nervenbahnen und führt so zu einer Schmerzlinderung. Das Medikament darf dann nur im Rahmen eines Heilversuchs („off label"-Anwendung) vom Arzt eingesetzt werden. Gleiches gilt für Pregabalin, eine Substanz gegen eine generalisierte Angststörung (darunter versteht man Angstzustände, die durch katastrophierende Gedanken in Bezug auf ganz normale Alltagssituationen herbeigeführt werden und sich auf alle Lebensbereiche ausweiten) und Epilepsie. Auch wenn Studien Erfolge dieser Medikamente bei FMS nachgewiesen haben, sind sie bisher in Europa nicht zur Behandlung eines FMS zugelassen.

Was können Sie selbst tun?

Viele Experten raten FMS-Patienten, ein Symptomtagebuch anzulegen, Behandlungen auszuprobieren – und zu notieren, was ihnen geholfen hat. Das ist von Mensch zu Mensch unterschiedlich. Dem einen tun Massagen gut, dem nächsten Aromabäder oder Sauna. Manche Patienten profitieren von Akupunktur oder anderen komplementärmedizinischen Heilverfahren. Wiederum andere können durch Meditation, Entspannungsübungen, Yoga oder Tai-Chi ihre Schmerzen in den Griff bekommen.

Wichtig ist zudem, über Alltagsaktivitäten nachzudenken und zu überlegen, wann der Schmerz in den Hintergrund tritt. Ist es beispielsweise, wenn man schöne Musik hört? Wenn man selbst ein Instrument spielt? Bei einem spannenden Buch oder Film? Bei der Gartenarbeit? Beim Schreiben? Wichtig ist außerdem ein gutes Aktivitätsmanagement. Das heißt, die sinnvolle Einteilung der eigenen Kräfte, zum Beispiel regelmäßige kurze Ruhepausen bei körperlicher Arbeit, bevor Schmerzen eintreten oder sich verschlimmern. Grundsätzlich gilt: FMS-Patienten sollten auf ihren Körper hören und genau beobachten, was ihnen guttut und was nicht. Diese Achtsamkeit kann helfen, besser mit der Erkrankung zu leben.

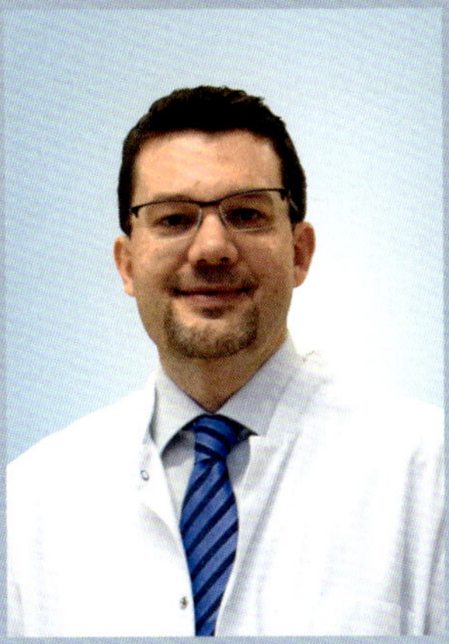

Komplexes Regionales Schmerzsyndrom

Für diese Erkrankung sind sehr starke Nervenschmerzen in Armen oder Beinen typisch. Die Symptomatik kann unterschiedlich ausgeprägt sein – Prof. Dr. med. Christian Maihöfner vom Klinikum Fürth erläutert, wie die Diagnose dieser Krankheit erfolgt und wie die Therapie aussehen kann. Eine Patientin berichtet, wie das Schmerzsyndrom ihr Leben verändert hat und wie sie damit umgeht.

Komplexes Regionales Schmerzsyndrom (CRPS)

Bei einem Komplexen Regionalen Schmerzsyndrom („complex regional pain syndrome“, kurz: CRPS) hat man sehr starke Schmerzen in Armen oder Händen beziehungsweise Beinen oder Füßen. Sie können infolge eines Knochenbruchs oder einer anderen Verletzung, einer Operation oder auch eines Schlaganfalls auftreten. Es kann nach einem solchen „Trauma“ zu starken chronischen Schmerzen kommen.

Die Symptome sind oft von Patient zu Patient ganz unterschiedlich ausgeprägt. Charakteristisch sind Schmerzen und Gefühlsstörungen (Sensibilitätsstörungen) in der betroffenen Gliedmaße. Die Patienten beschreiben den auftretenden Schmerz als brennend, ziehend oder stechend. Einige spüren ihn eher an der Hautoberfläche, andere in der Muskulatur oder im Knochen. Verstärkt wird der Schmerz oft unter Belastung (zum Beispiel beim Aufstehen), bei Anstrengung, aber auch durch Aufregung oder Temperaturwechsel. Die Patienten reagieren häufig auch überempfindlich auf Berührungen des betroffenen Arms, Beins, Fußes oder der Hand.

Typisch sind außerdem Taubheitsgefühl und andere Sensibilitätsstörungen wie Kribbeln oder „Einschlafen“ der Glieder bis hin zu einem Fremdheitsgefühl, so, als würde beispielsweise die Hand nicht mehr zu einem selbst gehören. Bei acht von zehn Patienten kommt es auch zu Wassereinlagerungen (Ödemen) am entsprechenden Arm, Bein, Fuß oder der Hand. Ebenso viele Betroffene empfinden Hauttemperaturunterschiede, außerdem entwickelt gut die Hälfte der Patienten Schwitzstörungen an der betroffenen Stelle (oft starkes Schwitzen, in seltenen Fällen auch eine verminderte Schweißproduktion). In einigen Fällen kommen auch Hautveränderungen (trockene Haut, Verfärbung der Haut) sowie ein gestörtes Haar- und Nagelwachstum vor. Bei fast allen Patienten führt das CRPS zu Bewegungseinschränkungen, bei rund der Hälfte der Betroffenen auch zu einem leichten Zittern.

Man unterscheidet ein „warmes CRPS“ und ein „kaltes CRPS“. Bei der warmen Erkrankungsform, an der etwa ein Drittel der Betroffenen leidet, kommt es zu Entzündungszeichen – die Haut ist gerötet, und die betroffene Gliedmaße ist wärmer. Beim kalten CRPS ist die Gliedmaße kälter und die Haut nimmt einen blassen, oft bläulichen Ton an. Bei der kalten Form kommt es häufiger zu Bewegungsstörungen, diese Form ist in der Regel schwerer zu behandeln.

Ursache von CRPS

Das CRPS wird immer wieder von Schmerzmedizinern als ein „verblüffendes“ Krankheitsbild beschrieben. Der Grund dafür ist, dass die auslösende Ursache – sei es ein Knochenbruch oder eine Prellung – nicht in Relation zu den Schmerzen steht, die

die betroffenen Menschen erleiden. Selbst eine kleine Schnittverletzung kann dieses Schmerzsyndrom auslösen. Wer sich beispielsweise in den Finger schneidet und ein CRPS entwickelt, hat über Monate oder gar Jahre starke Schmerzen, oft im gesamten Arm. Der Auslöser erklärt nicht das Ausmaß und die Intensität des Schmerzes – zumal dieser auch anhält, wenn die Wunde längst verheilt ist.

Warum manche Patienten ein solches CRPS entwickeln, wird momentan noch erforscht. Bisher konnten keine klaren genetischen Ursachen gefunden werden, dennoch gibt es Familien, in denen sich diese Krankheit häuft. Eine Studie konnte zeigen, dass Migräne ein Risikofaktor für die Entwicklung eines CRPS sein könnte. Als Erklärung der Ursachen für das Komplexe Regionale Schmerzsyndrom bietet die Wissenschaft bisher drei Ansätze. Das Wort „komplex" im Namen des Syndroms lässt dabei zu Recht vermuten, dass diese Ansätze nicht gerade einfach zu verstehen sind:

Erklärungsansatz 1: Eine überschießende Entzündungsreaktion

Gerade zu Beginn eines CRPS scheinen Entzündungsreaktionen eine große Rolle zu spielen: Patienten haben höhere Werte entzündungsbegünstigender Eiweiße (proinflammatorische Zytokine) im Blut und niedrigere Werte entzündungshemmender Eiweiße (antiinflammatorische Zytokine). Die entzündungsbegünstigenden Eiweiße können zu einer Sensibilisierung von Nozizeptoren führen – das sind die Schmerzfühler an den Nervenenden, die bei Aktivierung einen Reiz ans Rückenmark leiten, der zum Gehirn übertragen und dort als Schmerz wahrgenommen wird (siehe Seite 90/91). Diese proinflammatorischen Eiweiße können also Schmerzen quasi „anschalten". Infolge der Schmerzreaktion kommt es zu sogenannten neurogenen, also durch Nerven vermittelten Entzündungen. An den Nervenenden werden dabei kleine Moleküle (Peptide) freigesetzt, dadurch entstehen Schwellungen, Rötungen und ein Wärmegefühl – alles Begleiterscheinungen des CRPS.

CRPS: Keinesfalls eine seltene Erkrankung

Wie viele Menschen von diesem Syndrom betroffen sind, lässt sich schwer einschätzen. Einige Experten gehen davon aus, dass die Erkrankung bei nur etwa drei von 10.000 Patienten mit Verletzungen auftritt, es gibt aber auch Erhebungen, denen zufolge jeder dritte Patient mit einem Knochenbruch ein CRPS entwickelt. Die Angaben zur Häufigkeit liegen also recht weit auseinander. Heute weiß man, dass die Erkrankung in der Vergangenheit oft gar nicht erkannt bzw. nicht richtig diagnostiziert wurde und die tatsächliche Rate wohl höher liegt als bislang angenommen. Das CRPS ist somit keine seltene Schmerzerkrankung. Auch ist bekannt, dass Frauen anfälliger für dieses Schmerzsyndrom sind. Auf einen betroffenen Mann kommen zwei betroffene Frauen: Die Erkrankungsrate von Frauen ist also doppelt so hoch.

▸ Weiter auf Seite 170

„Meine Schmerzen wurden als Reinsteigern abgetan."

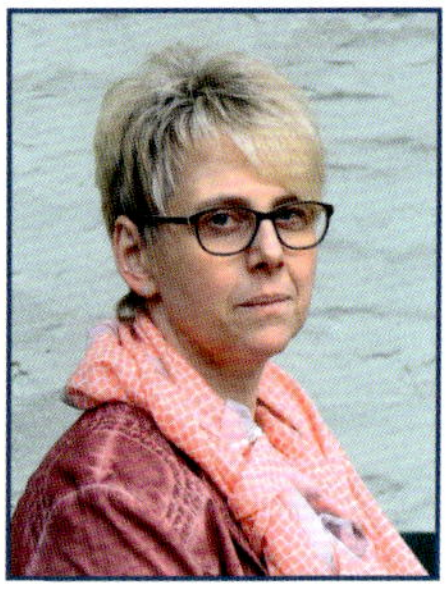

Elke O. (50), Pflegekraft in einem Pflegezentrum bei Nürnberg, leidet unter einem sogenannten Komplexen Regionalen Schmerzsyndrom, betroffen ist ihre rechte Hand. Hier berichtet sie von ihren Erlebnissen.

Es tat so weh, dass ich weinen wollte – aber die Schicht habe ich trotzdem zu Ende gemacht. Wer sollte meinen Dienst im Pflegeheim übernehmen? Es passierte, als ich einem alten Herrn half, aus dem Rollstuhl auf den Toilettensitz zu wechseln. Der Patient bog mir dabei den Ring- und Mittelfinger der rechten Hand ruckartig stark nach hinten. Das war natürlich ein Versehen, aber die Hand tat sofort höllisch weh.

> ***„Mein Arzt sagte, ich solle durchhalten, mich nicht so in den Schmerz reinstressen."***

Ich habe versucht, die Hand zu schonen, doch die schwoll stark an, pochte und stach schmerzhaft. Zwei Tage später ging ich zum ersten Mal zum Arzt, einem Handchirurgen. Die Diagnose: Bänder und Kapseln waren verletzt, ich bekam eine Gipsschiene für vier Wochen, danach sollte ich Ergotherapie und Krankengymnastik machen, dazu Lymphdrainagen. Die Behandlungen taten sehr weh, das hat sich nicht richtig angefühlt. Mein Arzt sagte aber, ich solle durchhalten, mich nicht so in den Schmerz reinstressen. Das werde schon wieder. Aber nach einigen Wochen brach ich ab. Ich konnte einfach nicht mehr.

Mittlerweile hatte ich überhaupt keine Kraft mehr in der Hand, konnte nicht einmal mehr einen Teller tragen, geschweige denn Patienten pflegen. Der Mittelfinger stand ständig hoch, die Hand blieb stark geschwollen. Ich schlief keine Nacht mehr durch, weil der pochende Schmerz mich weckte. Im März ging ich erneut zum Handchirurgen, der Mittelfinger war blau angelaufen. Meine Hausärztin beharrte darauf, dass da etwas nicht stimme, der behandelnde Arzt meinte schlicht, ich solle nicht so viel im Internet schauen und mir nichts einreden lassen, mich einfach nicht so sehr reinsteigern, das gehe mit Krankengymnastik schon weg. Man fühlt sich, als würde man simulieren, dabei wollte ich doch nichts lieber als wieder funktionieren.

Nach fünf Monaten fing ich wieder an zu arbeiten, irgendwie musste das doch gehen. Kollegen halfen mir bei schweren Arbeiten, aber auch die leichten machten mir zu schaffen. Ich konnte mit rechts nicht einmal einen

Föhn halten, wenn ich jemanden gewaschen hatte. So war ich für die Kollegen eher Last als Hilfe. Weil der Finger-Vorfall als Arbeitsunfall eingestuft wurde, musste ich bei einem Arzt der Berufsgenossenschaft vorstellig werden, einem BG-Arzt. Wir sind drei Stunden dorthin gefahren, um zehn Minuten mit dem Arzt zu reden – und der meinte dann plötzlich, der Mittelfinger habe eine Ringbandstenose, das müsse operiert werden, und der Ringfinger, das habe gar nichts mit dem Unfall zu tun, das müsse von etwas anderem stammen. Ich hatte aber nie vorher Probleme mit der Hand. Bei einer Ringbandstenose wird die Beugesehne eingeengt, dadurch entzünden sich die Sehnen. Zurück bei meinem Arzt suchte der sofort nach einem OP-Termin – dabei kam bei ihm bis dahin nie eine Ringbandstenose zur Sprache. Das hat mich stutzig gemacht. Erst mal kam der Eingriff für mich nicht infrage, auch, weil ich endlich mal wieder etwas mehr arbeitete und im Dienstplan eingeplant war. Nach weiteren schmerzhaften Wochen und Absprache mit meinem Arbeitgeber ließ ich die OP dann schließlich über mich ergehen. Doch die Schmerzen blieben.

Meine Hausärztin riet jetzt dazu, ein MRT machen zu lassen, um die Diagnose zu überprüfen, mein behandelnder Arzt lehnte aber ab – es wäre unnötig und teuer. Weil der Fall nun aber offiziell kein Berufsgenossenschafts-Unfall mehr war, durfte meine Hausärztin das MRT selbst verordnen. Sichtbar wurden Wassereinlagerungen, die nicht zur bisherigen Diagnose passten. Erst da traute ich mich, den Arzt zu wechseln, und suchte Hilfe in der auf Schmerzbehandlung spezialisierten Neurologie des Klinikums Fürth. Zum Glück! Denn dort wurde, fast ein Jahr nach dem Unfall, endlich die richtige Diagnose gestellt. Ich leide infolge des Unfalls an einem sogenannten „CRPS“, einem Komplexen Regionalen Schmerzsyndrom. Der Unfall hat eine Art Nervenentzündung in meiner Hand ausgelöst, dadurch kommt es zu den starken, nicht abklingenden Schmerzen. Krankengymnastik und Ergotherapie waren im Prinzip ein richtiger Ansatz, aber ich hätte zunächst über einen mehrwöchigen Zeitraum starke Schmerzmittel bekommen müssen, damit ich diese Behandlungen überhaupt überstehe und das Nervensystem nicht überreagiert oder die Entzündungsreaktion sich verstärkt. In Fürth erhalte ich nun spezielle Medikamente gegen Nervenschmerzen, dazu hoch dosiertes Vitamin C, um die Entzündung zu hemmen, und eine sogenannte DMSO-Salbe, die ebenfalls der Entzündung entgegenwirkt. Erst nach drei Monaten

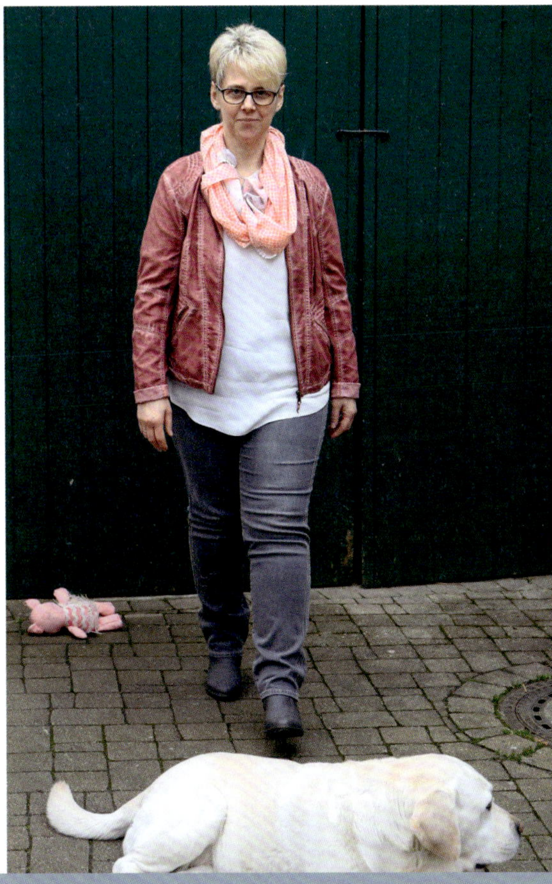

begann ich dann erneut mit Bewegungstherapien. Diese tun dieses Mal gut und zeigen Wirkung.

> ***„Fast ein Jahr nach dem Unfall wurde endlich die richtige Diagnose gestellt."***

Zum ersten Mal seit dem Unfall habe ich keine Schmerzen mehr! Mein ganzer Alltag bestand nur daraus, wie ich zurechtkomme, ohne meine Hand zu sehr zu belasten. Schlafprobleme und dieses ständige Pochen haben mein Nervenkostüm angegriffen, ich war für alle nur eine Belastung, dabei kümmere ich mich doch sonst immer um alle und alles. Dass es nach der Klinikbehandlung endlich besser wurde, war ein echter Segen. Wäre ich nur früher nach Fürth gegangen.

Viele Schmerzpatienten brauchen zu lange, bis sie beim richtigen Arzt ankommen – und oft werden die Beschwerden dadurch überhaupt erst chronisch, erklärte mir mein Arzt. Bei mir ist unklar, ob mein Komplexes Regionales Schmerzsyndrom jemals wieder ganz verschwinden wird, aber ich bin dankbar für den jetzigen Zustand. Ich schlafe wieder besser, habe nicht mehr solche Angst, die Hand zu benutzen. Ich bin immer noch eingeschränkt, kürzlich ist mir beispielsweise ein Gurkenglas heruntergefallen, weil in den Fingern plötzlich die Kraft fehlte. Wenn ich einen schweren Pflegefall zum Waschen auf die Seite drehen möchte, muss ich meist noch einen Kollegen dazuholen – aber ich habe keine Schmerzen mehr! Das ist ein enormer Fortschritt. Die Bewegungen der Hand sind noch eingeschränkt, die Gelenkknöchelchen stehen noch nicht an der richtigen Stelle, aber es wird besser. Die Behandlung geht jetzt langsam und Schritt für Schritt weiter.

> ***„Wenn man starke Schmerzen hatte, wird man demütiger und ist dankbar für kleine Erfolge."***

Aber selbst wenn der jetzige Zustand bliebe, käme ich damit zurecht. Irgendwann lernt man, die Beschwerden zu akzeptieren, und das ist gut und wichtig. Wenn man einmal im Leben richtig starke Schmerzen hatte, dann wird man demütiger und ist dankbar für kleine Erfolge. Das ist doch etwas grundsätzlich Positives – also fürs Leben, nicht nur bezogen auf den Schmerz.

Die Pflegekraft Elke O. ist nach einem Arbeitsunfall an CRPS erkrankt – das Schmerzsyndrom wurde erst nach langer Leidensgeschichte festgestellt. Die Nervenentzündung führt zu starken Schmerzen in der rechten Hand. Mittlerweile macht sie dank ihrer Behandlung in einer spezialisierten Klinik große Fortschritte.

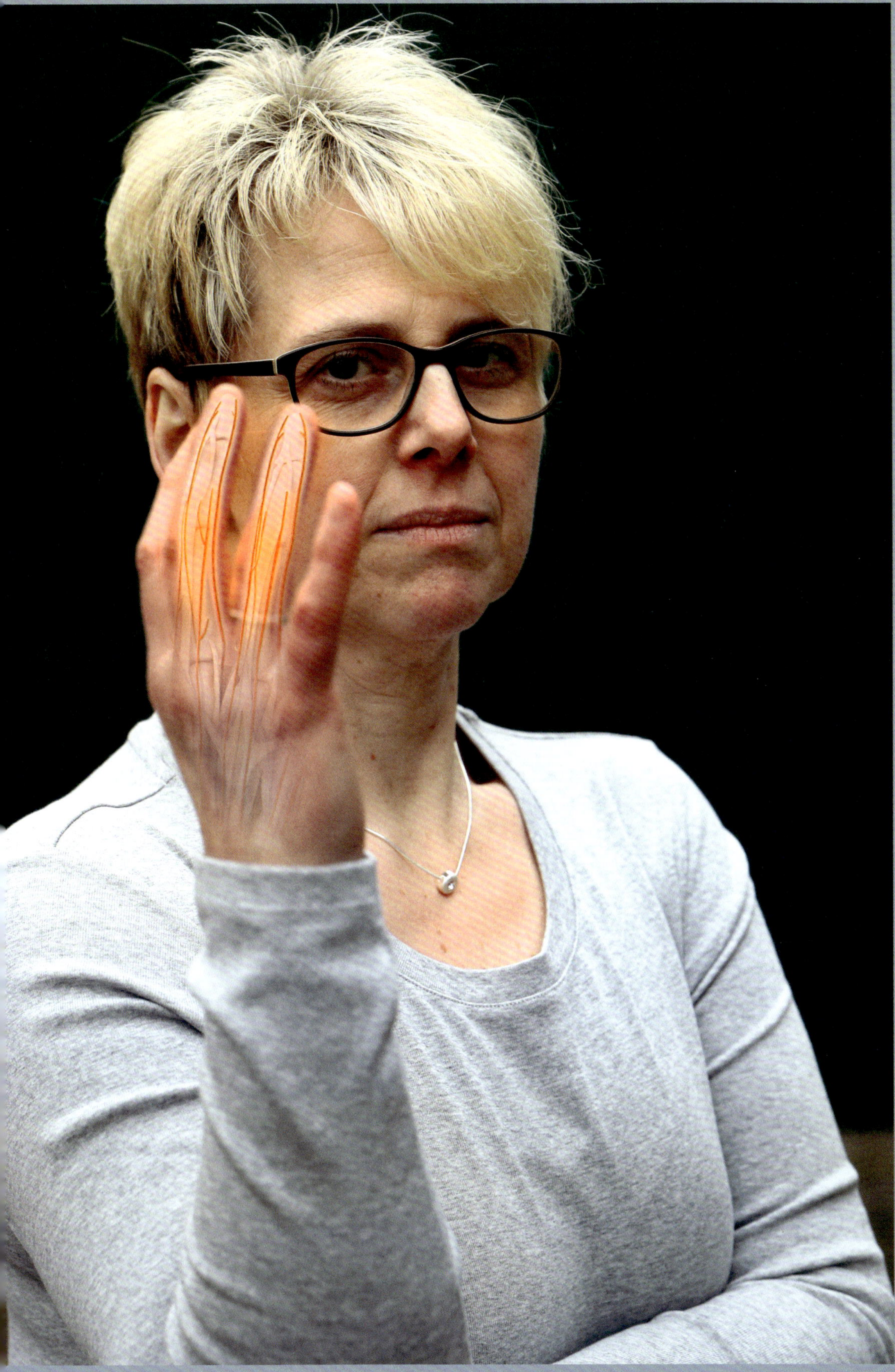

Erklärungsansatz 2: Eine Überaktivität des sympathischen Nervensystems

Unser Nervensystem hat verschiedene Teile, eines ist das sogenannte vegetative System, das lebenswichtige Funktionen wie die Atmung aufrechterhält. Das vermittelt es über die beiden Gegenspieler sympathisches und parasympathisches Nervensystem, die die Funktion wichtiger Organe im Gleichgewicht halten. Sie sorgen zum Beispiel dafür, dass das Herz regelmäßig und bei Belastung schneller schlägt, regulieren die Atmung und über die Bewegung des Darms auch die Verdauung (siehe Seite 22/23).

Das sympathische Nervensystem versetzt den Körper bei Gefahr in Alarmbereitschaft: Der Blutzuckerspiegel steigt, ebenso wie Blutdruck und Puls. In Urzeiten war das ein überlebenswichtiger Mechanismus: Der Mensch sah ein wildes Tier, und in einem Bruchteil von Sekunden machte das sympathische Nervensystem ihn startklar für die schnelle Flucht. Das war seine einzige Möglichkeit zu überleben. Dabei wurde in erhöhtem Maße Energie- und Sauerstoff zur Verfügung gestellt. Lange Zeit gingen Wissenschaftler davon aus, dass ein Chronisches Regionales Schmerzsyndrom durch eine Störung bzw. Überaktivität dieses sympathischen Nervensystems entsteht. Man glaubte, dass das auslösende Ereignis, sei es ein Knochenbruch oder eine Prellung, das sympathische Nervensystem über die Maße und dauerhaft in Alarmbereitschaft versetzt.

Darauf war man gekommen, weil in den 1950er-Jahren große Heilungserfolge mit sogenannten Sympathikusblockaden beobachtet wurden, also Therapien, die das sympathische Nervensystem blockieren. Heute geht man zwar weiterhin davon aus, dass das sympathische Nervensystem an der Entstehung des CRPS mitbeteiligt ist, Experten sehen es aber nicht mehr als alleinige Ursache für das Schmerzsyndrom an.

Erklärungsansatz 3: Veränderungen im zentralen Nervensystem

Neuere Studien mit moderner Bildgebung zeigen, dass auch das sogenannte zentrale Nervensystem an der Entstehung eines

Bietet Vitamin C Schutz vor CRPS?

Mehrere Studien zeigen, dass Vitamin C auch vorbeugend gegen CRPS wirken könnte. Untersucht wurden Menschen, die sich die Hand gebrochen hatten und entweder Vitamin C oder ein Placebo erhielten. In der Patientengruppe, die Vitamin C erhalten hatte, trat das Schmerzsyndrom deutlich seltener auf. Deswegen wird Patienten mit Knochenbrüchen in der Hand von vielen Ärzten 2 x 500 mg Vitamin C täglich verschrieben, auch wenn diese Empfehlung bisher nicht in die offiziellen Leitlinien mit aufgenommen wurden, nach der sich Mediziner bei der Behandlung von CRPS richten.

CRPS beteiligt ist. Darunter versteht man vor allem das Gehirn und das Rückenmark. Bei betroffenen Patienten wurden beispielsweise Veränderungen in der Hirnrinde („Cortex cerebri") nachgewiesen. Bei Patienten mit Beschwerden in der Hand war der Bereich der Hirnrinde, der für die Berührungsempfindung der Hand zuständig ist, deutlich kleiner (siehe Abbildung auf Seite 12). Das erklärt die typischen Sensibilitätsstörungen (Gefühl der „fremden" Hand). Außerdem zeigten die Studien: Je stärker sich das entsprechende Areal in der Hirnrinde von dem eines gesunden Menschen unterscheidet, desto stärker sind die Sensibilitätsstörungen und auch die Schmerzen. Werden solche Veränderungen in der Hirnrinde nicht von allein vom Körper wieder „zurückgebaut", wird der Schmerz chronisch. Der dritte Erklärungsansatz ist der neueste und er gibt allen Grund zu Hoffnung, denn solche Veränderungen der Hirnrinde können teilweise rückgängig gemacht werden. Das könnte das Syndrom also irgendwann heilbar machen.

Diagnose des Schmerzsyndroms

Ein CRPS kann nur anhand der Symptome diagnostiziert werden. Einen Test, wie etwa eine Blutuntersuchung, der ein eindeutiges Ergebnis hervorbringen würde, gibt es nicht. Die häufigsten Beschwerden sind:

- Erhöhte Schmerzempfindlichkeit
- Ein Temperaturunterschied zwischen der betroffenen Gliedmaße und dem Rest des Körpers sowie ein Farbunterschied (Rötung/Blässe)
- Wassereinlagerungen und Schwitzstörungen an der betroffenen Gliedmaße
- Bewegungsstörungen, Beeinträchtigung der Beweglichkeit, Schwäche der betroffenen Gliedmaße, Zittern

Schmerzexperten aus vielen Nationen haben sich im Jahr 2003 auf Einladung der „International Association for the Study of Pain" (Internationale Gesellschaft zur Schmerzerforschung) in Budapest getroffen und die folgenden vier Kriterien zusammengestellt, die für die CRPS-Diagnose entscheidend sind. Sie gelten seitdem, dem Ort entsprechend,als „Budapest-Kriterien":

1. Anhaltender Schmerz, der nicht im Verhältnis zum auslösenden Ereignis/der Verletzung steht.
2. Beim Betroffenen müssen mindestens drei von den vier links genannten Symptomen nach dem auslösenden Ereignis/der Verletzung schon einmal aufgetreten sein.
3. Aktuell muss der Betroffene zumindest noch an zwei von den vier links genannten Symptomen leiden.
4. Andere Erkrankungen, die diese Symptome ebenfalls erklären könnten (wie zum Beispiel entzündliche Gelenkserkrankungen, Entzündungen nach Knochen-OPs, massiv gestörte Durchblutung der Muskeln, dem sogenannten Kompartmentsyndrom, wurden ausgeschlossen.

Bildgebende Verfahren können helfen, die Erkrankung besser einzuschätzen. Auf Röntgenbildern zeigen sich bei CRPS-Patienten typischerweise kleine Entkalkungen an der betroffenen Gliedmaße, also Hand und Arm bzw. Fuß und Bein, insbesondere in Nähe der Gelenke. Manchmal wird auch eine sogenannte Knochenszintigraphie durchgeführt, die ebenfalls Anreicherungen nahe der Gelenke zeigt. Die Untersuchung kann in der Anfangsphase helfen, die Schwere des CRPS und den weiteren Verlauf besser einzuschätzen. Eine weitere ergänzende Untersuchung sind wiederholte (oder dauerhafte) Messungen der Hauttemperatur der betroffenen Gliedmaße und der gegenüberliegenden Gliedmaße im Vergleich. Der Temperaturunterschied beträgt bei CRPS-Patienten in der Regel ein Grad Celsius.

> ***„Je früher eine Therapie begonnen wird, desto besser sind die Heilungschancen bei diesem Schmerzsyndrom.“***

Generell gilt: Je früher die Diagnose erfolgt und eine Therapie begonnen werden kann, desto besser sind die Heilungschancen. Es ist möglich, dass das Syndrom komplett abheilt, allerdings werden einige Patienten die Schmerzen dennoch nie ganz los. Umso wichtiger ist, dass Betroffene Unterstützung sowie Hilfestellungen bekommen, um mit den bleibenden Schmerzen besser umgehen zu können.

Behandlung des Schmerzsyndroms

Da das Krankheitsbild des CRPS sehr verschieden ist, gibt es keine einheitliche, für alle Patienten geltende Behandlung. Ziel der Therapie ist nicht nur, dass der Betroffene schmerzfrei wird, sondern auch, dass Beweglichkeit und Funktion der betroffenen Gliedmaßen verbessert werden. Außerdem sollten die Entzündung und der Knochenabbau gehemmt werden. Die Behandlung erfolgt daher immer „mehrgleisig“.

Schmerzreduktion

Wichtig ist, den Schmerz über entsprechende Mittel zu reduzieren. Zunächst bekommen Patienten sogenannte nichtsteroidale Antirheumatika/NSAR (siehe Seite 224). Wenn diese in der Wirkung nicht ausreichen, können auch andere Schmerzmittel zum Einsatz kommen. Auch Antidepressiva oder Medikamente gegen epileptische Anfälle (Antikonvulsiva) können die Schmerzen lindern. Letztere sind sogar besonders effektiv bei Nervenschmerzen (siehe Seite 136). Auch sogenannte Bisphosphonate, das ist eine Medikamentengruppe, die den Knochenabbau hemmt, können bei CRPS-Patienten zur Schmerzlinderung beitragen. Ergänzend können Lymphdrainagen und Bäder die Schmerzen reduzieren.

Im Rahmen des sogenannten bio-psychosozialen Schmerzmodells (siehe Seite 28/29) kann bei einigen Patienten auch eine sogenannte multimodale Schmerztherapie sinnvoll sein, bei der man Schmerzbewältigungsstrategien und Entspannungsverfahren wie beispielsweise die Progressive Muskelentspannung (siehe Seite 253) erlernt. Bei Patienten, die kritische Lebensereignisse (zum Beispiel den Tod eines geliebten Menschen, eine Scheidung, einen Arbeitsplatzverlust) durchgemacht haben oder die Schmerzen nicht gut bewältigen können, kann auch eine Psychotherapie helfen. So können die Erfahrungen besser verarbeitet und neues Verhalten erlernt werden. Eine besondere Form der Bewegungstherapie, die zur Schmerzlinderung eingesetzt wird, ist die sogenannte Spiegeltherapie (siehe Seite 139). Der Patient stellt sich vor einen Spiegel und macht ergo- oder physiotherapeutische Übungen – und zwar so, dass er nur die gesunde Seite im Spiegel sieht, nicht die vom CRPS betroffene. Dadurch wird dem Gehirn vorgetäuscht, dass beide Arme oder Beine gesund sind. Die Netzwerke von Bewegung und Schmerz im Gehirn werden damit so beeinflusst, dass die Schmerzen zurückgehen. Versagen alle konservativen Therapien, kann man mit einem Schmerzexperten über invasive Verfahren sprechen und beispielsweise eine rückenmarknahe Elektrostimulation („spinal cord stimulation"/SCS, siehe Seite 241) durchführen. Dabei wird in einem kleinen Eingriff eine Sonde in den sogenannten Epiduralraum, einem Spalt im Bereich des Wirbelkanals, eingepflanzt. Über einen Impulsgeber können bei Bedarf elektrische Reize gesendet werden, die die Übertragung der Schmerzsignale an das Gehirn „stören" und auf diese Weise den Schmerz unterbinden.

Das Wichtigste zu CRPS in Kürze

- Bei einem Komplexen Regionalen Schmerzsyndrom (CRPS) hat man sehr starke Schmerzen in Armen oder Händen bzw. Beinen oder Füßen. Sie treten infolge eines Knochenbruchs oder einer anderen Verletzung, einer Operation oder auch eines Schlaganfalls längerfristig auf. Die OP oder die Verletzungen rechtfertigen nicht das Ausmaß der Schmerzen – weder hinsichtlich der Intensität noch der Dauer – und müssen daher als Auslöser eines CRPS verstanden werden.

- Als Ursache für das Schmerzsyndrom werden überschießende Entzündungsreaktionen oder eine Überaktivität des sogenannten sympathischen Nervensystems vermutet, das beispielsweise die Atmung steuert.

- Eine frühzeitige Diagnose ist wichtig, denn je früher sie gestellt wird und eine Therapie begonnen werden kann, desto besser sind die Heilungschancen.

- Das Krankheitsbild CRPS ist sehr verschieden ausgeprägt. Deshalb gibt es keine einheitliche, für alle Patienten gleichermaßen geltende Behandlung.

- Man unterscheidet ein „warmes CRPS", bei dem die betroffene Stelle entzündet und entsprechend erwärmt ist, und ein „kaltes CRPS", bei dem das Areal kühl bleibt. Letzteres ist in der Regel schwerer zu behandeln.

- Die Therapie erfolgt immer mehrgleisig und setzt sich aus Strategien zur Schmerzreduktion, Maßnahmen zur Verbesserung der Beweglichkeit der betroffenen Gliedmaße sowie einer medikamentösen Entzündungshemmung zusammen.

Verbesserung der Beweglichkeit

Um die Beweglichkeit und Funktion des betroffenen Arms, Beins, Fußes oder der Hand wiederherzustellen, sollten die Patienten Physiotherapie und/oder Ergotherapie machen. Fängt man mit diesen Maßnahmen so früh wie möglich an, sind die Erfolge beträchtlich.

> ***„Teilen Sie Ihrem Arzt auf der Stelle mit, wenn Ihnen eine Bewegung Schmerzen verursacht."***

Wichtig dabei ist, dass die Übungen keine Schmerzen verursachen. Patienten sollten also keinesfalls die Zähne zusammenbeißen, wenn der Physiotherapeut ihnen eine Übung vorgibt, die ihnen wehtut. Sie sollten es ihm auf der Stelle mitteilen.

Entzündungshemmung

Hat der Patient sichtbare entzündliche Symptome wie Rötungen der Haut oder Wasseransammlungen (Ödeme), sollten diese behandelt werden. Kurzzeitig hilft Kortison (vier bis acht Tage lang). Diese Behandlung kann bei Bedarf (zum Beispiel bei Bildung eines neuen Ödems) wiederholt werden. Wegen der zahlreichen Nebenwirkungen sollte Kortison aber nicht dauerhaft als Langzeittherapie eingenommen werden. Auch sogenannte Bisphosphonate, das sind Medikamente, die Knochenabbau hemmen, wirken entzündungshemmend. Eine ähnliche Wirkung haben ACC und Vitamin C, eine Einnahme sollte aber mit dem Schmerzmediziner besprochen werden. Zudem können betroffene Hautstellen mit einer entzündungshemmenden Salbe (50-prozentige DMSO-Creme) eingecremt werden.

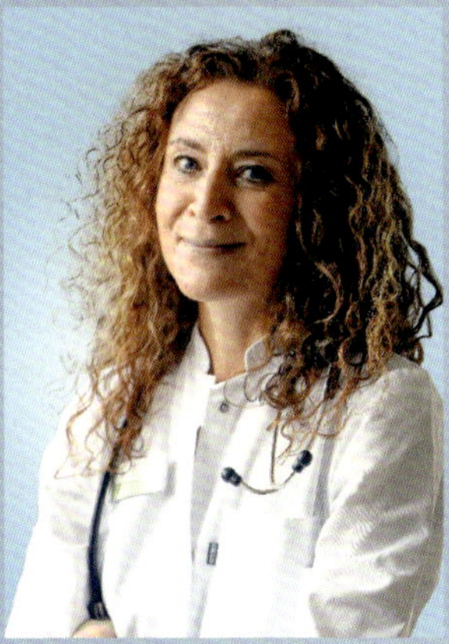

Schmerzen bei Krebs

Fast eine halbe Million Menschen erkranken in Deutschland jedes Jahr neu an Krebs. Die Krankheit ist die zweithäufigste Todesursache. Eine Krebsdiagnose löst daher große Ängste aus. Noch belastender als die Sorge zu sterben, ist meist der Gedanke, lange leiden zu müssen. Prof. Dr. med. Christine Schiessl vom Algesiologikum, Zentren für Schmerzmedizin München, erläutert die Therapiemöglichkeiten. Ein Patient erzählt, wie er mit seinen Tumorschmerzen umgeht.

Tumorschmerzen

Viele Patienten, die Krebs haben, leiden im Verlauf ihrer Krankheit unter Schmerzen. Die gute Nachricht für die Betroffenen in dieser ohnehin schwierigen Situation lautet jedoch: Durch ein Tumorleiden bedingte Schmerzen können in der heutigen Zeit sehr gut behandelt werden.

Krebs wird wie kaum eine andere Krankheit mit Schmerzen und Leid verbunden, doch diese Verknüpfung trifft nicht unbedingt immer zu. Zum einen ist Krebs nicht gleich Krebs. Viele Tumorerkrankungen, wie beispielsweise Lungentumore, entstehen oftmals unbemerkt oder machen dann Schmerzen, wenn es für eine Heilung zu spät ist. Der Schmerz hat dann in seiner Funktion als „Frühwarnsystem" versagt. Es gibt allerdings auch Krebserkrankungen, die schon relativ früh Schmerzen verursachen, beispielsweise Knochentumore – einige Gewebe sind einfach schmerzsensibler als andere. Natürlich ist aber nicht nur die Krebsart entscheidend, ob ein Patient Schmerzen hat oder nicht, sondern auch die Erkrankungsphase. Bei Krebs vermehren sich Zellen des Körpers unkontrolliert. Es bildet sich ein Tumor, der gesundes Gewebe verdrängt und sich auch in Gewebe und Organe einfrisst. Ein großer Tumor richtet einen größeren Schaden an als ein kleiner, aktiviert mehr Schmerzfühler, und das führt in der Regel auch zu mehr Schmerzen. In der Regel – denn das Schmerzempfinden ist immer individuell und letztlich von Patient zu Patient unterschiedlich. Auch wenn Ort, Art und Größe des Tumors gleich sind, müssen zwei verschiedene Krebspatienten nicht gleich viel Schmerzen haben. Positiv ist, dass bei Tumorschmerzen die medikamentöse Schmerztherapie oft sogar viel besser greift als bei anderen Schmerzerkrankungen, wie beispielsweise bei chronischen Rückenschmerzen.

Schmerzarten bei Krebs

Krebs kann zu unterschiedlichen Schmerzen führen. In vielen Fällen ist der Tumor selbst die Ursache für den Schmerz, man spricht dann von tumorbedingten Schmerzen. Wie entstehen diese? Wächst ein Tumor, verdrängt er gesundes Gewebe, da er Raum fordert (Tumore werden von Medizinern daher auch als „Raumforderungen" bezeichnet). Es kann dadurch zu Druck- oder Spannungsschmerzen kommen. Beispiele dafür sind Hirndruck, der durch Gehirntumore oder -metastasen entsteht und sich dann als Kopfschmerz äußert, oder der sogenannte Leberkapselschmerz, ein Druckschmerz im Oberbauch, der typisch für Lebermetastasen ist und als Bauchschmerz erlebt wird.

Neben diesem Druckschmerz entstehen auch häufig Schmerzen in den Organen oder im Weichteilgewebe, weil der Tumor in gesundes Gewebe, also in Muskeln, Organe oder ins Bauchfell eindringt. Denn Schmerzrezeptoren („Schmerzfühler") befinden sich nicht nur auf unserer äußeren Haut, sondern auch auf der Haut, die unsere inneren Organe ummantelt. Wenn der Tumor einwächst, wird die Haut verletzt, die Schmerzfühler schlagen Alarm, und der Patient verspürt Schmerzen. Diese treten dann mal dauerhaft, mal eher in Anfällen auf. Besonders schmerzempfindlich ist die Knochenhaut, weswegen Knochentumoren und Knochenmetastasen in der Regel starke Dauerschmerzen verursachen, die sich bei Belastung noch erhöhen können.

Auch wenn der Tumor in Strukturen des Nervengewebes einwächst, hierzu gehören Nerven, Nervenbündel im Becken oder der Achselregion, die aus dem Rückenmark austreten, oder das Rückenmark selbst, kommt es zu sehr starken Schmerzen. Sie werden häufig von Missempfindungen, Gefühlsstörungen bis hin zu Lähmungserscheinungen begleitet. Typisch für diesen sogenannten neuropathischen Schmerz (siehe Seite 131) sind brennende Dauerschmerzen und einschießende Schmerzattacken. Sie sprechen leider oft nicht gut auf die klassischen Schmerzmittel an, lassen sich aber durch andere Medikamentengruppen behandeln.

Bei den Schmerzen, die der Tumor selbst verursacht, unterscheidet man tumorbedingte Schmerzen, die vom Tumor selbst hervorgerufen werden – und sogenannte tumorassoziierte Schmerzen aufgrund von Begleitkomplikationen, die auf die Tumorerkrankung zurückzuführen sind. Zum Beispiel führt eine Tumorerkrankung oft zu einer veränderten, in vielen Fällen erhöhten Blutgerinnung. Wenn sich die Tumorzelle gegen Abwehrzellen des Immunsystems wehrt, sondert sie Stoffe ab, die verursachen, dass häufiger Blutgerinnsel entstehen und die Blutgefäße verstopfen (sogenannte Thrombosen). Typisch sind zum Beispiel Beinvenenthrombosen, das Bein schwillt an und schmerzt stark. Die Schmerzen entstehen nicht durch den Tumor selbst, sondern durch die Thrombose, deren Entstehung von der Krebserkrankung begünstigt wurde.

Eine dritte Schmerzkategorie bei Krebs sind die therapiebedingten Schmerzen. Nicht nur die Krankheit selbst oder Begleitkomplikationen können zu Schmerzen führen, sondern letztlich auch die Behandlung. Dafür ein einfaches Beispiel: Nach einer Krebsoperation hat der Patient im Bereich der Operationswunde Schmerzen. Diese nehmen im Laufe der Wundheilung ab, sollten aber dennoch behandelt werden. Andere Therapien, allen voran die Chemotherapie, aber auch die Strahlentherapie, verursachen Nebenwirkungen, die schmerzhaft sind. Das können Schleimhautentzündungen („Mukositis"), besonders schmerzhaft im Bereich des Mundes, oder Nervenschädigungen („Polyneuropathie") sein, die zu Missempfindungen wie Kribbeln oder Taubheitsgefühlen in Armen und Beinen bis hin zu starken, brennenden Schmerzen führen können.

Krebs hat eine hohe Schmerzlast, da Schmerzen aus diesen drei genannten, verschiedenen Bereichen entstehen können. Für die Betroffenen ist es dabei unerheblich, woher der Schmerz kommt. Für sie ist wichtig, dass die Schmerzen effektiv behandelt werden. Für den Arzt und die Therapiewahl ist aber wichtig, die Schmerzursache zu kennen – denn die erfolgreiche Behandlung eines Wundschmerzes nach einer OP erfolgt anders als zum Beispiel die Behandlung von Druck- oder Nervenschmerzen.

▸ Weiter auf Seite 181

„Mein Krebs lässt meine Knochen schmerzen."

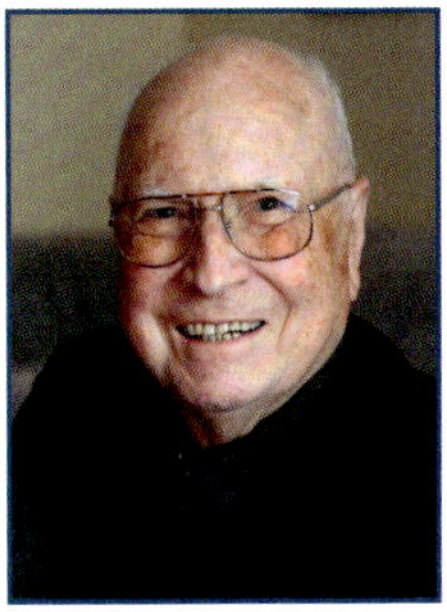

Karl-Heinz und seine Irmgard B. (beide 81) lieben sich seit Kindertagen – und stehen auch die heftigen Schmerzen seiner Prostatakrebserkrankung zusammen durch. Hier berichtet der Münchner, was ihm guttut.

Je älter man wird, desto weniger Kraft hat man, sich mit Schmerzen herumzuschlagen. Ich habe seit 16 Jahren einen Tumor in meiner Prostata. Er wuchs langsam, bis er vergangenes Jahr in Kopf, Rücken, Becken und Blase zu streuen begann. Ich habe keine Angst zu sterben, mir war ein langes, glückliches Leben mit meiner Frau vergönnt. Wir kennen uns, seit wir vier Jahre alt sind, waren Nachbarskinder. Aber die Schmerzen, die dieser Krebs macht, davor hatte ich Angst.

Es fing im Rücken an, zog dann ins rechte Bein. An der Seite habe ich schon lange eine künstliche Hüfte. Knochenschmerzen sind drückend, als wenn man etwas viel zu Enges trägt. Erst kamen sie in Wellen, dann blieben sie dauerhaft. Meine Frau und ich haben ein sehr ruhiges Leben mit einem kleinen Radius, aber ich schaffte es nicht einmal mehr, mit ihr um die Ecke beim Supermarkt einzukaufen. Dabei habe ich das immer so gern getan! Ich habe mich gegen eine weitere Krebstherapie entschieden. Vergangenes Jahr habe ich sechs Monate quasi dauerhaft im Krankenhaus verbracht. Erst musste die Blase mehrfach ausgeschabt werden, dann machte die Niere nicht mehr mit, dann wurde ich ständig ohnmächtig. Ich habe nicht geglaubt, dass ich das überlebe, aber meine Frau hat mich mit viel Liebe und gutem Essen wieder auf die Beine bekommen. Es dauerte nach der Klinik vier Monate, bis ich wieder ein Bein vors andere setzen konnte. Ein halbes Jahr war alles gut, dann fanden die Ärzte raus, dass der Krebs weiter gestreut hat, und wollten, dass ich eine Chemo mache. Ich habe abgelehnt. Die Beschwerden einer Chemo würde ich nicht mehr überstehen. Ein Jahr soll mir noch bleiben, aber wer weiß, wie viel mir bliebe, wenn ich gegen den Krebs weiterkämpfen würde. Nur eine Behandlung ist mir wich-

Der Postbeamte Karl-Heinz B. hat Prostatakrebs mit Metastasen und dadurch Schmerzen im unteren Rücken, die sich bis ins rechte Bein ziehen. Eine sogenannte periradikuläre Therapie konnte ihm helfen. Dabei wird über eine Spritze am Rücken Schmerzmittel verabreicht, um die Beschwerden zu reduzieren.

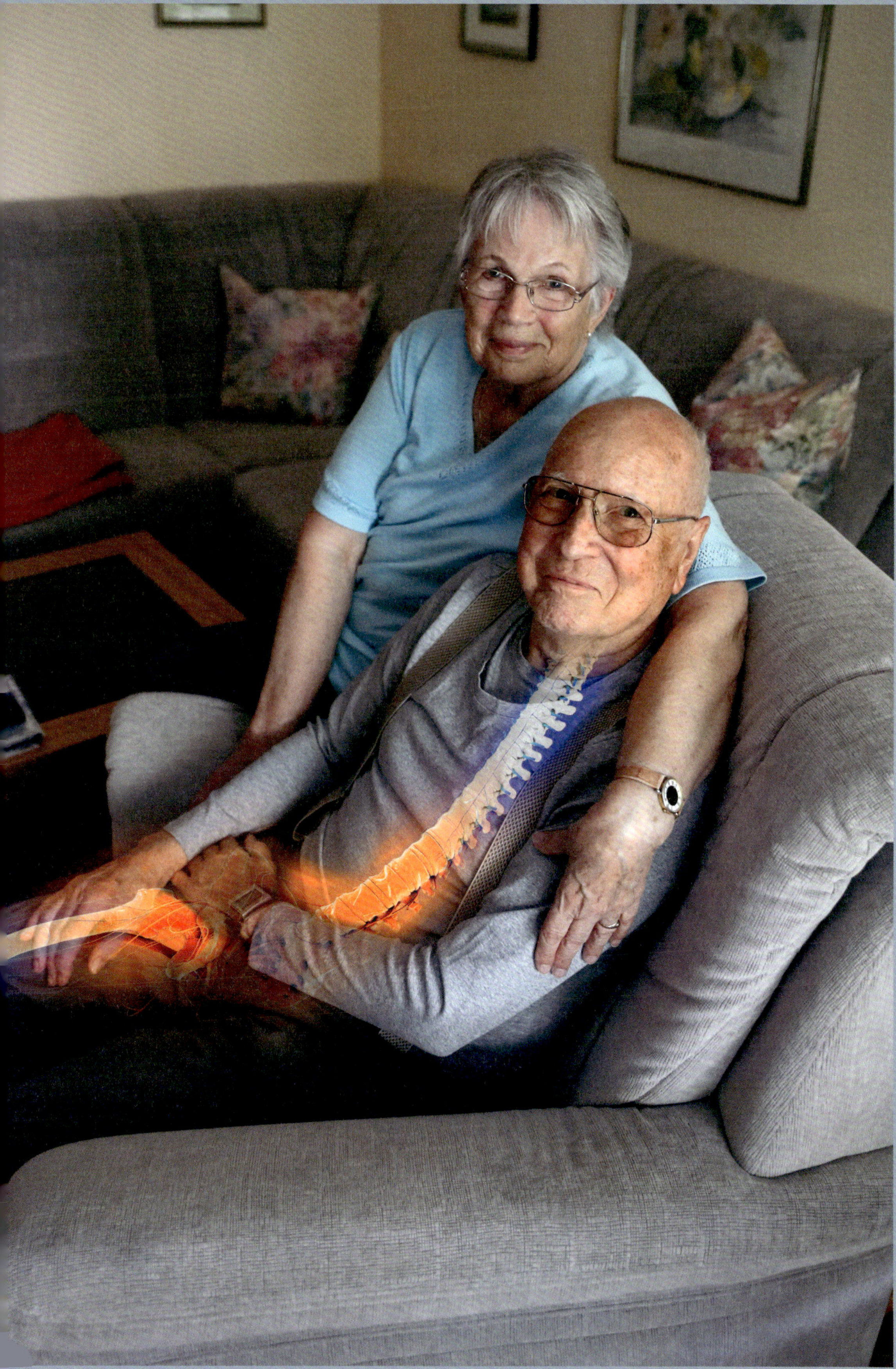

tig: die gegen die Schmerzen. Ich möchte mein letztes Jahr in Ruhe mit meiner Frau verbringen, mit ihr etwas spazieren, nachmittags fernsehen und dabei eindösen. Ich möchte mich freuen, noch neben ihr aufzuwachen, und nicht jeden Tag wünschen, das Leid wäre vorbei. Meine Frau soll mein Fokus sein – nicht der Schmerz. Hilfe fanden wir in der Münchner Schmerzpraxis von Frau Dr. Alexandra Meyer. Sie erklärte mir, dass der Krebs durch andere Strukturen meines Körpers wächst, Gewebe zerstört und deshalb schmerzt. Und dass schon kleinste Mengen Krebszellen in den Knochen zu Entzündungen führen, die wehtun. Sie hat mir ein Opiat verschrieben, das die Schmerzen dauerhaft im Zaum hält. Das wirkt gut, aber manchmal ist der Schmerz stärker. Dann komme ich in die Röhre. Periradikuläre Therapie heißt das, ich habe es jetzt zum dritten Mal gemacht. Unter Kontrolle eines CT wird eine Spritze in den Rücken gesetzt, an die Stelle, wo der Nerv fürs Bein sitzt. Darin ist ein Betäubungsmittel und Kortison. Die Ärztin sagt, wenn der Nerv durch den Krebs dauerhaft gequetscht wird, muss man ihn entlasten. Und das tun die beiden Medikamente. Meist kann ich mehrere Wochen danach wieder gut laufen.

Karl-Heinz (links) und seine Irmgard (Mitte).

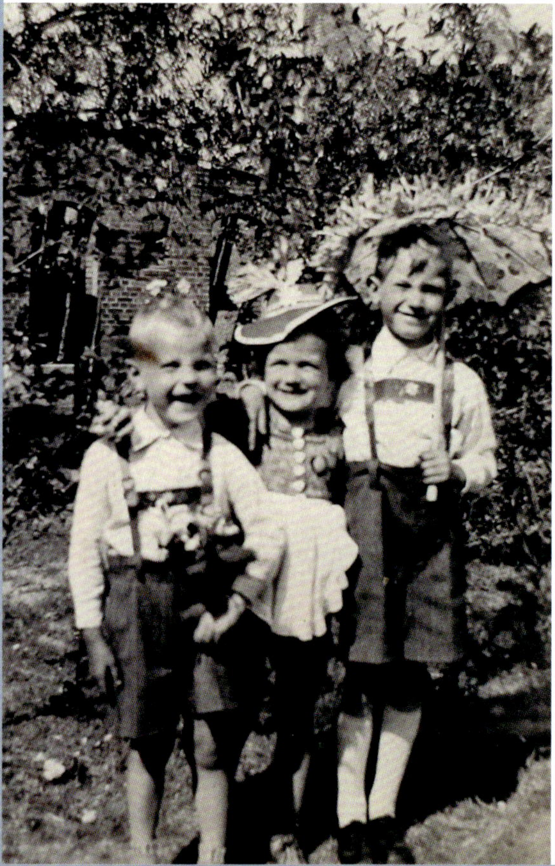

Ich habe mein Leben lang als Postbeamter gearbeitet, meine Frau war im Büro. Wir haben hart gespart und eine kleine Eigentumswohnung angeschafft. In der möchte ich den Rest meines Lebens verbringen, nicht im Krankenhaus. Wir wohnen Parterre, draußen stehen Bäume, singen Vögel. Was gibt es Schöneres? Mir reicht es, wenn ich mich schmerzfrei durch die Wohnung und zum Einkaufen bewegen kann. Das ist in meinem Alter großer Luxus. Mein Sohn wollte nochmal mit meiner Frau und mir auf die Nordseeinsel Spiekeroog. Da waren wir früher oft, als unsere Enkel noch klein waren. Jetzt sind sie fast erwachsen. Wir hatten Sorge, ob wir das noch schaffen. Aber wir wollten es versuchen. Ich habe meine Schmerzmedikamente und noch welche dazu bekommen, falls die Beschwerden sich verschlimmern. Und ich bin nochmal in die Röhre gegangen. Ich habe mir gesagt: Wenn das Schlimmste passiert und mein Körper nicht mehr mitmacht, dann wäre das so. Sterben kann man überall. Aber ich habe durchgehalten. Mehr als das! Wir hatten eine fantastische Reise und ich bin den ganzen Strand entlanggelaufen. Mit vielen Pausen auf den schönen Bänken am Meer – aber insgesamt fünf Kilometer. Ohne Schmerzen. Das war ein riesiges Geschenk.

Erfassung von Schmerzen

Gerade in der Krebstherapie ist es wichtig, Schmerzen der Patienten frühzeitig zu erfassen. Grundlage bildet immer die genaue Befragung des Patienten:

- Wo tut es weh?
- Wie stark ist der Schmerz?
- Wie fühlt sich der Schmerz an (zum Beispiel dumpf, brennend oder „spitz")?
- Wie lange leiden Sie schon unter den Schmerzen?
- Hält der Schmerz dauerhaft an oder wechselt er in seiner Intensität? (Hat er zum Beispiel eine Tagesrhythmik, wird er also zu bestimmten Tageszeiten stärker?)
- Verändert er sich zum Beispiel unter Belastung?
- Gibt es Begleitsymptome (wie Durchfälle bei Bauchschmerzen)?

> ***„Der Arzt versucht herauszufinden, ob ein seelischer Schmerz den körperlichen Schmerz verstärkt."***

Manchmal ist es hilfreich, während man versucht, die richtige Medikamentendosis zu finden, oder wenn sich der Schmerz verändert, ein Schmerztagebuch zu führen. Dann kann man beim Arztgespräch detailliert Auskunft über Häufigkeit, Dauer und Art der Schmerzen geben. Der Arzt kann dann häufig sehr gut einschätzen, um welche Art des körperlichen Schmerzes (tumorbedingt, tumorassoziiert oder therapiebedingt) es sich handelt und welche Behandlung für diesen Schmerz am vielversprechendsten ist. Natürlich versucht der Arzt auch zu erfassen, wie stark die psychische Belastung des Patienten ist und ob ein seelischer Schmerz die Wahrnehmung des körperlichen Schmerzes verstärkt. Gemäß des bio-psycho-sozialen Verständnisses von Schmerz (siehe dazu Kapitel 1, Seite 28/29) sollte deshalb auch diese Dimension des Schmerzes frühzeitig erfasst und mitbehandelt werden. Die moderne palliativmedizinische Behandlung kann das leisten, aber auch in früheren Phasen der Krebserkrankung empfiehlt sich eine psychologische bzw. psychoonkologische Begleittherapie für den Patienten.

Behandlung von Krebsschmerzen

Schmerzen bei Krebspatienten lassen sich gut behandeln. Grund dafür sind auch Fortschritte in der Schmerzmedizin, vor allem im Bereich der Pharmakologie. Beispielsweise kamen in den vergangenen Jahren neue Zusammensetzungen von Opioiden auf den Markt, die den Wirkstoff verzögert (das heißt, retardiert) abgeben. Diese Medikamente wirken dann anhaltend über einen längeren Zeitraum und sind bei weniger Nebenwirkungen hocheffektiv.

Auch andere Therapien, die zur Schmerzlinderung eingesetzt werden, haben sich stetig weiterentwickelt: Die Strahlentherapie, die erfolgreich zur Reduktion der Tumormasse und den daraus resultierenden Druckschmerzen eingesetzt wird, nutzt High-Tech-Verfahren, die eine hohe Effektivität gegen den Krebs bei geringeren Nebenwirkungen für den Patienten aufweisen. Auch bei Schmerzen durch Knochenmetastasen kann die Strahlentherapie sehr effektiv wirken und führt dann sogar wieder zu einer Festigung der Knochen.

Die medikamentöse Schmerztherapie

Die Basis der Schmerztherapie bei Krebserkrankungen bilden aber nach wie vor die Schmerzmedikamente. Die Weltgesundheitsorganisation (WHO) hat dazu bereits 1986 ein Stufenschema entwickelt – Ziel war dabei, dass im Jahr 2000 kein Krebspatient mehr unter Schmerzen leiden muss. Auch wenn das bis heute nicht erreicht ist, hat das Stufenschema zu einem wesentlichen Umdenken geführt und vielen Menschen Leid und Schmerzen erspart. Die WHO-Initiative hat maßgeblich dazu beigetragen, Opioide zu enttabuisieren. Diese Mittel waren stark verpönt und wurden selbst Krebspatienten mit starken Schmerzen nicht verabreicht. Die WHO hat mit ihrem Stufenschema fünf Prinzipen der Tumorschmerztherapie formuliert, die noch heute gelten, wenn auch das erste Prinzip nur noch bedingt:

1. „By the ladder" – von Stufe zu Stufe

Mit der Leiter (engl. „ladder") ist das eigentliche Stufenschema gemeint, das je nach Schmerzintensität zunächst die Gabe leichterer, dann stärkerer Schmerzmedikamente vorsieht. Drei Stufen wurden definiert:

In der ersten Stufe werden nur sogenannte nicht opioidhaltige Substanzen eingesetzt, die viele Menschen auch zu Hause haben: Acetylsalicylsäure (ASS, dies wird heute zur Schmerztherapie nur noch bei Kopfschmerzen eingesetzt), Diclofenac, Ibuprofen, Metamizol oder Paracetamol (oft sind die Handelsnamen bekannter als diese Substanznamen). Viele dieser Substanzen haben nicht nur eine schmerzlindernde, sondern auch andere Effekte wie Fiebersenkung, Entzündungs- oder krampflösende Wirkung. Diese wiederum können sich positiv auswirken. Beispielsweise haben sich die sogenannten nichtsteroidalen Antirheumatika (NSAR) wie Diclofenac als gut wirksam bei Knochenschmerzen bei Krebspatienten erwiesen. Häufig können durch Stufe-1-Medikamente Krebsschmerzen aber wenig beeinflusst werden, und man startet direkt mit Stufe 2.

In der zweiten Stufe wird zu den nicht opioidhaltigen Substanzen ein schwach wirksames Opioid gegeben. Dieses wird in der Dosis so lange angepasst, bis der Patient weitgehend schmerzfrei ist. Eventuelle Schmerzspitzen können bei Bedarf mit Zusatzgaben von schwachen Opioiden, die sofort wirken, abgefangen werden. Der Einsatz schwacher Opioide ist oft dadurch limitiert, dass sie aufgrund von Nebenwirkungen (Verstopfung, Übelkeit, Schwindel und Müdigkeit) nicht unbegrenzt hoch dosiert werden können. Kann die kontinuierliche Gabe dieser schwachen Opioide in der maximalen Tagesdosis keine dauerhafte Schmerzlinderung erzielen, sollte auf Stufe 3 umgestellt werden. In der dritten Stufe werden die schwach wirkenden Opioide gegen stärker wirkende Opioide ausgetauscht. Wichtig: Schwach wirkende und stärker wirkende Opioide können nicht miteinander kombiniert werden! Das Mittel der Wahl ist in der Regel Morphin, das als Grundmedikation in der lang wirksamen Form eingesetzt wird. Es ist hochwirksam. Sollten dennoch Schmerzen durch diese Wirkstoffmauer „durchbrechen", kann zusätzlich ein schnell wirksames Opioid verabreicht werden. Ist Letzteres öfter als zweimal am Tag erforderlich, sollte die lang wirksame Grundmedikation höher dosiert werden.

2. „By the clock" – nach der Uhr

Wichtigste Maxime des Stufenschemas ist die Behandlung des Grundschmerzes durch die regelmäßige Einnahme von Schmerzmedikamenten in einer festen Dosierung. Die Idee dabei ist, eine „Mauer" gegen den Schmerz aufzubauen, durch die er nur selten hindurchbrechen kann (man spricht daher auch von „Durchbruchschmerzen" bei Krebs). Wenn das passiert, kann der Patient zusätzlich eine sogenannte Bedarfsmedikation einnehmen. Die Grundmedikation bildet aber immer die Basis der effektiven Schmerzbehandlung – so wie die Kaimauern gegen die Flut schützen, aber eben auch nicht jede Sturmflut abhalten können. Ganz ohne Kaimauern würde aber schon ein geringer Wasseranstieg zu einer Überschwemmung führen.

Leider nehmen einige Patienten Schmerzmedikamente generell nur bei Bedarf ein, weil sie beispielsweise Sorge haben, zu viel dauerhaft zu nehmen – das gibt dann aber kaum Schutz. Das wäre so, als würde man anfangen, einen Hafen ohne Kaimauern bei steigendem Wasserpegel noch schnell mit ein paar Sandsäcken zu schützen. Um nicht jeder kleineren und mittleren Schmerzwelle schutzlos ausgeliefert zu sein, ist die Grundmedikation also sehr wichtig. Sie sollte einen Großteil der Schmerzen abhalten, und dafür ist eine gleichbleibend hohe Konzentration der Schmerzsubstanzen im Blut notwendig. Um den Pegel gleich zu halten, ist die Einnahme streng nach der Uhr notwendig. Bei einer Gabe dreimal am Tag heißt das auch nicht die erste Einnahme zum Frühstück um 8 Uhr, die zweite zum Mittagessen um 12 Uhr und die dritte zum Abendbrot um 18 Uhr – so wie das gern gehandhabt wird. Es bedeutet, sie genau alle acht Stunden, also zum Beispiel um 7 Uhr, um 15 Uhr und um 23 Uhr einzunehmen. Nur so können die Wirkstoffspiegel im Blut konstant bleiben. Neuere pharmakologische Entwicklungen helfen dabei – beispielsweise Schmerzpflaster (mit Fentanyl oder Buprenorphin). Sie geben ihren Wirkstoff sehr langsam, dafür aber kontinuierlich ab (siehe Seite 231). Bei Pflastern sollte man beachten, dass sie bei Hitze mehr Wirkstoff abgeben als bei normaler Temperatur. Um den Wirkspiegel nicht in die Höhe zu treiben – was durchaus gefährlich sein kann –, sollte man also nicht in die Sauna gehen und keine Heizdecken oder Infrarotlampen im Bereich der Pflaster benutzen. Auch bei erhöhter Körpertemperatur und Fieber ist von einer erhöhten Wirkstofffreisetzung auszugehen.

Eine Grundmedikation sollte zwar den Großteil der Schmerzen effektiv behandeln, aber Tumorschmerzen sind dadurch gekennzeichnet, dass es häufig zu sogenannten Schmerzspitzen kommt. Dies kann bei Belastung, zum Beispiel beim Aufstehen, nach einem längeren Spaziergang oder auch einfach so, ohne dass man es vorhersehen kann, der Fall sein. Schmerzpflaster helfen in diesen Momenten nicht. Krebspatienten sollten daher neben der Basisschmerztherapie immer auch eine Bedarfsmedikation verschrieben bekommen. Diese können sie selbstständig einnehmen, wenn Schmerzen stärker werden sollten. Patienten sollten deshalb auch ein schnell wirksames Schmerzmittel zur Verfügung haben.

3. „By the mouth" – über den Mund

Drittes Prinzip ist, dass die Schmerzmedikation so lange wie möglich über den Mund, also oral, erfolgen sollte – im Gegensatz zu intravenös, also über die Vene. Die orale Gabe lässt dem Patienten die größtmögliche Freiheit, er ist unabhängig von Pflegepersonal und Ärzten. Zu der Zeit, als diese Empfehlung geschrieben wurde, gab es noch keine Schmerzpflaster oder Schmerzmittel, die in Form von Nasensprays verabreicht werden. Sie stellen heute aber eine gute Alternative zur Gabe von Tabletten dar, besonders bei Patienten, die häufig erbrechen müssen oder bei denen die orale Einnahme aus anderen Gründen, wie zum Beispiel wegen Schluckbeschwerden, nicht möglich ist. Schmerzsprays und Schmerzpflaster erlauben den Betroffenen auch, ihre Schmerzen zu Hause zu behandeln, oftmals sogar in der finalen Phase der Erkrankung. Mit dem Prinzip „by the mouth" soll also ausgedrückt werden, dass man immer die für den Patienten bequemste Verabreichungsform wählen soll.

4. „For the individual" – für den individuellen Bedarf

Schmerz ist nicht gleich Schmerz. Nicht alle Patienten erhalten das gleiche Medikament und die gleiche Standarddosis, auch nicht, wenn sie die gleiche Tumorerkrankung haben und im gleichen Erkrankungsstadium sind. Schmerzen sind individuell sehr unterschiedlich, bei einem Patienten sind sie stärker, bei einem anderen leichter (siehe Seite 14). Das vierte Prinzip will zum Ausdruck bringen, dass die Auswahl des Präparats, die Dosierung der Grundmedikation über den Tag sowie die Dosierung der Bedarfsmedikation für jeden Patienten individuell gefunden werden sollte. Das Ziel der Therapie ist es, dass jeder Betroffene möglichst durchgehend schmerzfrei ist.

5. „Attention to detail" – Augenmerk sollte auch auf Details gerichtet werden

Jedes Medikament hat Wirkungen und Nebenwirkungen. Das fünfte WHO-Prinzip besagt, dass bei der Gabe von Schmerzmedikamenten auch auf Details geachtet werden muss. Das heißt, dass auch mögliche Nebenwirkungen der Schmerzmedikamente vorbeugend behandelt werden sollten. Es geht um die Lebensqualität – und die ist nicht höher, wenn man zwar schmerzfrei ist, dafür aber von großer Übelkeit und Erbrechen geplagt wird. Die meisten Nebenwirkungen von Opioiden können durch die Gabe zusätzlicher Medikamente gut abgefangen werden.

- Darmträgheit/Verstopfung tritt bei fast der Hälfte der Patienten auf, die Opioide einnehmen, und kann oft nicht allein durch eine Ernährungsumstellung vermieden werden. Daher werden zu einem Opioid immer auch Abführmittel verschrieben.
- Übelkeit/Erbrechen ist ebenfalls ein gängiges Problem, unter dem gut ein Drittel der Patienten unter Opioidgabe leiden – allerdings nur in der Einstellungsphase, also wenn die Dosierung angepasst wird. Den Betroffenen werden dann spezielle Anti-Übelkeitsmedikamente (Antiemetika) verschrieben. Diese können dann nach ein paar Tagen wieder weggelassen werden.
- Schwindel/Benommenheit ist ein häufiges Zeichen dafür, dass das Opioid zu hoch dosiert wurde. Oft muss man ausprobieren, bis die Optimaldosis gefunden wird, die eine gute Schmerzkontrolle bei möglichst geringen Nebenwirkungen erlaubt.
- Bei einigen Patienten tritt unter der Gabe von Opioiden auch ein starker Juckreiz auf. Helfen hautberuhigende Salben oder Hausmittel wie kühlende Umschläge nicht,

kann der Arzt kortisonhaltige Medikamente verschreiben, die den Juckreiz wirkungsvoll unterdrücken.

Weitere Medikamente

Neben den klassischen Schmerzmedikamenten werden noch andere Substanzen eingesetzt, die eigentlich gar nicht für die Behandlung von Schmerz entwickelt wurden, sich aber dennoch als wirksam erwiesen haben. Gut ein Drittel aller Krebspatienten erleiden im Verlauf der Erkrankung – sei es tumorbedingt oder therapiebedingt – Schädigungen der Nerven, woraus sich ein Nervenschmerz („neuropathischer Tumorschmerz") entwickelt. Wirksam gegen diesen Schmerz sind zum einen sogenannte trizyklische Antidepressiva. Diese Medikamente, die eigentlich gegen Depressionen entwickelt wurden, sind auch deswegen gut für die Tumortherapie geeignet, weil viele Krebspatienten gleichzeitig unter dieser seelischen Erkrankung leiden. Sie erfüllen dann einen doppelten Zweck. Es gibt aber auch Patienten, die nicht depressiv sind, diese Tabletten aber trotzdem erhalten, weil sie zur Schmerzlinderung führen. Die Patienten sollten sich also nicht als „seelisch krank abgestempelt" fühlen, wenn der Arzt ihnen Antidepressiva verschreibt. Sie gehören zum Spektrum der Medikamente, die gegen Tumorschmerzen eingesetzt werden.

Eine zweite Wirkstoffgruppe, die ebenfalls bei chronischen neuropathischen Schmerzen eingesetzt wird, sind die Antikonvulsiva, Medikamente, die unter anderem bei Epilepsie eingesetzt werden. Sie reduzieren die krankhaft gesteigerte Nervenaktivität bei Dauerschmerz und sind bei Nervenschmerzen sehr wirksam, während klassische Schmerzmedikamente hier oft versagen.

Was ist eigentlich eine Schmerzpumpe?

Eine Schmerzpumpe ist ein Gerät, das bei Patienten mit starken Dauerschmerzen automatisch und kontinuierlich Schmerzmittel direkt in den Blutkreislauf gibt. Das passiert über einen Schlauch mit Nadel, der in einer Vene zum Beispiel am Unterarm liegt, oder den sogenannten Port, einer speziellen Einlaufstelle für Chemotherapiemedikamente. Die Schmerzpumpe kommt oft zum Einsatz, wenn die Einnahme von Tabletten, Schmerzpflaster oder Sprays nicht mehr ausreicht oder zum Beispiel wegen Schluckschwierigkeiten nicht mehr möglich ist. Auch erlaubt eine Schmerzpumpe dem Patienten selbst so viel Medikation zu nehmen, wie er individuell gerade braucht. Die schmerzlindernde Wirkung stellt sich, wenn man auf den entsprechenden Knopf drückt, binnen fünf Minuten ein. Eine automatische Sperre verhindert, dass sich der Patient eine gefährliche Überdosis verabreicht. Es gibt auch kleine, batteriebetriebene Schmerzpumpen, die der Patient zu Hause nutzen kann und die ihm eine gewisse Mobilität ermöglichen. Damit kann sich der Patient frei bewegen und am Leben teilnehmen.

▸ Weiter auf Seite 188

Die vier Dimensionen von Tumorschmerzen

Cicely Saunders, eine britische Krankenschwester, Sozialarbeiterin und Ärztin (1904–2005), die häufig als „Mutter der Hospizbewegung und Palliativmedizin" bezeichnet wird, prägte in den 60er-Jahren den Begriff des „total pain". Gemeint ist damit eine ganzheitliche Sicht auf den Schmerz. Bis dahin wurde Schmerz oft nur als rein körperliches Symptom verstanden und als solches behandelt. Saunders war eine der ersten, die den Schmerzbegriff weiter fasste und Schmerzen als einen Komplex aus körperlichen, emotionalen (psychischen), sozialen und spirituellen Elementen definierte – mit weitreichenden Folgen für die Schmerztherapie. In einer ganzheitlichen Schmerztherapie bei Krebskranken müssen auch die psychischen, sozialen und spirituellen Bedürfnisse des Patienten adressiert werden. Das „total pain"-Konzept ist somit dem bio-psycho-sozialen Schmerzkonzept (siehe Seite 28/29) sehr ähnlich, fügt ihm aber noch eine spirituelle Dimension hinzu. Denn bei jeder existenziell bedrohlichen Erkrankung, also auch bei Krebs, insbesondere in der Endphase der Erkrankung, quälen Sinnfragen die Patienten („Warum ich?", „Was habe ich falsch gemacht?", „Ist die Krankheit eine Strafe dafür, dass ich dieses oder jenes gemacht habe?", „Was habe ich in meinem Leben wirklich erreicht?", „Was folgt nach dem Tod?").

Diese seelische Dimension von Schmerz hat Leo Tolstoi treffend in der Erzählung „Der Tod des Iwan Iljitsch" beschrieben:

„[...] der Doktor sprach von körperlichem Schmerz und hatte recht. Aber noch furchtbarer waren die seelischen, und in ihnen lag für Iwan Iljitsch die große Qual. Die seelischen bestanden darin, dass ihm in dieser Nacht [...] plötzlich der Gedanke gekommen war: „und wenn mein ganzes Leben, mein bewusstes Leben, nicht das richtige gewesen ist?" [...] Diese erdrückende Frage quälte ihn bis zum Tod. Er weinte über seine Hilflosigkeit, seine schreckliche Einsamkeit, über die Grausamkeit der Menschen und die Gottes [...]"

Diese Passage bringt die seelische Not auf den Punkt: Die Sinnsuche, das Hadern mit sich selbst, das Bereuen um verpasste Chancen und Lebensoptionen. Die soziale Isolation, die auch heute noch viele Schmerzpatienten erleben, bezeichnet Iwan als „schreckliche Einsamkeit". Iwan erlebt auch einen spirituellen Schmerz, da er Gott als grausam erfährt und eben keinen Trost und Halt in der Religion findet. Das Buch wurde vor 120 Jahren veröffentlicht, die Gedanken treffen aber noch heute den Kern. Schmerz wird darin bereits genau in den vier Dimensionen beschrieben, wie es Cicely Saunders machte: Es gibt die körperliche Dimension des Schmerzes, die psychische, die soziale und die spirituelle. Nur eines hat sich verändert, und zwar das Verständnis der Medizin: „Der Arzt sprach von körperlichen Schmerzen" – die anderen betrachtet er als medizinisch nicht relevant. Heute weiß man aber, dass Schmerz verschiedene Dimensionen aufweist und diese sich auch gegenseitig bedingen und verstärken können.

Die moderne Palliativmedizin versucht deshalb immer, alle vier Facetten zu berücksichtigen. Ganz unabhängig von Religion oder Konfession des Erkrankten können Gespräche, die sich mit den spirituellen Fragen beschäftigen, die Patienten entlasten und ihre Schmerzen lindern. Oft wird diese Dimension von Schmerz – wie übrigens auch die psychischen und sozialen Aspekte – allein den Psychologen, Psychoonkologen oder Seelsorgern überlassen. Laut Saunders sind aber alle vier miteinander verwoben und einer lässt sich nicht ohne Berücksichtigung der anderen erfolgreich therapieren.

1. Der körperliche Schmerz bei Krebs

Körperlicher Schmerz bei Krebs ist vielfältig, kann unterschiedliche Ursachen haben und daher auch auf ganz unterschiedliche Weise behandelt werden (siehe ab Seite 176).

2. Der psychische Schmerz bei Krebs

Die Diagnose Krebs, Schmerzen und eine geringe Aussicht auf Heilung führen bei vielen Patienten zu Angst oder Verzweiflung. Gefühle von Unsicherheit und Angst verstärken die Wahrnehmung körperlicher Symptome. Sie müssen von Anfang an durch Ärzte in der Behandlung mitberücksichtigt werden. Zuallererst braucht es das offene und mitfühlende Gespräch – Gefühle müssen erst einmal zur Sprache kommen. Das kann oft schon viel bewirken. Möglichkeiten der Behandlung reichen dann von psychologischer oder psychoonkologischer Mitbetreuung bis zur medikamentösen Unterstützung.

3. Der soziale Schmerz bei Krebs

Die Krebserkrankung hat häufig drastische soziale Auswirkungen, da die Betroffenen aus ihrem bisherigen Leben gerissen werden. Viele Menschen definieren sich durch ihre berufliche Rolle, die sie dann nicht mehr ausfüllen können. Auch stellen sich viele soziale Kontakte (wie zu Kollegen) durch die Erkrankung plötzlich ganz anders dar. Freundschaften, aber auch die Beziehung zum Partner sind großen Veränderungen unterworfen, und manchmal halten Partnerschaften dieser Belastung auf Dauer nicht stand. Und das gerade in einer Situation, in der der Betroffene sehr viel Zuspruch und Unterstützung bräuchte. Die Veränderungen im sozialen Leben eines Menschen durch eine Krebserkrankung sind enorm und häufig Quelle von unsagbarem Leid. Schamgefühle und Einsamkeit können genauso wehtun wie Leberkapsel- und Knochenschmerz.

4. Der spirituelle Schmerz bei Krebs

Ob quälende Sinnfragen oder das Bereuen, einen falschen Lebensweg eingeschlagen zu haben – die spirituelle Dimension kann oft Beschwerden erzeugen, die die Wahrnehmung des körperlichen Schmerzes verstärken. Seelsorgerische Gespräche können helfen, den spirituellen Schmerz zu lindern, Selbstzweifel oder gar Verzweiflung zu reduzieren. Sie können somit auch dazu führen, dass der Patient die Schmerzen nicht mehr so stark wahrnimmt. Seelsorger haben nicht immer eine klassische religiöse oder konfessionelle Anbindung. In der modernen Palliativbetreuung arbeiten auch konfessionslose Seelsorger, die ebenso geschult sind, Menschen in dieser Phase zu betreuen und auf ihre spirituellen Bedürfnisse einzugehen.

Ein weiteres Medikament, das bei Tumorschmerzen eingesetzt wird, sind sogenannte Kortikosteroide („Kortison"). Sie wirken entzündungshemmend und lassen Wassereinlagerungen (Ödeme), zu denen es häufig bei Krebserkrankungen kommt, abschwellen. Die Ödeme befinden sich oft in unmittelbarer Tumornähe und bauen zusätzlich Druck auf das gesunde umliegende Gewebe auf. Sie werden daher gezielt bei Tumordruckschmerzen (zum Beispiel bei Hirndruck oder Leberkapselschmerzen) eingesetzt. Typisch sind auch schmerzhafte Ödeme im Oberarm bei Brustkrebspatientinnen, die mit diesen Medikamenten gut zu behandeln sind. Eine Nebenwirkung ist, dass sie appetitanregend wirken – bei Krebspatienten, die häufig im Verlauf der Krankheit stark abgenommen haben, ist das jedoch ein positiver Effekt.

Darüber hinaus können Medikamente, die gegen den Knochenabbau wirken, bei Knochentumoren und Knochenmetastasen schmerzlindernd wirken. Knochenmetastasen treten häufig infolge von Brust- oder Prostatakrebs auf, diese Komplikation betrifft daher viele Patienten. Die Substanzen, die eigentlich gegen Osteoporose entwickelt wurden (sogenannte Bisphosphonate und RANL-Inhibitoren), wirken dem Knochenschwund und somit, zumindest indirekt, Knochenschmerzen entgegen. Einigen Patienten helfen auch Beruhigungsmittel und Psychopharmaka. Zwar haben sie keinen schmerzstillenden Effekt – aber wenn Patienten stark angstbelastet sind, sich völlig auf den Schmerz fokussieren und „hineinsteigern", können diese Medikamente die Patienten entspannen und „ent-ängstigen". Sie helfen so, sich vom Schmerz zu distanzieren.

Nicht medikamentöse Verfahren

Diese Verfahren können bei Patienten darüber hinaus eingesetzt werden, wenn die klassische Schmerztherapie versagt:

Neurodestruktive Verfahren

Hier kann das Nervengeflecht oder die Nervenwurzel zerstört werden, damit sie den Schmerzreiz nicht wahrnehmen und weiterleiten können. Dazu wird unter örtlicher Betäubung ein Nervengift in das Nervengeflecht gespritzt, das für den Schmerz verantwortlich ist, oder der Nerv wird operativ durchtrennt (siehe Kapitel 3, invasive Verfahren, ab Seite 238). Dank der deutlichen Verbesserung der medikamentösen Schmerztherapie sind solche Verfahren nur noch in Ausnahmefällen nötig. Bei gut 90 Prozent der Krebspatienten können die Schmerzen auch im Endstadium der Erkrankung erfolgreich mit Medikamenten kontrolliert werden.

Tumoroperation und Strahlentherapie

Ganz klar: Alles was hilft, den Tumor zu verkleinern, hilft auch gegen die Schmerzen, die dieser Tumor verursacht. Daher werden auch in fortgeschrittenen Stadien der Krebserkrankung, wenn eine Heilung kaum mehr möglich ist, bestimmte Tumortherapien durchgeführt. Das Ziel ist dann nicht die Heilung, sondern die Symptomlinderung, allem voran die Schmerzlinderung für den Patienten. Gerade die modernen Verfahren der Strahlentherapie bieten hier gute Möglichkeiten, da sie einen Tumor (auch vereinzelte Metastasen) oftmals effektiv verkleinern können – und das ohne allzu große Nebenwirkungen. Die Operation wird oft nur in Notfällen eingesetzt (zum Beispiel bei einem akuten Darmverschluss).

Das Wichtigste zu Tumorschmerzen in Kürze

- Eine Krebserkrankung kann zu unterschiedlichen Schmerzarten führen – je nach Tumorart und -stadium. Oft ist es nicht nur der Tumor selbst, der Schmerzen verursacht, sondern es treten auch tumorassoziierte Komplikationen auf (wie zum Beispiel Ödeme) oder schmerzhafte Nebenwirkungen der Therapien.
- Bei Schmerzen im Rahmen einer Tumorerkrankung sind immer vier Dimensionen zu berücksichtigen – eine körperliche, eine psychische, eine soziale und eine spirituelle.
- Zur effektiven Linderung von Tumorschmerzen stehen zahlreiche Medikamente zur Verfügung – Schmerzmedikamente, aber auch solche, die eigentlich zur Behandlung anderer Erkrankungen entwickelt wurden, jedoch erfolgreich in der Behandlung von Tumorschmerzen sind, wie zum Beispiel Antidepressiva.
- Bei der Einnahme von Schmerzmitteln ist besonders wichtig, dass die Patienten sie wie verschrieben regelmäßig einnehmen. Der Wirkspiegel im Blut muss stabil bleiben. Außerdem müssen die Zeiten genau eingehalten werden. Eine Einnahme dreimal täglich bedeutet nicht zum Frühstück, Mittag- und Abendessen, sondern exakt alle acht Stunden.
- Krebspatienten haben durch die regelmäßige Einnahme dieser Basistherapie einen guten Schmerzschutz. Für den Fall, dass dennoch Schmerzen durchbrechen, bekommt der Patient eine Bedarfsmedikation, die dann schnell wirkt und die er auch einfordern sollte.
- Wichtig neben der ärztlichen und medikamentösen Behandlung ist, rechtzeitig an die Mitbetreuung durch Psycho(onko)logen zu denken. Dem hohen Bedarf stehen – auch heutzutage leider immer noch – zu wenige Therapieplätze zur Verfügung, sodass es zu Wartezeiten kommt. Betroffene sollten versuchen, möglichst früh anzufragen.

Verfahren der Physiotherapie

In einigen Fällen können auch Verfahren der Physiotherapie helfen. Zum Beispiel werden Oberarm-Lymphödeme (Wassereinlagerungen) bei Brustkrebs oft erfolgreich mit manuellen Lymphdrainagen behandelt. Viele Patientinnen berichten, dass die Therapie die Oberarmschmerzen deutlich reduziert.

Komplementäre Heilverfahren

Es gibt zahlreiche komplementäre Heilverfahren, die sich in der Behandlung von

Schmerz etabliert haben und zum Teil auch von den Krankenkassen bezahlt werden (siehe Kapitel 3, Komplementäre Schmerztherapie, ab Seite 270). Besonders wichtig ist, dass Krebspatienten diese vorab mit ihrem Onkologen besprechen – denn es gibt Naturheilmittel und Verfahren, die den Behandlungserfolg der Krebstherapie gefährden können.

> ***„Patienten sollten möglichst ausprobieren, was ihnen hilft und guttut."***

Patienten sollten vorab ausschließen, dass sie durch eine komplementäre Schmerztherapie ein Risiko eingehen. Stimmt der Arzt bzw. Onkologe zu, ist nichts gegen solche komplementärmedizinischen Verfahren zur Schmerzreduktion einzuwenden. Im Gegenteil: Patienten sollten ausprobieren, was ihnen hilft und guttut – denn es geht darum, trotz der Krebserkrankung ein möglichst gutes Leben zu führen.

Psychosoziale Begleitung

Eingangs wurden die vier Dimensionen von Schmerz beschrieben – und danach die zahlreichen Behandlungsmöglichkeiten des körperlichen Schmerzes aufgeführt und erklärt. Doch was ist mit den angesprochenen psychischen, sozialen und spirituellen Aspekten von Schmerz? Diese kommen, außerhalb von Palliativstationen und Hospizen, häufig viel zu kurz in der Schmerzbehandlung von Krebspatienten. Psychoonkologen kritisieren die schlechte Versorgungslage der Patienten. In vielen Fällen müssen sie monatelang auf einen Therapieplatz warten, bevor sie mit einer Psycho(onko)therapie beginnen können.

Hilfreich kann für viele Patienten auch das Gespräch mit Mitpatienten sein. Selbsthilfegruppen können zur Entlastung beitragen und geben oft praktische Tipps, wie zum Beispiel für die Schmerzbewältigung. Eine psychologische Gesprächstherapie können sie aber nicht ersetzen.

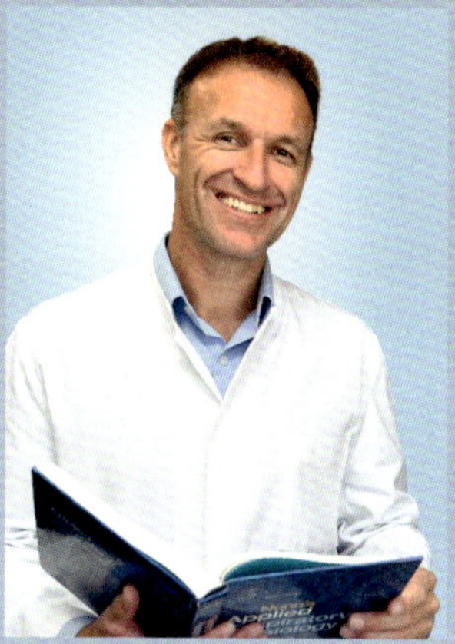

Schmerzen durch OPs und Verletzungen

Schmerzen nach operativen Eingriffen oder Verletzungen sind ganz natürlich. Wie Ärzte und Patienten mit diesen Schmerzen umgehen sollten, damit daraus keine chronischen Schmerzen entstehen bzw. diesen Einhalt geboten werden kann, erklärt PD Dr. med. Hans Jürgen Gerbershagen vom Marienhospital Gelsenkirchen. Ein Patient mit einem amputierten Bein erzählt, was gegen seine starken Schmerzen half.

Schmerzen nach Eingriffen oder Verletzungen

Akuter Schmerz tritt als natürliche Reaktion nach Verletzungen auf, seien es Knochenbrüche, Verbrennungen, Muskelzerrungen etc. – aber auch nach Operationen. Diese Schmerzen haben Patienten sogar nach sogenannten Schlüssellocheingriffen (minimalinvasive Operationen), also nach OPs, bei denen nur ein sehr kleiner Schnitt gemacht wird. Denn letztlich ist jede noch so kleine Operation eine Verletzung der Haut, der darunterliegenden Bindehaut-, der Fett- oder Muskelschicht, der Gefäße und Nerven – und zieht Schmerzen nach sich.

Akut auftretende Schmerzen sollten immer behandelt, nie einfach ausgehalten werden. Die Zähne zusammenzubeißen ist nicht nur unnötig, sondern sogar kontraproduktiv, denn die Schmerzen beeinträchtigen das Wohlbefinden – und können damit auch den Heilungsprozess verlangsamen. Es liegt auf der Hand, dass Schmerzen den Körper in eine Art Stress- und Spannungszustand versetzen und dass ein solcher Zustand nicht förderlich für die Heilung sein kann.

Verschiedene Studien haben beispielsweise nachgewiesen, dass die Wundheilung unter Stress wesentlich länger dauert. Auch besteht dann die Gefahr, dass sich der akute Schmerz „festsetzt" und zu einem chronischen Leiden wird. Das bedeutet, dass sich die Schmerzen verselbstständigen und sich eine eigenständige Schmerzerkrankung entwickelt, die mit der ehemaligen Schmerzursache – zum Beispiel einer Verbrennung oder einem operativen Eingriff – nicht mehr in Zusammenhang steht. Betroffene Patienten leiden dann oft über Monate oder sogar Jahre unter teils ständigen Schmerzen. Eine Schmerztherapie ist also wichtig, um schneller wieder auf die Beine zu kommen und dauerhaft keine Schmerzen zu behalten. Allerdings kann nicht immer eine völlige Schmerzfreiheit erreicht werden. Ziel der Behandlung ist es, den Schmerz auf ein erträgliches Maß zu reduzieren. Was erträglich ist, ist wiederum sehr individuell: Zum einen variiert die Schmerzintensität bei ein- und derselben Verletzung von Patient zu Patient, zum anderen schlagen auch die Schmerzmittel unterschiedlich an. Bei den einen wirken sie schnell und gut, bei anderen dauert es länger, bis die Wirkung einsetzt, beim nächsten wiederum wirken sie nur unzureichend oder schlimmstenfalls gar nicht. Welche Dosis eines Schmerzmittels eingenommen werden muss, damit die Schmerzen auf ein erträgliches Maß zurückgedrängt werden, ist also von Patient zu Patient unterschiedlich.

Was für alle gilt: Die Schmerztherapie gehört immer in ein umfassendes Behandlungskonzept, zu dem auch Bewegung gehört. Die Schmerzmittel sollen es ermöglichen, dass der Patient sich bewegen kann. Wenn zum Beispiel ein Patient nach einer Knie-OP schnell wieder aufstehen und das Bein trainieren soll, kann der Arzt ihm nicht so viele Schmerzmittel verabreichen, dass er zwar schmerzfrei ist, aber nur noch schlafend im Bett liegt. Hier muss ein Kompromiss zwischen völliger Schmerzfreiheit und erforderlicher Aktionsfähigkeit gefunden werden. Umgekehrt sollte der Schmerz aber nicht quälend sein. Deshalb erhält der Patient immer auch zusätzlich zur Grundversorgung mit Schmerzmitteln eine Bedarfsmedikation, also Schmerzmittel, die er bei Bedarf beim Pflegepersonal anfordern kann.

> ***„Der Schmerz sollte für Patienten nie quälend sein. Dafür gibt es die entsprechenden Medikamente."***

Einige Patienten lehnen Schmerzmittel rigoros ab, wodurch sie aber die optimale Therapie gefährden. Meistens sind Ängste die Ursache für eine solche Ablehnung, diese sind in der Regel aber aus medizinischer Sicht unbegründet. Am häufigsten werden als Gründe Sorgen vor Nebenwirkungen und vor Abhängigkeit angeführt. Auch können schlechte Erfahrungen aus vorhergehenden Operationen dazu beitragen, dass Patienten Vorbehalte gegenüber Schmerzmitteln haben. Negative Erfahrungsberichte anderer Menschen im Internet können dazu beitragen, Ängste auf- und Vertrauen zu den behandelnden Ärzten abzubauen.

Schnell übersieht man, dass Menschen über positive Erfahrungen nach einem medizinischen Eingriff weniger oft im Internet berichten als über negative. Deshalb bilden Patientenberichte im Internet die Realität nur bedingt ab und können nicht als objektive Ratgeber dienen. Besser ist es, Ängste und Befürchtungen offen und ehrlich mit dem Arzt zu besprechen. Wenn er sie kennt, kann er darauf eingehen und mit dem Patienten einen alternativen Behandlungsweg erarbeiten. Beispielsweise: „Gut, dass Sie mir sagen, dass Sie beim letzten Mal schwere Darmträgheiten und Bauchschmerzen nach der Opioidgabe hatten. Dieses Mal werden wir sie sehr niedrig dosieren und zusätzlich auch Abführmittel verabreichen, sodass das nicht noch einmal passiert."

Süchtig nach Schmerzmitteln?

Die Sorge, süchtig nach Schmerzmitteln zu werden, ist bei einem vernünftigen, verantwortungsvollen Umgang unbegründet: Nach einer Operation oder einer Verletzung werden starke Schmerzmittel, die zu einer Abhängigkeit führen können – sogenannte Opioide – wenn überhaupt nur kurz (wenige Tage lang) eingesetzt. Selbst wenn ein längerer Einsatz, auch nach Krankenhausentlassung, erforderlich ist, prüft der Hausarzt oder der Chirurg bei den Nachkontrollen regelmäßig, ob die opioidhaltigen Schmerzmittel noch weiterhin notwendig sind. Ist das nicht mehr der Fall, werden die Opioide in der Regel „ausgeschlichen". Das bedeutet, die Dosis wird Stück für Stück runtergefahren, bevor das Mittel dann komplett abgesetzt wird.

▸ Weiter auf Seite 197

„Ich habe einen Schrittmacher gegen meine Schmerzen bekommen."

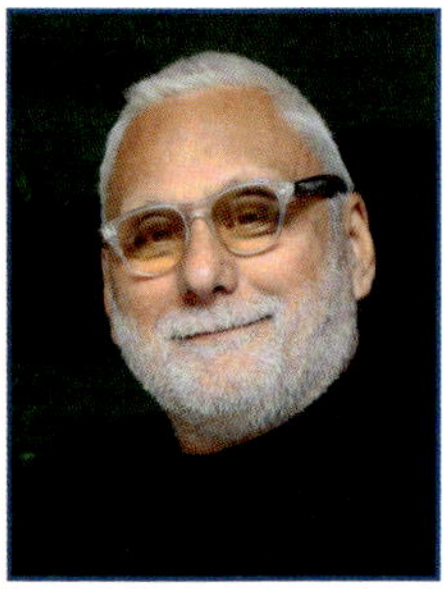

Peter H. (65), Rentner aus München, leidet nach mehreren Operationen am Bein an starken, ausstrahlenden Schmerzen – und das seit Jahrzehnten. Warum diese Beschwerden nach Eingriffen auftreten können und wie er damit umgeht, berichtet er hier.

Ich wusste nicht einmal, dass ein Schrittmacher mehr kann, als dem Herzen zu helfen – bis ein solcher mein Schmerzproblem löste. Davor habe ich Jahrzehnte lang gelitten. Ich war gerade mal 36 Jahre alt, als Ärzte bei mir Knochenkrebs im linken Kniegelenk fanden. Ich hatte zu diesem Zeitpunkt schon 28 Monate lang immer wieder Beschwerden – ohne dass die Ursache erkannt wurde. Als wir endlich wussten, dass ich Krebs habe, folgten viereinhalb Jahre immer wieder Chemotherapie und so viele Operationen, dass ich aufgehört habe zu zählen.

Ich bekam ein künstliches Kniegelenk, in dessen Umfeld sich aber immer wieder Wasser sammelte, das abgesaugt werden musste. Jedes Mal ein kleiner Eingriff, und irgendwann bekam ich eine Infektion, die neue Operationen nach sich zog. Ich konnte weder laufen noch stehen oder gehen und hatte täglich wirklich quälende Schmerzen. Schlussendlich wurde mein Bein amputiert. Erst über dem Knie, dann musste aber mehrmals nachgeschnitten werden, bis das Bein bis oben zur Hüfte komplett weg war.

Der Krebs ist zum Glück nicht wiedergekommen, aber dafür hatte ich einen neuen Begleiter, trotz Amputation des schlimmen Beines: ein ständiger, brennender Schmerz. Eine Art Ameisenlaufen, aber sehr stechend, und das Gefühl, dass ein großes Gewicht auf mir lastet.

„Es kann nach Operationen passieren, dass Schmerzen einfach bestehen bleiben."

Ich habe mittlerweile gelernt, dass so etwas nach Operationen passieren kann – Schmerzen bleiben einfach. Und dass man Menschen darauf vorbereiten kann, sie direkt so behandeln, dass die Beschwerden nicht chro-

Dem Rentner Peter H. wurde nach der Diagnose Knochenkrebs das linke Bein abgenommen. Doch die Schmerzen blieben. Ihm half ein Schmerzschrittmacher, der im Rücken eingesetzt wurde – seitdem genießt er es, morgens wieder ohne Schmerzen aufzuwachen.

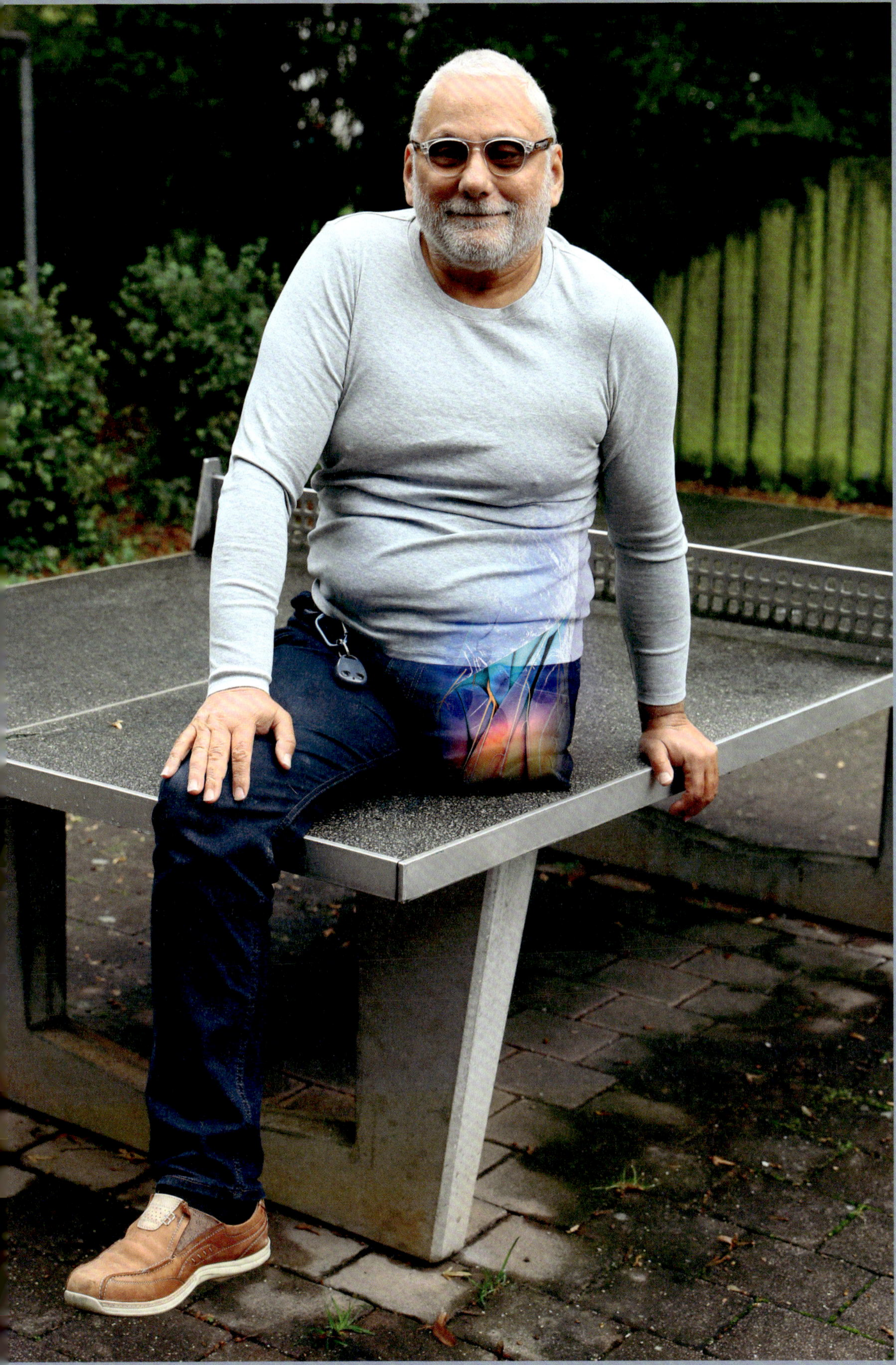

nisch werden. Aber mich hatte niemand vorbereitet. Am Ende war der kleinste Eingriff, nämlich das Wasser zu entnehmen, dem die Infektion folgte, derjenige, der die schlimmsten Schmerzen nach sich zog.

Ich saß im Rollstuhl, verlor meinen Job. Ich war einen Geldtransporter gefahren – wie sollte das noch gehen? Und weil ich sehr lange wegen derselben Sache krankgeschrieben war, war die Krankenkasse auch schnell dabei, mich auszumustern und in die Erwerbsminderungsrente zu schieben. Ich merkte in dieser Zeit, wer wirkliche Freunde waren, denn viele wandten sich ab. Einige sagten offen, dass sie es schwierig fanden, wie es mir ging und dass der Schmerz oft im Vordergrund stand. Andere sagten, sie würden sich mal melden und taten es nie wieder. Am Ende hat nicht der Rollstuhl zu einer Diskriminierung geführt, sondern die Schmerzen.

Ich habe ewig mit meinem Hausarzt alle möglichen Mittel ausprobiert, aber selbst wenn etwas erst einmal half, traute ich der Sache nicht. Irgendwann erfuhr ich übers Internet von diesem Schmerzschrittmacher. Er hilft nicht vielen Menschen, wird leider wohl auch oft aus falschen Gründen eingesetzt, weil man gutes Geld damit verdienen kann – so ein Teil kostet 15.000 Euro. Aber wenn er hilft, dann sind die Ergebnisse meist richtig, richtig gut. Ich hatte zwar Angst vor dem Eingriff, aber habe mich dafür entschieden. Ich habe geschlafen, als mir der daumennagel kleine Kasten in den Rücken eingebaut wurde – von der Höhe her dort, wo man einen Gürtel trägt. Ich wurde einmal geweckt, weil man testen musste, ob das Ding auch richtig sitzt: Die Ärzte haben ein wenig geruckelt und gefragt, ob ich noch etwas spüre, wenn sie das Bein gedreht haben.

„Dass ich morgens nicht als Erstes versuche, mich von Schmerzen abzulenken, ist eine wundervolle Erfahrung."

Danach wurde ich wieder schlafengelegt und zugenäht. Die Schmerzleitung im Körper geht über elektrische Impulse, und der Schrittmacher stört diese, sodass die Schmerzweiterleitung im Rückenmark unterbrochen wird. Bei mir funktioniert das tatsächlich. Ich bin seit dem Eingriff an den meisten Tagen schmerzfrei. Manchmal spüre ich kleine Entladungen, wie eine Art Ministromschlag, aber die tun nicht wirklich weh.

Dass ich morgens aufwache und nicht als Erstes versuche, mich von den Schmerzen abzulenken, ist eine neue, wundervolle Erfahrung. Ich bin jetzt viel draußen in der Natur unterwegs, das gibt mir Kraft und Freude. Ich war kürzlich mal wieder im Theater und mit Freunden essen. Man gewöhnt sich sehr schnell daran, schmerzfrei zu sein. Wesentlich schneller, als man sich daran gewöhnt, mit Schmerzen zu leben. Ich bete, dass mich das Ganze nicht irgendwann wieder einholt.

Schmerzintensität und Schmerzursache

Natürlich lässt sich grundsätzlich festhalten, je größer der Eingriff oder je gravierender die Verletzung, desto größer sind auch die Schmerzen. Jedem erscheint es logisch, dass ein gebrochener Arm wahrscheinlich mehr wehtut als ein gequetschter Finger. Allerdings muss das nicht so sein. Das Schmerzempfinden ist höchst individuell, es gibt Patienten, die auch bei kleinen Verletzungen große Schmerzen empfinden, und umgekehrt solche, die bei großen Verletzungen relativ wenig spüren. Das müssen sowohl der Arzt als auch der Patient respektieren und am besten nicht bewerten. Menschen empfinden Schmerzen unterschiedlich stark, und der eine benötigt bei der gleichen Verletzung mehr Schmerzmittel als der andere. Das bedeutet aber nicht, dass der eine ein „Weichei" ist oder gar simuliert, sondern einfach nur, dass er stärkere Schmerzen empfindet und sie auch tatsächlich hat. Der Mensch ist keine Maschine, und deswegen stehen Schmerzursache und Schmerzintensität nicht immer in einem einleuchtenden 1:1-Verhältnis.

> ***„Angst und Depression sind bekannte Risikofaktoren für starke Schmerzen."***

Laut Beobachtungen der Schmerzmediziner sind es häufig jüngere Patienten, die stärkere Schmerzen nach Operationen haben. Möglicherweise auch, weil für sie die Situation, in einem Krankenhaus zu liegen, sich einem Eingriff zu unterziehen, neu ist, sie psychisch mehr belastet. Ein älterer Mensch, der bereits die Erfahrung gemacht hat, dass eine Operation gar nicht so schlimm war, dass er beim letzten Mal nach wenigen Tagen wieder fit und schmerzfrei war, geht unbelasteter in eine solche Situation. Das illustriert, wie stark auch die psychische Verfassung reinspielt: Angst und Depression sind bekannte Risikofaktoren für starke Schmerzen (siehe dazu auch Seite 29). Darüber hinaus sind Menschen, die bereits vorher chronische Schmerzen hatten, gefährdeter, eine hohe Schmerzintensität zu erleiden – und grundsätzlich haben alle Patienten mit akuten Schmerzen in hoher Intensität ein größeres Risiko, dass die Schmerzen chronisch werden. Die Entwicklung chronischer Schmerzen ist also oft ein Teufelskreis, den es zu durchbrechen bzw. von vornherein zu vermeiden gilt.

Was daher wichtig ist: Egal, wie groß oder klein eine Verletzung oder OP war und wie hoch die Schmerzintensität im Vorfeld vom Arzt eingeschätzt wurde – jeder Patient, der Schmerzen hat, sollte sich nicht dafür schämen und die Schmerzen ertragen, sondern sie dem behandelnden Arzt oder dem Pflegepersonal klar mitteilen. Die Ärzte sind auf das Feedback der Patienten angewiesen. Egal, wie viel Erfahrung ein Mediziner hat, er kann die Schmerzintensität nach einer Operation oder bei einer Verletzung nicht sicher einschätzen, da sie auch bei ein- und demselben Eingriff bzw. ein- und derselben Verletzung individuell ganz unterschiedlich sein kann.

Oft sind es sogar die kleineren Eingriffe, die relativ viele Schmerzen bedeuten – möglicherweise auch einfach deshalb, weil sie unterschätzt werden und die Patienten von vornherein unzureichend mit Schmerzmedikamenten versorgt wurden. Bei größeren Eingriffen oder bei solchen, von denen man mittlerweile weiß, dass sie sehr schmerzhaft sind, wird gleich eine intensivere Schmerzmedikation gewählt. Oft ist daher bei diesen Eingriffen die Schmerzkontrolle von Anfang an besser – und der Patient kann die positive Erfahrung machen, dass es gar nicht so schlimm ist wie befürchtet.

Schmerzintensität erfassen

Zur Schmerzmessung gibt es verschiedene Skalen: Bei der numerischen Skala soll der Patient immer die Stärke des Schmerzes, den er in dem Moment hat, zwischen „keine Schmerzen" (0) und „stärkster Schmerz, den man sich vorstellen kann" (10) einstufen. Bei der sogenannten verbalen Skala soll der Patient zwischen „kein Schmerz", „mäßiger Schmerz", „mittelstarker Schmerz", „starker Schmerz" und „stärkster Schmerz" unterscheiden. Diese Einschätzung ist natürlich sehr subjektiv – und soll es auch sein. Der Patient muss sich keine Gedanken machen, dass er einen „falschen" Wert angibt. Schließlich ist er ja nicht in der Prüfung, sondern wird nach seiner ganz persönlichen Einschätzung gefragt. Nur er kann sagen, wie stark er den Schmerz empfindet.

Diese Scores sind sinnvoll, weil sie dem Arzt einen Anhaltspunkt geben, wie stark die Schmerzen des Patienten sind und ob die verabreichten Medikamente ausreichend Wirkung zeigen. Die wesentliche Frage ist, ob der Schmerz erträglich ist oder ob der Patient noch etwas gegen die Schmerzen haben möchte. Der genau vom Patienten angegebene Schmerzscore von zum Beispiel 7 oder 8 spielt eine nicht ganz so wichtige Rolle. Mit diesen Scores soll vor allem der Schmerzverlauf ermittelt werden. Hat der Schmerz abgenommen, stagniert er oder hat er gar zugenommen? Das muss der Arzt wissen, um die Therapie entsprechend anpassen und nachdosieren zu können.

Behandlung von akuten Schmerzen

Auch wenn sehr viele Schmerzmittel auf dem Markt sind, werden Schmerzen nach Operationen oder Verletzungen meisten nur mit Substanzen aus drei verschiedenen Medikamentengruppen behandelt. Die erste ist die der sogenannten nichtsteroidalen Antirheumatika (NSAR), wie beispielsweise Diclofenac oder Ibuprofen, in die zweite gehört das Metamizol, und die dritte Gruppe bilden die Opioide. Je nach erwartbarer Schmerzintensität werden Medikamente dieser drei Gruppen eingesetzt bzw. auch miteinander kombiniert. Dafür werden die Patienten grob in drei Gruppen eingeteilt – je nachdem, mit welchen Schmerzen nach einem bestimmten Eingriff erfahrungsgemäß zu rechnen ist: erstens Patienten mit wenig Schmerzen – das ist insgesamt nur ein sehr kleiner Anteil –, zweitens Patienten mit mittelstarken Schmerzen und drittens Patienten mit starken Schmerzen. Je nach Gruppe gibt es ein bestimmtes Standardtherapieverfahren, das meist so aussieht:

- Die Patienten mit wenig Schmerzen erhalten dreimal täglich ein Medikament aus der Gruppe der sogenannten Nichtopioid-Analgetika. Das sind Schmerzmittel, die nicht zu den Opioiden zählen. Die wichtigste Gruppe davon ist die der nichtsteroidalen Antirheumatika (siehe Seite 224). Die bekanntesten Wirkstoffe, die zu ihnen gehören, sind Diclofenac und Ibuprofen.

Darüber hinaus gibt es die Gruppen der Pyrazolone (zum Beispiel Metamizol) und Aniline (zum Beispiel Paracetamol). Wenn die Medikamentengabe von Nichtopioid-Analgetika nicht ausreichen sollte, erhalten die Patienten als Bedarfsmedikation, also immer nur dann, wenn sie es gerade brauchen, zusätzlich ein schnell wirksames Opioid.

- Patienten mit Schmerzen mittlerer Intensität erhalten dreimal täglich ein Nichtopioid-Analgetikum und zusätzlich ein langwirksames Opiat. Ein solches Retard-Opiat wirkt acht bis 12 Stunden und wird entsprechend zwei- oder dreimal pro Tag verabreicht. Sollte diese Medikation nicht ausreichen, können die Patienten noch zusätzlich ein schnell wirksames Opioid bekommen. Das wirkt etwa vier Stunden lang.
- Bei den Patienten mit sehr starken Schmerzen erfolgt die Therapie genauso wie in der Gruppe zwei, allerdings wird das Retard-Opioid von vornherein höher dosiert.

Das Hauptproblem dieser Einteilung ist, dass die Schmerzen nach ein- und derselben Operation von Patienten unterschiedlich wahrgenommen werden und der Arzt vorher nicht immer sicher weiß, zu welcher der drei Patientengruppen ein Patient gehört. Lag er falsch, ist es wichtig, dass die geplante Schmerztherapie nach der Operation der tatsächlichen Situation angepasst wird. Der Patient sollte sich daher gegenüber dem Arzt klar und deutlich äußern, wenn die Schmerz-

Nebenwirkungen von Opioiden – häufig gut behandelbar

Häufige Nebenwirkungen von Opioiden sind Müdigkeit und Schläfrigkeit, was viele Patienten nach einer Operation aber durchaus als angenehm empfinden. Oft kommt es unter Therapie mit Opioiden auch zu Verstopfungen, die aber wirksam mit einem Abführmittel behandelt werden können. Auch Übelkeit und Erbrechen können auftreten, dem wird aber in der Regel durch die gleichzeitige Gabe eines Medikaments gegen Übelkeit (Antiemetikum) vorgebeugt. Auch sollten Patienten wissen, dass die Übelkeit nicht immer durch die Schmerzmedikation verursacht wird. Oft kann auch der operative Eingriff an sich oder die Nüchternheit vor der Operation zu Übelkeit führen.

Patienten müssen grundsätzlich keine Sorge vor lebensbedrohlichen Überdosierungen haben. Ärzte verschreiben Opioide verantwortungsvoll, die Sicherheit steht immer an erster Stelle. Solange der Patient noch nicht schläfrig ist, kann auch keine Atemdepression (Verlangsamung des Atems bis zum Atemstillstand) auftreten, selbst wenn die Dosis weiter erhöht wird. Ist er schläfrig, muss in der Regel keine Dosiserhöhung erfolgen. Der Fall, dass Patienten bereits müde und „sediert“, aber trotzdem noch schmerzgeplagt sind, ist äußerst selten.

medikation nicht ausreichend ist. Dieser kann dann die geplante Basistherapie entsprechend verändern. Außerdem gibt es die Bedarfsmedikation, die vom Patienten individuell und zusätzlich zur Grundversorgung mit Schmerzmitteln „abgefordert" und von der Pflegekraft auf der Station verabreicht werden kann. Wenn diese nicht ausreichend ist, muss der Patient sich melden und nachfordern. In der Regel ist die Auswahl an Schmerzmedikamenten so groß, dass kein Mensch unerträgliche Schmerzen erleiden muss.

Meistens erfolgt die Gabe der Medikamente als Tabletten, also oral. Ist aber nach einer Operation mit sehr starken Schmerzen zu rechnen, kann dem Patienten bei bestimmten OPs ein sogenannter Schmerzkatheter angelegt werden. Der kommt vor allem nach Operationen an Armen und/oder Schultern oder bei großen Bauch-OPs zum Einsatz. Der Katheter wird dann vor der Operation in die Nähe von Nerven platziert, sodass die „Schmerzleitungen" lokal betäubt werden können. Eine andere Alternative sind Schmerzpumpen, über die sich der Patient selber Schmerzmittel (Opioide, in der Regel Morphine oder Dipidolor) in einer vom Arzt voreingestellten Dosis und Frequenz abrufen kann. Eine solche Schmerzpumpe ist allerdings nur in den wenigsten Fällen, also nach sehr schweren Verletzungen oder großen Operationen, erforderlich. Meistens reicht die Schmerztherapie in Tablettenform.

Hartnäckigkeit ist gefordert

Einige Berichte von Pflegekräften erschüttern und zeichnen ein dramatisches Bild: Demnach ist zeitweise nur eine Pflegekraft für 40 Patienten da, was zu einer großen Überforderung führt. Dann kann die individualisierte Schmerzmedikation hinten runterfallen. Auch ist noch nicht so lange bekannt, dass die Schmerzen von Patient zu Patient nach der gleichen Operation stark variieren können. Deswegen kann es immer mal wieder passieren, dass man einer Pflegekraft oder einem Arzt gegenübersteht, der/die die angegebenen Schmerzen nicht „nachvollziehen" kann. Das ist verletzend und schüchtert viele Patienten ein.

> ***„Wenn ein Arzt oder eine Pflegekraft die Schmerzen nicht nachvollziehen kann, ist das verletzend."***

Dennoch: Auch, wenn es eine gewisse Hartnäckigkeit erfordert, sollten Patienten sich äußern, wenn sie starke Schmerzen haben. Allerdings muss ihnen auch klar sein, dass eine zusätzliche Tablette nicht sofort wirkt. Es dauert bis zu einer Stunde, bevor eine Opioid-Tablette ihre volle Wirkung entfaltet.

Wenn der Schmerz dann immer noch anhält und nach wie vor nicht zu ertragen ist, bedeutet das nicht, dass das Medikament nicht wirkt, sondern lediglich, dass wahrscheinlich noch nicht die optimale Dosis erreicht ist. Dann kann aufdosiert werden. Nach der ersten Tablette sollten aber mindestens zwei Stunden vergehen, bevor eine weitere folgt.

Was können Sie selbst tun?

Eine gute Schmerzversorgung ist ein wesentlicher Baustein für den Gesundungsprozess. Wer eine Operation vor sich hat, die nicht als Notfall erfolgt, sondern geplant ist, sollte sich daher auch vorab mit diesem wichtigen Aspekt beschäftigen. Wichtig ist, in Erfahrung zu bringen, ob das Krankenhaus eine entsprechende Struktur für diese Patienten hat, also einen Akutschmerzdienst eingerichtet hat. Darunter versteht man ganz speziell ausgebildete Ärzte und Pflegekräfte, sogenannte „pain nurses“, die sich um das Schmerzmanagement bei operierten Patienten kümmern. Auch verschiedene Qualitätssiegel (wie zum Beispiel „Qualitätsmanagement Akutschmerztherapie“ oder „Schmerzfreies Krankenhaus“) können bei der Suche nach dem geeigneten Krankenhaus eine wichtige Hilfe und Orientierung für den Patienten bieten.

Das Wichtigste zu Schmerzen nach OPs und Verletzungen in Kürze

- Akuter Schmerz tritt als natürliche Reaktion nach Verletzungen – sei es nach Knochenbrüchen, Verbrennungen, Muskelzerrungen etc. – auf, aber auch nach OPs.
- Akut auftretende Schmerzen sollten immer behandelt werden: Schmerzen versetzen den Körper in eine Art Stress- und Spannungszustand, und ein solcher Zustand ist nicht förderlich für den Heilungsprozess.
- Das Schmerzempfinden ist höchst individuell, es gibt Patienten, die auch bei kleinen Verletzungen/nach kleineren Operationen große Schmerzen empfinden. Aber auch umgekehrt solche Patienten, die bei großen Verletzungen relativ wenig spüren.
- Zur Schmerzmessung gibt es verschiedene Skalen. Mit diesen Scores soll vor allem der Schmerzverlauf ermittelt werden.
- Je nach erwartbarer Schmerzintensität werden nach einer Operation verschiedene Medikamente eingesetzt bzw. auch miteinander kombiniert. Patienten sollten frühzeitig ihren Arzt informieren, wenn sie das Gefühl haben, dass diese Basismedikation nicht ausreicht.
- Neben der Grundversorgung mit Schmerzmitteln gibt es die Bedarfsmedikation, die vom Patienten individuell und zusätzlich „abgefordert“ werden kann.
- Meistens erfolgt die Gabe der Medikamente als Tabletten, also oral. Ist aber nach einer Operation mit sehr starken Schmerzen zu rechnen, kann dem Patienten bei bestimmten OPs ein sogenannter Schmerzkatheter angelegt werden.

Was kann man, wenn man für eine Operation ins Krankenhaus geht, selbst tun, damit die Schmerzen richtig gemanagt werden?

- Geben Sie frühzeitig Bescheid, wenn die bestehende Schmerzmedikation nicht ausreicht, Sie also trotz Medikamenten weiter Schmerzen haben.
- Versuchen Sie, dem Arzt die Schmerzen möglichst genau zu beschreiben, erklären Sie auch Schwankungen in der Schmerzintensität (wann wird es schlimmer, wann besser?).
- Informieren Sie den Arzt oder das Pflegepersonal, sobald Sie erste Nebenwirkungen spüren – wie etwa Übelkeit, Verdauungsbeschwerden beziehungsweise Verstopfung oder einen Juckreiz.
- Wie oben beschrieben spielen Körper und Seele immer auch eng zusammen. Versuchen Sie daher, negative Gedanken und Ängste möglichst weit von sich zu schieben, auch wenn das schwer sein kann. Versuchen Sie, optimistisch zu bleiben, lenken Sie sich bewusst von negativen Gedanken und Ausmalen eines Negativszenarios (wie zum Beispiel „Was könnte jetzt alles Schlimmes passieren?“) ab. Solches „Katastrophieren“ spannt an, versetzt Körper und Geist in Stress – und erhöht nachweislich das Schmerzempfinden! Entgegenlenken kann man mit positiven Gedanken, schönen Erinnerungen, aber auch Meditation oder leichten Yoga- oder Atemübungen.

Am Wichtigsten bleibt das offene Gespräch mit dem behandelnden Arzt: Erfragen Sie im Vorfeld einer Operation, wie die Schmerztherapie organisiert ist und wer nach der OP für Ihre Schmerzmedikation zuständig ist. Teilen Sie Ihrem Arzt auch mit, wenn Sie ein höheres Risiko für intensive Schmerzen aufweisen, zum Beispiel, weil Sie große Angst vor dem Eingriff haben oder bereits unter chronischen Schmerzen leiden und dauerhaft Schmerzmedikamente einnehmen.

Auch sollten Sie Ihrem Arzt ehrlich mitteilen, welche Medikamente Sie einnehmen, dabei auch homöopathische und Naturheilmittel nennen. Eine weitere wichtige Information, die Ihr Mediziner bekommen muss, ist, ob bei Ihnen eine Unverträglichkeit gegen ein bestimmtes Schmerzmittel vorliegt. Nur wenn der behandelnde Arzt alle Eckpunkte kennt, kann er von vornherein die zu erwartende Schmerzstärke einschätzen und eine passende Schmerzmedikation verschreiben.

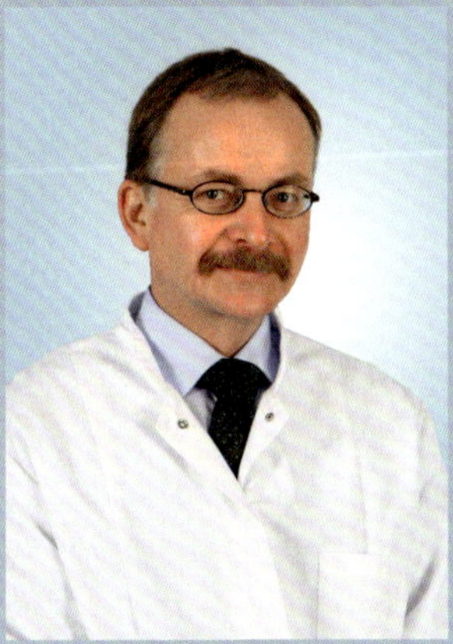

Schmerzen bei Kindern

Natürlich sind auch Kinder und Jugendliche von Schmerzen betroffen. Früh erlittene Schmerzen können zur Entstehung eines Schmerzgedächtnisses führen. Deshalb ist es wichtig, so schnell wie möglich einzugreifen. Wie die häufigsten Schmerzarten und deren Therapie aussehen, erläutert PD Dr. med. Friedrich Ebinger vom St. Vincenz-Krankenhaus in Paderborn.

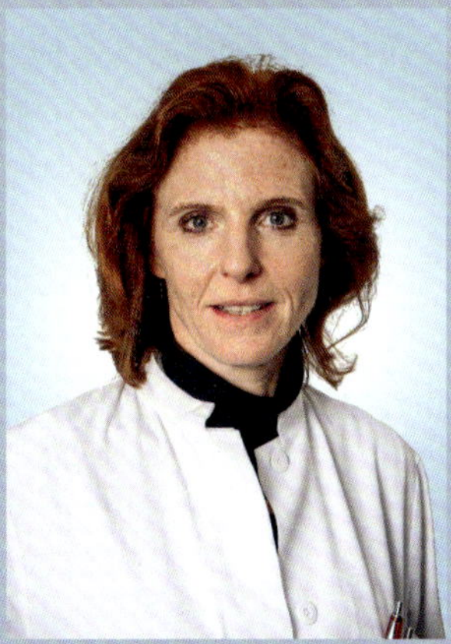

Schmerzen im Alter

Es gibt manche Schmerztypen, die ältere Menschen nicht mehr treffen, und solche, die im Alter sogar zunehmen. Senioren leiden außerdem oft stärker unter Schmerzen. PD Dr. med. habil. Gabriele Röhrig-Herzog vom MVZ Medicum Köln-Ost beschreibt die Behandlung von Schmerzen bei älteren Menschen und gibt wertvolle Ratschläge für Angehörige.

Schmerztherapie bei Kindern und Jugendlichen

Natürlich können auch Kinder und Jugendliche an schmerzhaften Erkrankungen leiden. Auch bei ihnen kann Schmerz chronisch werden – sogar noch, bevor sich ein Kind sprachlich mitteilen kann. Manchmal wird in dieser Phase schon der Grundstein für eine andauernde Schmerzerkrankung gelegt.

Man kann sich zwar als Erwachsener kaum mehr an die frühkindliche Phase erinnern, doch das trifft nicht auf das Schmerzgedächtnis zu: Dort haben sich Schmerzerfahrungen eingebrannt. Die Schmerzerinnerungen werden in Lernprozesse eingebaut und beeinflussen den Umgang mit Schmerz (Schmerzerwartung und -erleben) dann dauerhaft über spätere Kindheits- und Jugendphasen hinweg und bis in das Erwachsenenalter hinein. Deshalb ist es wichtig, akute Schmerzen bereits bei Kleinkindern zu behandeln – auch wenn es gerade bei kleinen Kindern oft nicht leicht ist, genau zu erkennen, ob und woran sie leiden. Bei der Wahl der Schmerzmittel (Analgetika) gilt prinzipiell auch bei Kindern das von den Erwachsenen bekannte WHO-Stufenschema (siehe Kapitel 2, Tumorschmerzen, ab Seite 182) – mit altersspezifischen Veränderungen. Nicht alle Substanzen sind bei Kindern zugelassen, und die Dosierungen werden an das jeweilige Körpergewicht angepasst.

Therapie bei Neugeborenen und Kleinkindern

Es gilt als wissenschaftlich erwiesen, dass bereits Früh- und Neugeborene bei nicht ausreichender Schmerzbehandlung trotz – oder gerade aufgrund – der Unreife ihres Nervensystems langfristig eine Störung der Schmerzverarbeitung entwickeln können.

Bei Neugeborenen, Säuglingen und Kleinstkindern ist schon das Erkennen und Einordnen von Schmerzen nicht immer einfach. Schreien, Mimik, Muskelanspannung und Bewegungen sowie messbare Parameter, wie beispielsweise die Herzfrequenz, können hier Anhaltspunkte geben. Zur Steuerung der Therapie in Krankenhäusern werden zur Beurteilung von Schmerz bei den Kleinsten spezielle Skalen eingesetzt, wobei Verhaltensweisen des Kindes, die auf Schmerz hindeuten können, bewertet werden. Für Säuglinge und Kleinkinder wird meist die sogenannte „Kindliche Unbehagens- und Schmerzskala" (KUSS) verwendet. Erst ab dem vierten Lebensjahr kann eine bildliche Skala mit „Schmerzgesichtern" („Faces-Pain-Scale") eingesetzt werden, mit denen Kinder ihren Schmerz selbst einschätzen lernen.

Starke Schmerzen müssen bei allen Kindern sehr konsequent und mit ausreichend hoch dosierten Schmerzmitteln behandelt werden, um Folgeschäden zu verhindern – wie eben, dass die Beschwerden chronisch werden oder dass es zu seelischer Traumatisierung kommt. Das gilt besonders, wenn Kinder Schmerzen nach operativen Eingriffen erleiden, wenn sie schwer verletzt werden oder Krebs haben. Starke Schmerzen erfordern auch bei den kleinsten Patienten den Einsatz von starken Schmerzmitteln wie Morphin und Opioiden!

Behandlung von akuten Schmerzen

Vor manchen Untersuchungen, wie beispielsweise einem MRT oder CT nach einem Unfall, kann es sinnvoll sein, kleinen Kindern Narkosemittel zu geben, die ebenfalls als Schmerzmedikamente gelten – einfach, um sie zu beruhigen. Erklären, was passiert, kann man den Kleinsten ja leider nur schwer. Und wenn etwas mit einem passiert, das man nicht versteht, erleidet man Ängste – die wiederum können ein Schmerzerleben verstärken. Ob eine solche Beruhigung tatsächlich notwendig ist, hängt von der Situation und dem Entwicklungsstand des Kindes ab; grundsätzlich sollte die Entscheidung gemeinsam mit Eltern (und Kind) getroffen werden. Situationen, in denen in der Regel eine Betäubung sinnvoll ist, sind beispielsweise das Nähen von Wunden oder aufwändige Verbandswechsel und Punktionen (wie Gelenk- und Lumbalpunktion).

Auch bei kleineren, aber typischerweise sehr unterschiedlich schmerzhaft erlebten Dingen, wie Blutabnahmen oder beim Anlegen von Infusionen, ist eine psychologische Herangehensweise wichtig. Nur so kann die Angst vor dem Unbekannten genommen und das Schmerzerleben positiv beeinflusst werden. Denn Angst und Schmerz verstärken sich gegenseitig. Zusätzlich gibt es die Möglichkeit, mittels Cremepflaster eine örtliche Betäubung (Lokalanästhesie) auf die Haut aufzutragen. Das macht man idealerweise etwa eine Stunde vorher. Kinder lernen dann, dass sie ein Zauberpflaster bekommen, das ihr „Aua" verhindert. Bei Lumbalpunktionen eignen sich solche Pflaster, auch als Ergänzung zu einer sogenannten Analgosedierung. Eine lokale Betäubung kann auch mit sehr feiner Nadel in die Hautoberfläche gespritzt werden, zum Beispiel vor einer Wundnaht.

Auch bewusste Ablenkungsmanöver können helfen. Neben dem klassischen Halten der Hand können Zählen, Rechnen, Wortspiele, Gedichte aufsagen, Singen, Pusten (mit einer Feder oder mit Seifenblasen) probiert werden. Um Kindern das Gefühl zu geben, die Situation zumindest zum Teil selber zu kontrollieren, kann es auch hilfreich sein, ihnen Wahlmöglichkeiten zu geben (zum Beispiel, ob der Pieks rechts oder links, im Sitzen oder Liegen geschieht). Auch Lob und die Ankündigung von Belohnungen (Tapferkeitsurkunden oder Ähnliches) beeinflussen Schmerzerleben und -erwartung positiv. Dagegen wirken mitfühlende Kommentare, Entschuldigungen, Kritik oder Aufgeregtheit der Eltern eher schmerzverstärkend.

Die Liste der im Kindesalter geeigneten Schmerzmittel ist relativ kurz. Von den Nicht-Opioiden werden meistens Paracetamol und Ibuprofen, manchmal Metamizol eingesetzt. Neben Injektionslösungen und Tabletten stehen auch Säfte oder Zäpfchen zur Verfügung. Beachtet werden müssen unbedingt die Dosisangaben, die sich nach dem Gewicht des Kindes richten. Bei Paracetamol gibt es einen sehr engen Dosisspielraum („therapeutische Breite"), worauf Eltern unbedingt achten müssen. Erwachsenenzäpfchen können beispielsweise bei einem Säugling zu schwersten Vergiftungen führen. Ibuprofen dagegen hat eine relativ große therapeutische Breite, ist daher sicherer anwendbar und wirkt auch länger. Es ist aber erst bei Kindern ab sechs Monaten zugelassen. Bei Zäpfchen muss man wissen, dass es von Kind zu Kind unterschiedlich lange dauert, bis die Wirkstoffe in den Blutkreislauf gelangen und wirken. Acetylsalicylsäure (ASS) wird Kindern nur in Ausnahmesituationen gegeben – auch wenn die These, dass die Substanz insbesondere im Rahmen fieberhafter Infekte lebensgefährliche Nebenwirkungen bzw. Komplikationen auslösen könne („Reye-Syndrom", bei dem Gehirn und Leber Schaden nehmen) zweifelhaft geworden ist.

Chronische Schmerzen bei Kindern und Jugendlichen

Chronische oder wiederkehrende (rezidivierende) Schmerzen sind im Kindes- und Jugendalter ein häufiges Problem. Dazu gehören beispielsweise Kopfschmerzen, Bauchschmerzen sowie Gelenk- und Muskelschmerzen. Chronische oder rezidivierende Schmerzen bei Kindern und Jugendlichen führen zu körperlichen und psychosozialen Folgen wie Angst, Depressivität, Schulausfall und haben negative Auswirkungen auf das Freundes- und Familienleben. Sie können daher viele Bereiche der normalen kindlichen Entwicklung schwerwiegend stören.

Unterschieden wird zwischen organischen (körperlichen, krankheitsbedingten) und funktionellen (psychophysiologischen bzw. psychosomatischen) Schmerzen. Wenn organische Ursachen nach der medizinischen Diagnostik ausgeschlossen wurden oder diese das Ausmaß der Schmerzen nicht erklären, spricht man von funktionellen Beschwerden. Doch die Schmerzen sind real und keinesfalls eingebildet. Experten vermuten ein gestörtes Zusammenspiel zwischen Organen, Schmerzfühlern (Nozizeptoren), Nerven und verschiedenen Botenstoffen. Funktionelle Schmerzen haben meistens auch eine psychosoziale Komponente, werden beispielsweise durch Stress ausgelöst. Die Gefahr, dass eine chronische funktionelle Schmerzproblematik ins Erwachsenenleben mitgenommen wird, ist leider groß.

Kopfschmerzen im Kindes- und Jugendalter

In Deutschland klagt ungefähr jedes fünfte Schulkind mindestens einmal wöchentlich über Kopfschmerzen. Dabei liegt meistens ein sogenannter Kopfschmerz vom Spannungstyp (kurz Spannungskopfschmerz) vor (siehe Kapitel Kopfschmerzen, ab Seite 64). Fünf bis 25 Prozent der Kinder im Alter von fünf bis 15 Jahren sind davon betroffen. Einige von ihnen haben auch Begleitsymptome wie Geräusch- oder Lichtempfindlichkeit, selten auch Übelkeit. Die Abgrenzung von einer Migräne kann manchmal schwierig sein, da sich verschiedene Merkmale der beiden Kopfschmerztypen überlappen.

An Migräne leiden fünf bis 15 Prozent der Schulkinder (sieben bis 15 Jahre). Bei ungefähr einem Drittel davon verschwindet die Migräne bis zum Erwachsenenalter, sie kann aber später wieder auftreten. Grundsätzlich kann Migräne bei Kindern untypischer sein als bei Erwachsenen. So ist der Migräneanfall meist kürzer, der Kopfschmerz ist oft beidseitig (bei Erwachsenen ist er meist einseitig) und wird selten als pochend beschrieben. Typisch ist das Bedürfnis, sich in eine ruhige Umgebung zurückzuziehen. Oft werden Kinder vor einer Migräneattacke deutlich blass, sind leicht reizbar oder sie wirken hyperaktiv. Eine sogenannte Aura (neurologische Beschwerden, wie zum Beispiel Sensibilitätsstörungen, die einer Kopfschmerzattacke vorausgehen) kann auch schon bei Kindern auftreten.

Diagnose von Kopfschmerzen

Ob ein Kind sogenannte primäre Kopfschmerzen – ohne zugrundeliegende Erkrankung – hat, prüft der Arzt anhand der Symptome und der Krankengeschichte (Anamnese), einer Allgemeinuntersuchung mit Blutdruckmessung sowie neurologischer und augenärztlicher Untersuchungen.
Ein Schmerztagebuch kann helfen, um Arzt, Eltern und dem Kind selbst einen Überblick über die tatsächliche Häufigkeit und Schwere der Schmerzen zu geben – und darüber, in welchen Situationen sie auftreten, wo also Zusammenhänge liegen.

Der Kinderarzt erfasst zudem in einer ausführlichen Befragung (Anamnese) oder mithilfe sogenannter standardisierter Schmerzfragebögen detailliert die Schmerzqualität, die entstandene emotionale Belastung, begleitende Symptome und mögliche Schmerzauslöser sowie den Umgang mit dem Schmerz. Kinder und Eltern erwarten also viele, sehr kleinteilige Fragen. Wenn bei der Befragung oder der körperlichen Untersuchung etwas auffällig ist, sich der Kopfschmerz immer weiter verschlimmert oder untypische Symptome auftreten, können zusätzliche Untersuchungen nötig werden. Das sind beispielsweise Blutwerte, ein MRT oder ein EEG.

Wenn Kinder unter stärksten Schmerzen leiden

In gravierenden Fällen wird eine Kombination aus Schmerz- und Beruhigungsmitteln eingesetzt (sogenannte Analgosedierung), bei höherer Dosierung spricht man von Kurznarkose. Eine Analgosedierung kann auch über längere Zeit nötig sein, zum Beispiel bei Schwerverletzten („künstliches Koma").

Darüber hinaus gibt es die Möglichkeit der sogenannten Regionalanästhesie, also die Blockade einzelner Nervenstränge von Arm oder Bein. Bei der Peri- oder Epiduralanästhesie wird die gesamte untere Körperhälfte betäubt. Das kann beispielsweise nötig werden bei komplizierten Beinverletzungen oder nach Operationen.

Eine PCA (Patientenkontrollierte Analgesie, sogenannte „Schmerzpumpe") kann ungefähr ab dem Schulalter eingesetzt werden. Wenn Morphin oder Opioide zur PCA verwendet werden, werden die Kinder mithilfe eines Monitors überwacht (zum Beispiel Sauerstoffüberwachung mit Messfühler am Finger), da diese Substanzen die Atmung abschwächen können.

Migräne-untypisch sind vorwiegend nächtliche Kopfschmerzen, morgendliche Übelkeit oder Nüchtern-Erbrechen, also Spucken, ohne dass vorher gegessen wurde, sowie neurologische Symptome wie Krampfanfälle oder Lähmungen. Bei der Kombination von akuten Kopfschmerzen, Fieber und Übelkeit oder Erbrechen muss eine Hirnhautentzündung ausgeschlossen werden. Bei dieser ist meist der Nacken steif.

Therapie von Kopfschmerzen

Die Behandlung eines Migräneanfalls beinhaltet neben Ruhe und Reizabschirmung (gegen Lärm und helles Licht) auch den Einsatz des Schmerzmittels Ibuprofen. Mancher Patient kommt auch mit Paracetamol gut zurecht. Wenn die Attacke frühestmöglich und ausreichend hoch dosiert behandelt wird, kann der eigentliche Migräneanfall oft verhindert werden. Zwar sind die spezifisch bei Migräne wirksamen Triptane erst ab dem zwölften Lebensjahr zugelassen, sie sind aber auch bei jüngeren Kindern wirksam. Die konsequente Behandlung der einzelnen Attacken verbessert die Gesamtprognose der Migräne. Bei Spannungskopfschmerzen dagegen gelten Schmerzmittel nicht als Standardbehandlung, da hier die Gefahr besteht, im Verlauf durch die Schmerzmittel selbst verursachte Kopfschmerzen zu entwickeln (siehe Kapitel Kopfschmerzen, ab Seite 64).

Vorbeugung von Kopfschmerzen

Wie bei Erwachsenen ist auch bei Kindern die Vorbeugung von Migräneanfällen sehr wichtig. An erster Stelle steht dabei die Information über den funktionellen Charakter der Kopfschmerzen, dass also die Psyche einen wichtigen Beitrag leistet. Am besten helfen ansonsten sogenannte multimodale, verhaltensmedizinische Konzepte. Dazu gehören Entspannungsübungen (zum Beispiel Progressive Muskelentspannung, siehe Kapitel 3, Seite 253), sportliche Aktivität (Ausdauersport), aber auch psychologische Verfahren wie (Selbst-)Hypnose. Auch das sogenannte Biofeedback kann hier sinnvoll sein. Dabei handelt es sich um eine verhaltenstherapeutische Methode, mit der unbewusste Vorgänge im Körper, wie beispielsweise Zähneknirschen oder Kieferpressen bei Stress, durch eine geräteelektronische Rückmeldung (Feedback) bewusst und somit beeinflussbar gemacht werden. Konkret heißt das, dass ein zähneknirschendes Kind lernt, dieses Anspannungssymptom, das zu Kopfschmerzen führen kann, abzustellen.

Außerdem ist es sinnvoll, auf einen regelmäßigen Lebensrhythmus zu achten (genügend Schlaf, Pausen im Tagesablauf, gesunde Ernährung, ausreichende Trinkmenge). Für spezielle Diäten gibt es allerdings keine wissenschaftlichen Wirksamkeitsbelege. Nur wenn all das keinen Erfolg hat, kann über eine ergänzende medikamentöse Vorbeugung (Migräneprophylaxe) nachgedacht werden, zum Beispiel mit hochdosiertem Magnesium, β-Blockern oder dem Kalziumantagonisten Flunarizin.

Eltern und Kind zu schulen, wie sie mit den Schmerzen umgehen, ist ein weiterer wichtiger Punkt. Oft werden mit entsprechendem Hintergrundwissen vorbeugende Maßnahmen ernster genommen. Außerdem helfen Erklärungen, einen nahenden Migräneanfall so frühzeitig wahrzunehmen, dass er mit Ibuprofen erfolgreich abgewendet werden kann.

Grundlage bildet immer eine genaue Beobachtung und Dokumentation, am besten mit einem Schmerztagebuch. Nehmen die Symptome zu, weist das oft auf erhöhten Stress hin, wie Probleme in der Schule, und sollte unbedingt besprochen und analysiert werden. Es ist erstaunlich, wie viele Eltern eine psychologische Komponente bei der Erklärung der Kopfschmerzen ihrer Kinder zunächst ablehnen. Aber sorgfältige Information über die Hintergründe der Beschwerden, nach Ausschluss aller organischen Ursachen („da muss es doch eine andere Erklärung geben") führen oft dazu, dass gerade in diesem besonderen Bereich dann gemeinsam Auslöser gefunden werden, die die Behandlung auf ganz andere Füße stellen und den Durchbruch zur richtigen Behandlung erbringen.

Auch zur Vorbeugung von Spannungskopfschmerzen wirken oft ähnliche verhaltensmedizinische Vorgehensweisen wie bei Migräne. Manchmal werden eine sogenannte TENS-Behandlung (Transkutane Elektrische Nervenstimulation, siehe Seite 244) oder Akupunktur empfohlen. Nur selten ist bei sehr häufigen Spannungskopfschmerzen eine medikamentöse Vorbeugung nötig.

Bauchschmerzen bei Kindern und Jugendlichen

Chronische Bauchschmerzen sind bei Kindern und Jugendlichen ebenfalls sehr häufig. Bis zu einem Viertel der Schulkinder klagen über wiederkehrende Beschwerden. Sie treten schubweise auf (mindestens einmal im Monat), sitzen meist um den Bauchnabel herum oder in der Magengegend und dauern nur relativ kurz an (meistens weniger als eine, maximal drei Stunden). Begleitend können Blässe, Übelkeit oder Stuhldrang (vegetative Symptome) des Kindes auftreten. Der Schmerzschub ist oft so ausgeprägt, dass normale Tätigkeiten unterbrochen werden müssen.

Man schätzt, dass höchstens zehn Prozent der Bauchschmerzen organische Ursachen haben, die zunächst ausgeschlossen werden müssen. Hinweise für organische Ursachen sind: Fieber, Schmerzen im rechten Unterbauch (Blinddarmregion), nächtliche Schmerzen, die das Kind wecken, Durchfall und Erbrechen, anhaltende Appetitlosigkeit, eine Wachstumsverlangsamung, Gewichtsabnahme, Blut im Stuhl oder chronische Darmerkrankungen in der Familie. Wenn keine krankheitsbezogenen Ursachen vorliegen, spricht man von funktionellen Bauchschmerzen.

Diagnostik und Therapie chronischer Bauchschmerzen

Um auszuschließen, dass der Bauchschmerz eine organische Ursache hat, können Blut- und Stuhluntersuchungen, Belastungstests mit Fruktose und Laktose sowie eine Ultraschalluntersuchung (Sonografie) sinnvoll sein. Bei auffälligen oder unklaren Befunden muss eventuell zusätzlich auch eine MRT-Untersuchung oder eine Magen-Darm-Spiegelung durchgeführt werden. Ein Schmerztagebuch hilft, direkte Zusammenhänge mit Nahrungsmitteln oder mit bestimmten psychosozialen Situationen zu erkennen (zum Beispiel Klassenarbeiten, Streitigkeiten im Familien- oder Freundeskreis). Spezielle Diäten oder das Essen vieler Ballaststoffe haben zur Behandlung chronischer Bauchschmerzen keine Effekte gezeigt. Natürlich sollten aber die Ernährungs- und Trinkgewohnheiten hinterfragt werden. Empfohlen wird für Kinder und Jugendliche eine ausgewogene, normale Kost mit viel Obst und Gemüse. Eine dauerhafte Umstellung, beispielsweise auf eine laktose- oder glutenfreie Ernährung, wird nur empfohlen, wenn die entsprechenden Unverträglichkeiten nachgewiesen wurden.

In einigen Fällen handelt es sich bei chronisch wiederkehrenden Bauchschmerzen um eine sogenannte Bauchmigräne. Wie die Kopfschmerzerkrankung treten die Bauchschmerzen bei einer Bauchmigräne plötzlich auf, gehen mit Übelkeit und Erbrechen einher sowie häufig auch mit einer erhöhten Lichtempfindlichkeit. Nach Ansicht verschiedener Experten wird die abdominelle Migräne zu selten erkannt. Die Entstehung ist ungeklärt. Eine abdominelle Migräne kann auch Vorläufer einer späteren klassischen Migräne im Kopf sein. Zur Behandlung ist wie bei der klassischen Migräne das Schmerzmittel Ibuprofen zur Unterbrechung der beginnenden Schmerzepisode sinnvoll. Ansonsten werden Schmerzmittel bei chronischen Bauchschmerzen nicht empfohlen.

Da alle Arten funktioneller Bauchschmerzen viel mit den psychischen und sozialen Bedingungen zu tun haben, in denen sich das Kind befindet, werden vorbeugend Therapien empfohlen, die diese Faktoren besonders berücksichtigen. Es können psychologische Verfahren aus der Verhaltenstherapie helfen. Wichtig ist das offene Gespräch mit den Eltern. Auslöser und Verstärker der Bauchschmerzen sollten gemeinsam gesucht werden, bei innerfamiliären Spannungen, beispielsweise einer Scheidung, sind familientherapeutische Ansätze sinnvoll. Dazu gehören Verbesserung des Konfliktlösungsverhaltens und der Selbstkontrolle, gezielte Ablenkung und das Vorstellen schöner Situationen sowie Entspannungsübungen.

Muskel- und Gelenkschmerzen

Auch hier gibt es organische und funktionelle Schmerzen. Organische Gelenk- und Muskelschmerzen können bei Kindern von rheumatischen Erkrankungen kommen, von Infektionen, gutartigen oder bösartigen Tumoren, von Verletzungen oder Überlastungen. Der Arzt wird all das prüfen, indem er körperlich untersucht und dann, je nach Verdacht, Blutkontrollen und Röntgen- oder MRT-Untersuchungen macht.

Kindliches Rheuma

Eine mögliche organische Ursache für chronische Muskel- und Gelenkschmerzen, die nicht nur Erwachsene trifft, sind rheumatische Erkrankungen. Es handelt sich um eine Gruppe von Erkrankungen, die meist zu starken Entzündungen im Körper führen. Kleine Patienten müssen von Kinder-Rheumatologen bzw. in Spezialambulanzen betreut werden. Sie werden mit antientzündlichen Medikamenten behandelt, um Komplikationen wie Wachstums- und Entwicklungsstörungen sowie andere Folgeschäden (wie Gelenkdeformationen) zu vermeiden.

Einseitige, übermäßige Belastung

Wie im Erwachsenenalter können schon Schulkinder an muskulären Verspannungen und Dysbalancen leiden. Über- und Fehlbelastungen sind heute leider die Regel (zum Beispiel bedingt durch zu schwere Schulranzen), sie können auf Dauer zu Fehlhaltungen führen. Kinderärzte und Orthopäden empfehlen grundsätzlich viel Bewegung und Sport als Ausgleich für das viele Sitzen.

Wachstumsschmerzen

Wachstumsschmerzen sind häufig und harmlos. Dennoch können sie zu einer deutlichen wiederkehrenden Schmerzbelastung werden. Die Schmerzen treten typischerweise abends oder nachts auf, was den Schlaf der Kinder stören kann. Meist sind die Beine betroffen, ein- oder beidseitig. Bei der körperlichen Untersuchung finden sich keinerlei Auffälligkeiten. Rötungen, Schwellungen, Fieber oder ein vorangegangenes Trauma sprechen gegen Wachstumsschmerzen, hier muss nach organischen Ursachen gesucht werden. Wie Wachstumsschmerzen entstehen, ist nicht geklärt. Oft war bereits ein Elternteil betroffen, was für eine gewisse Veranlagung spricht. Behandeln können Eltern nur, indem sie selbst wissen und ihrem Kind erklären, dass Wachstumsschmerzen harmlos sind, ihm Zuwendung schenken und es beruhigen. Auch leichte Massagen und Wärme können helfen.

Knieschmerzen

Knieschmerzen bei Jugendlichen im Wachstum sind eventuell durch die sogenannte Osgood-Schlatter-Erkrankung bedingt, eine schmerzhafte Reizung des Ansatzes der Kniescheibensehne (Patellasehne) am vorderen oberen Schienbein (Tibia). Ursache dafür sind vermutlich Dysbalancen zwischen Knochen, Knorpel, Muskeln und Sehnen, die während Wachstumsschüben, besonders bei sportlichen Kindern, ein- oder beidseitig auftreten können. Die Eltern können das Kind unterstützen, indem sie über das Krankheitsbild Bescheid wissen und ihrem Kind erklären, dass die Schmerzen weitgehend harmlos sind, ihm Zuwendung schenken und es beruhigen. Auch Kühlung, Sportsalben, leichte Dehnübungen und Sportpausen können helfen. Nicht selten finden sich aber auch Knieschmerzen ohne organische Erklärung, die also als funktionell eingeordnet werden.

Funktionelle Schmerzen

Auch die Häufigkeit solcher funktioneller muskuloskelettaler Schmerzen – seien es Knieschmerzen oder zum Beispiel Rückenschmerzen – nimmt bei Kindern und Jugendlichen zu. Nicht selten verselbständigen sich zudem eigentlich organisch ausgelöste Schmerzen, auch wenn die organischen Ursachen ausreichend behandelt sind. Auch bei der Therapie funktioneller muskuloskelettaler Schmerzen stehen multimodale verhaltensmedizinische Konzepte im Vordergrund.

Tumorschmerzen

Die Behandlung von Tumorschmerzen im Kindes- und Jugendalter läuft im Prinzip wie bei Erwachsenen (siehe Kapitel Tumorschmerzen, ab Seite 175), wobei bei der Gabe von Schmerzmitteln eventuelle Altersbeschränkungen und die Dosierungsanweisung beachtet werden müssen. Die Dosierung richtet sich auch hier meistens nach dem Gewicht. Für die Versorgung und Schmerztherapie von Kindern mit Tumoren und anderen lebensverkürzenden Erkrankungen zu Hause stehen in Deutschland vielerorts sogenannte „SAPPV-Teams“ zur Verfügung. Zu dieser „spezialisierten ambulanten pädiatrischen Palliativversorgung“ gehören Ärzte, Pflegekräfte, Apotheken, Sanitätshäuser und koordinierende Institutionen („Case Manager“).

SAPPV-Teams helfen, die Entlassung nach Hause vorzubereiten, sie koordinieren die Palliativversorgung im häuslichen Umfeld, sie beraten und unterstützen die Familien, beispielsweise bei der Kommunikation mit Pflegediensten, Kinderärzten und Therapeuten. Sie bieten psychosoziale Unterstützung sowie eine 24-stündige Rufbereitschaft. Den Kontakt zu einem SAPPV-Team kann der Facharzt (Kinder-Onkologe) oder Krankenhausarzt herstellen. Er verschreibt diese ambulante Palliativversorgung, die gesetzlichen Krankenkassen übernehmen die Kosten.

Zunahme von chronischen Schmerzerkrankungen

Chronische oder wiederkehrende funktionelle Schmerzerkrankungen, also solche, die keine organischen Krankheiten als Ursache haben, nehmen bei Kindern seit Jahrzehnten zu. Eine aktuelle Studie zeigt, dass unter Schulkindern die Zahl der Migräneerkrankungen kontinuierlich steigt – nicht jedoch im Erwachsenenalter. Demnach beginnt diese chronische Schmerzerkrankung heute bereits in einem früheren Lebensalter als noch vor einigen Jahren oder Jahrzehnten. Die genauen Ursachen dafür sind unklar. Folgende Aspekte spielen aber eine Rolle:

- Die heute geborenen Kinder wachsen als „digital natives" mit der digitalen Welt auf wie mit fließendem Wasser. Die Rahmenbedingungen der Kindheit und Jugend haben sich dadurch stark verändert. Der Anreiz und die ständige Verfügbarkeit der Medien hat das Bewegungsverhalten deutlich reduziert und nahezu vollständig von draußen nach drinnen verlagert. Rumtoben an der frischen Luft ist selten geworden, auf Bäume klettern wird von vielen Erwachsenen aus (Über-)Vorsicht verhindert anstatt gefördert.
- Das alltägliche „Kindsein" war früher viel langsamer als heute. Für eine gesunde, normale Entwicklung sind erwiesenermaßen Zeiten der Langeweile und der sinnlosen Beschäftigung gut, denn sie fördern Selbstreflexion und Kreativität. Eine durchgetaktete Freizeit, die gar keine freie Zeit mehr beinhaltet, kann das nicht leisten. Leistungsdruck und Terminstress beginnt dann nicht selten schon im Kindergartenalter, wenn am Nachmittag noch Malschule, Instrumenten-, Englisch- (oder gar Chinesisch-)Unterricht auf dem Plan stehen.

„Für viele beginnt Leistungsdruck und Terminstress schon im Kindergarten."

- Im krassen Gegensatz zum frühen Leistungsdruck steht ein Erziehungsstil, der feste Vorgaben, Grenzen und Strukturen vermissen lässt. Kleinkinder dürfen entscheiden, wie sie am Morgen das Haus verlassen. Das kann zu einer psychosozialen Überforderung beitragen, denn Grenzen im Rahmen der Erziehung bieten auch Sicherheit, die für eine normale Entwicklung notwendig ist. Regelmäßige Mahlzeiten oder feste Zubettgeh-Zeiten gibt es bereits in vielen Familien nicht mehr, solche Strukturen geben Kindern aber Halt und Orientierung. Ein verändertes Familiengefüge, wie zum Beispiel durch Trennungen oder Scheidungen, kann zusätzlich zur Verunsicherung (bzw. fehlenden Sicherheit) der Kinder von klein auf beitragen, was die normale Entwicklung erschweren und zu Überforderung in alltäglichen Bereichen führen kann. Es kommt vor, dass Kinder von Alleinerziehenden, aber auch bei Partnerschaftskrisen, in gewisser Weise die Rolle eines Partners übernehmen (sogenannte Parentifizierung, „Verelterlichung") – anstelle des Kindseins. Dies kann entweder vom Kind ausgehen, wenn es sich für Mutter/Vater verantwortlich fühlt; oder vom betreuenden Elternteil, wenn das Kind mit Problemen konfrontiert wird, die nicht kindgerecht sind. Daraus entstehen Sorgen, Ängste und Überforderungen, die sich dann wieder als Schmerz verkörperlichen können. Eine Patchwork-Familie stellt kein Problem dar – wenn sie dem Kind richtig und kindgerecht erklärt und entsprechend gelebt wird.

Das Wichtigste zu Schmerzen bei Kindern und Jugendlichen in Kürze

- Dass ein Schmerz chronisch, also dauerhaft wird, ist möglich – sogar noch, bevor sich ein Kind sprachlich mitteilen kann.
- Auch Schmerzerfahrungen der frühen Kindheit bleiben im Schmerzgedächtnis. Oft kann in den ersten Lebensphasen bereits der Grundstein für eine chronische Schmerzerkrankung im späteren Leben gelegt worden sein.
- Schmerzen sollten daher von Anfang an behandelt werden, um Folgeschäden wie eine Chronifizierung oder eine seelische Traumatisierung des Kindes zu verhindern. Dies betrifft besonders postoperative Schmerzen, schwere Verletzungen sowie Tumorerkrankungen.
- Starke Schmerzen erfordern auch bei den kleinsten Patienten den Einsatz von starken Schmerzmitteln wie Morphin und Opioiden.
- Chronische oder wiederkehrende Schmerzen sind im Kindes- und Jugendalter ein häufiges Problem. Dazu gehören beispielsweise Kopf- und Bauchschmerzen sowie Gelenk- und Muskelschmerzen. In den meisten Fällen haben diese keine organischen Ursachen, sind aber sehr belastend.
- In Deutschland klagt ungefähr jedes fünfte Schulkind mindestens einmal wöchentlich über Kopfschmerzen, bis zu einem Viertel der Schulkinder klagen über wiederkehrende Bauchschmerzen. Insgesamt nehmen chronische Schmerzerkrankungen im Kindesalter zu.

Schmerzen im Alter

Wie problematisch Schmerzen besonders bei alten Menschen sind, wird häufig unterschätzt. Weil der Anteil Älterer an der Bevölkerungsstruktur zunimmt und wir insgesamt immer älter werden, gibt es immer mehr ältere Menschen, die für sie typische Gesundheitsprobleme haben – und dazu gehören Schmerzen.

Studien haben ergeben, dass die Hälfte aller Menschen im Alter von 60+ chronisch, das heißt also dauerhaft oder regelmäßig wiederkehrend über mindestens drei Monate andauernd, unter Schmerzen leidet. Bei Menschen, die in Alten- oder Pflegeheimen wohnen, ist die Rate sogar noch höher: Dort haben acht von zehn der älteren Menschen chronisch Schmerzen.

Schmerz ist subjektiv (siehe Kapitel 1, Seite 14) – und gewissermaßen auch das Alter. Die Unterscheidung von biologischem und chronologischem Alter ist bekannt: Es gibt 60-Jährige, die biologisch bereits stark gealtert sind und an vielen Erkrankungen gleichzeitig leiden. Es gibt aber auch 80-Jährige, die noch fit wie ein Turnschuh sind. Die oben genannten Zahlen sind Durchschnittswerte.

Auftreten von Schmerzen

Man könnte meinen, dass alle Schmerzen bzw. Schmerztypen im Alter zunehmen. Das ist aber nicht der Fall. Schmerzen in Schultern, Armen und im unteren Rücken, die häufig auf typische Arbeitsbelastungen, wie Fehlhaltungen oder mangelnde Bewegung bei Schreibtischjobs, zurückzuführen sind, gehen im Rentenalter eher zurück. Auch Bauchschmerzen und Gesichtsschmerzen treten bei älteren Menschen seltener auf. Das gilt ebenso für Migräne – andere Kopfschmerzarten, wie Spannungskopfschmerzen, nehmen im Alter aber zu. Am häufigsten sind bei älteren Menschen Schmerzen, die auf Abnutzungserscheinungen des Skelettsystems zurückzuführen sind, vor allem in Gelenken wie den Hüften, Knien, Füßen, aber auch im Rücken (vor allem die Wirbelgelenke). Solche Verschleißerkrankungen der Gelenke (degenerative Gelenkerkrankungen) führen die Liste der Schmerzen im Alter an. Dann folgen Schmerzen, die durch Krebs bedingt sind. Man darf dabei nicht vergessen: Auch Krebs ist letzten Endes eine typische Alterserkrankung und die verbesserten Möglichkeiten, Patienten mit Krebs zu behandeln, führen dazu, dass viele Menschen über eine lange Zeit mit dieser Krankheit leben – leider jedoch nicht immer schmerzfrei (siehe Kapitel Tumorschmerzen, ab Seite 175).

An dritter Stelle der häufigsten Schmerzarten bei älteren Menschen stehen Schmerzen, die durch Knochenschwund (Osteoporose) ausgelöst werden. Außerdem führen auch rheumatische Erkrankungen, insbesondere die Arteriitis temporalis (rheumatische Gefäßerkrankung im Gesicht), Gürtelrose und Nervenschädigungen in Armen und Beinen, häufig ausgelöst durch Diabetes mellitus, bei älteren Menschen zu Schmerzen.

Schmerzempfinden

Es gibt ein Vorurteil, demzufolge alte Menschen weniger Schmerzen spüren sollen, weil die Nerven nicht mehr „so gut" seien. Das ist gelinde gesagt Quatsch – und sogar das Gegenteil ist der Fall: Ältere Menschen haben nachweislich eine geringere Schmerztoleranz, in Tests zeigte sich, dass sie die gleichen Schmerzen schneller als unangenehm und unerträglich empfinden als jüngere Menschen. Das bedeutet, dass sie mehr unter Schmerzen leiden und ihr Leben davon schneller negativ beeinträchtigt wird.

Ältere Menschen haben allerdings eine geringere „Diskriminationsfähigkeit". Das bedeutet, dass sie Schmerzen weniger gut in ihrer Intensität einstufen und weniger klar eingrenzen können, woher sie kommen, also wo genau es wehtut. Das erschwert die Diagnose und könnte ein Grund dafür sein, warum ältere Patienten schmerzmedizinisch oft weniger gut versorgt sind. Besonders problematisch ist es, wenn andere Krankheiten hinzukommen, die auch das Sprachvermögen beeinträchtigen, wie eine Demenz.

Fakt ist zudem, dass Ältere häufig „leise" leiden. Viele glauben, dass Schmerzen zum Alter dazugehören, beklagen sich nicht darüber, suchen keine Hilfe, sondern versuchen, allein damit zurechtzukommen. Das ist fatal, da der Schmerz dann häufig chronisch wird, auf die Dauer das Leben zermürbt und langfristig dazu führt, dass viele alte Menschen ihre Selbstständigkeit verlieren.

Wichtig bei Demenzkranken

Die Häufigkeit von Demenz steigt mit dem Alter rasant: Bei den 60- bis 64-Jährigen ist nur einer von 100 Menschen betroffen, bei den über 90-Jährigen einer von dreien. Die Erkrankung, die massiv das Wahrnehmen, Erinnern, Denken und die Sprache beeinträchtigt, ist also bei hochbetagten Menschen alles andere als selten. Da sich die Erkrankten schlecht mitteilen können, werden Schmerzen oft nicht diagnostiziert. Man geht davon aus, dass 80 Prozent der dementen Patienten in Pflegeheimen unter chronischen Schmerzen leiden. Doch aus Studien ist bekannt, dass ihnen weniger Schmerzmittel verschrieben werden als Gleichaltrigen ohne Demenz. Nicht demente Patienten mit Oberschenkelhalsbruch bekommen im Durchschnitt dreimal so viel Schmerzmedikamente wie demente Patienten in der gleichen Situation. Das ist dramatisch, da demente Menschen genauso – wenn nicht gar mehr – unter den Schmerzen leiden. Sie empfinden Schmerzen schneller als unerträglich als geistig fitte Menschen gleichen Alters. Auch wenn sich demente Patienten oft sprachlich nicht oder nur beschränkt mitteilen können, ist viel an Mimik und Körpersprache abzulesen. Oft steht ihnen der Schmerz buchstäblich ins Gesicht geschrieben. Diese Form, Schmerzen mitzuteilen, darf nicht ignoriert werden. Auch bei Schreien, Jammern, Stöhnen des Dementen muss an Schmerz gedacht werden.

Angehörige können mit darauf achten, dass Demenzkranke ausreichend mit Schmerzmedizin versorgt werden. Wenn sie das Gefühl haben, dass ihr Verwandter leidet, sollten sie darüber mit dem Arzt sprechen. Umgekehrt sollten sie akzeptieren, wenn der Arzt Schmerzmedikamente verschreibt, erst recht, wenn es sich um schwere Medikamente wie Morphium handelt. Denn diese werden vom

Arzt nicht leichtfertig angeordnet. Dennoch haben manche Angehörige Sorge, dass man den Demenzkranken damit nur „ruhigstellt". Tatsache ist aber, dass man auch bei diesen Schmerzpatienten, die sich nicht mehr adäquat äußern können, eine möglichst gute Schmerzlinderung erreichen möchte. Das Recht darauf sollte niemand seinen Liebsten absprechen. Wer Sorge hat, dass ein Angehöriger, beispielsweise im Pflegeheim, ruhiggestellt wird, sollte mit dem Personal sprechen und sich die Medikation erklären lassen.

Rechtzeitige Behandlung

Natürlich ist es das Ziel der Schmerzmedizin, dass alle Patienten, egal wie alt sie sind und welche Erkrankung sie haben, schmerzfrei leben können. Denn Schmerzen beeinflussen das gesamte Leben negativ und färben auf die seelische Verfassung sowie das Sozialleben ab. Wer Schmerzen hat, kapselt sich oft ab. Das wird gerade für ältere Menschen zum Problem: Auch wenn Rentner keine Sorge um Karriere und Arbeitsplatz haben müssen, ist bei ihnen das Risiko der sozialen Vereinsamung und des Verlusts der Unabhängigkeit durch chronische Schmerzen deutlich erhöht. Sie geraten in einen Teufelskreis: Der Schmerz führt dazu, dass sich die Betroffenen sozial zurückziehen und auch ihren körperlichen „Aktionsradius" stark eingrenzen. Einfach gesagt: Sie bewegen sich weniger, sie haben weniger Kontakte – Körper und Geist werden weniger stimuliert und bauen mit der Zeit ab. Das verschlechtert den Allgemeinzustand. Wird dieser Teufelskreis nicht rechtzeitig durchbrochen, sind viele der Betroffenen nicht mehr in der Lage, für sich selbst zu sorgen und ihr Leben wie gewohnt weiterzuführen. Es ist daher besonders wichtig, Schmerzen bei älteren Menschen frühzeitig zu erkennen und zu behandeln.

Diagnose von Schmerzen

Die Diagnose erfolgt im Prinzip genauso wie bei jüngeren Patienten – nur gegebenenfalls mit einer besonderen ärztlichen Hilfestellung. Um zu ermitteln, an welcher Stelle es schmerzt, wird der Arzt möglicherweise nicht einen hochbetagten Patienten bitten,

Häufige Begleiterkrankungen: Depression und Schlaflosigkeit

Die Hälfte aller Patienten über 75 Jahre mit chronischen Schmerzen leidet auch an Schlafstörungen. Diese Kombination führt häufig zu Depressionen. Ein Teufelskreis, denn Depressionen erhöhen das Schmerzempfinden sowie Lustlosigkeit bzw. Passivität. Depressiven fällt es schwer, aktiv an Therapien teilzunehmen und Linderungsstrategien, wie ein bewusstes Ablenken vom Schmerz, umzusetzen. Sie nehmen öfter „Schonhaltungen" ein, werden körperlich inaktiv. Das führt gerade bei Älteren schnell zu Muskel- und Konditionsabbau – Endstation Bettlägrigkeit. Umso wichtiger ist es, Depressionen und Schlaflosigkeit früh zu erkennen und zu behandeln. Nicht selten fallen aber Sätze wie: „Ach, das bringt doch nichts mehr!" oder: „Das lohnt sich doch alles gar nicht mehr." Doch, das tut es!

die schmerzenden Stellen selbst in einem Körperschema einzuzeichnen, wie das bei jüngeren Patienten der Fall ist, sondern er lässt sich die schmerzenden Körperstellen zeigen und fragt detailliert nach. Dafür ein Beispiel: „Tut es nur hier weh – oder auch tiefer? Ist der Schmerz hier stärker als dort?“ Auch die Intensität des Schmerzes wird häufiger durch Fragen ermittelt („Ist der Schmerz stark? Mittel? Leicht?“), seltener durch sogenannte visuelle Analogskalen, anhand derer der Patient den Schmerz selbst einordnen und in einer Skala einzeichnen soll. Denn das setzt eine gute Sehkraft und kognitive Fähigkeiten voraus, über die betagte Menschen manchmal nicht mehr ausreichend verfügen.

Ebenso wie bei jungen Patienten führt der Arzt dann ein längeres Gespräch mit dem Patienten, in dem er neben dem Ort der Schmerzen und ihrer Intensität auch die Dauer der Schmerzen, die Häufigkeit und den Grad der Beeinträchtigung bestimmt und sich über die Krankheitsgeschichte informiert. Letzteres ist bei älteren Menschen besonders wichtig, da sie häufig viele Vor- und Begleiterkrankungen haben, die Schmerzen auslösen oder verstärken können. Außerdem wird der Patient auch immer nach möglichen Veränderungen in seinem Leben gefragt, die Schmerzen häufig begleiten, beispielsweise, ob er schlechter schläft als früher, weniger Appetit hat, gereizter ist oder zurückgezogener lebt. Denn häufige Begleiterscheinungen von chronischen Schmerzen sind Schlafstörungen, Depressionen sowie eine erhöhte Ängstlichkeit. Bei sehr alten Menschen, die sich sprachlich nur noch schlecht mitteilen können, oder bei Demenzpatienten achtet der Arzt besonders auf nicht sprachliche Schmerzanzeichen: Dazu gehören Stöhnen, Jammern, Weinen, Wimmern, Schreien oder eine gepresste Atmung. Auch der Gesichtsausdruck und die Körperhaltung helfen einzuschätzen, ob Schmerzen vorliegen. Ebenso deuten ein nervöses Hin- und Herlaufen, eine angespannte Körperhaltung, geballte Fäuste oder angezogene Knie auf Schmerzen hin. Demente Patienten „übersetzen“ ihren Schmerz auch manchmal in Aggression, beispielsweise dann, wenn sie um sich schlagen oder treten. Viele Patienten nehmen automatisch eine Schonhaltung ein: Wenn beispielsweise das linke Bein wehtut, schonen sie es und belasten verstärkt das rechte. Ein geschulter Arzt nimmt solche Schonhaltungen wahr und kann daraus schließen, wo der Patient Schmerzen hat. Als Angehöriger erkennt man wiederum daran, wenn ein Arzt all dies beachtet, dass er die Beschwerden ernst nimmt – die beste Voraussetzung für eine erfolgreiche Therapie.

Behandlung von Schmerzen

Natürlich sollte der Schmerz behandelt werden. Da sich aber häufig bei betagten Menschen mehrere verschiedene Erkrankungen überlagern, ist es schwierig, eine Schmerzursache zu finden, sie aus der Welt zu schaffen und damit eine völlige Schmerzfreiheit zu erreichen. Oft führen verschiedene Erkrankungen zu den Schmerzen, und meistens sind nicht alle behandelbar. Eine absolute Schmerzfreiheit zu erreichen, ist daher nicht das oberste Behandlungsziel der Schmerzmittelgabe. Wichtiger ist es, dem älteren Menschen eine möglichst hohe Lebensqualität zu ermöglichen. Er sollte am Leben teilhaben und Sozialkontakte pflegen können. Dafür ein Beispiel: Statt einer Patientin mit Hüftschmerzen so viele Medikamente zu verabreichen, dass sie zwar schmerzfrei ist, dafür aber nur noch schläfrig im Bett liegt, ist es sinnvoller, durch Physiotherapie die unterstützende Muskulatur optimal zu stärken und ihre körperliche Kondition aufzubauen. Es sollten ihr nur so viel Schmerzmedikamente gegeben werden, dass ihre Schmerzen erträglich sind – und die Patientin weiterhin am aktiven Leben teilnehmen kann. Gerade bei älteren Menschen ist es wichtig, sie körperlich zu fordern (und gleichzeitig, sie auch zu fördern), da ein Schonverhalten oft katastrophale Folgen hat: Man erkennt das daran, wie viele alte Menschen nach einem Knochenbruch nie wieder richtig auf die Beine kommen. Bei längerer Bettlägrigkeit bauen sich Muskelmasse und Kondition in schneller Geschwindigkeit ab, es ist wichtig, dem durch gezieltes Training entgegenzuwirken. Körperliches Training und Physiotherapie sind daher immer wichtige Säulen bei der Behandlung von Schmerzen. Ziel ist, dass die älteren Menschen möglichst lange selbstständig bleiben.

Eine weitere Säule der Behandlung von chronischen Schmerzen bildet gerade auch bei älteren Menschen psychologische Unterstützung, insbesondere, wenn der Patient unter depressiver Verstimmung, Schlafproblemen oder Angststörungen leidet. Wichtig ist es, die Therapiesitzungen an die möglicherweise verringerte Aufmerksamkeitsspanne des älteren Menschen anzupassen. Bei älteren Patienten bieten sich mehr, dafür aber kürzere Sitzungen an. Es gibt für jeden älteren Patienten mit psychotherapeutischem Handlungsbedarf zwei Therapiemöglichkeiten:

- Die sogenannte (geronto)psychosomatische Grundversorgung: Hier kann jeder Patient bei qualifizierten Ärzten ohne Antrag bei der Krankenkasse psychotherapeutische Gesprächseinheiten von 20 Minuten bekommen, die hinsichtlich Wiederholung zeitlich nicht befristet sind.
- Die (Alters-)Psychotherapie: Hier wird bei der Krankenkasse ein Antrag vom behandelnden Arzt gestellt auf Durchführung einer Psychotherapie; der Kostenträger bewilligt dann eine bestimmte Anzahl von Therapiesitzungen mit jeweils 50 Minuten. Bei Bedarf kann die Therapie verlängert werden, der Arzt muss dafür einen entsprechenden Verlängerungsantrag stellen, und die Krankenkasse muss ihn bewilligen.

Gabe von Schmerzmedikamenten

Im Alter verändert sich der menschliche Körper. Ein Unterschied ist, dass der Gesamtwasseranteil im Körper abnimmt. Das führt zu einer höheren Konzentration von wasserlöslichen Schmerzmedikamenten, zu denen beispielsweise Mittel auf Morphiumbasis gehören. Die gleiche Dosis führt bei älteren Menschen somit zu einer höheren Wirkung als bei jüngeren. Das ist der Grund, warum solche Medikamente anfangs bei älteren Menschen sehr vorsichtig dosiert und auch nur langsam gesteigert werden sollten.

Das bedeutet wiederum, dass die Wirkung langsamer einsetzt. Älteren Patienten muss hier mehr Geduld abverlangt werden, bevor die optimale Dosis gefunden ist, die eine gute Schmerzlinderung ohne Verlust der Aktivität und Teilhabe am Leben ermöglicht. Auch die Gabe von leichteren Schmerzmitteln, den sogenannten Nicht-Opioiden, darf bei älteren

Menschen nicht leichtfertig erfolgen. Paracetamol beispielsweise kann die Leber schädigen, und die Arzneigruppe der sogenannten nichtsteroidalen Antirheumatika (NSAR) geht im wahrsten Sinne an die Nieren. Bei älteren Menschen sind diese Organe in vielen Fällen schon vorgeschädigt, eine Dauertherapie mit diesen Schmerzmitteln kann im schlimmsten Fall sogar zu lebensgefährlichem Organversagen führen. Daher ist es wichtig, Leber- und Nierenfunktion vor einer Dauertherapie (sowie in engmaschigen Kontrollen währenddessen) zu prüfen und bei Organschädigungen auf andere Schmerzmittel auszuweichen.

Insbesondere bei älteren Menschen lohnt es sich, auch komplementärmedizinische Schmerzbehandlungen wie beispielsweise die Traditionelle Chinesische Medizin oder Homöopathie auszuprobieren. Diese sind nebenwirkungsarm (siehe ab Seite 270) und können oftmals eine gute Schmerzlinderung bei den Patienten erzielen.

Das Wichtigste zu Schmerzen im Alter in Kürze

- Ältere Menschen sollten nicht glauben, dass sie Schmerzen hinnehmen müssen. Je früher sie behandelt werden, desto kleiner ist das Risiko, dass sie bestehen bleiben.
- Die Diagnose erfolgt ähnlich wie bei jüngeren Patienten und wird bei Bedarf angepasst – ein Mensch mit schlechter Sehkraft kann schwer einen Fragebogen ausfüllen.
- Bei Demenzpatienten werden Mimik und Körpersprache in die Diagnose einbezogen.
- Komplette Schmerzfreiheit ist bei Älteren wegen überlagernder Erkrankungen schwer zu erreichen. Ziel ist, Schmerzlinderung und Teilhabe am Leben zu ermöglichen.
- Es kommen dieselben Schmerzmittel zum Einsatz wie bei Jüngeren. Wichtig ist aber dabei, mögliche Beeinträchtigungen der Organfunktion, die als Nebenwirkungen auftreten können, im Auge zu behalten. Vorschädigungen von Nieren bzw. Leber können dafür sorgen, dass manche Substanzklassen nicht infrage kommen.
- Wichtig ist, körperlich aktiv zu bleiben. Schonung führt gerade bei älteren Menschen schnell zu Muskel- und Konditionsabbau.
- Eine Psychotherapie sollte immer dann erfolgen, wenn der ältere Patient depressive Verstimmungen zeigt. Das ist häufig, denn Schmerzen führen zu Depressionen und Depressionen verhindern die Schmerzbewältigung – ein Teufelskreis!

WEGE AUS DEM SCHMERZ FINDEN

Informationen über Möglichkeiten, wie der Schmerz aktiv angegangen werden kann, sind ein erster wichtiger Schritt. Deshalb werden hier die wichtigsten Behandlungsstränge vorgestellt – von medikamentösen Therapien über invasive Verfahren, Psycho-, Kunst- und Bewegungstherapie bis hin zu naturmedizinischen Methoden. Außerdem wird die multimodale, interdiziplinäre Schmerztherapie erläutert und erklärt, wohin sich Betroffene wenden können.

Aktiv gegen den Schmerz werden

Eine chronische Schmerzerkrankung ist eine komplexe Krankheit, deshalb kann die Behandlung nie einfach und eindimensional sein. Es führen verschiedene Wege zur Besserung, die ein Patient kombiniert beschreiten sollte, um ans Ziel zu kommen.

Dabei muss es nicht immer um die maximale Schmerzfreiheit gehen, da diese oft nicht erreicht werden kann. Ziel ist die Verbesserung der Lebensqualität. Hierzu gehört auch die Reduktion der Schmerzen, aber immer auch das Zurückerlangen von Freude am täglichen Leben, Teilhabe an Dingen, die früher Freude gemacht haben und eine Zukunftsperspektive. Jede Schmerzkrankheit ist anders – und es gibt daher kein Patentrezept. Eines ist allerdings eine Voraussetzung für alle Patienten: Sich aktiv mit seinem Schmerz und den Möglichkeiten zur Schmerzbewältigung auseinanderzusetzen und verschiedene Wege auszuprobieren. Manche Wege können sich zwar für den einen oder anderen Patienten auch als Sackgasse erweisen, denn nicht jede Therapie wirkt bei jedem Patienten gleich. Der Patient muss sich aufgehoben fühlen und mit den Behandlern an die Möglichkeit der Besserung glauben. Andere Therapien können der Königsweg sein oder auch eine Abkürzung, um schneller ans Ziel zu kommen – und zwar zu weniger Schmerzen, mehr Wohlbefinden und einem trotz der Schmerzen erfüllten Leben.

Jeder Patient muss sein Schicksal selbst in die Hand nehmen und sich informieren. Wichtig ist, dass man sich offen auf die verschiedenen Pfade der Therapie begibt und erst nach einigen Wochen oder Monaten beurteilt, ob sie einen dem Ziel näherbringen. Nur so – durch Information, Ausprobieren und „Sich-Einlassen“ auf eine Behandlung – kann jeder Patient seinen individuellen Königsweg gegen den Schmerz finden, der immer aus mehreren Therapiebausteinen besteht. Dass Sie bereit dazu sind, diesen Weg zu gehen, wissen wir, da Sie dieses Buch in der Hand haben. Welche Therapiebausteine helfen, muss jeder für sich herausfinden. Das ist ein längerer Weg, mitunter auch steinig, da er Ihnen sowohl Aktivität als auch Ausdauer abfordert. Schnelle Lösungen gegen chronischen Schmerz gibt es leider nicht. Wer Ihnen das verspricht, ist nicht seriös. Jeder Therapie aber, deren Wirksamkeit wissenschaftlich belegt ist, sollten Sie eine faire Chance und auch die entsprechende Zeit geben. Keiner kann nach einer einzigen Stunde Bewegungstherapie sagen: „Das bringt mir nichts.“ Eine Verbesserung des Allgemeinzustands und positive Effekte auf die Schmerzwahrnehmung stellen sich erst nach mehreren Wochen oder Monaten ein. Wer frühzeitig abbricht, vergibt sich Chancen!

Diese Therapiewege sind wissenschaftlich gesichert und helfen nachweislich:

- Medikamentöse Therapie (siehe rechts)
- Invasive Verfahren (siehe Seite 238)
- Psychologische Verfahren (siehe Seite 248)
- Kunsttherapie (siehe Seite 256)
- Bewegungstherapie (siehe Seite 261)
- Komplementärmedizin (siehe Seite 270)

Medikamentöse Therapie

Die medikamentöse Therapie ist eigentlich das, was viele Menschen unter einer Schmerztherapie verstehen. Sie denken: Man nimmt ein paar Tabletten ein – und alles ist gut, keine weiteren Maßnahmen sind mehr notwendig. Leider ist dem in den allermeisten Fällen nicht so.

Die amerikanische Bezeichnung von Schmerzmitteln bestärkt diesen (Irr-)glauben. Das Wort „Painkiller" suggeriert, dass die Pillen effektiv den Schmerz „töten" und der Patient nach Einnahme schmerzfrei ist. Leider ist das selten der Fall. Gerade einer chronischen Schmerzerkrankung kann man kaum allein mit Schmerzmedikamenten beikommen, stattdessen braucht man einen „ganzheitlichen" Ansatz, der Körper und Seele gleichermaßen einbindet: Das leistet die sogenannte multimodale Therapie (siehe auch Seite 278/279). Betroffene müssen dabei selbst aktiv gegen den Schmerz werden und sind weit mehr gefordert als nur damit, in regelmäßigen Abständen Tabletten zu nehmen.

In diesem Kapitel können bei Weitem nicht alle Aspekte zu den Schmerzmitteln vermittelt werden. Nicht alle Überlegungen des Arztes für den Einsatz eines Medikaments, die Kombination von Medikamenten aus verschiedenen Wirkstoffgruppen oder die Gegenanzeigen (Kontraindikationen) und alle Nebenwirkungen können genannt werden. Aus diesem Grunde wird auch nicht auf Dosierungen eingegangen, denn die müssen individuell mit dem Arzt besprochen werden. Und auch die Verfügbarkeit in verschiedenen Ländern ist nicht dargestellt. Es soll vermittelt werden, welche Wirkstoffklassen bei den verschiedenen Schmerzformen zum Einsatz kommen und auch, dass das nicht immer Schmerzmedikamente im engeren Sinne sind.

Die Einnahme von Schmerzmitteln ist ein unverzichtbarer Baustein im Mosaik der multimodalen Schmerztherapie. „Painkiller" sollen hier keinesfalls verteufelt werden. In vielen Fällen bieten sie eine schnelle und unkomplizierte Hilfe, wenn keine medizinischen Gründe gegen die Einnahme (Kontraindikationen) sprechen und sie nicht ohne Wissen des Arztes zu häufig oder gar regelmäßig ein-

Medikamente sind oft wichtige Mittel zum Zweck

Es ist richtig und wichtig, Medikamente einzusetzen, um den Schmerz erträglich zu machen. Letztlich auch deshalb, damit sich der Patient in der Lage sieht, die anderen Therapiebausteine wie die Physiotherapie oder Psychotherapie durchführen zu können. So gesehen sind die Schmerzmittel bei vielen Patienten oft ein Mittel zum Zweck.

genommen werden. Es muss nur jedem Patienten mit chronischen Schmerzen, die sich bereits verselbstständigt haben, klar sein, dass die medikamentöse Therapie allein nicht dazu führt, dass man schmerzfrei wird. Außerdem hat die Schmerzlinderung, die Medikamente verschaffen, auch meist einen Preis, denn jedes Medikament bringt Nebenwirkungen und Langzeitfolgen mit sich.

Es ist richtig und vertretbar, dass Patienten Schmerzmittel je nach Bedarf bekommen. Ein Leben unter andauernden, starken Schmerzen ist niemandem zuzumuten. Alles, was – und sei es vorübergehend – Linderung verschafft, sollte eingesetzt werden. Medikamente spielen insbesondere bei der Schmerztherapie von Krebspatienten und auch bei der Behandlung von akuten Schmerzen, beispielsweise nach Operationen, eine besondere Rolle.

Um starken Schmerzen beizukommen, sind verschiedene Medikamentenklassen nötig. Teils müssen Präparate auch kombiniert werden. Hier werden die wichtigsten Wirkstoffe näher erklärt.

Nichtsteroidale Antirheumatika

Die sogenannten nichtsteroidalen Antirheumatika (NSAR) sind eine Wirkstoffklasse, die man ohne Rezept in Apotheken kaufen kann. Es gibt sie als Tabletten und als Salben, sie können aber auch als Spritze verabreicht werden. Zu der Gruppe der NSAR gehören Wirkstoffe wie Diclofenac, Acetylsalicylsäure oder auch Ibuprofen – alles gute Bekannte, die uns oft seit der Kindheit begleiten. NSAR wirken antientzündlich, fiebersenkend und gleichzeitig schmerzlindernd. Wie ist das möglich? Sie hemmen zwei bestimmte Enzyme im menschlichen Körper: COX (kurz für Cyclooxygenase) Nummer 1 und Nummer 2. Diese beiden Enzyme produzieren bestimmte Gewebshormone (Prostaglandine), die eine Art örtliche Gewebepolizei darstellen. Sie werden sofort freigesetzt, wenn Körpergewebe geschädigt wird, sei es durch eine Verletzung oder Entzündung. Die Prostaglandine alarmieren dann die Schmerzfühler (Nozizeptoren) und lösen damit überregional einen Großalarm aus (siehe auch Kapitel 1, Wie Schmerz entsteht, Seite 16/17): Die Alarmsignale kommen im Gehirn an und werden dort als Schmerz wahrgenommen. NSAR hemmen die Produktion der Prostaglandine: Auf diese Weise wird die Schmerzweiterleitung gleich am Anfang der Kette unterbunden.

Die Wirkung von NSAR tritt relativ schnell ein, meist schon nach einer halben Stunde, je nach Wirkstoff hält die Wirkung sechs bis zwölf Stunden an. Auch wirken die verschiedenen Wirkstoffe der NSAR-Klasse jeweils etwas unterschiedlich: Einige hemmen stärker das COX-1-Enzym, andere vor allem das COX-2-Enzym, das bei Entzündungsprozessen beteiligt ist. Das ist der Grund, warum einige der Wirkstoffe, zum Beispiel Diclofenac oder Ibuprofen, stärker entzündungshemmend sind als andere.

Ein grundsätzliches Problem der Medikamente stellt die COX-1-Hemmung dar. Denn das Enzym COX-1 bewirkt, dass in der Magen- und Darmwand zellschützende Prostaglandine ausgeschüttet werden. Werden NSAR eingenommen, fällt der zellschützende Effekt in Magen und Darm weg – und es kann zu Nebenwirkungen kommen. Ein Medikament, das COX-1 stark hemmt, kann deshalb zu Magen-Darm-Problemen führen.

Nebenwirkungen und Komplikationen

Prostaglandine haben nicht nur im Magen-Darm-Bereich eine natürliche Funktion, sondern auch in anderen Körpergeweben. Neben Magen-Darm-Problemen (wie Bauchschmerzen, Durchfall, Verstopfung, Übelkeit, Erbrechen, Blähungen) können sogar auch Blutungen im Magen-Darm-Trakt auftreten, die in ihrer Gefahr nicht zu unterschätzen sind. Die häufig zusätzlich verschriebenen Protonenpumpenhemmer („Magenschoner") können das Risiko nur im oberen Magen-Darm-Trakt mindern, nicht aber im unteren. Die Hälfte aller Blutungen tritt aber in diesem unteren Teil auf.

Außerdem können NSAR auch zu Kopfschmerzen, Schwindel, Wassereinlagerungen oder Hautausschlägen führen. Zudem erhöhen sie die Blutungsneigung, das heißt, man bekommt schneller Blutungen im Magen- und Darmtrakt. Insbesondere bei älteren Menschen kann es häufiger zu Nebenwirkungen, vor allem zu Magen-Darm-Problemen bis hin zu den genannten Blutungen im Magen-Darm-Bereich oder gar Leckstellen (sogenannte Perforationen) kommen – diese können lebensbedrohlich sein. Daher sollten ältere Menschen nach Möglichkeit NSAR nicht in hoher Dosierung, über längere Zeiträume und ohne ärztliche Überwachung einnehmen. Nach Dauertherapie über viele Monate oder Jahre hinweg kann es durch ihre Einnahme zu schweren Herz-Kreislauf-Erkrankungen und Leber- oder Nieren-Erkrankungen kommen. Bei Patienten mit Herz-, Leber- oder Nierenschäden sollten sie von vornherein nicht zum Einsatz kommen.

Wichtig! Auch wenn NSAR frei verkäuflich in Apotheken zu erhalten sind, sollten sie aus den genannten Gründen nicht dauerhaft, also über einen Zeitraum von zwei Wochen hinweg ohne Rücksprache mit dem behandelnden Arzt eingenommen werden.

COX-2-Hemmer: Alternative bei starken Nebenwirkungen von NSAR

Viele Nebenwirkungen von herkömmlichen NSAR entstehen vor allem durch die COX-1-Hemmung, die alle diese Medikamente, wenn auch in unterschiedlichem Maße, bewirken. Es entstand daher die Idee, einen Wirkstoff zu entwickeln, der ausschließlich die COX-2 hemmt.

Verschiedene COX-2-Hemmer kamen in den letzten Jahren auf den Markt, doch zeigte sich mit der Zeit: Patienten, die herkömmliche NSAR gut vertragen, haben keine Vorteile, wenn sie auf selektive COX-2-Hemmer umsteigen. Für Patienten, die von normalen NSAR starke Nebenwirkungen bekommen, sind diese neueren Medikamente aber eine gute Alternative zu NSAR.

Metamizol

Eine weitere Alternative für Patienten, die keine NSAR vertragen oder bei denen sie nicht wirksam sind, kann Metamizol sein. Der Wirkstoff wurde bereits 1922 entdeckt und ist seither auf dem Markt. Seit 1987 ist das Medikament rezeptpflichtig.

Metamizol wirkt schmerzlindernd, fiebersenkend und (im Bereich der Bauchorgane) krampflösend, aber im Gegensatz zu den NSAR nicht entzündungshemmend. Daher eignet sich dieser Wirkstoff weniger gut für den Einsatz bei Entzündungsschmerzen (wie zum Beispiel bei Gelenkschmerzen oder rheumatischen Erkrankungen). Verschrieben wird Metamizol bei starken Schmerzen nach Operationen oder Verletzungen, bei Tumorschmerzen und wegen der krampflösenden Eigenschaft auch bei Koliken. Es kommt aber auch bei starken chronischen Schmerzen ohne klar eingrenzbare körperliche Ursache zum Einsatz, wenn frei verkäufliche Schmerzmittel nicht wirken.

Metamizol kann als Tropfen oder Tablette, als Zäpfchen und auch als Spritze gegeben werden. Es wirkt ebenfalls schnell (bereits nach einer halben bis einer Stunde) und hat grundsätzlich weniger Nebenwirkungen als die auf Seite 224/225 beschriebenen NSAR. Aufgrund seiner relativ kurzen Wirkdauer von vier Stunden muss es, um einen kontinuierlichen Wirkspiegel zu erhalten, mehrmals täglich eingenommen werden.

Als gefährliche Nebenwirkung kann aber, wenn auch sehr selten, eine sogenannte Agranulozytose auftreten. Dabei kommt es zu einer starken Verminderung von bestimmten weißen Blutkörperchen (Granulozyten), die von entscheidender Bedeutung für die Immunabwehr sind. In Folge kann es dann zu gefährlichen, sogar lebensbedrohlichen Infektionskrankheiten kommen. Aufgrund dieses Risikos wird der Wirkstoff ungern zur Dauertherapie verschrieben.

Wichtig! Patienten, die Metamizol einnehmen und scheinbar harmlose Symptome eines grippalen Infekts entwickeln (wie Schluckbeschwerden, Schüttelfrost und Fieber), sollten umgehend den Arzt aufsuchen und keinesfalls ein paar Tage abwarten, ob es nicht von allein besser wird. Der Arzt sieht am Blutbild, ob es sich um eine gefährliche Agranulozytose oder um einen harmlosen Infekt handelt. Je früher eine Agranulozytose erkannt wird, desto besser kann sie behandelt werden.

Opioide

Der wohl berühmteste Opiumabhängige in der Literatur ist Sherlock Holmes. Zu Zeiten von Sir Arthur Doyle, seines Schöpfers, war der Konsum von Opioiden wie Morphin nahezu salonfähig. Es war frei verkäuflich und wurde auch von den besseren Schichten konsumiert. Doch die Schattenseiten der Sucht wurden schnell deutlich, auch in den Sherlock-Holmes-Romanen werden erbärmliche Opiumhöhlen in London beschrieben. Dr. Watson, Arzt und Chronist des Detektivs, nimmt sorgenvoll die Veränderungen und den körperlichen Verfall seines Freundes wahr und mahnt zur Abstinenz.

Zu Recht, denn Opioide sind alles andere als eine Freizeitdroge. Sie haben grundsätzlich Suchtpotenzial und unterliegen daher der Verschreibungspflicht, die starken Opioide sogar der sogenannten Betäubungsmittelverschreibungsverordnung, kurz BtmVV. Der Arzt entscheidet immer im Einzelfall, ob der Einsatz dieser Schmerzmittel notwendig ist, indem er Für und Wider der Therapie mit diesen Medikamenten für jeden individuellen Patienten sorgfältig abwägt – siehe auch das Interview auf Seite 234–237. Davon ausgenommen sind die sogenannten schwachen Opioide (zum Beispiel Tramadol, Tilidin oder Codein). Diese können auf einem normalen Rezept verschrieben werden.

Wie wirken Opioide?

Zellen im Gehirn, Rückenmark und an peripheren Nerven, also in Armen und Beinen, besitzen auf der Oberfläche sogenannte Opioid-Rezeptoren. Das sind passgenaue Bindungsstellen für körpereigene Opioide (Endorphine). Diese hat die Natur für die körpereigene Schmerzabwehr im Laufe der Evolution entwickelt. Aber natürlich wirken dort auch die Opioide, die wir als Tablette oder Spritze zur Schmerzlinderung einsetzen. Auch sie docken im Schlüssel-Schloss-Prinzip an die Opioid-Rezeptoren an. Wenn der Rezeptor („Schloss") durch ein Opioidmolekül („Schlüssel") aktiviert wird, werden in die Zelle Signale gesendet, die zur Produktion weiterer Signalmoleküle in der Zelle führen. Diese lösen schließlich die schmerzlindernde und beruhigend-dämpfende sowie euphorisierende Wirkung des Opioids aus. Opioide sind sehr effektiv in der Schmerzlinderung, haben allerdings im Gegensatz zu den zuvor beschriebenen NSAR keine entzündungshemmende oder fiebersenkende Wirkung.

Opioide in verschiedenen Formen

Opioide gibt es in allen denkbaren Darreichungsformen – als Tabletten, Kapseln, Säfte, Tropfen, Zäpfchen und zum Spritzen bzw. als Infusion. Für die dauerhafte Behandlung bei chronischen Schmerzen werden oft Pflaster

Opiat, Opioid, Morphium – was ist der Unterschied?

Seit über tausend Jahren wird von Menschen die schmerzlindernde, beruhigende Wirkung von in der Natur vorkommenden Opiaten genutzt. Am bekanntesten ist das Opiat „Opium", das in einer Mohnpflanze (Schlafmohn) vorkommt. Opioide umfassen verschiedene aus Opium gewonnene oder auch synthetisch hergestellte opiumähnliche Substanzen („oid" steht für ähnlich). Die Wirksubstanz im Opium ist das Morphin (auch Morphium genannt).

Der Körper selbst kann ebenfalls Opiate herstellen, die sogenannten endogenen Opiate oder endogenen Opioide. Sie werden auch Endorphine genannt (von „endogene", also „eigene" Morphine), bekannt als „Glückshormone". Sie werden bei extremem Stress und auch bei Schmerz ausgeschüttet und greifen in die Schmerzübertragung im Rückenmark und im Gehirn ein. Sie führen so zu einer veränderten Schmerzwahrnehmung. Endorphine machen auf diese Weise den Schmerz vergessen.

eingesetzt (siehe Seite 231). Eine Injektion wirkt praktisch sofort, bei Tabletten dauert es länger (30 Minuten bis wenige Stunden), Pflaster wirken erst nach einem halben Tag.

Nebenwirkungen

Da Opioid-Rezeptoren an vielen Stellen im Körper vorkommen, kann es zu unerwünschten Wirkungen kommen. Typische Nebenwirkungen sind Übelkeit, Verstopfung, Mundtrockenheit und Appetitminderung. Diese können aber individuell sehr unterschiedlich ausfallen. Die Nebenwirkungen verschwinden in den allermeisten Fällen nach ein paar Tagen wieder, bis auf die Verstopfung. Darüber hinaus können diese durch Begleitmedikamente abgemildert werden (Übelkeit zum Beispiel durch Anti-Übelkeitsmedikamente, sogenannte Antiemetika, bei Verstopfungen können Abführmittel eingenommen werden). Viele Patienten können daher gut mit diesen Nebenwirkungen leben.

Weitere mögliche Nebenwirkungen, die aber seltener auftreten, sind Schwindel, Angst, Kopfschmerzen, Juckreiz und Blasenentleerungsstörung. Auch die sogenannten psychotropen Opioid-Wirkungen (beruhigend-dämpfende Wirkung, Schmerzdistanzierung, Benommenheit) können als beeinträchtigend empfunden werden. In diesen Fällen kann meist durch den Wechsel auf ein anderes Opioid eine Besserung herbeigeführt werden. Interessanterweise führen Opioide auch bei Langzeitanwendung nicht zu Folgeschäden an den Organen, wie die zuvor beschriebenen NSAR, die langfristig Leber- und Nierenschäden verursachen können. Allerdings besteht bei Einsatz von Opioiden eine Suchtgefahr (siehe Interview Seite 234–237).

Cannabinoide

Die Hanfpflanze Cannabis und deren Einsatzmöglichkeiten sind mindestens so lange bekannt wie der Schlafmohn. Die Wirksubstanzen heißen Cannabinoide, am bekanntesten ist das Tetra-Hydro-Cannabinol (THC).

Wie wirken Cannabinoide?

Die Wirkung im Körper erfolgt über die Bindung an sogenannten Cannabinoid-Rezeptoren im Gehirn (CB1- und CB2-Rezeptoren). Dadurch wird ein Prozess in Gang gesetzt, der zu den bekannten Effekten führt: Sie sind schmerzlindernd und krampflösend, darüber hinaus auch appetitsteigernd und wirken gegen Übelkeit und Erbrechen. Hinzu kommen psychotrope Eigenschaften, die das allgemeine Wohlbefinden erhöhen, wie zum Beispiel (muskel-)entspannende, dämpfende, angstlösende bis hin zu euphorisierenden Wirkungen. Sie verbessern auch den Schlaf.

Cannabinoide werden zunehmend Patienten mit chronischen Schmerzen verschrieben – nicht allein wegen ihrer Wirkung auf die Schmerzen, sondern gerade auch wegen der günstigen Begleiteffekte für Stressminderung und Schlafqualität. Cannabinoide gibt es als Rachenspray, Öl oder Tropfen. Beim Verdampfen von Cannabisblüten werden die Inhaltsstoffe mit Wasserdampf freigesetzt und inhaliert („Tisch-Vaporizer"). Seit 2017 kann der Arzt auf Kosten der Krankenkassen Cannabis verordnen, wobei aber bestimmte Voraussetzungen erfüllt sein müssen. Der Einsatz muss ärztlich begründet werden (das heißt, andere Therapien sind entweder nicht wirksam oder nicht möglich) und die Krankenkasse muss vor der erstmaligen Verordnung eine Genehmigung erteilen.

Nebenwirkungen und Gefahren

Als sogenannte psychotrope Nebenwirkungen können Störungen der Wahrnehmung, der Erinnerung, Verhaltensveränderungen, Angststörungen, Antriebsstörungen (Apathie, Müdigkeit) oder psychotische Symptome auftreten. Besondere Vorsicht ist daher geboten, wenn ein Patient früher schon einmal psychische und psychiatrische Störungen oder Erkrankungen (Selbstmordgedanken, Psychosen oder eine Persönlichkeitsstörung) hatte. Möglich sind auch Mundtrockenheit und eine Gefäßerweiterung, die zu Blutdruckabfall und Kreislaufkollaps führen kann. Da die Nebenwirkungen dosisabhängig sind, sollte die Dosis immer unter ärztlicher Kontrolle langsam angepasst werden. Die Kombination mit anderen psychoaktiven Medikamenten (wie zum Beispiel Opioiden oder sogenannten Psychopharmaka) muss mit dem Arzt besprochen werden. Eigenmächtige Dosisänderungen und gleichzeitiger Alkoholkonsum sollten absolutes Tabu sein. Als psychotrope Substanzen haben Cannabinoide grundsätzlich auch immer Suchtpotenzial.

Medikamente, die eigentlich keine Schmerzmittel sind

Es gibt Medikamente, die an sich gar nicht in erster Linie schmerzstillend wirken, aber bei vielen Schmerzpatienten eine schmerzlindernde Wirkung haben. Das gilt vor allem, wenn die Betroffenen unter Nervenschmerzen leiden. Bei dieser Schmerzform versagen häufig die „echten" Schmerzmittel, wenn sie allein gegeben werden – mitunter sogar Opioide. Werden die Medikamente, die eigentlich gar keine Schmerzmittel sind, zusätzlich zu den klassischen Schmerzmitteln verabreicht, können die Schmerzen oft auf ein erträgliches Maß reduziert werden. Diese Medikamente werden als Co-Analgetika bezeichnet („co" von lateinisch „mit", „Analgetika" als Fachbegriff für Schmerzmittel).

Antidepressiva

Warum können Depressionsmedikamente auch Schmerzen unterbinden? Kurz gesagt, weil sie die Schmerzübertragung im Rückenmark beeinflussen. Sie behindern die Informationsübertragung von Zelle zu Zelle, wirken an der ganz grundlegenden Verarbeitung der Schmerzsignale.

Sie wirken dann also als Schmerzmittel (Co-Analgetika) – auch dann, wenn der Patient gar keine depressive Störung hat. Das ist wichtig, denn viele Patienten lehnen Antidepressiva ab, da sie meinen, damit den Stempel der Depressivität zu erhalten. Das ist falsch und kann dazu führen, dass Patienten das sehr wirksame Präparat nicht einnehmen. Bei Bedenken sollte man mit seinem Arzt darüber sprechen. Eine Depression hat natürlich auch Einfluss auf die Schmerzen. Es ist bekannt, dass sie Schmerzen verschlimmert – und in dem Fall helfen Antidepressiva quasi doppelt: Durch die Besserung der Depression gewinnt man wieder mehr Kontrolle über die Gehirnfunktion, und der Schmerz bessert sich.

Antidepressiva sind seit Ende der 50er-Jahre auf dem Markt und werden in der Schmerzmedizin besonders bei Neuralgien (Schmerzen, die durch Nervenschädigungen entstehen), bei der Polyneuropathie (eine durch Diabetes oder Chemotherapien ausgelöste Nervenschädigung) und bei Schmerzen, die nach einer Gürtelrose entstehen (postherpische Neuralgie) eingesetzt.

Nebenwirkungen

Antidepressiva hemmen die Wiederaufnahme von bestimmten Transportmolekülen (Serotonin und Noradrenalin) im Körper, einige Wirkstoffgruppen auch nur im Gehirn. Da diese Neurotransmitter auch bei anderen Vorgängen im Körper beteiligt sind, kann es, wenn sie gehemmt werden, zu Nebenwirkungen kommen. Typische sind Mundtrockenheit, Verstopfung und Probleme, die Blase zu entleeren.

Antikonvulsiva

Antikonvulsiva sind Medikamente, die eigentlich zur Behandlung von Patienten mit Epilepsie eingesetzt werden (Konvulsion = Krampf). Sie „beruhigen" jede Art von Nervenzellen und können daher auch die Informationsübertragung zwischen Schmerzfasern hemmen. Sie tun dies, indem sie Natrium- oder Kalziumkanäle auf der Zelloberfläche blockieren. Dadurch werden weniger Schmerzinformationen Richtung Gehirn geleitet, vor allem aber werden „übererregte" Nerven in ihrer Aktivität gehemmt – eine Wirkung, die vor allem vor einschießenden Schmerzattacken schützen soll.

Die am häufigsten verwendeten Antikonvulsiva in der Schmerztherapie sind Gabapentin und Pregabalin. Beide werden, neben der Behandlung der Epilepsie, für die Therapie der verschiedensten Formen von Nervenschmerzen häufig und bereits seit Jahren eingesetzt. Meist ist eine Kombination mit anderen, „normalen" Medikamenten nötig, damit das Therapieergebnis ausreicht. Die Nebenwirkungen sind, im Vergleich zu den älteren Antikonvulsiva, eher gering. Es kann dennoch vor allem zu Beginn zu Schwindel, Koordinationsstörungen und Müdigkeit kommen. Das Finden einer individuellen Dosis und die langsame Steigerung der Medikamente ist bei diesen Substanzen daher wichtig, damit die Therapie erfolgreich ist.

Placebo- und Nocebo-Effekte

Jeder hat schon vom Placeboeffekt gehört, so etwas vielleicht auch schon einmal selbst erlebt: Es bedeutet, dass ein Medikament wirkt, das aber objektiv gar nicht wirken kann, weil es keinerlei Wirkstoff enthält.

Wie kann etwas wirken, das nicht wirkt?

Erklärt wird das Phänomen auf zwei Arten: Zum einen ruft die Einnahme einer Tablette ohne Wirkstoff die Erinnerung an frühere Tabletteneinnahmen wach, als die Tabletten zu einer Wirkung (zum Beispiel Schmerzlinderung) geführt haben. Diese Reiz-Reaktions-Kette (Tablette einnehmen – Schmerz geht zurück) hat sich so in das Gehirn eingebrannt, dass allein schon der auslösende Reiz ausreicht, um die Reaktion hervorzurufen. Wir sind darauf konditioniert – und die Handlung des „Tablette-Einnehmens" setzt schon den Wirkmechanismus in Gang.

Die andere Theorie lautet, dass der Placeboeffekt durch Erwartungsprozesse katalysiert wird. Wenn der Arzt ankündigt, dass dieses oder jenes Medikament besonders wirkstark ist, tritt meistens schnell die gewünschte Wirkung ein. Wenn er aber sagt, „eigentlich ist das nicht so gut wirksam, aber Sie können es ja mal ausprobieren", ist die Wahrscheinlichkeit hoch, dass jegliche Wirkung ausbleibt. Umgekehrt ist es so, dass, wenn bei einem Medikament schon mal eine Nebenwirkung aufgetreten ist, man beim Lesen des Beipackzettels auf eine Nebenwirkung besonders aufmerksam wird oder der Arzt eine solche beiläufig erwähnt („es könnte unter Umständen zu Herzrhythmusstörungen kommen"), diese dann oft auch eintritt, selbst wenn das vermeintliche Medikament völlig wirkstofffrei war. Das nennt man Noceboeffekt.

Alles nur eingebildet?

Man könnte also meinen, unser Gehirn spielt uns einen Streich und wir würden uns die Wirkung (oder gar mögliche Nebenwirkung) einbilden. Das ist aber nicht so, denn im Körper finden nach Einnahme eines Placebos nachweislich Prozesse wie bei echten Medikamenten statt. Wissenschaftliche Studien konnten zeigen, dass die Einnahme eines Placebos, von dem der Patient denkt, es sei ein Schmerzmittel, die körpereigene Schmerzabwehr in Gang setzt. Die absteigenden Schmerzbahnen, die den Schmerz hemmen, werden aktiviert, die Übertragung von Schmerzreizen, die die Schmerzfühler (Nozizeptoren) melden, wird gestört – und es kommt zur Ausschüttung von körpereigenen Opiaten. Allerdings muss einschränkend gesagt werden, dass ein Placebo nicht bei allen Patienten eine Wirkung hervorruft. Wenn bei einem Patienten echte Medikamente nicht wirken, wird mit hoher Wahrscheinlichkeit auch das Placebo versagen. Auch daran zeigt sich: Schmerzen allein mit Medikamenten zu behandeln, ist bei chronischen Schmerzerkrankungen nicht der Königsweg.

Schmerzpflaster

Bei der Behandlung von Schmerzen werden zunehmend Pflaster eingesetzt, die über die Haut (transkutan) ihre Wirkstoffe abgeben. Grundsätzlich muss man zwischen zwei Arten unterscheiden: Zum einen gibt es Pflaster, die im Areal wirken, wo sie aufgeklebt wurden. Zum anderen gibt es Schmerzpflaster, die ihre Wirkstoffe in den Blutkreislauf absondern und somit überall im Körper wirken.

Pflaster mit Wirkung im gesamten Körper (systemische Wirkung)

Solche im ganzen „System" wirkenden Pflaster enthalten Opioide und werden in der Regel bei Patienten mit starken Schmerzen eingesetzt, wie bei Tumorpatienten. Bekannte Wirkstoffe dieser Pflaster sind Fentanyl, ein Opioid, das 100-mal stärker als Morphium wirkt, sowie Buprenonorphin, ein besonders lang wirksames Opioid. Die Pflaster sind in verschiedenen Wirkstärken erhältlich. Im Prinzip wirken die Inhaltsstoffe genauso, als wenn sie als Tropfen oder als Tablette eingenommen werden. Die Gabe über die Haut ist ein Vorteil, wenn der Patient Schluckbeschwerden hat (zum Beispiel bei Kehlkopfkrebs), die Magen-Darm-Passage nicht frei ist (zum Beispiel bei Tumoren in Magen oder Darm) oder der Patient sich häufig übergeben muss und somit die eingenommenen Medikamente nicht im Körper verbleiben.

Wird ein Opioidpflaster auf die Haut geklebt, wandert der Wirkstoff aus dem Pflaster in die oberste Hautschicht, wo sich ein Wirkstoffdepot bildet. Das Medikamentenlager in der Haut baut sich ab, indem es kontinuierlich die gleiche Wirkstoffmenge in den Blutkreislauf absondert. Dadurch kommt es zu tagelang konstanten Wirkspiegeln, es gibt keinerlei Schwankung in der Dosierung. Deshalb kommt es auch zu weniger Nebenwirkungen. Die Wirkdauer reicht je nach Präparat zwischen drei und sieben Tagen. Wärme führt zu einer stärkeren Wirkstofffreisetzung in das Blutsystem – Patienten müssen daher auf Sauna, heiße Bäder, auch Sonnenbäder verzichten. Sonst kann es zur Überdosierung mit fatalen Folgen kommen. Auch sollte man die Hautstelle, auf der das Pflaster sitzt oder saß, nicht übermäßig reiben oder mit Lösungsmittel wie Alkohol behandeln (zum Beispiel, um Klebstoffreste zu entfernen). Denn auch dadurch könnte der in der Haut gespeicherte Wirkstoff vermehrt in den Blutkreislauf abgegeben werden.

Pflaster mit Wirkung an Ort und Stelle (topische Wirkung)

Zu den Pflastern, die ihre Wirkung nur vor Ort entfalten, gehören beispielsweise die Wärmepflaster, die jeder aus der Reklame kennt. Sie entfalten dort, wo sie aufgeklebt werden, ihre Wirkung. Sie führen zu einer Wärmeentwicklung in der Haut und dem darunterliegenden Gewebe. Dadurch wird die Muskulatur entspannt, und so tritt bei Muskelschmerzen eine Schmerzlinderung ein. Das Prinzip der Wirkung vor Ort ist gleich bei Pflastern, die bei Nervenschmerzen eingesetzt werden, allerdings müssen diese vom Arzt verschrieben werden. Die beiden in der Schmerztherapie verfügbaren Wirkstoffe sind Lidocain (ein bekanntes Lokalanästhetikum) und Capsaicin. Lidocain-haltige Hydrogelpflaster werden zur Behandlung von Nervenschmerzen nach einer Gürtelrose verschrieben. Sie sind dort gleich zweifach wirksam: Das Lidocain blockiert die Natriumkanäle der Nozizeptoren, „betäubt" also den Schmerz, und auch die weiche Geloberfläche wirkt lindernd. Es konnte gezeigt werden, dass mit diesen Pflastern die Nervenschmerzen nach Gürtelrose deutlich reduziert wurden. Auch wirken die Pflaster effektiv gegen die Berührungsüberempfindlichkeit (Allodynie), die diese Patienten oft haben. Die Pflaster werden zwölf Stunden auf die schmerzenden Stellen geklebt, dann entfernt, wobei die Wirkung noch zwölf weitere Stunden anhält. Es wird alle 24 Stunden ein neues Pflaster geklebt. Die gesetzlichen Krankenkassen zahlen diese Pflaster nur bei Patienten mit Schmerzen nach einer Gürtelrose (Postzoster-Neuralgie).

Capsaicin-Pflaster werden hingegen bei Nervenschmerzen in Armen und Beinen (sogenannten peripheren neuropathischen Schmerzen) eingesetzt, die beispielsweise infolge von Diabetes, Gürtelrose oder auch nach einem Bandscheibenvorfall entstehen. Bei Nervenschmerzen sind die Schmerzfühler „hyperaktiv" und schlagen quasi grundlos Daueralarm (siehe Seite 127). Capsaicin wird aus Chilischoten gewonnen und wirkt unmittelbar auf die überempfindlichen Schmerzfühler. Das Pflaster muss vom Arzt aufgetragen werden, denn bei Wirkbeginn kann es im Bereich der Auftragestelle zu Schmerzen und Rötungen kommen. Zur Linderung dieser Schmerzen werden ausreichend orale Schmerzmedikamente gegeben. Bereits nach dem Auftragen des ersten Pflasters kommt es meist zu einer deutlichen Schmerzreduktion, und die Wirkung ist lang anhaltend – ist die Behandlung wirksam, muss sie nur alle drei Monate wiederholt werden.

Hauptangriffspunkte von Schmerzmitteln

Schmerzmittel sind ein wesentlicher Bestandteil der multimodalen Therapie. Es gibt für verschiedene Schmerzarten unterschiedliche Wirkstoffklassen. Die Grafik zeigt, wo im Verlauf der gesamten Schmerzbahn sie wirken – vom Entstehungsort des Schmerzreizes über das Rückenmark bis zur Verarbeitung im Gehirn. Teilweise müssen verschiedene Medikamente kombiniert werden, um an mehreren Orten die Schmerzen zu unterbinden.

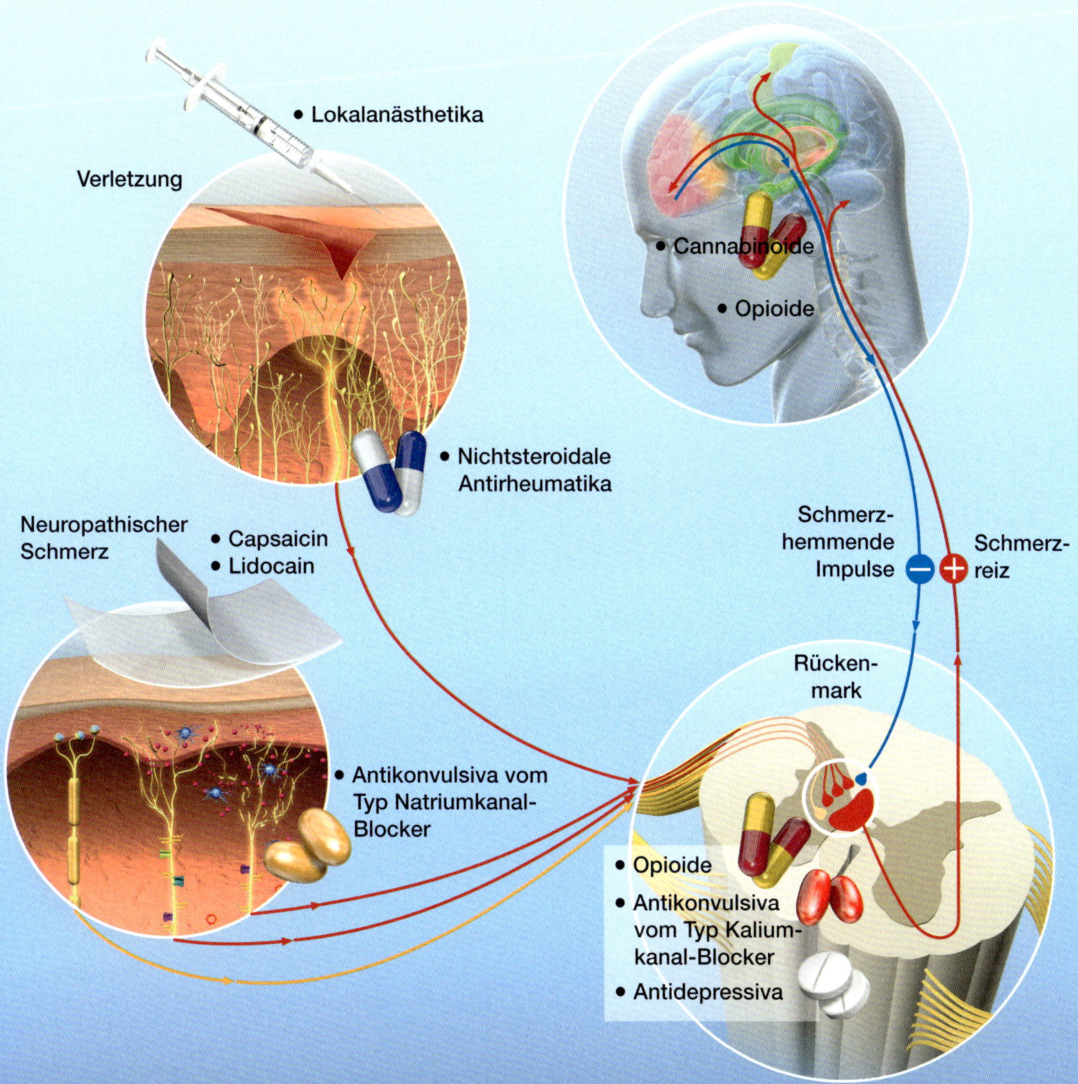

Können Schmerzmedikamente süchtig machen?

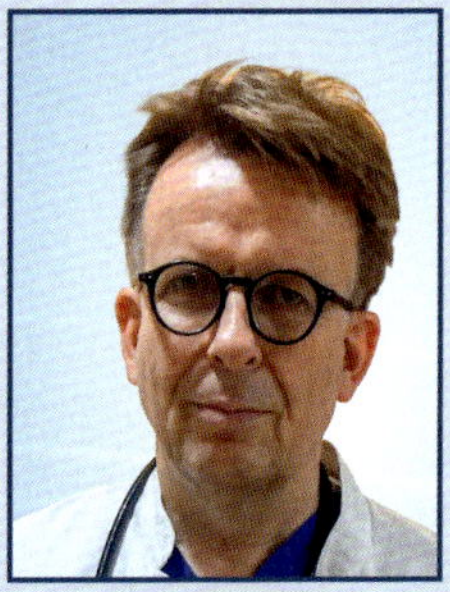

Stephan Walcher gilt als renommierter Suchtmediziner in Deutschland. Der Facharzt für Anästhesie und Allgemeinmedizin ist Experte für Intensivmedizin, Schmerztherapie, Suchtmedizin und Psychosomatik. Er führt eine Arztpraxis mit dem Schwerpunkt Sucht in München und ist im Vorstand der Deutschen Gesellschaft für Suchtmedizin tätig.

Spätestens wenn die Begriffe „Opioide“ oder „Cannabinoide“ fallen, haben viele Patienten große Vorbehalte und Sorgen vor Abhängigkeit und Sucht. Bei Schmerzpatienten ist die Sache nicht ganz einfach – denn einerseits ist ein kritischer und vorsichtiger Einsatz dieser Medikamente wichtig, andererseits sind die Mittel für viele Patienten ein zentraler Ausweg, um die Schmerzen überhaupt ertragen zu können. Schmerzmediziner verschreiben diese Substanzen nicht wahllos, sondern gezielt nur dann, wenn andere Schmerzmittel versagt haben und eine Besserung der Beschwerden sonst nicht zu erwarten ist.

▸ Was bedeutet Abhängigkeit?

Bevor man aus Sorge vor Abhängigkeit Opioide verteufelt, hilft es, sich erst mal bewusst zu machen, was Abhängigkeit bedeutet – und zu versuchen, möglichst wertfrei an den Begriff heranzugehen. Ein Diabetiker wird sein Leben lang Insulin spritzen müssen, um hohe Blutzuckerspiegel und gefährliche Folgekrankheiten zu vermeiden. Ist er ein Abhängiger? Ein Kind, das eine schwere Allergie hat und einen lebensgefährlichen allergischen Schock erleidet, benötigt ein antiallergisches Mittel (Antihistamin). Das Kind (oder die Mutter) hat immer ein Notfallset mit diesem Mittel dabei. Ist es abhängig? Die Reihe solcher Beispiele lässt sich beliebig fortsetzen, und die Antwort lautet immer: Ja, natürlich sind diese Menschen von ihren Medikamenten abhängig und können ohne sie gar nicht oder nur sehr schlecht leben. Aber dennoch würde man sie nicht als „Abhängige“ bezeichnen, so wie jemanden, der Drogen konsumiert oder wie einen Alkoholiker. Bei ihnen ist der „Stoff“ zum Lebensmittelpunkt geworden, alles andere ist unwichtig. Hinzu kommt, dass die Dosis gesteigert werden muss. Am Anfang reicht noch eine Flasche Schnaps, später sind es zwei. Der bekannte Schmerzforscher Ronald Melzack aus Montreal hat es einmal so zusammengefasst: „Der Patient nimmt Opioide, um den Schmerz zu lindern und um dadurch am realen Leben teilzuhaben, der Drogenabhängige nimmt Opioide, um von der Realität zu entfliehen.“ Bei Schmerzpatienten erfüllen die Medikamente wie das Insulin beim Diabetiker einen Zweck: Sie ermöglichen Teilhabe am Leben.

▸ Warum haben Opioide einen schlechten Ruf?

Opioide (und Cannabis) sind Drogen, also rauscherzeugende Substanzen. Durch Missbrauch sind sie in Verruf gekommen. Überhaupt ist die Grenze zwischen Medizin und Droge sehr fein – im englischen Sprachraum werden übrigens beide als „drugs“ bezeichnet, im Deutschen kennen wir das Sprichwort: „Die Dosis macht das Gift.“

Sollten Schmerzpatienten aus Angst vor Sucht auf diese Schmerzmedikamente verzichten? Ein Gedankenspiel: Wenn Insulin nicht nur den Blutzuckerspiegel senken würde, sondern in hoher Dosierung auch einen Rauschzustand herbeiführen könnte, sodass Drogensüchtige es allein aus diesem Grund nehmen würden, wäre es dann ethisch vertretbar, Menschen mit Diabetes nicht mehr mit Insulin zu versorgen und ihren Tod zu riskieren, aus Sorge, sie könnten süchtig werden? Jeder wird hier mit Nein antworten. Bei Schmerzpatienten wird das aber durchaus diskutiert. Ihnen soll abverlangt werden, auf eine Medizin zu verzichten, weil eine (übrigens von Experten für Schmerzmedizin bei richtigem Einsatz und guter Kontrolle als eher gering eingestufte) Suchtgefahr besteht. Manch ein Kritiker denkt nun vielleicht, ob diese Medikamente für einige Patienten wirklich „lebensnotwendig“ sind? Ja, sie sind absolut lebensnotwendig. Jeder Mensch, der an einer chronischen Schmerzerkrankung leidet oder gelitten hat, wird bestätigen, wie sehr einen diese Krankheit in die Verzweiflung und Depression treibt. Nicht wenige Suizide gehen auf das Konto von chronischen Schmerzen! Opioide sind also Medikamente, deren Einsatz bei richtiger Diagnose medizinisch angemessen ist.

▸ Ist die Suchtgefahr bei Schmerzpatienten hoch?

Nein. Selbst bei chronischen Schmerzkrankheiten, bei denen nicht absehbar ist, dass die Betroffenen eines Tages ohne Schmerzmedikamente auskommen werden, wird die Suchtgefahr als gering eingestuft. Wenn die Schmerzmittel so eingestellt sind, dass der Patient mit der Schmerzerkrankung leben kann, wird er eigenmächtig nichts daran verändern wollen. Natürlich, er kann dann nicht darauf verzichten, aber umgekehrt treibt ihn auch nichts an, die Dosis unkontrolliert zu erhöhen oder sich weitere Schmerzmittel zu besorgen. Die Leitlinie zum Gebrauch von Opioiden bei Nicht-Tumorpatienten hat klare Vorgaben entwickelt, an die sich Patient und behandelnder Arzt immer halten sollen. Hierzu gehört, die Wirksamkeit der Opioide immer wieder durch Dosisverringerung zu überprüfen, die Nebenwirkungen ständig im Blick zu behalten. Auch müssen Änderungen der Wirksamkeit und Verhaltensänderungen des Patienten im Auge behalten werden.

Ein Problem ergibt sich dann, wenn ein Schmerzpatient auch gleichzeitig ein Suchtpatient ist. Dann ist das Bild ein anderes (siehe Infokasten „Woran erkenne ich, dass ich ein Suchtproblem habe?“, Seite 237). Bevor ein Arzt solche Schmerzmittel verschreibt, die unter das Betäubungsmittelgesetz fallen, führt er daher immer eine genaue Diagnose durch, um auszuschließen, dass es sich um einen Suchtpatienten handelt. Denn das kann leider immer wieder passieren. Aber es gibt verschiedene Tests, mit denen der Arzt relativ sicher feststellen kann, ob der vor ihm sitzende Patient suchtgefährdet ist oder gar bereits mit der Absicht des Schmerzmittelmissbrauchs in seine Praxis gekommen ist.

▸ Aber können Opioide nicht auch selbst Schmerzen hervorrufen?

Nach längerer Einnahme eines Opioids kann es bei einigen Patienten passieren, dass es nicht mehr so gut wirkt wie anfangs. Dann wird eine Rotation empfohlen, das heißt, das Opioid wird gegen ein anderes ausgetauscht. Das führt zur besseren Schmerzkontrolle. Wenn Patienten merken, dass die schmerzlindernde Wirkung abnimmt, ist es wichtig, mit dem Arzt offen zu sprechen und keinesfalls selbst die Dosis zu erhöhen oder zusätzlich frei verkäufliche Schmerzmittel einzunehmen. Ein Wirkungsverlust kann viel effektiver durch eine Opioidumstellung aufgefangen werden. Es gibt viele Opioid-Substanzen auf dem Markt, sodass niemand befürchten muss, bald alle Optionen verspielt zu haben.

Ein weiteres, zum Glück sehr seltenes Problem ist das der sogenannten Opioid-induzierten Schmerzen. Es hört sich absurd an, aber Opioide bekämpfen nicht nur Schmerzen, sondern verursachen sie manchmal auch selbst. Man spricht von einer Opioid-induzierten Hyperalgesie. Dies kann bereits bei mittleren Dosierungen der Fall sein.

In diesem Fall ist weniger oft mehr. Leidet der Patient trotz Opioid-Therapie an stärker werdenden Schmerzen, sollte die Dosis reduziert werden. Das klingt zunächst paradox, ist vor dem oben erläuterten Hintergrund aber die logische Folge. Dafür wird der Patient stationär aufgenommen, und das Opioid wird dann quasi unter ärztlicher Kontrolle abgesetzt. Wurde der übermäßige Schmerz durch das Opioid hervorgerufen, geht er nach dem Absetzen der Medikamente zurück. Es gibt Fälle, bei denen Patienten danach sogar gut ohne Opioide auskommen. Bleibt der Schmerz aber nach dem Absetzen bestehen, hat er andere Gründe und es liegt nicht an den Medikamenten. Ist der Schmerz nicht durch das Opioid verursacht, kann er sich noch deutlich steigern, wenn das Opioid ausgelassen wird. Im Krankenhaus kann der Patient im Bedarfsfall gleich mit anderen Verfahren zur Schmerzbekämpfung versorgt werden.

▸ Was bewirkt Cannabis genau?

Cannabis ist die weltweit am häufigsten konsumierte illegale Droge. Seit Januar 2017 ist Cannabis in Deutschland für den medizinischen Einsatz freigegeben und kann bei chronischen Schmerzerkrankungen verschrieben werden. Bevor die Krankenkassen die Kosten übernehmen, muss der Arzt die Therapie zunächst bei der Kasse beantragen und darlegen, warum er dem Patienten Cannabis verschreiben möchte. Handelt es sich um einen Patienten auf der Palliativstation, also einen Menschen in der letzten Phase seines Lebens, sind die Kassen verpflichtet, den Antrag innerhalb von drei Tagen zu bearbeiten. Bei allen anderen Patienten haben sie dafür fünf Wochen Zeit. Laut Angaben der Krankenkassen werden derzeit etwa zwei von drei Anträgen bewilligt. Erfolgt eine Ablehnung, muss die Kasse diese dem Arzt begründen. Der kann bei Bedarf auch Widerspruch einlegen. Die Ärzte sind verpflichtet, ein Jahr nach Beginn der Therapie den Kassen Bericht zu erstatten, ob das Cannabis wirksam war.

Ist Cannabis ein Schmerzmedikament? Nein, die direkte schmerzlindernde Wirkung von Cannabis wird völlig überschätzt, wenn man alle existierenden Studien, die jemals damit durchgeführt wurden, betrachtet. Lediglich für einige Arten von Nervenschmerzen ist eine brauchbare Wirksamkeit belegt. Andere Medikamente haben nachweisbar stärkere schmerzstillende Eigenschaften. Aber: Cannabis wirkt positiv auf verschiedene Bereiche, die für Schmerzpatienten relevant sind: Neben der Schmerzlinderung entspannt es die Muskulatur, sorgt für einen erholsamen Schlaf, löst auch innerlich, denn es wirkt antidepressiv und gegen Angstzustände. Außerdem erhöht es den Appetit. Als „Gesamtpaket" trägt es damit deutlich zum Wohlbefinden einiger chronischer Schmerzpatienten bei, die gerade durch Schlafentzug, Appetitlosigkeit, Sorgen und Ängste stark beeinträchtigt sind. Das ist der Grund, warum es vor allem Schmerzpatienten mit sehr komplexen Schmerzerkrankungen und langer Leidensgeschichte verschrieben wird.

▸ Und mit welchen Nebenwirkungen muss man rechnen?

Cannabis besteht aus über 60 Einzelsubstanzen. Eines ist das CBD, das sogenannte Cannabidiol. Es sorgt für die körperlich beruhigende Wirkung von Cannabis, wirkt aber nicht auf die Psyche. Für diese Wirkung (also Glücksgefühle, Hebung der Stimmung, Gefühl der Erleichterung und Sorgenfreiheit, „Rausch") ist das im Cannabis enthaltene THC verantwortlich. Ärzte können verschiedene Produkte verschreiben und entscheiden je nach Patient, ob sie eines mit eher niedrigem oder hohem THC-Anteil auswählen. Natürlich können – wie auch bei jedem anderen Medikament – Nebenwirkungen auftreten. Es kann zum Blutdruckabfall kommen oder zu einer höheren Herzfrequenz. Häufig sind auch Mundtrockenheit oder Bindehautreizungen, selten Übelkeit oder Erbrechen. Es ist zu beachten, dass Cannabinoide die Reaktionszeit einschränken. Patienten, die Cannabis konsumieren, müssen besondere Bedingungen beachten, wenn es um das Fahren eines Autos oder Motorrads geht. Auskunft hierzu gibt der behandelnde Arzt. Der Patient sollte sich unbedingt daran halten!

Woran erkennen Sie, dass Sie ein Suchtproblem haben?

- Sie steigern selbstständig die Dosis ohne Rücksprache mit dem Arzt.
- Sie verkürzen – ohne Rücksprache mit dem Arzt – die Einnahmeintervalle, also die Zeit zwischen den Einnahmen.
- Sie tischen dem Arzt Märchen auf, um die erhöhte Einnahme zu verschleiern („Haben die Medikamente liegen gelassen/verloren.").
- Sie suchen mehrere Ärzte auf, um sich Rezepte zu besorgen.
- Sie gehen kritischen Nachfragen aus dem Weg, betreiben häufiges „Ärzte-Hopping" (immer wenn ein Arzt das Suchtproblem anspricht, gehen Sie dort nicht mehr hin, sondern suchen sich einen neuen Arzt).
- Sie mischen die verschriebenen Medikamente ohne Wissen des Arztes mit anderen, frei verkäuflichen Medikamenten oder auch illegalen Drogen oder Alkohol.

Patienten, die sich erkannt fühlen, sollten ihren Arzt ins Vertrauen ziehen und ihr Suchtproblem behandeln lassen!

Schmerzpumpe, Schmerzschrittmacher und Nervendurchtrennung

Jeder Schmerzreiz wird über das Nervensystem und das Rückenmark bis an das Gehirn weitergeleitet. Die grundlegende Idee sogenannter invasiver Therapieverfahren, also Verfahren, bei denen ein Eingriff oder sogar eine kleine Operation erforderlich ist, ist im Prinzip ganz simpel: Man versucht, diese beschriebene „Reizleitung" des Schmerzes zu unterbrechen oder seine Verarbeitung entweder im Rückenmark oder im Gehirn zu verändern.

Um die Unterbrechung des Schmerzreizes möglich zu machen, gibt es verschiedene Ansätze, die im Folgenden näher vorgestellt werden sollen.

Zerstörung von Nerven

Bei der Neurodestruktion (wörtlich übersetzt „Nervenzerstörung") werden bewusst die sensiblen, den Schmerz übertragenden Nervenstränge durchtrennt, um ihre Funktion zu unterbinden. Das wird minimalinvasiv, also über sehr kleine Schnitte, selten auch operativ gemacht und ist auch nicht ganz ohne Risiko. Werden die falschen Nerven verletzt oder durchtrennt, kann es zu Wahrnehmungs- und Empfindungsstörungen in bestimmten Körperbereichen kommen.

Die Durchtrennung der Nervenstränge erfolgt meistens nicht durch das Skalpell, sondern das Nervengewebe wird durch Hitze (Radiofrequenz) verödet. Auch Kälte (Vereisung) oder chemische Substanzen können dafür eingesetzt werden. Das Problem bei dieser Methode ist immer, dass auch benachbartes Gewebe und umliegende Nerven in Mitleidenschaft gezogen werden und so unerwünschte Wirkungen entstehen können. Die durch den Eingriff beim Patienten entstandene Gewebeverletzung kann nicht mehr rückgängig gemacht werden.

Beeinflussung von Nerven

Beliebter, weil umkehrbar, sind die Verfahren der Neuromodulation. Dabei wird die Reizübertragung des Schmerzes gestört und aus dem Takt gebracht („modulatio" heißt auf Lateinisch Takt). Man unterscheidet die Schmerzkathetermethode, bei der Schmerzmittel direkt am betroffenen Nerv eingebracht werden und die Schmerzweiterleitung hemmen, und die Neurostimulation, bei der durch elektrische Impulse die Schmerzweiterleitung erschwert wird. Alle Verfahren greifen direkt am Nervensystem an. Angriffspunkte sind entweder einzelne Nerven oder ein Nervengeflecht (Plexus) am Rückenmark (spinal), an den Nervenknoten, die im Wirbelkanal liegen (die sogenannten Spinalganglien) oder im Gehirn. Je nachdem, wo angesetzt wird, wird die Schmerzweiterleitung auf der jeweiligen „Etage" des Schmerzreizleitungssystems unterbrochen.

Neuromodulative Verfahren wirken nur so lange, wie sie durchgeführt werden. Das ist einerseits ein Nachteil, da es sich damit um chronische Therapien handelt, die dauerhaft kontrolliert werden müssen und nicht ein für alle Mal den Schmerz lindern. Beendet man die Therapie, kommt der Schmerz meist in seiner ursprünglichen Intensität zurück. Klarer Vorteil ist aber andererseits, dass man die Therapie bei unerwünschten Wirkungen und Begleitsymptomen beenden kann und die Ausgangssituation wiederhergestellt werden kann. Im Falle der Neurostimulation kann der Patient die Therapie selbst durch Fernsteuerung an- oder ausschalten.

Schmerzmedikamente können nicht nur als Tablette (oral), per Tropf oder Spritze (intravenös) verabreicht werden, sondern auch direkt an Nervenstrukturen vor Ort. Dafür wird ein dünner Katheter unter lokaler Betäubung oder Vollnarkose entweder im Rückenmarkskanal (Spinalkanal) oder in der Nähe eines Nervengeflechts (Nervenplexus) außerhalb des Rückenmarks angelegt. Mittels einer Medikamentenpumpe wird das Schmerzmittel je nach individueller Situation kontinuierlich oder bei Bedarf verabreicht. Schmerzkatheter werden heutzutage meist zur Schmerztherapie nach Operationen eingesetzt. Bei großen Baucheingriffen oder Operationen im Bereich des Brustkorbs sind sie heutzutage absolute Routine geworden und sorgen nicht nur für eine schmerzfreie Zeit nach der Operation, sondern ermöglichen, dass Betroffene schnell wieder mobil werden, und unterstützen damit den Erfolg der Operation. Die Katheter werden vor der Operation angelegt und verbleiben für wenige Tage – bis die Schmerzen auch ohne die Schmerzpumpe gut auszuhalten sind und der Patient ausreichend mobil sein kann (siehe Kapitel Schmerzen durch OPs und Verletzungen, ab Seite 191).

Die sogenannten „Konstantflow"-Pumpen sind gasdruckbetrieben und geben den Wirkstoff kontinuierlich ab, der Fluss bleibt konstant. Je nach gewünschter Dosis wird die entsprechende Konzentration des Wirkstoffs und eine entsprechende Pumpe gewählt, denn jede ist ein Unikat – die eine gibt beispielsweise 0,8 Milliliter des Wirkstoffs pro Tag ab, eine andere 1,0 Milliliter oder 1,1 Milliliter. Der Wirkspiegel am Rückenmark oder Nervengeflecht bleibt somit immer gleich, was aber auch bedeutet, dass bei einer solchen Konstantflowpumpe keine kurzfristigen Dosisänderungen möglich sind. Wenn der Patient eine höhere oder geringere Dosis benötigt, muss die Pumpe entleert und mit höherer oder niedrigerer Konzentration neu befüllt werden. Dafür wird mit einer Nadel durch die Haut in den „Tank" der Pumpe (sogenanntes Füll-

Dauereinsatz von Schmerzkathetern

Bei manchen Patienten werden Schmerzkatheter langfristig eingesetzt, wenn auch eher selten. Das kann der Fall sein bei Tumorpatienten sowie bei Patienten mit chronischen Schmerzsyndromen. Der Katheter kommt dann als Dauertherapie zum Einsatz, besonders bei Patienten mit schweren chronischen Rückenschmerzen, die schon mehrfach erfolglos operiert wurden. Dafür stehen implantierbare Pumpen zur Verfügung.

septum) gestochen und die Füllung entleert. Daneben gibt es auch Pumpen mit programmierbarem variablen Tagesprofil. Diese sind entweder ebenfalls gasdruckbetrieben und haben ein elektronisch einstellbares Dosierventil oder sind vollständig batteriebetrieben. Batteriebetriebene Pumpen geben den Wirkstoff in regelmäßigen „Schüssen" (sogenannte Mikroboli) ab. Sie können programmiert werden, sodass bei Bedarf unterschiedliche Mengen des Wirkstoffs verabreicht werden.

Das ist beispielsweise bei Patienten mit engem Rückenmarkskanal sinnvoll, bei denen typischerweise die Schmerzen vor allem im Stehen und Gehen auftreten und bei denen in den frühen Morgenstunden extrem starke Schmerzen einsetzen. Diese Pumpen können so eingestellt werden, dass früh morgens und im Laufe des Vormittags eine höhere Dosis des Schmerzmittels verabreicht wird, nachts dann aber eine geringere Dosis, da diese Patienten im Liegen meist viel weniger Schmerzen haben. Bei Nervenschmerzen ist es allerdings meist genau umgekehrt: Die Schmerzen sind nachts viel stärker als tagsüber. Der Patient benötigt dann nachts eine höhere Dosis als tagsüber. Die niedrigere Dosis tagsüber erlaubt dem Betroffenen eine aktive Teilnahme am Leben. Nachteil dieser Pumpen ist allerdings, dass sie etwas größer sind als die Konstantflowpumpe, da auch die Mechanik und Elektronik untergebracht werden müssen. Außerdem ist die Batterie im Durchschnitt nach vier bis fünf Jahren leer. Dann muss sie erneut gewechselt werden, was für den Patienten eine Operation bedeutet. Das Verfahren ist im Prinzip nichts anderes als eine herkömmliche Opiatmedikation, nur dass der Wirkstoff direkt an das Rückenmark verabreicht wird und die Reizübertragung dort hemmt. Der Vorteil: Der Wirkstoff verteilt sich im Nervenwasser und wirkt hoch konzentriert vor Ort, aber kaum außerhalb. Insgesamt braucht man somit eine sehr viel geringere Dosis, als wenn man einen ähnlichen schmerzlindernden Effekt über die Gabe über den Mund (Tabletten, Tropfen) oder die Vene (Spritze, Tropf) erreichen wollte. Man geht davon aus, dass 80 Prozent des Wirkstoffs vor Ort, also am Rückenmark, bindet und nur 20 Prozent im Gehirn – bei der Gabe von Tabletten oder Injektionen in die Vene ist das Verhältnis umgekehrt. Das bedeutet, dass bei der Schmerzpumpe weniger allgemeine Nebenwirkungen auftreten, wie beispielsweise Verstopfungen oder Übelkeit, die mit der Konzentration des Wirkstoffs im Blut zusammenhängen. Es kommt aber zu mehr sogenannten spinalen Nebenwirkungen, also Nebenwirkungen vor Ort in Rückenmarksnähe, wie zum Beispiel Problemen beim Wasserlassen oder auch Potenzstörungen.

Elektrostimulation

Die Neurostimulation ist ein minimalinvasives Behandlungsverfahren bei chronischen Schmerzzuständen, bei dem bestimmte Nervenstrukturen über Elektroden mit Strom beeinflusst werden. Im Gegensatz zur „TENS" (transkutane Nervenstimulation, siehe Seite 244) werden dabei einzelne Nervenstrukturen (einzelne Nerven, Nervengeflechte, Rückenmark, Spinalganglien oder Gehirn) nicht durch die Haut, sondern direkt an den Nerven oder am Rückenmark mit elektrischem Strom stimuliert. Der Wirkmechanismus wurde lange Zeit durch die Gate-Control-Theorie (Kontrollschrankentheorie) erklärt. Die Gate-Theorie basiert auf dem Grundgedanken, dass durch sich schließende und öffnende „Tore“ auf der Höhe des Rückenmarks die Schmerzübertragung vom Gewebe zum Gehirn blockiert oder beschleunigt werden kann, sodass Schmerzen mehr oder weniger wahrgenommen werden. Die Neurostimulation kann dazu beitragen, dass die Tore durch die Stimulation von „hemmenden“ Nervenfasern, die die Schmerzweiterleitung verhindern, geschlossen werden. Heute weiß man, dass die Wirkweise viel komplexer ist. Es wird nicht nur das Rückenmark selbst beeinflusst, sondern auch das sympathische Nervensystem oder direkt schmerzverarbeitende Strukturen im Gehirn.

Mit den modernen technischen Möglichkeiten, die sich in den letzten Jahren massiv weiterentwickelt haben, sind auch Stimulationen in tieferen Gewebeschichten möglich. Das System besteht immer aus den Elektroden, dem Impulsgeber („Nervenschrittmacher“) und einer Stromquelle (Batterie, Akku). Die Leistungsfähigkeit von immer kleineren Akkus hat dazu geführt, dass man mit höheren Frequenzen, größeren Pulsbreiten und breiteren elektrischen Feldern eine Schmerzreduktion auch in einem größeren Schmerzgebiet erreichen kann.

Nervenstimulation in Armen und Beinen

Bei der peripheren Nervenstimulation (PNS) werden einzelne Nerven stimuliert, die außerhalb des Körperrumpfs, also in Armen, Beinen oder dem Kopf liegen. Sie kommt zum Beispiel bei Patienten mit Nervenverletzungen (Neuralgien) zum Einsatz, die auf andere Schmerztherapien nicht angesprochen haben, besonders bei Patienten mit Verletzungen der größeren Arm- oder Beinnerven. Auch bei manchen chronischen Kopfschmerzsyndromen (zum Beispiel Migräne, Clusterkopfschmerz) kann das Verfahren helfen. Dann werden Nerven am Hinterkopf (Okzipitalnerven) stimuliert.

Die Elektroden werden unter lokaler Betäubung eingesetzt, da der Patient wach sein und aktiv mithelfen können muss. Der Patient sagt dabei, wo er ein Kribbeln spürt. Kribbelt es dort, wo es schmerzt, sitzt die Elektrode richtig. Die exakte Platzierung ist wichtig, da das Verfahren sonst wirkungslos ist. Meist wird zunächst für einige Tage eine Verlängerung der implantierten Elektrode gelegt, die durch die Haut nach außen verläuft und mit einem tragbaren Impulsgenerator verbunden wird. Diese wird dann später wieder entfernt.

Rückenmarksstimulation (SCS)

Das Verfahren heißt auch SCS, kurz für „Spinal Cord Stimulation“, der englischen Übersetzung von Rückenmarksstimulation. Elektrisch stimuliert wird dabei an den sogenannten Rückenmarkshintersträngen. Der Effekt entsteht vermutlich durch die Reizung von Nervenbahnen, die dort verlaufen und die Schmerzfasern hemmen. Der Impulsgenerator ist von außen programmierbar und kann individuell an den Patienten und vom Patienten selbst angepasst werden. Je nach Schmerzstärke kann er den Impuls intensivieren oder auch runterdrehen. Entsprechend des Stromflusses variiert der Energieverbrauch (siehe Grafik Seite 243).

Eine SCS-Elektrode wird in der Regel ebenfalls unter lokaler Betäubung eingesetzt. Der Patient ist also wach, gegebenenfalls werden ihm Beruhigungsmittel gegeben, und er liegt auf dem Bauch. Auch ihm kommt eine wichtige „Navigationsfunktion" zu: Die Neurostimulation spürt der Patient als Kribbeln, welches je nach Frequenz unterschiedlich stark ist. So wird die richtige Lage der Elektroden ermittelt. Das Kribbeln muss genau im Bereich des Schmerzes liegen.

Erkrankungen, bei denen dieses Verfahren zum Einsatz kommt, sind: Chronische Rücken-Bein-Schmerzen, Nervenwurzelschmerzen (Radikulopathie), CRPS (Komplexes Regionales Schmerzsyndrom), trotz Therapien bleibende Schmerzen nach OPs. Auch bei Durchblutungsstörungen am Herzen und der Beine (Angina pectoris und arterielle Verschlusskrankheit/pAVK) sowie Polyneuropathien und anderen neuropathischen Schmerzsyndromen (wie Phantomschmerzen, Nervenschmerz bei Gürtelrose) kann so behandelt werden.

Stimulation von Nervenknoten

Ein Ganglion ist eine rundliche Nervenstruktur, in der die Zellkörper verschiedener Nervenzellen angehäuft sind. Daher wird ein Ganglion auch oft als Nervenknoten bezeichnet. Darin befinden sich Nervenzellen mit den verschiedensten Aufgaben (Verarbeitung von Berührung, Kälte/Wärme, Sensibilität, Schmerz). Ganglien liegen auch rechts und links der Wirbelsäule an allen Nervenaustrittstellen vom Rückenmark (sogenannte Spinalganglien). Die Stimulation der Spinalganglien wird als DRG-Stimulation bezeichnet (DRG = „Dorsal Root Ganglion", hinteres Wurzelganglion) und ist einigen Studien zufolge noch effektiver als die SCS. Doch warum kann sie den Schmerz stärker hemmen als die SCS? Man vermutet folgenden Mechanismus: Fast alle Nervenfasern zweigen, bevor sie zum Rückenmark gehen, in Spinalganglien ab. Das gilt auch für die Nervenfasern der unterschiedlichen Schichten der sogenannten „grauen Substanz", den Nervenzellkernen, die sich im Rückenmarkshinterhorn befinden. Tiefsitzende Rückenmarksstrukturen werden bei der Rückenmarksstimulation normalerweise kaum erreicht. Stimuliert man aber die Spinalganglien mit sehr feinen Elektroden, können auch diese tiefliegende Nervenstrukturen quasi über ihre „Außenstellen" in den Ganglien beeinflusst werden. Dadurch kommt es dann, wenn das Verfahren klappt, zu einer besseren Schmerzhemmung.

Das Problem in der Praxis ist aber, dass man zunächst das Ganglion finden muss, das beim Schmerz des Patienten eine Rolle spielt. Denn nicht jedes Ganglion repräsentiert alle Nervenstrukturen des Rückenmarks. Vor der Implantation wird das betroffene Ganglion durch gezielte Darstellung der Nervenstruktur mittels Kontrastmittel und Injektionen von örtlichen Betäubungsmitteln unter Röntgendurchleuchtung identifiziert. Nach der Implantation der Elektroden erfolgt daher immer erst eine mehrtägige Testphase im Krankenhaus und meist auch ambulant nach Entlassung aus dem Krankenhaus, bei der die Wirkung ausprobiert wird. Diese Testung ist bei allen Verfahren der Nervenstimulation gleich. Eine Implantation des „Nervenschrittmachers" erfolgt nur, wenn bei der Testung eine Schmerzlinderung von mindestens 50 Prozent erreicht werden kann. Bei Patienten, bei denen das Verfahren keinen Einfluss auf den Schmerz hat, wird die Elektrode wieder entfernt. Grundsätzlich ist die DRG ein

Invasive Verfahren

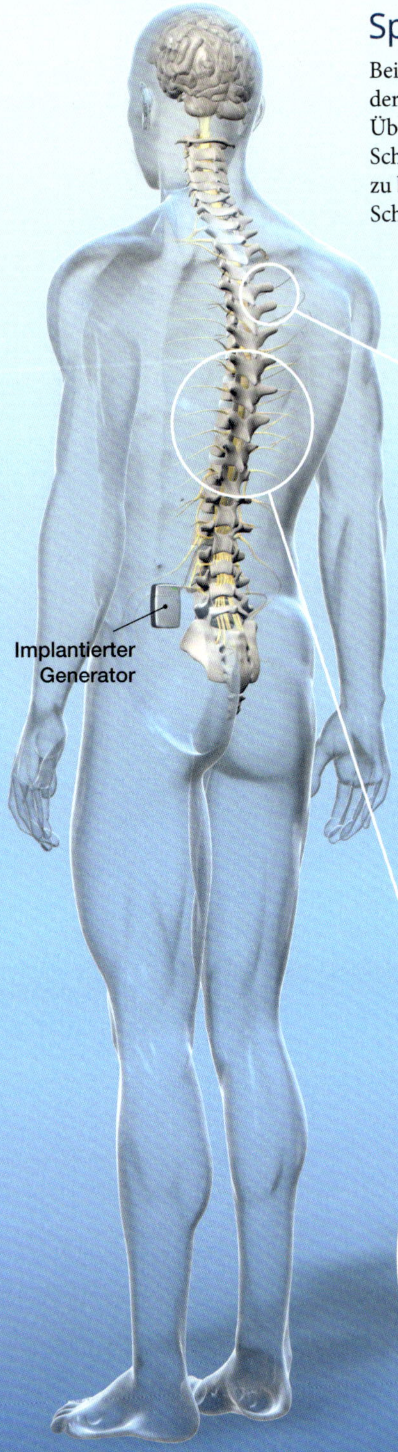

Spinalkanalkatheter

Bei dieser Methode wird die Reizübertragung der Schmerzsignale aus der Peripherie (Arme und Beine) auf das Rückenmark unterbrochen. Über einen dünnen Katheter können kontinuierlich oder bei Bedarf Schmerzmittel verabreicht werden, die sich im gesamten Spinalkanal zu beiden Seiten sowie nach unten und kopfwärts ausbreiten und die Schmerzweiterleitung hemmen.

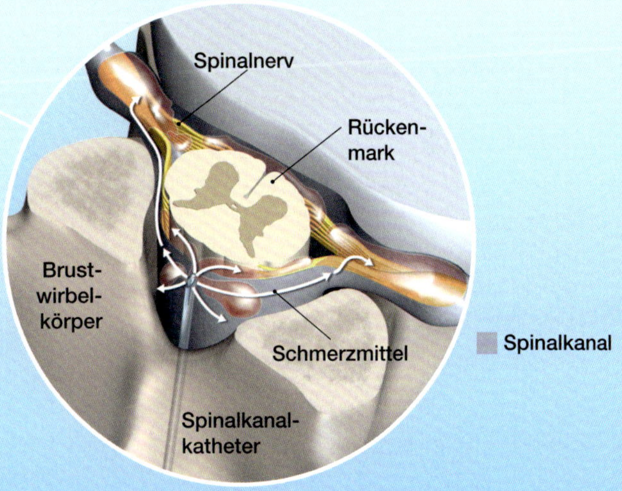

Rückenmarksstimulation

Hierbei werden über Elektroden Nervenbahnen im Rückenmark mit Strom beeinflusst. Der Generator kann individuell angepasst werden und ist vom Patienten selbst steuerbar. Die OP erfolgt meist unter lokaler Betäubung.

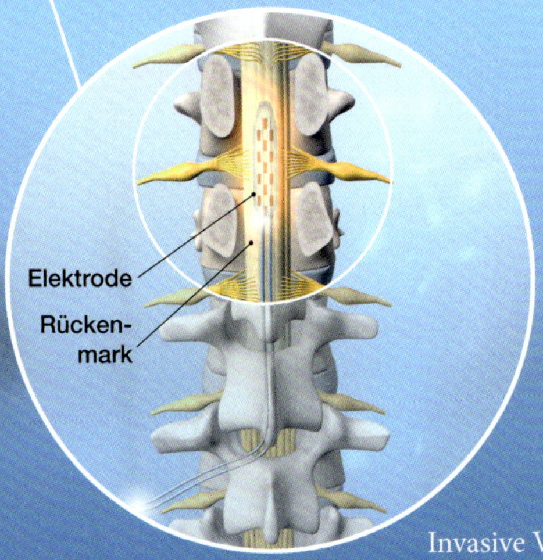

gezielteres Stimulationsverfahren als die SCS, da sie am Spinalganglion ansetzt und dadurch nur in einer begrenzten Körperregion wirken kann. Bei Schmerzen in einer größeren Körperregion ist die SCS besser geeignet, da durch die Implantation von zwei Elektroden über die Stimulation des Rückenmarks ein größeres Schmerzareal erreicht werden kann.

TENS – Elektrostimulation durch die Haut

Eine Elektrostimulation der Nerven kann auch durch die Haut erfolgen. Das Verfahren wird transdermale („trans“ = durch, „dermis“ = Haut) elektrische Nervenstimulation (TENS) genannt. Wie bei den Elektrostimulationsverfahren, bei denen eine Stromquelle in den Körper eingebracht wird, scheint es so zu sein, dass die elektrische Reizung von schmerzleitenden Nerven dazu führt, dass im Hinterhorn des Rückenmarks die natürliche Schmerzhemmung aktiviert wird: Die Übermittlung des Schmerzes an das Gehirn wird unterbunden oder zumindest gestört. Das lindert den Schmerz.

Für diese „äußere Nervenstimulation“ werden kleine, tragbare, batteriebetriebene Stimulationsgeräte verwendet, die über Klebeelektroden entweder dauerhaft oder mit Unterbrechungen (intermittierend) Stromimpulse abgeben. Die Stromstärke und Frequenz kann individuell, also je nach Bedarf, vom Patienten eingestellt werden. Ideal ist, wenn der Patient zwar deutlich ein Kribbeln spürt, aber keine unangenehmen „Stromschläge“, die Muskelzuckungen verursachen. Die für ihn optimale Einstellung findet jeder Patient erst durch das Ausprobieren. Jeder bekommt zunächst eine Probebehandlung, das heißt, er darf ein Gerät über ein paar Tage ausleihen und es zu Hause ausprobieren. In dieser Testphase soll er es mindestens dreimal täglich jeweils eine Stunde lang einsetzen. Dann erst lässt sich der Behandlungserfolg abschätzen. Die Patienten können ganz unterschiedlich auf diese Behandlung ansprechen. Bei einigen bringt sie überhaupt nichts, bei anderen hingegen kann eine Schmerzreduktion von 60 bis 80 Prozent erreicht werden. Der schmerzlindernde Effekt stellt sich bei den meisten Patienten nur während der Stimulation ein, bei wenigen Patienten kann die Behandlung aber auch nachwirken. Ebenso ist die notwendige Frequenz von Patient zu Patient verschieden: Einige benötigen eine Dauerstimulation (quasi Dauerstrom), anderen reicht eine intermittierende Behandlung, bei der der Strom in gleichmäßig getakteten Impulsen abgegeben wird.

Das TENS-Verfahren wird insbesondere bei Nervenschmerzen (zum Beispiel nach Gürtelrose oder bei Phantomschmerz), aber auch bei chronischen Rücken-, Tumor- oder Rheumaschmerzen verschrieben. Für die Behandlung der Migräne gibt es ein spezielles Gerät. Im Allgemeinen übernehmen die gesetzlichen Kassen die Behandlung. Grundsätzlich lohnt es sich für chronische Schmerzpatienten, dieses Verfahren auszuprobieren. Da kein Eingriff erforderlich ist, ist es relativ ungefährlich. Zu einer „Überdosis“ kann es unter dieser Therapie nicht kommen, denn in der Regel verhindert der Stromschmerz, dass zu hohe Stromstärken verabreicht werden.

Wichtig: Für Patienten, die einen Herzschrittmacher haben oder die unter einer Epilepsie-Erkrankung leiden, kommt das TENS-Verfahren nicht infrage!

Wann helfen welche invasiven Verfahren?

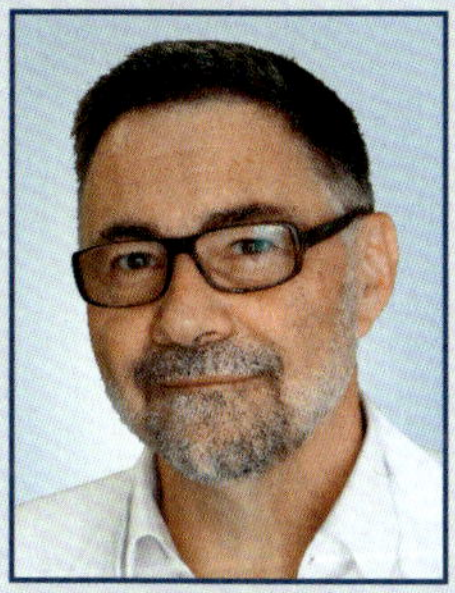

Ein Gespräch mit Dr. med. Reinhard Thoma, Facharzt für Anästhesiologie und spezielle Schmerztherapie. Dr. Thoma ist Chefarzt der Algesiologikum-Klinik für Schmerzmedizin im Diakoniewerk München-Maxvorstadt. Den Schwerpunkt seiner Arbeit bildet die interventionelle und operative Schmerztherapie – er ist ein ausgewiesener Experte für die Verfahren der Neuromodulation.

▸ Wie neu sind die beschriebenen Verfahren der Neuromodulation?

Im Prinzip sind diese Verfahren bereits relativ alt. Früher, bevor es Opiate gab bzw. diese für die Medizin nutzbar gemacht wurden, hatte man letztlich nur die Möglichkeit, Nerven zu durchtrennen, um Schmerzen zu lindern. Hierbei wurden dann Operationen vorgenommen, bei denen Nervengewebe gezielt verletzt wurde. Die Folgen waren nicht immer absehbar, oft kam es zu unerwünschten Nebenwirkungen, und der erhoffte Effekt, eine nennenswerte Schmerzlinderung, blieb manchmal auch ganz aus. Verfahren, bei denen Nervenstrukturen zerstört werden, bezeichnen wir Mediziner als destruktive oder auch ablative Verfahren. Diese kommen heute nur noch bei wenigen Anwendungsgebieten zum Einsatz. Viel gängiger sind die sogenannten modulativen Verfahren, bei denen die Nerven durch elektrische Reize stimuliert werden, was bei vielen Patienten hilft, die Schmerzen zu kontrollieren.

Solche Rückenmarksstimulationen wurden im Jahr 1967 zum ersten Mal durchgeführt. Damals wurden den Patienten Elektroden mit einem Empfänger implantiert. Das Ganze funktionierte dann telemetrisch, das heißt, der Patient musste von außen eine Antenne dort auflegen, wo der Empfänger implantiert worden war. Je nach Frequenz, Pulsbreite und entsprechendem Widerstand wurden verschiedene Nervenstrukturen des Rückenmarks stimuliert. Auf diese Art und Weise hat man angefangen – und das Verfahren hat sich nun gerade in den letzten zehn Jahren durch die neuen technischen Möglichkeiten rasant entwickelt.

▸ Was hat diese Entwicklung in Gang gesetzt?

Die Leistungsfähigkeit von kleinen Akkus hat dazu geführt, dass man heute ganz andere Möglichkeiten bei der Stimulation von Nerven hat. Anfang der 90er-Jahre gab es den ersten Impulsgenerator mit Batterie. Für den Patienten war das schon viel besser, man konnte ihn programmieren, bei Bedarf ausmachen, anmachen, stärker oder schwächer stellen und musste auch keine Antenne mehr anlegen. Als ein Problem tat sich aber der Stromverbrauch auf: Je mehr Kontakte und je höher die Frequenz oder die Pulsbreite des einzelnen Stromimpulses, umso höher ist auch der Stromverbrauch, was früher stark limitierend war. Denn ein Batteriewechsel bedeutet immer den Wechsel des implantierten Generators mit einem erneuten chirurgischen Eingriff, entsprechend einer erneuten Narkose für den Patienten und natürlich auch Kosten. Heute kann der Patient den Akku des implantierten Geräts wie ein Handy auf einer Powerbank jeden Tag wieder neu laden. Das ist auch notwendig, da man mittlerweile hohe Frequenzen – bis zu 10.000 Hertz – anwendet, um tiefere Schichten im Rückenmark zu stimulieren und eine bessere und breitere Wirkung zu erzielen.

▸ Was genau passiert eigentlich bei der Nervenmodulation?

Im Prinzip hat man über viele Jahre die neurostimulierenden Verfahren eingesetzt, weil man positive Effekte gesehen hatte, aber letztlich waren die tatsächlichen Wirkmechanismen unbekannt – und wenn wir ehrlich sind, sind sie es noch heute. Verschiedenes war vermutet worden, unter anderem eine Freisetzung des Hormons Endorphin oder von anderen körpereigenen Substanzen, die schmerzlindernd wirken. Heute weiß man aber, dass der eigentliche Wirkmechanismus viel komplexer ist.

Im Jahr 1965 publizierten der kanadische Psychologe Ronald Melzack und der britische Neurowissenschaftler Patrick D. Wall das Modell der Gate-Control-Theorie (Kontrollschrankentheorie). Diese Theorie besagt, dass das Hinterhorn des Rückenmarks als Tor fungiert, das bei den chronischen Schmerzpatienten ganz weit offen steht. Das Tor kann aber geschlossen werden und den Schmerz dann nicht mehr durchlassen. Heutzutage wissen wir, dass durch die SCS, eine Form der Neuromodulation, hemmende Nerven im Rückenmark stimuliert werden, die dieses „Tor" zum Gehirn schließen. Gleichzeitig werden aber auch hemmende Überträgerstoffe im Rückenmark freigesetzt. Damit werden leicht erregbare Nervenfasern unterdrückt. Es gibt Hinweise darauf, dass auch unterschiedliche Stimulationsmuster zur Stimulation ganz unterschiedlicher anatomischer Strukturen führen und damit verschiedene Wirkungen erzeugen können.

Wir gehen also davon aus, dass durch die Verfahren verschiedene Nervenbahnen, die den Schmerz hemmen, stimuliert werden, wodurch der Schmerz blockiert wird. Das erscheint plausibel, aber bewiesen ist dieser Wirkmechanismus streng genommen auch noch nicht.

▸ Welche Vorteile haben Schrittmacher gegenüber Schmerzpumpen?

Ein großer Vorteil ist, dass kein Medikament zum Einsatz kommt, das letztlich oft auch Nebenwirkungen wie Schwindel, Konzentrationsstörungen, Übelkeit und Verstopfung mit sich bringen kann. Die Verfahren der Elektroneurostimulation haben keine zentralnervösen Nebenwirkungen. Außerdem kann der Patient sie selbst kontrollieren. Er kann das Gerät bei Bedarf ein- und ausschalten und die Stimulationsintensität, also die „Dosis", erhöhen, wann immer es nötig ist. Kommt es zu unangenehmen Begleiterscheinungen, zum Beispiel zu einem unangenehmen Ziehen durch Überstimulation, kann er die Frequenz erniedrigen oder das Gerät ausschalten und die Begleiterscheinungen hören nach einer kurzen Zeit auf. Ein Medikament hingegen bleibt nach Einnahme über Stunden bis Tage im Körper – und so lange dauern auch die Wirkungen und Nebenwirkungen. Man kann es nicht per Knopfdruck aus dem Körper entfernen.

In den 90er-Jahren haben wir noch etwa gleich viele Elektrostimulationsgeräte wie Schmerzpumpen implantiert, heutzutage versorgen wir bei uns in der Klinik pro Jahr nur noch etwa fünf Patienten mit Pumpen, aber mehr als 150 Patienten mit Elektrostimulationsgeräten. Der Grund hierfür ist ganz einfach: Die Elektroneuromodulationsverfahren sind effektiv und gleichzeitig so bequem und komplikationsarm geworden, dass wir und auch die meisten unserer Kollegen sie einer Langzeit-Opiat-Therapie mit einer Schmerzpumpe immer vorziehen.

▸ Wann werden diese invasiven Therapieverfahren eingesetzt? Nur wenn nichts anderes mehr hilft?

Jeder Patient ist einzigartig, und für jeden muss es einen individuellen Weg geben. Daher bin ich ein Gegner davon, pauschal zu sagen, all diese Interventionen dürfen nur eingesetzt werden, wenn alle anderen Therapieversuche versagt haben und der Patient oder der behandelnde Arzt mit dem Rücken zur Wand steht. Denn in einer solchen Situation ist kaum noch eine Therapie erfolgversprechend, und auch die neurostimulativen Verfahren werden enttäuschen.

Aber andererseits handelt es sich bei der Neuromodulation natürlich um ein invasives Verfahren. Der Körper des Patienten wird geöffnet, und bei aller Sicherheit kann man Komplikationen wie beispielsweise eine Infektion niemals hundertprozentig ausschließen. Daher können diese Verfahren nie die Therapie der ersten Wahl darstellen. Ich denke aber, sie dürfen ebenso wenig nur ein „last exit" sein, also ein letzter Ausweg.

Hat ein Patient eine chronische Schmerzerkrankung, für die eines der Verfahren zugelassen ist, kann man diese Verfahren auch schon früher einsetzen. In diesem Fall müssen nicht alle anderen Möglichkeiten bereits ausgereizt worden sein. Wichtig ist der richtige Zeitpunkt, an dem ein Neurostimulationsverfahren angesetzt wird. Weist der Patient zum Beispiel psychische Erkrankungen wie eine Depression oder Angststörung auf, mit der die Schmerzerkrankung eng in Zusammenhang steht, bringt ein Neuromodulationsverfahren wenig, wenn die (mit-)ursächlichen psychischen Faktoren nicht auch gleichzeitig behandelt werden.

Bei Patienten, die neben ihren körperlichen Schmerzen auch unter starken psychischen oder sozialen Belastungen leiden, ist vorab eine interdisziplinäre, ganzheitliche Untersuchung durchzuführen.

▸ Wie sehen die Erfolgsraten der Elektroneuromodulation aus?

Dem Patienten muss klar sein, dass auch diese Verfahren keine Wunder vollbringen und zur kompletten Schmerzfreiheit führen.

Wenn ein Patient auf die Behandlung anspricht, das heißt, die Elektroden so platziert wurden, dass es zu einem Effekt kommt – und das ist im Durchschnitt bei drei von vier Patienten der Fall – dann kann er erwarten, dass sich sein Schmerz um mindestens fünfzig Prozent reduziert. Das hört sich im ersten Moment nicht viel an, macht mitunter aber einen großen Unterschied im Hinblick auf die Lebensqualität aus. Denn zwischen hinnehmbaren und unerträglichen Schmerzen liegen für die Betroffenen Welten.

Psychologische Verfahren in der Schmerztherapie

Patienten mit (chronischen) Schmerzen sollten heute interdisziplinär behandelt werden, das bedeutet fachübergreifend, und darüber hinaus multimodal, also mit verschiedenen Therapiebausteinen. In diesem Konzept haben psychologische Verfahren einen wichtigen Stellenwert. Sie gehören genauso ins Behandlungsspektrum wie beispielsweise Schmerzmedikamente oder Krankengymnastik.

Für Patienten ist das manchmal schwer nachzuvollziehen, besonders dann, wenn sie bereits einen langen Behandlungsmarathon hinter sich haben, mit zahlreichen Therapieversuchen, verschiedenen Schmerzmedikamenten und anderen Verfahren. Wenn nichts etwas gebracht hat und erst am Ende des Leidenswegs die interdisziplinäre multimodale Therapie mit psychologischen Verfahren zur Sprache kommt, reagieren viele Menschen verärgert: Sie fühlen sich vom Arzt nicht ernst genommen und als psychisch krank abgestempelt. Sie denken, der Arzt wisse nicht mehr weiter und wolle ihnen einreden, die Beschwerden seien seelisch bedingt. Viele fühlen sich auch in ihrer Glaubwürdigkeit angezweifelt und meinen, der Arzt würde ihnen unterstellen, dass sie simulieren oder sich die Erkrankung einbilden. Klar, dass solche Gefühle kränken und verärgern – das ist der Grund, warum viele Patienten psychologische Verfahren dann rigoros ablehnen.

Deshalb setzen sich viele Schmerzmediziner dafür ein, dass das interdisziplinär-multimodale Verständnis von Schmerz mehr Beachtung findet und allgemein bekannter wird. Es besagt, dass Körper und Seele gleichermaßen am Schmerz beteiligt sind und daher nicht nur der Körper, sondern auch die Psyche in der modernen Schmerzbehandlung berücksichtigt werden muss (siehe Seite 28/29). Das bedeutet keinesfalls, dass Schmerzen nur eingebildet sind. Menschen mit (chronischen) Schmerzen sollten dieses moderne Verständnis von Schmerz als Zusammenspiel von körperlichen und seelischen Faktoren kennen und verstehen, dass es wenig aussichtsreich und nachhaltig ist, nur einen Aspekt zu behandeln – sei es entweder den Körper oder die Seele. Wer das akzeptiert hat, kann auch nachvollziehen, warum psychologische Verfahren zur Therapie von chronischen Schmerzen unbedingt dazugehören. Kein Patient wird als seelisch krank eingestuft, es wird lediglich das komplexe Phänomen Schmerz in all seinen Facetten behandelt.

Den Schmerz beeinflussen

Durch die im Folgenden beschriebenen Ansätze verbessert sich der Umgang des Patienten mit dem Schmerz, was sich positiv auf sein Wohlbefinden und seine Zufriedenheit auswirkt. Dadurch reduzieren sich Stress und Anspannung. Langfristig kann das bei vielen Patienten auch das Schmerzniveau senken, denn schließlich ist bekannt, dass seelischer und körperlicher Stress Schmerzen verschlimmern. Aber selbst, wenn solche unmittelbaren Wirkungen auf das körperliche Schmerzempfinden ausbleiben, sind psychologische Verfahren wichtig: Sie ermöglichen es dem Patienten, besser mit seiner Krankheit zurechtzukommen und trotz seiner Schmerzen ein zufriedenstellendes Leben zu führen. Sie geben ihm Instrumente an die Hand, die es ihm ermöglichen, sich aus der Klammer des Schmerzes zu befreien und ein selbstbestimmtes Leben zu leben, auch wenn es weiterhin ein Leben mit Schmerzen ist.

Verhaltenstherapeutische Ansätze

Viele psychologische Verfahren, die in der Schmerzmedizin eingesetzt werden, kommen aus dem Bereich der Verhaltenstherapie. Im Zentrum dieser psychologischen Strömung steht, dem Patienten mögliche Ursachen für seine Probleme vor Augen zu führen, gemeinsam Lösungsansätze zu erarbeiten und ihn so zu befähigen, sich selbst zu helfen. Es ist Hilfe zur Selbsthilfe. Das Ziel solcher Verfahren innerhalb einer interdisziplinären multimodalen Schmerztherapie ist nicht, absolute Schmerzfreiheit zu erreichen – das ist leider in vielen Fällen unmöglich –, sondern den Umgang mit dem Schmerz so zu verändern, dass die Lebensqualität des Patienten deutlich verbessert werden kann.

Grundlegend dafür ist die Information. Betroffene müssen zunächst verstehen, dass auch die Psyche den Schmerz beeinflusst. Bei sogenannten Edukationen, also Informationen und Erklärungen der Krankheitsbilder, vermitteln Ärzte, Physiotherapeuten und Psychologen gemeinsam das ganzheitliche Verständnis von Schmerz und verdeutlichen dem Patienten den Anteil, den die Seele am

Welchen Einfluss die Seele bei Schmerzen hat

Wie stark der Einfluss der psychischen Verfassung auf die Schmerzwahrnehmung ist, lässt sich gut an Kindern beobachten. Verletzt sich ein Kind beim intensiven Spiel, nimmt es den Schmerz kaum wahr. Viele Mütter berichten, dass das Kind selbst ein aufgeschlagenes Knie nicht bemerkt hat, solange es noch beim Fußballspielen war. Die Freude am Spiel und die Konzentration auf das Spielgeschehen führen dazu, dass das Gehirn gar nicht groß Notiz vom Schmerz nimmt.

Ähnliches hat jeder sicher auch schon einmal an sich selbst beobachtet: Es gibt Situationen, da schafft es der Schmerz nicht, in den Vordergrund zu treten, sei es, weil man besonders glücklich, besonders entspannt oder besonders konzentriert auf etwas anderes ist. Die Psyche ist ein maßgeblicher Weichensteller dafür, ob der Schmerz „durchdringt" und in welcher Intensität er wahrgenommen wird. Warum sollte man also dieses seelische Potenzial dann nicht auch zur Schmerzlinderung nutzen? Die interdisziplinäre multimodale Schmerztherapie überträgt unter anderem diese Beobachtung im Rahmen ihrer verschiedenen Verfahren.

Schmerzgeschehen haben kann. Dann wird in psychologischen Therapieeinheiten daran gearbeitet, konkrete Strategien zu entwickeln, um den Einfluss der Seele auf den Schmerz positiv zu nutzen. Beispielsweise führen Ängste („Was, wenn ich wegen der Erkrankung meinen Job verliere?" oder „Was, wenn mich mein Lebenspartner wegen der Krankheit verlässt?") zu Stress und innerer Anspannung, was sich auch auf den Körper niederschlägt. Er verkrampft, und die Schmerzen können sich verschlimmern. Die Therapie versucht, solche Ängste abzubauen – zum Beispiel, indem der Patient motiviert wird, sich mit ihnen konstruktiv auseinanderzusetzen. Beispielsweise: „Ist das wirklich wahrscheinlich? Der Arbeitgeber wird nicht vorschnell einen guten Mitarbeiter verlieren wollen." – „Und selbst wenn, dann finde ich, sobald ich wieder fit bin, einen neuen Job. Einen Wechsel wollte ich eigentlich doch eh schon lange." Oder: „Mein Lebenspartner wird mich nicht verlassen, weil ich diese Schmerzen habe, er hat mir signalisiert, dass wir gemeinsam einen Weg finden, um damit umzugehen!" Wenn der Patient es schafft, seine Ängste zu reduzieren und einen ausgeglichenen seelischen Zustand zu erreichen, hat das letztlich auch positive körperliche Effekte, die zur Schmerzlinderung beitragen.

> ***„Die Patienten sollten ihre Ängste reduzieren und einen ausgeglichenen seelischen Zustand erreichen."***

Wichtige Eckpunkte sind dafür eine verbesserte Körperwahrnehmung, Methoden der Stressbewältigung und eine Verbesserung der Entspannungsfähigkeit. Grundlegend wichtig ist aber auch die innere Einstellung – wer immer vom Schlimmsten ausgeht, gerät unter seelische Anspannung, die sich dann auch auf den Körper niederschlägt.

Schmerzen akzeptieren, realistische Ziele setzen

Wichtig ist, dass Betroffene eine Distanz zum Schmerz aufbauen und ihn in gewisser Weise auch akzeptieren. Das soll nicht bedeuten, dass sie die Schmerzen schweigend erdulden und sich damit abfinden sollen – im Gegenteil: Die interdisziplinäre multimodale Therapie ist eine aktive Therapie, bei der der Patient intensiv auf verschiedenen Wegen im Sinne seiner Wünsche und Bedürfnisse begleitet wird. Mit stillem Erdulden hat das absolut nichts zu tun! Man muss die Situation aber realistisch einschätzen: Nach einer mehrmonatigen oder gar langjährigen Schmerzerkrankung ist es unwahrscheinlich, dass eine neue Therapie Wunder bewirkt. Man sollte also seine Ziele und Erwartungen anpassen. Denn ansonsten ist jeder neue Tag ein Tag der Enttäuschung und Frustration – und man gerät in eine Abwärtsschleife, zumal negative Gefühle Schmerzen verstärken.

Zur besseren Verdeutlichung ein Beispiel: Wenn ein ehemaliger Marathonläufer, der unter schweren chronischen Rückenschmerzen leidet und gerade mal 400 Meter schmerzfrei gehen kann, an seinem Ziel festhält, wieder 42 Kilometer joggen zu können, ist das unrealistisch. Dieser überhöhte Anspruch macht kleine, ermutigende Erfolge zunichte. Ihm fällt dann beispielsweise gar nicht auf, dass er nach intensiver Physiotherapie nicht nur 400, sondern schon 800 Meter schmerzfrei laufen kann. Selbst eine

Verdopplung seiner Leistung erscheint ihm wie ein Misserfolg, weil ja auch das nur ein Bruchteil seiner erträumten Leistung ist. Akzeptiert er aber, dass er durch die Schmerzerkrankung eingeschränkt ist und nun bei Null anfangen muss, erfüllt ihn jeder Meter, den er im Vergleich zum Vortag weiterkommt, mit Freude und Motivation. Die kleinen Erfolge geben ihm Mut, Optimismus und eine positive Grundeinstellung zurück – Eigenschaften, die viele Schmerzpatienten im Laufe ihrer Erkrankung verlieren – und helfen, auch über Rückschläge hinwegzukommen.

Akzeptanz der Erkrankung

Im Wesentlichen ist es genau das, was Psychologen unter der sogenannten Akzeptanz-Commitment-Therapie verstehen. Commitment ist das englische Wort für Einsatz/Engagement, und eben dieser Einsatz muss an die realistischen Gegebenheiten angepasst werden. Um das zu können, bedarf es einer gewissen Akzeptanz der Schmerzerkrankung und der durch sie verursachten Einschränkungen. Es geht dann nicht mehr darum, mit aller Macht gegen den Schmerz anzugehen, ihn zu ignorieren und überhöhte Erwartungen zu erfüllen, an denen man letztlich doch wieder scheitert. Zentral ist, die Ist-Situation zu akzeptieren und Schritt für Schritt daran zu arbeiten, dass sie sich stetig verbessert.

Ulrike Kaiser, Psychologin an der Universitätsklinik Dresden (siehe Seite 254/255), fasst das folgendermaßen zusammen: „Patienten mit chronischen Schmerzen müssen Abschied von einigen Zielen nehmen, die sie sich für ihr Leben gesteckt haben, und sich neue setzen. Erst wenn sie das geschafft haben, sind sie wieder frei für das, was tatsächlich noch geht."

Ängste überwinden und aktiv werden

Ein anderes Ziel von psychologischen Verfahren in der Schmerztherapie ist das Überwinden von Ängsten und zu eng gesetzten Grenzen. Das hört sich konträr zum vorher genannten Punkt an. Es ist aber so, dass viele Menschen, die chronisch unter Schmerzen leiden, in eine fatalistische Haltung verfallen und nichts machen, was Schmerzen auslösen oder verstärken könnte. Die Angst vor Schmerzen lähmt sie buchstäblich, sie richten ihr Leben nach dem Schmerz aus. Das führt zu einer körperlichen Schwächung, denn Muskeln bauen sich ab, wenn sie nicht genutzt werden. Auch können Folgeprobleme entstehen, beispielsweise durch Fehlhaltungen. Wer aus Angst, dem schmerzenden linken Bein zu schaden, das rechte überlastet, wird früher oder später auch Schmerzen im rechten Bein bekommen.

Die Psychologen sprechen im Zuge dessen vom „Fear-Avoidance-Modell". Aus Angst (engl. „fear") vor Schmerzen entsteht Vermeidung (engl. „avoidance") und mithilfe von psychologischen, aber auch physiotherapeutischen Therapien soll versucht werden, diesen Teufelskreis zu durchbrechen. Das ist von großer Bedeutung, denn Folge der körperlichen Schonung ist der soziale Rückzug. Wer Angst hat, sich zu überanstrengen, nimmt immer weniger am Sozialleben teil, zieht sich immer weiter aus dem Leben zurück, geht nicht mehr raus und kapselt sich regelrecht ab. Wer sich aber so weit aus dem Leben zurückzieht, hat irgendwann nichts mehr als den Schmerz – keine Ablenkung, keine Freunde, keine Freude. So weit darf es nicht kommen!

Im Rahmen der interdisziplinären multimodalen Schmerztherapie arbeiten Psychologen mit den Patienten daran, Ängsten beizukommen und Schritte zu unternehmen, um ins Leben zurückzufinden.

Sie helfen, katastrophierende Gedanken zu entkräften („Wenn ich auf den Geburtstag meiner Tochter gehe, werde ich sicher dort eine Schmerzattacke bekommen." Oder: „Wenn ich mit Freunden ins Theater gehe, werde ich bestimmt wieder starke Schmerzen haben, und ich darf nichts sagen …") und Blockaden im Kopf zu lösen („Dann gehe ich erst besser gar nicht hin."). Das geschieht, indem andere Perspektiven und Lösungsmöglichkeiten erarbeitet werden: Es kann, aber es muss nicht zu einer Schmerzattacke kommen. Wenn es doch dazu kommen sollte, dass starke Schmerzen auftreten, muss der Betroffene überlegen: Was kann getan werden, um der Situation Herr zu werden, wie zum Beispiel ein schnell und stark wirkendes Medikament dabei haben oder die Tochter vorab fragen, ob es eine Rückzugsmöglichkeit gibt, um sich beispielsweise irgendwo hinzulegen, ohne das Fest zu stören. Manchmal ist es nur eine Frage der Organisation. Wenn man wiederum erlebt, dass einem solche sozialen Aktivitäten guttun, man die Zeit mit Freunden und Familie genießt und der Schmerz – und sei es nur kurz – in den Hintergrund gerät, kann man daraus Kraft und Mut schöpfen. Das ist ein wichtiger Schritt, um sich aus der Tyrannei des Schmerzes zu befreien.

Ressourcen und eigene Grenzen

Umgekehrt gib es einige Patienten, bei denen das Gegenteil der Fall ist. Sie hören nicht auf Warnsignale des Körpers, zwingen sich, Dinge zu machen, die sie überfordern und erleben dann starke Schmerzepisoden. Daher ist es auch ein Ziel der psychologischen Verfahren, den Betroffenen einen schonenden Umgang mit der wertvollen Ressource Körper beizubringen, sie zu mehr Achtsamkeit gegenüber sich selbst zu bewegen und die eigene Körperwahrnehmung zu schulen – auch wenn das für viele erst einmal seltsam esoterisch klingen mag. Viele Menschen haben es in der heutige Zeit verlernt, ihre Aufmerksamkeit nach innen zu lenken. Wer sich und seinen Körper aber kennt und weiß, wann er an körperliche oder seelische Grenzen stößt, kann mit seinen Kräften haushalten. Er weiß, wenn es Zeit wird, die Batterien wieder aufzuladen. Diese wichtige Fähigkeit zur Achtsamkeit sich selbst gegenüber wird ebenfalls in psychologischen Lehreinheiten erlernt. Neben solchen Verfahren, die aus der Verhaltenstherapie kommen, gibt es auch andere psychologische Strömungen, die in der interdisziplinären multimodalen Therapie angewendet werden, wie beispielsweise tiefenpsychologische und psychodynamische Verfahren. Sie haben sich über viele Jahre aus der Psychoanalyse von Sigmund Freud entwickelt und beschäftigen sich mit Kräften, die bewusst oder unbewusst auf die Seele einwirken, wie beispielsweise Ängste. Im Kontext der Schmerztherapie ist allerdings der Erfolg der oben ausführlich erläuterten Verhaltenstherapie besonders gut in verschiedenen Studien belegt worden.

Entspannungstechniken

Ein wesentliches Ziel psychologischer Verfahren ist es, dem Patienten Techniken zur Schmerzbewältigung an die Hand zu geben, die ihm helfen können, den Schmerz aus dem Zentrum seiner Aufmerksamkeit zu rücken.

Solche Techniken sind beispielsweise sogenannte Imaginationsübungen zur Ablenkung sowie Entspannungstechniken. Am häufigsten werden in der multimodalen Therapie die Progressive Muskelentspannung nach Jacobson (PMR), sogenannte Biofeedbackverfahren oder autogenes Training angeboten. Es gibt aber auch zahlreiche andere Verfahren, die helfen, innere Anspannung und Stress abzubauen, die den Schmerz ansonsten teufelskreismäßig verstärken: Der Schmerz führt zu Ängsten („Was, wenn ich meinen Arbeitsplatz verliere?"), es werden Stresshormone ausgeschüttet, die den Körper im wahrsten Sinne des Wortes unter Strom setzen und den Schmerz letztlich verschlimmern. Der intensivere Schmerz führt zu noch stärkeren Ängsten – ein Kreislauf, der in der Katastrophe mündet, wenn man ihn nicht durchbricht.

Im Rahmen psychologischer Einheiten werden Patienten geschult, ihre innere Anspannung erst einmal wahrzunehmen und sich dann mit gezielten Übungen und Techniken immer besser entspannen zu können.

- Beim Biofeedback erkennt der Patient zunächst einmal seine Anspannungszustände und lernt sie zu lösen. Er wird dafür an Sensoren angeschlossen, die den Grad der Aktivierung des sogenannten autonomen Nervensystems misst und anhand verschiedener Parameter (Atmung, Muskelspannung, Hautleitwert) am Bildschirm zeigt. Mit speziellen Entspannungsübungen, beispielsweise aus der Progressiven Muskelentspannung, lernt der Patient, ein Gefühl für seine Entspannung zu entwickeln und sich später gezielt zu entspannen. Der Erfolg der Übungen wird quasi visualisiert. Der Patient erkennt dadurch, dass und wie er Anspannungen abbauen kann. Das Verfahren macht ihm bewusst, wie stark er selbst auf innere Stresszustände Einfluss nehmen kann.
- Bei der Progressiven Muskelentspannung nach Jacobson (PMR) werden einzelne Muskelgruppen bewusst an- und dann entspannt, was nach regelmäßiger Anwendung zu einer zeitweiligen Tiefenentspannung des gesamten Körpers führt. Sie ist relativ leicht zu erlernen, und die Schmerzpatienten werden motiviert, die Übungen regelmäßig zu Hause durchzuführen.
- Beim autogenen Training wird ein seelischer Entspannungszustand herbeigeführt, in dem man seine psychische Konzentration ganz auf sich selbst lenkt. Dabei wird versucht, das sogenannte vegetative Nervensystem, das viele Körperfunktionen steuert, zum Beispiel die Herzfrequenz oder die Darmtätigkeit, gezielt zu beeinflussen. Diese Autosuggestion bedarf einer gewissen Übung, ist aber, wenn man sie erlernt hat, sehr wirksam.
- Um den inneren Fokus weg vom Schmerz zu lenken, eignen sich Gedankenreisen, die auch als Imaginationsübungen bezeichnet werden. Der Patient aktiviert dabei positive Erinnerungen oder seine Phantasie, indem er sich vorstellt, an einem schönen Ort zu sein. Er fühlt sich dort sicher, geborgen und glücklich. Auf diese Weise stellt sich Wohlbefinden ein. Er kann sich in seine Kindheit zurückversetzen oder an einem Urlaubsort, wo er in Gedanken noch einmal eine Situation nachspielt, die ihn besonders mit Glück erfüllt hat. Das aktiviert innere seelische Ressourcen und führt dazu, dass sich auch der Körper nachweislich entspannt.

Wie viel Psychologie steckt in der multimodalen Schmerztherapie?

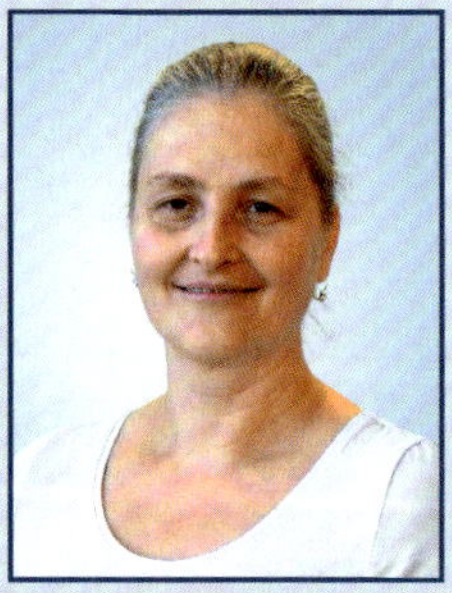

Psychologische Verfahren sind ein Baustein der interdisziplinären multimodalen Schmerztherapie. Ihre Wirksamkeit untersucht Dr. rer. nat. Ulrike Kaiser, psychologische Psychotherapeutin und leitende Psychologin am Universitäts-Schmerz-Centrum am Universitätsklinikum Carl Gustav Carus in Dresden.

▸ Wann braucht ein Patient eine Psychotherapie?

Eine Psychotherapie ist immer dann erforderlich, wenn der Schmerzpatient eine begleitende psychische Erkrankung, wie beispielsweise eine Depression, eine Angststörung oder ein Suchtproblem, hat. Eine seelische Krankheit verstärkt allerdings häufig die Schmerzen, und chronische Schmerzen können wiederum seelische Erkrankungen mit verursachen. Daher ist die Frage, ob ein Patient eine individuell ausgerichtete, dauerhafte psychotherapeutische Begleitbehandlung benötigt, nicht immer ganz klar zu beantworten. Bei Bedarf wird nach Abschluss der Schmerztherapie eine ambulante Psychotherapie empfohlen, auch wenn keine zusätzliche psychische Erkrankung besteht. Die Diagnose chronische Schmerzerkrankung rechtfertigt eine solche Therapie, und die gesetzlichen Krankenkassen übernehmen in der Regel die Kosten.

Wenn ein Patient das Gefühl hat, von einer Psychotherapie profitieren zu können, sollte er diesen Wunsch unbedingt mit seinen behandelnden Ärzten besprechen.

▸ Wem können Entspannungsmethoden helfen?

Es gibt zahlreiche Entspannungstechniken – das Spektrum reicht von A wie autogenem Training bis zu Z wie Zen-Yoga. Es gibt Menschen, denen es nicht liegt, sich meditativ in einen Zustand der inneren Versunkenheit zu versetzen. Oftmals leiden sie unter einer inneren Unruhe, oder diese Patienten können schlichtweg nicht schmerzfrei liegen. Für sie eignen sich dann aktivere Formen der Entspannungsübungen, beispielsweise aus dem Qi Gong oder Tai-Chi.

▸ Gibt es Empfehlungen für bestimmte Techniken?

Jeder Patient sollte schauen, welches Entspannungsverfahren am besten zu ihm passt. Es gibt viele gute Methoden, aber nicht jede eignet sich für jeden. Welches Entspannungsverfahren man für sich wählt, ist letztlich egal. Alles, was dazu führt, dass man die körperlichen Stressreaktionen wie hohen Blutdruck, Herzrasen, schnelle oder flache Atmung runterfahren kann, eignet sich für Schmerzpatienten. Aber auch Entspannung muss aktiv betrieben werden, denn einfach nur auf der Couch liegen und dabei Entspannungsmusik hören reicht nicht aus.

▸ Wie werden psychotherapeutische Inhalte vermittelt?

In der Schmerztherapie nehmen psychologische Verfahren einen großen Stellenwert ein und haben darüber hinaus einen hohen Anteil an den Therapiestunden bei einer ambulanten, teilstationären oder stationären Schmerztherapie (siehe ab Seite 280). Die Anzahl der Stunden variiert von Schmerzklinik zu Schmerzklinik, auch bieten verschiedene Kliniken zusätzliche Verfahren wie zum Beispiel Musiktherapie oder Kunsttherapie (siehe Seite 256) an.

Eckpfeiler der Therapien bilden Lehreinheiten zum Thema Schmerzen (Edukationen), in denen die Patienten über Schmerzerkrankungen informiert werden, auch über das Zusammenspiel von Körper und Seele beim Schmerz. Edukationen werden in der Gruppe durchgeführt, denn der Vorteil ist, dass die Patienten enorm voneinander lernen können, zum Teil viel mehr als vom Therapeuten. Das ist insbesondere der Fall, wenn es um Probleme und Fragestellungen im täglichen Leben geht („Wie gehe ich damit um, wenn ich die Wäsche nicht aufhängen kann?").

In den Gruppentherapiesitzungen geht es neben der Edukation dann vor allem darum, typische Gedankenmuster zu entlarven, die es einem nicht erlauben, der Schmerzfalle zu entkommen, und gemeinsam Strategien zur Problemlösung und Stressbewältigung zu erarbeiten. Spezifische Fragestellungen und individuelle Probleme werden nur in Einzelsitzungen besprochen. Das heißt also, kein Patient muss sich etwa davor fürchten, dass seine Persönlichkeitsrechte in der Gruppentherapie verletzt und private Informationen preisgegeben werden.

▸ Was bringen psychologische Verfahren wirklich?

Auch psychologische Verfahren allein wirken keine Wunder, sondern sind ein Baustein in der interdisziplinären multimodalen Therapie, die alle Aspekte des Schmerzes in die Zange nimmt und in ihrer Gesamtheit gute Erfolge erzielt.

Psychologische Methoden sind aber insofern zentral, da sie im Kopf die Weichen auf Gesundung stellen und den Patienten aus schmerzverstärkenden Verhaltensmustern befreien können. Sie können zu einem Umdenken führen, was den Boden dafür bereitet, dass die anderen Therapiebausteine überhaupt erst fruchten können. Deshalb sind sie ein wichtiger Therapiebaustein. Umso bedauerlicher ist es, wenn Patienten sich dieser Therapie verschließen, weil sie nicht erkennen oder wahrhaben wollen, dass bei einer Schmerzerkrankung Körper und Seele im ständigen Austausch sind und sich gegenseitig beeinflussen.

Rät ein Arzt zu einer interdisziplinären multimodalen Therapie mit psychologischen Bausteinen, bedeutet das nicht, dass er den körperlichen Schmerz des Patienten nicht ernst nimmt – oder dem Patienten nicht glaubt, wie intensiv der körperliche Schmerz ist bzw. ihn gar als Simulanten abtut. Das absolute Gegenteil ist der Fall: Er hat beim Patienten eine gravierende Schmerzerkrankung diagnostiziert, der allein mit Medikamenten oder etwas Krankengymnastik nicht mehr beizukommen ist, und setzt nun alle Mittel im Kampf gegen diesen Schmerz ein.

Kunsttherapie

Die Kunsttherapie ist eine Behandlungsform, die zunehmend beliebter wird und die viele Schmerzkliniken im Rahmen der multimodalen Schmerztherapie anbieten. Denn, was viele nicht wissen: Die Kunsttherapie hilft bei chronischen Schmerzen, weil sie direkte Auswirkungen auf die Schmerzwahrnehmung hat.

Eine im Februar 2018 veröffentlichte Studie, die an 200 Patienten in deutschen Schmerzkliniken durchgeführt worden war, ergab: Die Kunsttherapie senkt das Niveau von Schmerzen sowie auch von Ängsten der Betroffenen und ist somit eine sinnvolle Therapiemaßnahme. Es ist gerade deshalb schade, dass viele Menschen diese Therapieform noch immer nicht ernst nehmen und die Kunsttherapie belächeln, sie als „Firlefanz“ abtun, bestenfalls als Beschäftigungstherapie. Das schafft Vorbehalte und letztlich ist das der Grund, warum einige Patienten ihr zunächst skeptisch gegenüberstehen oder auch manche Betroffene sie freiweg ablehnen. Damit schlagen sie einen Therapiebaustein aus, der eine nachweislich positive Wirkung erzielt und im Konzert der Behandlungsmöglichkeiten einen berechtigten Platz einnimmt. Aber sollte man in der Situation nicht zumindest alles ausprobieren, was bewiesenermaßen gegen die Schmerzen hilft?

Konzept und Ablauf der Kunsttherapie

Häufig wird die Kunsttherapie als eine Form der Psychotherapie definiert, bei der Bilder oder andere künstlerische Werke entstehen. In der multimodalen Schmerztherapie wird sie, wie beispielsweise auch bestimmte Entspannungstechniken (zum Beispiel die Progressive Muskelentspannung), ebenfalls den psychologischen Verfahren zugeordnet.

Gefühle ausdrücken

Es geht in der Kunsttherapie nicht darum, „hochqualitative“ Kunst zu schaffen, man muss nicht besonders begabt sein oder künstlerische Voraussetzungen mitbringen. Ein Ziel der Therapie ist, sich auszudrücken, seine Gefühle, auch negative Gefühle wie Sorgen und Ängste darzustellen und sich im kreativen Prozess damit intensiv auseinanderzusetzen. Das Malen, Töpfern, Fotografieren oder Bildhauern gibt dem Patienten die Möglichkeit, Erfahrungen oder Gefühlen eine Form zu geben und sich mitzuteilen – und zwar ohne dass man dafür Worte finden muss.

Sich vom Schmerz distanzieren

Darüber hinaus geht es auch um Ablenkung, also um das Weglenken der eigenen Wahrnehmung vom Schmerz (siehe Patientengeschichte, Seite 56). Wenn man sich an seine eigene Kindheit erinnert, war es oft diese gedankenverlorene Vertiefung beim Basteln oder Malen, die man rückblickend als besonders glücklich empfunden hat. Man war in seiner eigenen Welt, nur konzentriert und fokussiert auf das, was man mit den Händen erschuf, und konnte alles drumherum ausblenden. Kurz gesagt: Man war in einem Zustand der absoluten seelischen Entspannung. Diesen Effekt macht sich die Kunsttherapie zunutze: Es geht darum, einen „Flow" zu erzeugen, diesen Zustand aktiver Entspannung, wenn man ganz in einer Aufgabe aufgeht, alles andere um sich herum vergisst – auch die Krankheit, die Sorgen und Ängste. Der Schmerzpatient richtet bei der Kunsttherapie seinen Fokus auf etwas anderes als den Schmerz, nämlich auf das Objekt, das er gerade gestaltet, oder das Bild, das er malt. Er fokussiert sich weg vom Schmerz, die Wahrnehmung liegt nicht mehr auf dem eigenen Körper, sondern auf dem, was er schafft. Diese intensive Form der Entspannung und des Aufgehens in einer Aufgabe kann durch den kreativen Prozess erreicht werden und ist eine wertvolle Erfahrung.

Das Selbstwertgefühl stärken

Schmerzpatienten fühlen sich oft machtlos und dem Schmerz ausgeliefert. Sie verlieren häufig das Gefühl, Kontrolle zu haben, weil der Schmerz ihr Leben diktiert. Kreativsein hingegen heißt, Kontrolle über das, was ich mache, zu haben. Das kann das Selbstwertgefühl stärken. Entstehen dann noch schöne Dinge, die bei anderen Erstaunen oder Bewunderung hervorrufen, hebt das natürlich auch die eigene Stimmung und das Selbstbewusstsein. Denn jeder Mensch freut sich über Lob und Anerkennung.

Wie eine Kunsttherapie abläuft, ist von Schmerzeinrichtung zu Schmerzeinrichtung unterschiedlich. Es hängt auch immer davon ab, welche Voraussetzung eine Schmerzklinik hat – räumlich, aber auch personell. Bei einer vierwöchigen multimodalen Schmerztherapie nimmt die Kunsttherapie meist etwa eineinhalb Stunden pro Woche ein. Manchmal ist es eine reine Maltherapie, in einigen Einrichtungen haben die Betroffenen auch die Möglichkeit, mit Ton zu arbeiten oder bildhauerisch tätig zu werden. Aber auch bei einer Maltherapie können die Patienten mit unterschiedlichen Materialien und Techniken arbeiten und ausprobieren, was ihnen am meisten Spaß macht und sie in den „Flow" und damit in einen Zustand der Schmerzfreiheit versetzt. Doch das ist nicht alles: Während der Kunsttherapie wird in jeder Stunde ein Thema für den Kreativprozess vorgegeben. Diese Themen werden nicht zufällig gewählt, sondern sollen jeden Patienten anregen, sich mit seiner Krankheit und mit seinen Problemen wie auch mit den eigenen Bewältigungsstrategien auseinanderzusetzen. Wie bei einer Psychotherapie geht es darum, sich bestimmte Situationen und Verhaltensmuster bewusst zu machen und Ressourcen des Glücks und der Stärke zu mobilisieren. Der Kreativprozess wird dabei therapeutisch gelenkt. Auf den folgenden Seiten gibt es einige Beispiele dafür. Da die Kunsttherapie meistens in einer Gruppe durchgeführt wird, geht es weniger darum, individuelle Problemlagen bis ins Detail zu beleuchten und auszudiskutieren, sondern den Patienten allgemeine Denkanstöße für die eigene Auseinandersetzung mit der Krankheit zu geben.

Die Therapie in der Gruppe hat auch positive soziale Effekte auf jeden einzelnen Patienten. Es entstehen Gespräche und es wird gelacht. Für diejenigen Patienten, die die Schmerzerkrankung bereits in die soziale Isolation getrieben hat, ist allein das schon ein wunderbares Erlebnis: Unter Menschen zu sein, und zwar unter Gleichgesinnten, die ganz ähnliche Probleme haben.

Beispielsitzungen in der Kunsttherapie

Rückenschmerzpatientin, 29 Jahre

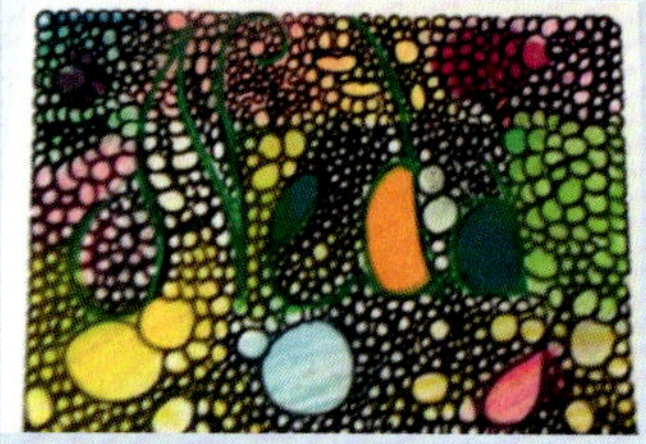

▸ Therapie-Frage: Wie fühlen Sie sich?

Die Patientin setzt ihren Rufnamen in die Mitte des Blattes, den sie dann mit „Blubberblasen" verziert und mit Pastellkreiden farbig koloriert. Sie beschreibt in der Sitzung ihren Gefühlszustand. Sie möchte sich nicht einengen lassen; möchte wieder stark und unabhängig sein. Sie gibt weiter an, beim Malen gut ihren Schmerz abschalten zu können.

Nackenschmerzpatientin, 47 Jahre

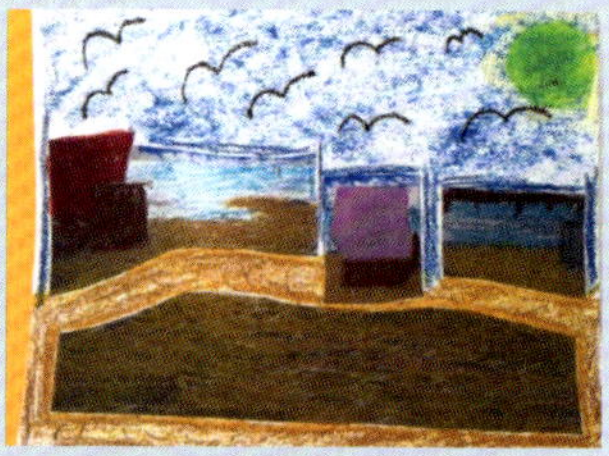

▸ Therapie-Frage: Woran erinnern Sie sich gern?

Die Patientin malt ein schönes Ereignis aus ihrem Leben. Aus Schnipseln, die mit Kreide übermalt werden, schafft sie sich ihren Wohlfühlort am Strand mit einem Strandkorb, in dem sie ihren inneren Frieden findet. Sie hat Spaß beim Malen dieses Bildes und schaut positiv in die Zukunft.

Migräne-Patientin, 63 Jahre

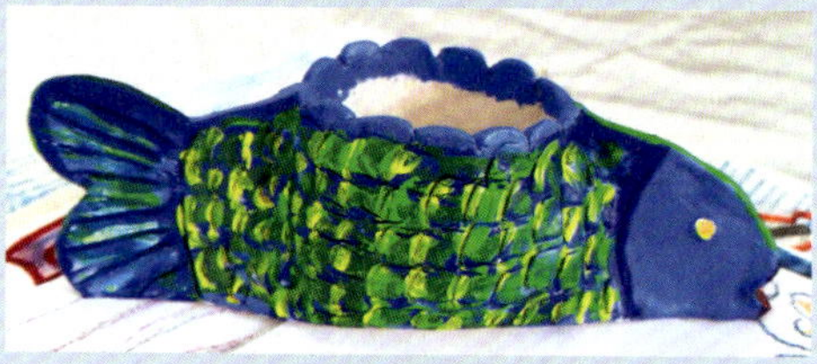

▸ Therapie-Frage: Was gibt Ihnen Kraft?

Die Patientin ist in Gedanken in ihrer Heimat, die am Meer liegt. Wenn sie sich dort befindet, hat sie das Gefühl von Freiheit, und wenn sie im Wasser schwimmt, ist sie völlig beschwerdefrei. Sie empfindet das langsame Töpfern der Figur und das Bemalen des Fisches als entspannend.

Patientin mit Schmerzen an mehreren Körperstellen, 46 Jahre

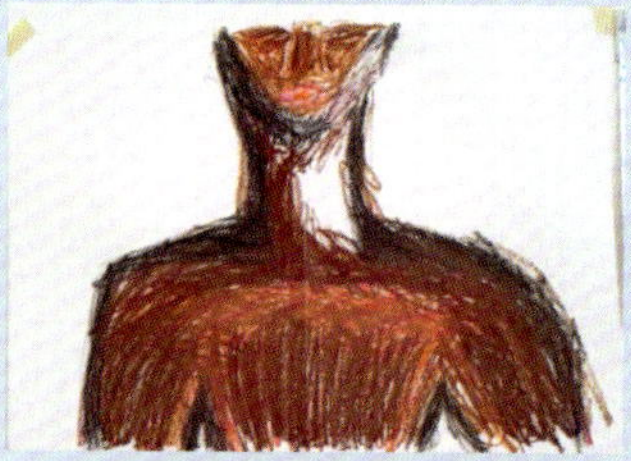

▸ Therapie-Frage: Wie sieht Ihr Schmerz aus?

Die Patientin malt mit vollem Körpereinsatz dieses Bild. Sie drückt sehr kräftig mit den Stiften aufs Papier und malt mehrere Schichten. Den Schmerz, den sie unter anderem im Bereich der Halswirbelsäule spürt, trägt sie nicht gern nach außen. Die Schmerzstelle lässt sie daher weiß.

So drückt eine 56-jährige Patientin mit Knieschmerzen in vier Therapiesitzungen ihre Beschwerden aus

1. Sitzung

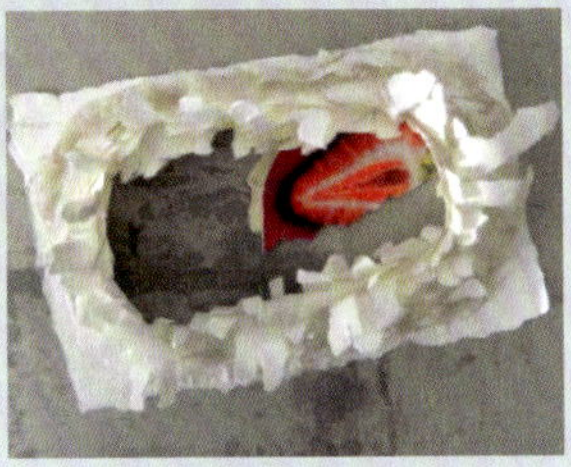

▸ Thema: Namen und Symbol

Die Patientin fühlt sich anfangs nicht in der Lage, kreativ zu sein. Sie äußert aber den Wunsch, etwas zerreißen zu wollen, einfach nur Papier zu zerreißen. Dies beinhaltet eine symbolbildende und strukturschaffende Funktion. Auf einer Unterlage aus Pappe schichtet sie Schnipsel um Schnipsel mit Klebstoff aufeinander. Sie will den Schmerz zerreißen – ein Akt der Befreiung!

2. Sitzung

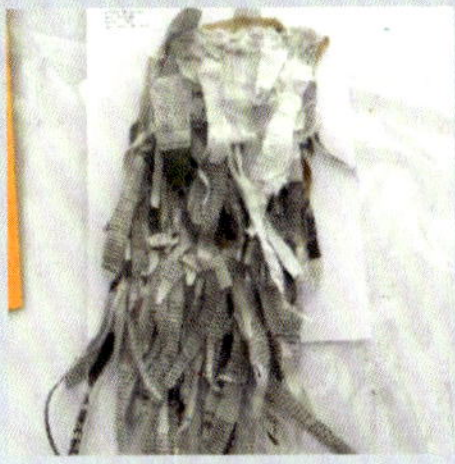

▸ Freie Themenwahl

In der zweiten Sitzung führt sie das Thema fort und erarbeitet eine Vorderseite, die für sie stellvertretend nach außen zeigt (wie sehen die anderen mich) und ihre Innenseite, wie es in ihr wirklich aussieht. Sie ist in ihre Arbeit so vertieft, dass sie sich am Ende der Fertigstellung selber nicht mehr sicher ist, was vorne bzw. außen und hinten bzw. innen ist. Beides scheint miteinander zu verschmelzen.

3. Sitzung

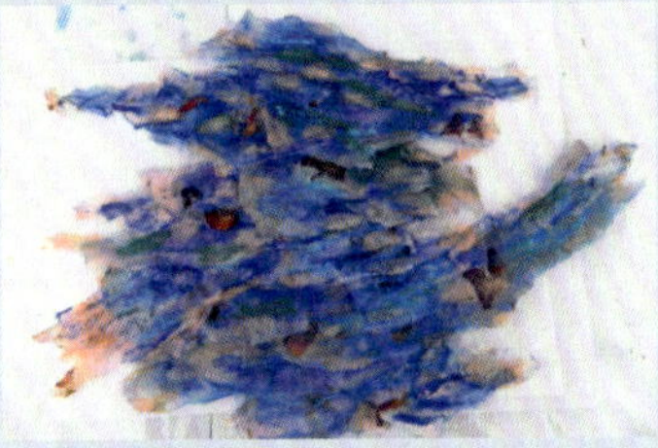

▸ Thema: Phantasiereise ans Meer

Die Patientin verwendet in dieser Sitzung Papier mit eingearbeiteten Rosenblättern und arbeitet wieder mit Reißen und Aufeinanderkleben. Dann überpinselt sie das rosafarbene Papier in blau, weil sie die Farbe nicht mag. Auf diese Weise ging sie für sich den Kompromiss ein und wandelte die unliebsame Farbe um. Die Patientin zeigt damit, dass sie lösungsorientiert denkt.

Letzte Sitzung

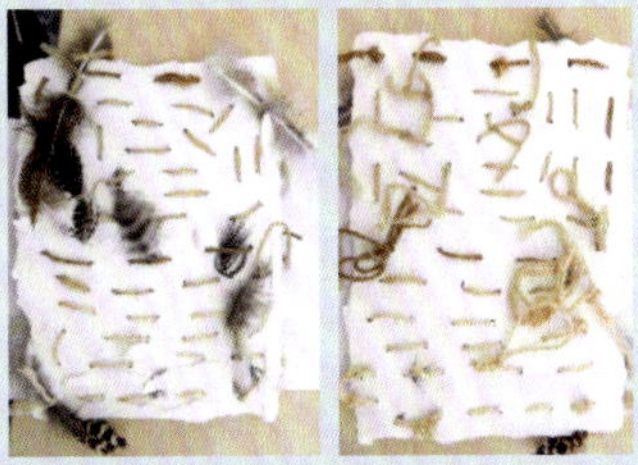

▸ Thema: Abschied nehmen

In der letzten Sitzung bohrt sie in einen Karton Löcher und fädelt mehrere Fäden durch, die hinten verknotet werden. Vorne befestigt sie Federn an dem Faden. So zeigt eine Seite den Lebensfaden, der mit lauter Knoten durchzogen ist, und die andere Seite mit den Federn die Leichtigkeit des Lebensfadens. Sie wählt für ihre Zukunft den Weg der Leichtigkeit.

Nach der Therapie

Viele Patienten halten nach der Schmerztherapie am Kreativsein fest. Sie malen oder basteln auch zu Hause weiter, weil sie die Erfahrung gemacht haben, dass ihnen das eine Art „mentalen Kurzurlaub" von den Dauerschmerzen verschafft. Für einige Schmerzpatienten ist das Malen oder Gestalten regelrecht zu einem Ritual geworden: In dem Moment, in dem sie mit dem Malen anfangen, können sie sich entspannen. Sie können endlich loslassen. Wenn man dann noch etwas Schönes erschafft, wirkt sich das positiv auf die Stimmung aus.

Es gibt aber auch Patienten, die sich nicht ins Kreativsein vertiefen können und dadurch auch keine Entspannung erreichen, in der sie den Schmerz vergessen. Nicht jede Therapie eignet sich für jeden Patienten. Das wird von den Schmerzmedizinern auch akzeptiert. Es lohnt sich aber, offen zu sein und jedes Therapieangebot zumindest auszutesten. Grundsätzlich gilt: Die Kunsttherapie ist nur eine von mehreren Optionen. Einige Patienten erreichen Tiefenentspannung und Selbstreflexion beim Yoga, andere bei der Musiktherapie, wiederum andere beim Malen. Jeder muss seinen individuellen Weg finden.

Wie wird der Kreativprozess therapeutisch gelenkt?

Natürlich können die Patienten auch einfach nur eine Blumenwiese malen und dabei so in den Kreativprozess eintauchen, dass sie in der Schaffenszeit ihren Schmerz vergessen. Damit ist ein wichtiges Therapieziel, die Herbeiführung einer Tiefenentspannung und vorübergehenden Schmerzfreiheit, erreicht. Die Kunsttherapie hat aber auch den Anspruch, ein Nachdenken über sich selbst und die eigene Situation in Gang zu setzen und den Betroffenen zu helfen, „Ressourcen des Glücks", die jeder hat, zu erschließen.

Patienten können Themen bekommen wie: „Wie sieht Ihr Schmerz aus?" Sie haben so die Möglichkeit, den Schmerz abzubilden, der oft im wahrsten Sinne des Wortes für viele Patienten unbeschreiblich ist. Oder sie geben beim Töpfern dem unbegreiflichen Phänomen Schmerz eine Form. Das kann vielen Patienten helfen, den Schmerz zu (er-)fassen und damit irgendwie auch einzugrenzen. Das Thema der nächsten Stunde könnte beispielsweise lauten: „Was hat Sie heute den Schmerz eine Zeitlang vergessen lassen?" Dadurch können Bewältigungsstrategien bewusst gemacht und positive Erlebnisse verstärkt werden. Die Betroffenen setzen sich damit auseinander, in welchen Situationen und Momenten der Schmerz bei ihnen nicht im Vordergrund stand. Das bedeutet „Nutzbarmachung von Ressourcen", denn jeder Mensch hat irgendetwas – sei es ein besonderer Ort oder eine Tätigkeit –, woraus er Kraft schöpft. Natürlich kann das auch eine andere Person, beispielsweise ein Kind oder letztlich auch ein Haustier sein. Wenn die Patienten darüber nachdenken, was ihnen Kraft gibt, und das zu Papier bringen, werden sie sich über diese Ressourcen klar. Das Wissen darum gibt Halt und Zuversicht.

Bewegungstherapie

Ein weiterer, wesentlicher Baustein der sogenannten interdisziplinären multimodalen Schmerztherapie ist die Bewegungstherapie. Es geht darum, die Patienten trotz Schmerzen zu mobilisieren, ihre grundmotorischen Fähigkeiten (Kraft, Ausdauer, Koordination und Beweglichkeit) zu schulen, um die Leistungsfähigkeit für die Bewältigung ihres Alltags wiederherzustellen. Zudem soll sie dem körperlichen Abbau, der automatisch erfolgt, wenn man sich zu wenig bewegt, entgegenwirken. Dieses ist aber nur zu oft ein großes Problem.

Chronische Schmerzen legen viele Patienten lahm. Wer bei Bewegung Schmerzen hat, meidet diese und schont sich. Das ist ein ganz natürliches menschliches Verhalten. Allerdings macht genau das alles viel schlimmer und löst einen Teufelskreis aus. Gerade bei älteren Menschen kann eine Schonung schnell dazu führen, dass ihre Kondition rasant abnimmt, sodass am Ende sogar Bettlägerigkeit droht. Aber auch bei jungen Schmerzpatienten kann, wenn sie sich dauerhaft schonen oder sich aus Angst vor Schmerzen gar nicht oder falsch belasten, die Lebensqualität dramatisch leiden. Der Körper passt sich immer an das an, was ihm abgefordert wird. In diesem Fall führt das dazu, dass er zum Beispiel Muskulatur abbaut, wodurch nicht selten die Schmerzen und Schonhaltungen noch stärker werden. Es gibt auch junge Menschen, die dann nicht mehr „fit“ genug sind, um das alltägliche Leben zu meistern.

Insofern ist die Bewegungstherapie wichtig für Schmerzpatienten, um ihren Körper wieder auf einen Stand zu bringen, der ihnen die normale Teilhabe am Leben ermöglicht. Sie kann aber noch mehr: Bei vielen Schmerzdiagnosen wie zum Beispiel Rückenschmerzen, Kopfschmerzen oder Arthrose stellt sie eine wirksame Therapie dar. Die Bewegung kann nicht nur Schmerzen lindern, sondern auch dazu beitragen, dass sich Strukturen im Körper regenerieren. Dafür ein Beispiel: Wer bei einer Arthrose die Gelenke nicht bewegt und trainiert, trägt dazu bei, dass die Krankheit – sowie die Schmerzen – sich verschlimmern. Die Knorpelmasse, die als Puffer im Gelenk wirkt und dafür sorgt, dass das Gelenk „wie geschmiert“ läuft, nimmt weiter ab, und die Gelenke versteifen noch weiter. Der Schmerz nimmt weiter zu. Bewegung trägt dazu bei, dass durch eine gut geschulte und das Gelenk entlastende Muskulatur Knorpel nicht weiter abgebaut wird, sondern dass sich nach aktuellen wissenschaftlichen Erkenntnissen neue Knorpelmasse bilden kann und so die Schmerzen wieder zurückgehen. Bewegung ist dann in diesem Fall eine wirksame Schmerztherapie.

Bei vielen chronischen Schmerzerkrankungen führt regelmäßiges körperliches Training zu einer Schmerzreduktion. Warum das so ist, ist bis heute nicht ganz erforscht, einige Forscher gehen davon aus, dass die Bewegung die körpereigenen schmerzhemmenden Mechanismen aktiviert. In jedem Fall wirkt körperliche Bewegung, wenn sie konsequent über Wochen und Monate durchgeführt wird, funktionsverbessernd und fast immer auch schmerzlindernd – und das ist der Grund, warum im Rahmen der multimodalen Schmerztherapie immer eine Bewegungstherapie angeboten wird.

Was versteht man unter Bewegungstherapie?

Zur Bewegungstherapie gehören drei Disziplinen: Die medizinische Trainingstherapie, auch bekannt als „Sporttherapie", die Physiotherapie, früher als Krankengymnastik bezeichnet, und die Ergotherapie. Jede dieser drei Disziplinen hat eine leicht andere Zielrichtung und kommt je nach Bedarf bei dem Patienten zur Anwendung. Oft erweist sich eine Kombination mehrerer Bereiche als besonders hilfreich.

Medizinische Trainingstherapie

Ziel der medizinischen Trainingstherapie ist es, die Koordination, die Kraft, die Beweglichkeit und Ausdauer zu stärken. Diese vier grundmotorischen Fähigkeiten sind für den Alltag enorm wichtig und hängen auch eng miteinander zusammen. Zu einem beweglichen und schmerzfreien Rücken gehört zum Beispiel auch eine gute Bauchmuskulatur. „Ich kann eigentlich nur vernünftig etwas für die Beweglichkeit tun, wenn ich Körperstellen auch entsprechend kräftige", erklärt der leitende Bewegungstherapeut Christoph Fox vom Algesiologikum München. „Das ver-

Die Vorteile von regelmäßigem Training

Man weiß, dass beim Sport im Körper Endorphine ausgeschüttet werden, die ganz ähnlich wie Opioide wirken, also wie diejenigen Wirkstoffe, die als Schmerzmedikamente eingesetzt werden. Langstreckenläufer können sich sogar in einen richtigen Rauschzustand laufen, das Phänomen ist als „Runner's High" bekannt: Die ausgeschütteten Endorphine führen zu einer extremen Hochstimmung.

Der schmerzlindernde Effekt von Sport wird in der multimodalen Schmerztherapie genutzt. Aber keine Sorge – Schmerzpatienten müssen deswegen keinen Marathon laufen! Regelmäßige körperliche Bewegung wirkt sich positiv auf die Schmerzen und das Wohlbefinden aus. Deshalb ist sie ein wichtiger Baustein der multimodalen Schmerztherapie. Zusätzlich zu den Therapieeinheiten unter Anleitung eines Physiotherapeuten sollten die Patienten die erlernten Übungen dann auch eigenständig täglich zu Hause durchführen. Auch leichte Ausdauersportarten sind empfehlenswert, wie Radfahren, Walken, Schwimmen oder lockeres Joggen. Jedoch ist nicht jede dieser Sportarten für alle Patienten gleichermaßen geeignet. Gelenkschmerzen können zum Beispiel durchs Joggen schlimmer werden, wer darunter leidet, sollte lieber schwimmen oder wandern. Es ist daher wichtig, sich vor dem Beginn einer Sportart den Rat des Arztes einzuholen.

suchen wir in der medizinischen Trainingstherapie zu vermitteln. Alle vier Bausteine gehören zusammen und sollten in unterschiedlicher Form und Ausprägung, je nach der entsprechenden Problematik des Patienten, trainiert werden."

Wie der Experte ausführt, kommen viele chronische Schmerzpatienten in einem körperlich schlechten Zustand in die multimodale Schmerztherapie. Eine Herausforderung in der medizinischen Trainingstherapie liegt somit oft darin, ganz von vorne beginnen zu müssen. Es geht zunächst einmal darum, dem Patienten das Gefühl für seinen Körper zurückzugeben. Die Therapie sollte also mit ganz einfachen Übungen, wie zum Beispiel mit dem „aktiven Stand" beginnen. Hierbei stehen die Patienten, die Knie sind leicht gebeugt, der Bauch ist angespannt, der Rücken gerade. Dabei sollen sie sich selbst und ihre Körperhaltung beobachten: Wie nehme ich mich über meine Füße wahr? Wie stehe ich am stabilsten? Was fühlt sich gut an, was nicht?

Später werden die Patienten dann zu Übungen angeleitet, mit denen sie weiterführend die Koordination, Kraft, Beweglichkeit und Ausdauer trainieren – mit dem Ziel, sich individuell für den Alltag vorzubereiten.

Physiotherapie

Die Physiotherapie (früher Krankengymnastik genannt) verfolgt ebenfalls das Ziel der körperlichen Wiederherstellung. Sie legt dabei einen besonderen Fokus darauf, Probleme in Bewegungsabläufen sowie andere Schwachpunkte, wie zum Beispiel in der Atmung, zu erkennen und Wege aufzuzeigen, etwas aktiv dagegen zu unternehmen. Die Physiotherapie unterteilt sich in einen passiven und einen aktiven Teil. Zum passiven gehören Behandlungen, bei denen der Patient nicht aktiv gefordert ist, wie bei Massagen oder Wärmebehandlungen. Diese finden in einem schmerztherapeutischen Konzept jedoch weniger Anwendung, da sie zwar allgemein erst guttun, bei einer langfristigen Erkrankung aber nur die aktive Physiotherapie nachweislich einen nachhaltigen Nutzen hat.

„In der multimodalen Schmerztherapie steht der aktive Part immer im Vordergrund. Das heißt, wir versuchen die Patienten anzuleiten, wie sie aktiv an ihrem Problem arbeiten können. Das Passive haben die meisten Patienten schon oft und zigmal ausprobiert, bevor sie zu uns kommen. Wenn die passiven Verfahren zum Erfolg, also zu einer nachhaltigen Schmerzlinderung führen würden, wären die Patienten nicht bei uns. Wir müssen ihnen oft erst einmal vermitteln, dass es persönlichen Einsatz und Ausdauer braucht, um ihrer Erkrankung Herr zu werden", so der Experte. Es ist manchmal sehr schwierig, den Patienten das klar zu machen: „Sie kommen in die multimodale Therapie und erwarten, dass etwas gemacht wird, das ihre Schmerzen lindert – und wir müssen ihnen dann erklären, dass nur sie selbst etwas machen können."

Aktiv – das ist für Patienten oft gar nicht so einfach. Der Patient muss unbedingt an der „Krankengymnastik" teilnehmen, damit sich ein dauerhaft schmerzlindernder Effekt einstellt. Der Physiotherapeut beobachtet hierbei, wie er bestimmte Bewegungen durchführt oder wo sich ungute Bewegungsmuster oder Fehlhaltungen bzw. Fehlbelastungen eingeschlichen haben. Dann wird gezielt an diesen Schwachpunkten gearbeitet. Nur so kann sich eine wirkliche Verbesserung einstellen. Zu den „klassischen" physiotherapeutischen Behandlungsmethoden, die oft auch im Rahmen einer multimodalen Therapie angeboten werden, gehören Rückenschule, Atemtherapie, Beckenbodentraining und Ergotherapie.

Rückenschule

Hier werden für jeden Rückenschmerz-Patienten spezielle Übungen zusammengestellt, die er regelmäßig zu Hause durchführen sollte. Das Trainingsprogramm zielt dabei darauf ab, den Rumpf zu stabilisieren und den Rücken zu stärken, um den Alltag besser und möglichst schmerzfreier bewältigen zu können. Die Rückenschule zählt zur Basisbehandlung aller Patienten mit chronischen Rückenschmerzen.

Atemtherapie

Die Therapie leitet die Patienten an, sich auf ihren Atem zu konzentrieren und den Körper ausreichend mit Sauerstoff zu versorgen. Es handelt sich dabei bereits um ein leichtes Herz-Kreislauf-Training, denn die Atembewegung hat nicht nur Einfluss auf die Sauerstoffversorgung, sondern auch auf die Herz-Kreislauf-Funktion. Darüber hinaus kann die Atemtherapie dazu beitragen, körperliche Verspannungen zu lösen und damit für Entspannung zu sorgen.

Wem ständig geholfen wird, dem ist nicht geholfen

Gut gemeint ist nicht immer gut. Liebevolle Ehepartner oder (über-)fürsorgliche Kinder versuchen oft, dem Betroffenen jeden Wunsch von den Augen abzulesen und alles für ihn zu tun. Natürlich, denn man sieht ja, wie sehr sich der Mensch quält, wenn er von der Couch aufstehen muss, um auf die Toilette zu gehen oder sich einen Tee zu machen. Also erspart man ihm jeden Weg, der nicht zwingend notwendig ist, bringt ihm den Tee, die Fernbedienung oder das Essen ans Sofa. Die Konsequenz: Der Mensch kommt zum Erliegen und der Körper baut irgendwann so stark ab, dass der Betroffene dann nicht einmal mehr allein den Gang zur Toilette schafft.

Jeder Angehörige sollte daher alles daran setzen, seinen Liebsten zu mobilisieren, auch wenn es noch so schwer ist. Das bedeutet konkret: Lieber beim Aufstehen helfen, ihn unterhaken und begleiten, wenn er wackelig auf den Beinen ist, aber keinesfalls ihm alle Wege komplett ersparen.

Angehörige können einen wichtigen Beitrag leisten, indem sie die Patienten immer wieder ermuntern, aktiv zu werden und täglich und konsequent ihre Übungen durchzuführen. Fördern bedeutet fordern. Jeder Schritt, den Angehörige ihren Liebsten abnehmen, ist hingegen für den Patienten ein Rückschritt.

Beckenbodentraining

Beckenbodentraining ist nicht nur ein effektives Inkontinenztraining und hat darüber hinaus positive Auswirkungen auf das sexuelle Erleben, sondern es dient auch zur Verbesserung der Rumpfstabilität. Dieses ist besonders für Patienten mit Rückenschmerzen wichtig, denn ein stabiler Rumpf „trägt" und entlastet somit den Rücken. Viele Patienten müssen allerdings erst lernen, den Beckenboden zu spüren, ihn bewusst an- und entspannen zu können.

Ergotherapie

Die Ergotherapie arbeitet als Verfahren der Bewegungstherapie sehr stark zielorientiert an Strategien für den Alltag. Sie teilt sich dabei in zwei Zweige: Es gibt das funktionell-körperorientierte Verfahren sowie das beratende Verfahren. Es geht darum, dem Patienten aktive und passive Hilfen zu geben, um seinen Alltag (oder Beruf) meistern zu können.

> ***„Oft stellen sich durch dieses regelmäßige Üben langfristige Erfolge für den Patienten ein."***

Beim funktionell-körperorientierten Verfahren geht es darum, dass Patienten bestimmte Bewegungen (wieder-)erlernen. Häufig sind es feinmotorische Fähigkeiten, die durch eine Schmerzerkrankung beeinträchtigt sind, wie zum Beispiel das Bedienen einer Computermaus. Egal, ob Grob- oder Feinmotorik: Es ist wichtig, die verlorenen Fähig- und Fertigkeiten durch ein gezieltes Training wiederzuerlangen. Oft stellen sich durch dieses regelmäßige Üben langfristige Erfolge ein. Die beratenden ergotherapeutischen Verfahren laufen begleitend dazu ab. Wenn die bestimmten Fähig- oder Fertigkeiten nicht mehr in der für die Bewältigung des Alltags notwendigen Weise zurückerworben werden können, wird der Patient beraten, wie er Hilfsmittel, wie zum Beispiel einen Stock oder einen Rollator, einsetzen kann, um sich dabei zu unterstützen. Ziel ist auch hierbei, den Alltag oder Beruf in individueller Art und Weise wieder bewältigen zu können. Hierzu gehören auch Dinge wie die Fähigkeit, seine Kräfte adäquat einteilen zu können. Außerdem sollen den Patienten zusätzliche Möglichkeiten vermittelt werden, die Muskulatur zu entspannen und damit immer besser lockern zu können.

Ziel der Bewegungstherapie

Das wesentliche Ziel ist, die körperliche Belastbarkeit so weit wiederherzustellen, dass der Patient ohne fremde Hilfe seinen Alltag meistern kann. Es geht darum, mit den ganz alltäglichen Situationen im Leben zurechtzukommen, und zwar auch, wenn sie nicht ideal sind. Beispielsweise, dass man den Weg zur Arbeit auch dann schafft, wenn in der U-Bahn kein Platz mehr frei ist und man die zehn Minuten stehen muss.

Das Leben verlangt uns oft mehr ab, als uns lieb ist: Es gibt ungeplante Wartezeiten, der Lift fällt aus oder man hat gerade niemanden, den man bitten könnte, für einen zur Apotheke zu gehen. Doch wer möchte, wenn der Lift ausfällt, im Treppenhaus übernachten? Oder auf Medikamente verzichten, nur weil die Kinder und Enkel momentan im Urlaub sind? Natürlich versucht man, alle Kräfte zu aktivieren und sich die Treppe hochzuschleppen oder selbst zur nächstgelegenen Apotheke zu gehen. Hilfe möchte man nur im absoluten Notfall rufen – und das ist auch gut so: Denn wer heute selbstständig den Weg zur nächsten Apotheke schafft, traut sich in ein paar Wochen vielleicht auch schon zu, einen Bummel über den Weihnachtsmarkt zu machen oder ein Konzert zu besuchen. Das bedeutet, Dinge zu unternehmen, die Spaß machen, vom Schmerz ablenken und das Leben lebenswerter machen. Das ist ein wichtiger Schritt in die Richtung, den Schmerz zu beherrschen und nicht vom Schmerz beherrscht zu werden. Kurz gesagt: Die Bewegungstherapie soll Schmerzpatienten soweit fit machen, dass sie ihr Leben weitgehend selbstbestimmt leben können, trotz aller Unwägbarkeiten und Erschwernissen. Langfristig sichert nur das den Patienten die Teilhabe am Leben – und hebt ihre Lebensqualität.

Grundregeln beim Training

Bei der multimodalen Therapie werden dem Patienten nicht nur Übungen vermittelt, die er zu Hause regelmäßig durchführen soll, sondern im Rahmen von „Theoriestunden“ (sogenannten Edukationen, also Lehreinheiten) auch Hintergrundwissen und Grundregeln. Denn jeder Mensch hat einen großen inneren Schweinehund und gerade bei Schmerzpatienten bedarf es einer hohen Motivation und Einsicht in die Notwendigkeit, wenn sie sich trotz ihrer großen Schmerzen bewegen sollen.

Fibromyalgie-Patienten haben ein anderes Leistungsniveau

Patienten, die unter Fibromyalgie leiden, haben eine reduzierte körperliche Leistungsfähigkeit, auch wenn sie eigentlich ganz sportliche und trainierte Menschen sind (siehe Kapitel Fibromyalgie-Syndrom, Kasten Seite 155). Ein häufiges Phänomen ist, dass sich bei ihnen der Schmerz nach dem Training verstärkt, wenn sie sich überfordern. Daher gilt für Fibromyalgie-Patienten noch mehr als für andere Schmerzpatienten „Weniger ist mehr“. Die Betroffenen sollten lernen, diese Grenzen besser wahrzunehmen und zu akzeptieren, auch wenn es ihnen schwerfällt.

Normalerweise nützen „sanfte“, im Regenerationsbereich liegende Reize nichts, um die Leistungsfähigkeit zu verbessern. Das ist der Grund, warum man allgemein im Sport an seine individuelle Belastungsgrenze (aber nicht darüber hinaus!) gehen sollte. Nicht aber Fibromyalgie-Patienten! Sie sollten unterhalb der Grenze arbeiten, sodass eine Belastung evtl. messbar, aber nicht spürbar ist. Das Erstaunliche dabei ist: Bei ihnen hat auch dieses unterschwellige Training einen leistungssteigernden Effekt.

Das Training sollte höchstens zweimal wöchentlich ein Krafttraining geringer (oder höchstens mittlerer) Intensität umfassen und maximal ein Herz-Kreislauf-Training zwei bis dreimal pro Woche, und zwar auch mit geringer (höchstens mittlerer) Intensität. Vorteilhaft sind meditative Bewegungstherapien wie zum Beispiel Feldenkrais (siehe Seite 268) oder regelmäßige Dehnübungen.

Vielen Patienten erscheint das zunächst sogar vollkommen unvorstellbar und unmöglich – aber es ist machbar.

> ***„Das Aktivwerden ist der Schlüssel dazu, dauerhaft weniger Schmerzen zu haben."***

Unmöglich ist nur, die Belastungen des Alltags zu meistern. Es sind nicht die Übungen, die dazu führen sollen, diese wieder bewältigen zu können. Deshalb ist es von großer Bedeutung, dass Betroffene verstehen, dass gezielte Bewegungen nie so schlimm sind wie die Belastungen, die sie sonst erwarten. Das Aktivwerden ist eher der Schlüssel dazu, dauerhaft weniger Schmerzen zu haben und dadurch etwas wirklich Lohnendes.

Realistische Ziele

Wer kaum aus dem Bett kommt, wird keinen langen Spaziergang schaffen. Und selbst wenn er sich dazu zwingt, würde das dazu führen, dass er durch die Überbelastung noch stärkere Schmerzen bekommt und am Ende ganz resigniert und sich gar nicht mehr traut aufzustehen. Die Therapieziele müssen also an die Möglichkeiten und körperlichen Voraussetzungen angepasst werden: Wer heute drei Treppenstufen schafft, sollte darauf trainieren, übermorgen fünf zu schaffen, aber keine zwölf Etagen. Jeder Patient sollte wissen: Auch mit vielen kleinen Schritten kommt man langfristig ans Ziel!

Regelmäßig trainieren

Ausdauer baut sich nicht von heute auf morgen auf, ebenso wenig Muskulatur. Wer einen Effekt erreichen will, und zwar auch bei der Schmerzlinderung, muss langfristig, regelmäßig und auch dauerhaft daran arbeiten. Auch wenn man eine gute körperliche Funktion erreicht hat, muss weitertrainiert werden, ansonsten verliert man diese wieder und der Schmerz kehrt zurück. Der Bewegungstherapeut zeigt jedem Patienten, welche Übungen, in welcher Abfolge, mit wie vielen Wiederholungen und in welchen Abständen für ihn ideal sind. Er achtet darauf, dass ihn das Bewegungsprogramm nicht überlastet.

Leistungsniveau langsam steigern

Nach etwa acht Wochen kann das Training langsam gesteigert werden. Beispielsweise kann bei einer Kraftübung der Widerstand erhöht werden oder es kann eine neue, anspruchsvollere Übung in das Programm eingebaut werden. Wichtig ist aber, nur eine der oben genannten Möglichkeiten umsetzen, keinesfalls alles auf einmal, denn ansonsten kann eine Überforderung drohen.

Pausen einhalten

Der Körper braucht Pausen zur Regeneration. Eine Reaktion auf das Training erfolgt nicht, während es durchgeführt wird, sondern danach. Pausen sind daher wichtig, sowohl zwischen den Trainingseinheiten als auch zwischen einzelnen Übungen. Während des Trainings sind mehrere kurze Pausen übrigens effektiver als wenige lange Pausen.

Nicht in den Schmerz trainieren

Grundsätzlich sollte man sich fordern, aber keinesfalls überfordern. Man darf an die eigenen Grenzen gehen, aber nicht darüber hinaus. Schmerzen dürfen zwar während des Trainings vorhanden sein, aber sich nicht eklatant verstärken. Wenn eine Übung ohne Schmerzzunahme nicht möglich ist, sollten

Sie das dem Bewegungstherapeuten sagen. Er empfiehlt Ihnen dann Alternativübungen, die denselben Zweck erfüllen, ohne dass der Schmerz „geweckt“ wird.

Dranbleiben

Das wohl Schwierigste am Sport ist, am Ball zu bleiben. Wichtig ist, nicht nur drei- oder viermal hinzugehen und dann im schlimmsten Fall ein halbes Jahr lang gar nicht mehr. Das fällt vielen Menschen schwer, gerade auch Schmerzpatienten. Sie haben aber eine Motivation dafür, wenn sie merken, dass ihnen die Bewegung guttut und der regelmäßige Sport ihre Schmerzen lindert.

Bis dieser gesundheitliche Effekt bei den Patienten einsetzt, muss man das Sportprogramm diszipliniert ein paar Wochen oder einige Monate konsequent „durchgezogen“ haben.

Feldenkrais – eine sanfte Alternative

In der Feldenkrais-Methode geht es in erster Linie um die eigene Körperwahrnehmung und darum, erstmal wieder ein Bewusstheit für den eigenen Körper zu entwickeln. Die Bewegungen, die gemacht werden, sind klein und ohne Anstrengung, sodass der Patient erst einmal ein Gespür für den Körper entwickeln kann.

Deshalb eignet sich die Methode besonders gut für Schmerzpatienten, wie Physiotherapeutin Heike Asthalter aus München erklärt. „Es begegnet mir immer wieder, dass viele Menschen überhaupt keinen Bezug mehr zu ihrem eigenen Körper haben und gar nicht verstehen, wie Bewegung funktioniert und was wie zusammenarbeiten muss, um eine harmonische Bewegung auszuführen. Das

Ein paar Tipps für Sportmuffel

Hilfreiche Ratschläge für diejenigen, die sich etwas schwer mit der Motivation tun:

- Sporteln Sie in der Gruppe oder verabreden Sie sich mit Mitpatienten. Eine Verabredung „verpflichtet“, und der innere Schweinehund hat es dann nicht ganz so leicht, Sie von Ihren Plänen abzubringen.
- Suchen Sie sich – neben den für Sie wichtigen Übungen – den Sport aus, der Ihnen Spaß macht. Wer ungern schwimmen geht, sollte sich nicht dazu zwingen.
- Planen Sie den Sport fest in Ihren Tagesrhythmus ein. Schreiben Sie sich ihn in Ihren Kalender, binden Sie ihn fest in die Alltagsroutine ein und koppeln Sie ihn an andere regelmäßige Tätigkeiten (zum Beispiel: Vor dem Zähneputzen mache ich 15 Minuten lang meine Dehnübungen). Ist das erst mal „abgespeichert“, wird der Sport zur Routine, und man überlegt gar nicht mehr, ob man ihn vielleicht weglassen könnte.
- Realistische Ziele lassen Erfolge möglich werden, und Erfolge motivieren zum Weitermachen. Bevor Sie sich vornehmen, einen Halbmarathon zu laufen, setzen Sie sich doch zunächst einmal das Ziel, Ihre Gehstrecke, die Ihnen derzeit möglich ist, zu verdoppeln. Denn so ein Ziel können Sie schon in wenigen Wochen erreichen.

ist oft ein großes Problem bei chronischen Schmerzpatienten, denn sie sind häufig so auf den Schmerz fokussiert, dass sie sich selbst eigentlich gar nicht mehr spüren."

Heike Asthalter beginnt die Lektion in „Bewusstheit durch Bewegung" immer mit einem „Scan durch den Körper": Die Patienten sollen, wenn sie auf dem Boden liegen, spüren, wie die Auflagefläche ist, bestimmte Körperstellen ganz bewusst wahrnehmen und auf mögliche Seitendifferenzen achten. Danach folgen unterschiedlichste Bewegungen, aber niemals in den Schmerz hinein. „Die Patienten dürfen sich jederzeit rausnehmen aus der Gruppe, haben die Möglichkeit, weniger Wiederholungen zu machen, die Bewegungen kleiner auszuführen oder sich auch nur vorzustellen. Ich möchte ihnen zunächst beibringen, auf ihren Körper zu hören."

Diese sanfte Alternative hat einen langfristigen Lerneffekt, die Patienten spüren die positiven körperlichen Veränderungen bereits innerhalb einer Stunde: Der Muskeltonus, die Spannung der Muskulatur, sinkt, die Beweglichkeit wird besser. Das kann zu einer Schmerzlinderung beitragen.

„Schmerzpatienten sind so auf den Schmerz fokussiert, dass sie sich selbst nicht mehr spüren."

Die Feldenkrais-Gymnastik ist nicht im Leistungskatalog der gesetzlichen Krankenkassen enthalten, was bedeutet, dass die Kosten nicht übernommen werden. Dennoch lohnt es sich, an einem Kurs teilzunehmen – es müssen ja gar nicht teure Einzelstunden sein. Oft bieten auch Volkshochschulen Feldenkraiskurse zu einem günstigen Preis an. Auch lohnt sich ein „Hineinschnuppern": Man lernt die Bewegungsabläufe kennen, kann sich merken, was wirklich guttut, und das zu Hause dann auch eigenständig umsetzen.

Komplementärmedizin

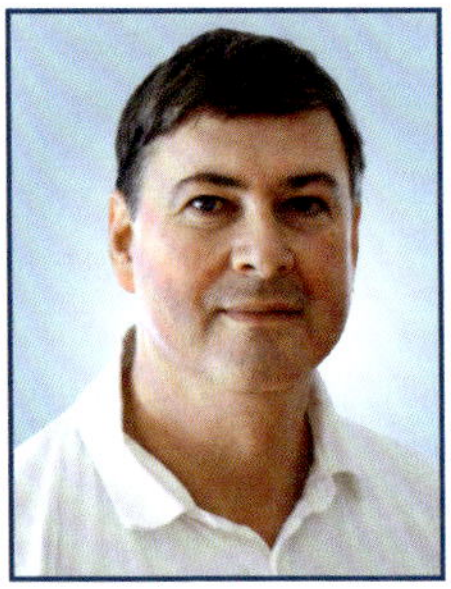

Komplementär bedeutet „begleitend und ergänzend". Entsprechend werden von Ärzten, die so behandeln, komplementäre Heilmethoden, wie beispielsweise die Akupunktur, in die schulmedizinische Therapie eingebunden. Dr. med. Michael Hammes stellt die häufigsten komplementären Verfahren vor. Er führt eine Praxis in Bad Homburg und ist Gastprofessor für Akupunktur am Lehrkrankenhaus der Universität für Traditionelle Chinesische Medizin (TCM) in Tianjin, China.

Unter Komplementärmedizin versteht man natürliche Heilmethoden, die nicht zur klassischen, naturwissenschaftlich orientierten „Schulmedizin" gehören. Der Begriff „Schulmedizin" ist jedoch trotz seiner häufigen Anwendung nicht klar definiert. Sehr viele Mediziner sehen die komplementäre Medizin nicht im Widerspruch zur Schulmedizin, sondern integrieren sie in ihre Therapien. Natürlich werden solche komplementären Ansätze auch in der Schmerzmedizin eingesetzt. Längst haben einige Schmerzkliniken Fachkompetenz für Komplementärmedizin entwickelt und bieten ihren Patienten begleitende Verfahren an. Al-

Komplementär oder alternativ?

Im Gegensatz zur Komplementärmedizin steht der Begriff der alternativen Medizin für einen Ersatz der Schulmedizin. „Alternativ" bedeutet „anstelle" – und einzelne Vertreter glauben zuweilen, dass man ohne die Schulmedizin auskommt. So werden dann Schulmedizin und alternative Heilkonzepte gegeneinander ausgespielt, was den Erkenntnisgewinn jedoch nur behindert. Besondere Vorsicht ist geboten, wenn

- dem Patienten geraten wird, die schulmedizinische Behandlung ohne Angabe von nachvollziehbaren Gründen abzubrechen oder den behandelnden Arzt nicht über die zusätzliche Therapie zu informieren. Vertrauenswürdige Naturheilkundler und Homöopathen wissen um mögliche Wechselwirkungen und raten den Patienten, mit dem behandelnden Arzt zu sprechen.
- Einzelpersonen oder kommerziell ausgerichtete Firmen ein Verfahren anbieten, das relativ teuer ist, von den Krankenkassen nicht übernommen wird und zu dem es keinerlei Studien oder wissenschaftliche Erhebungen in anerkannten Fachjournalen gibt.
- ein Versprechen für eine schnelle Heilung oder gar eine Garantie auf Gesundung gegeben wird. Die Behandlung von chronischen Schmerzkrankheiten ist langwierig!

lerdings wird immer noch diskutiert, ob die Therapien auch tatsächlich wirksam sind. Man kann nicht pauschal sagen, dass die Komplementärmedizin belegt oder auch nicht belegt ist. Mit Sicherheit lässt sich jedoch sagen, dass die Wirkung einzelner Elemente der Komplementärmedizin, wie zum Beispiel der Akupunktur, in wissenschaftlich hochwertigen Studien zumindest für einige Krankheiten, und hierzu zählt sicher auch die Schmerztherapie, gezeigt werden konnte. Allerdings besteht auch seitens der Patienten manchmal eine unbegründete Skepsis gegenüber komplementärer Medizin. Manche Menschen haben schlichtweg „Berührungsängste".

Andererseits fragen immer mehr Patienten gezielt nach komplementären Verfahren – denn sie haben einen Vorteil: Sie sind meistens nebenwirkungsarm. Gerade für Rücken-, Nacken-, Muskel- und Gelenk- sowie Kopfschmerzen existieren wissenschaftliche Belege der Wirksamkeit komplementärmedizinischer Schmerztherapie, zum Beispiel für Akupunktur, manuelle Therapie, Massage, Entspannungstechniken, Tai-Chi oder Yoga.

Bei der Schmerzbehandlung von Krebspatienten können komplementäre Behandlungen die Lebensqualität verbessern, wie verschiedene Untersuchungen zeigten. Wenn die Wirkung eines komplementären Heilverfahrens bereits nachgewiesen wurde, wird es in der Regel auch von den gesetzlichen Krankenkassen bezahlt. Die Kassen orientieren sich dabei an den Beurteilungen des sogenannten gemeinsamen Bundesausschusses (G-BA). Um vor Therapiebeginn sicherzugehen, fragt man am besten zuvor bei seiner Krankenkasse nach, ob die Kosten erstattet werden.

Akupunktur

Akupunktur gehört zur traditionellen chinesischen Medizin, laut derer unser Körper auf bestimmten Energiebahnen (Meridianen) von der Lebensenergie „Qi" durchströmt wird. Erkrankungen gehen mit Störungen im Qi-Fluss einher, was zu Symptomen oder Schmerzen führt. An bis zu 800 Punkten treten die Leitbahnen an die Oberfläche (Akupunkturpunkte) und sind für therapeutische Reize zugänglich. Die Akupunkturpunkte stehen in Verbindung mit ihnen zugeordneten Regionen, Organen oder Geweben. Mittels an den Akupunkturpunkten eingestochenen feinen Nadeln, Fingerdruck, Wärmeapplikation oder Schröpfen soll dann der gesunde Energiefluss wiederhergestellt werden.

Große Studien, beispielsweise die Deutschen Akupunktur-Studien, haben belegt, dass Akupunktur insbesondere bei chronischen Rücken- und Gelenkschmerzen, chronischen Spannungskopfschmerzen oder Migräne sowie bei der Vorbeugung von Migräne gleich gut wirkt wie eine Standardtherapie. Eine große Studie, die an über 1.000 Patienten mit Kreuzschmerzen in Deutschland durchgeführt wurde, zeigte sogar, dass die „Akupunktur wirksamer war als die konventionelle Therapie". Es gibt aber Vorbehalte gegen die Interpretation, dass Akupunktur einen spezifischen Effekt ausübt. Ein Problem der Studien ist nämlich, dass die Akupunktur nicht nur gegen die konventionelle Therapie, sondern auch gegen eine Scheinakupunktur getestet wurde (bei der die Nadeln nicht so tief und nicht an den korrekten Akupunkturpunkten angebracht wurden). Das überraschende Ergebnis: In fast allen Studien war die Scheinakupunktur ebenso gut wie die Akupunktur. Für Kritiker ist das ein Grund, die Wirksamkeit der Akupunktur generell anzuzweifeln, weil man sich wissenschaftlich nicht so recht erklären kann, warum auch die Scheinakupunktur heilsame Resultate hatte. Damit ist zumindest in Zweifel zu ziehen, dass es sich um spezifische Effekte handelt, die über Meridiane vermittelt werden. Möglicherweise könnte auch die intensive Beschäftigung und die Zuwendung des behandelnden Arztes zum Patienten diese schmerzlinderende Wirkung auslösen.

Bei fachgerechter Anwendung gilt die Akupunktur als sichere Methode. Sie sollte aber nur von Medizinern durchgeführt werden, die eine spezielle Ausbildung dafür vorweisen können. Die deutsche Ärztegesellschaft für Akupunktur (www.daegfa.de) setzt sich seit 1951 für eine seriöse Akupunkturausbildung von Ärzten ein. Darüber hinaus ist es wichtig, vor Beginn einer Akupunkturtherapie eine medizinische Diagnose der Schmerzen bzw. der Grunderkrankung zu stellen und Begleitumstände zu erkennen, die die Anwendung der Akupunktur möglicherweise ausschließen könnten (wie zum Beispiel schwere Blutgerinnungsstörungen oder Psychosen).

Anwendung der Akupunktur

Verwendet werden heute sehr dünne sterile Einmalnadeln, wobei eine einzelne Nadel oder eine ganze Anzahl von Nadeln an verschiedenen Meridianen gleichzeitig eingesetzt werden können. Gelegentlich können die Nadeln vom Therapeuten wiederholt stimuliert werden, indem er sie dreht oder auf- und abbewegt. Manche Therapeuten nutzen auch eine Akupunkturtechnik mit Laser- oder Elektrostimulation. Die Dauer einer Akupunktursitzung liegt zwischen 20 und 30 (manchmal bis zu 60) Minuten. Dauer und Häufigkeit werden individuell festgelegt. Oftmals zeigt sich bereits nach wenigen Behandlungen eine erste Wirkung beim Patienten.

Übernehmen die Krankenkassen die Kosten für eine Akupunktur?

Die meisten Krankenkassen haben schon seit längerer Zeit die Akupunktur bei bestimmten Schmerzerkrankungen in ihr Leistungsangebot aufgenommen. Eine Kostenübernahme erfolgt in der Regel für eine Akupunkturtherapie (zehn Sitzungen) bei chronischen Kreuzschmerzen (Lendenwirbelsäulenbereich) sowie arthrosebedingten Knieschmerzen. Voraussetzung ist, dass der Arzt über die notwendige Zusatzausbildung verfügt. Nach zwölf Monaten kann die Therapie wiederholt werden.

Bei anderen Erkrankungen übernehmen die gesetzlichen Krankenkassen die Kosten für die Akupunkturbehandlung in der Regel nicht. Die Kosten, die zwischen 30 bis 70 Euro pro Akupunktursitzung liegen, muss dann der Patient selbst bezahlen. Das Leistungsspektrum ist aber von Kasse zu Kasse unterschiedlich, es lohnt sich daher in jedem Fall, im Vorfeld Kontakt zu seiner Krankenkasse aufzunehmen und zu erfragen, ob sie die Kosten im speziellen Fall übernimmt.

Das Einstechen der Nadeln wird von den einzelnen Patienten unterschiedlich empfunden. Die Wahrnehmung reicht von nahezu schmerzfrei über ein leichtes Ziehen bis hin zu intensiver Ausstrahlung. Nach dem Einstechen bleibt während der Einwirkphase in der Regel kein starker Schmerz bestehen. Als Nebenwirkung kann bei besonders sensiblen Patienten Übelkeit und Erbrechen oder sogar ein Kreislaufkollaps auftreten – daher sollte die Behandlung im Liegen erfolgen. Generell sollten Patienten daher auch direkt nach der ersten Behandlung nicht Auto fahren, bis sie Gewissheit über ihre individuelle Reaktion auf die Akupunktur haben.

Tuina-Massage

Tuina ist eine chinesische Massageform, die der Traditionellen Chinesischen Medizin entstammt. Wie bei der Akupunktur sollen Störungen im Qi-Fluss beseitigt werden. Dabei werden Prinzipien der manuellen Therapie, einer speziellen Form der Physiotherapie, mit der sogenannten Akupressur (Druck auf Akupunkturpunkte) kombiniert. Die Komponenten sind beispielsweise das „Schieben" (Tui) und das „Greifen und Ziehen" (na) – daraus ergibt sich der Name Tuina. Techniken mit über 300 Einzelgriffen werden bei dieser Form der manuellen Behandlung eingesetzt. Es finden sich ähnliche Techniken wie in den meisten hier bekannten manuellen Therapieformen (zum Beispiel Chiropraktik, Massage, Reflexzonen- und Triggerpunkttherapie und viele mehr).

Tuina ist eine ganzheitliche Therapie. Sie setzt bei lokalisierten Beschwerden an, wirkt dabei aber nicht nur auf Gelenke, Muskeln, Sehnen und Bindegewebe, sondern auch auf viele andere Bereiche des ganzen Körpers wie das Nervensystem und auch auf die Psyche. Eine regelmäßige Vor- und Nachbefragung des Patienten sollte die Behandlung begleiten und ermöglicht eine Kontrolle der Wirksamkeit und Verträglichkeit, denn besonders zu Beginn kann die Anwendung als schmerzhaft empfunden werden. Dann kann der Therapeut sein Konzept entsprechend anpassen. Die Einsatzbereiche können praktisch den gesamten Körper betreffen: Kopfschmerzen, Erkrankungen des Bewegungsapparates (zum Beispiel der Wirbelsäule, Nervenwurzeln, Schulter, Hüft-, Knie- und Sprunggelenke), internistische Erkrankungen (beispielsweise im Bereich von Magen und Darm, Unterbauchbeschwerden und Bronchialasthma). Nicht durchgeführt werden sollte sie bei Fieber, offenen Wunden und mit Einschränkungen bei manchen Hauterkrankungen wie der Neurodermitis oder der Schuppenflechte (Psoriasis), weil die Irritation der Haut ein neues Aufblühen (Effloreszenzen) hervorrufen kann. Auch bei der Einnahme von Blutverdünnern ist Vorsicht geboten. Ebenso sollten bei ausgeprägter Osteoporose keine gelenkmobilisierenden Techniken angewendet werden.

Die manuelle Behandlung kann grundsätzlich immer in der Intensität angepasst werden. Der Therapeut sollte über alle Nebendiagnosen und Befunde informiert sein. Wie bei allen Anwendungen komplementärer Therapien sollte zuvor eine wissenschaftlich fundierte Diagnose aller Beschwerden aufgestellt worden sein. Wichtig ist, dass dem Therapeuten vorab alle körperlichen Krankheiten und Befindlichkeitsstörungen des Patienten bekannt sind.

Untersuchungen zeigten, dass manuelle Behandlungen wie Tuina gegenüber klassischen Massagen bei chronischen Rückenschmerzen und Spannungskopfschmerz effektiver waren. Die Kosten von Tuina als Behandlungsmethode der Traditionellen Chinesischen Medizin (TCM) werden von einigen Krankenkassen ganz oder teilweise übernommen. Dies sollte im Einzelfall konkret erfragt werden.

Qigong und Tai-Chi

Qigong und Tai-Chi (Taiji) gehören ebenfalls zur Traditionellen Chinesischen Medizin. Sie nehmen ihren Ursprung in den Kampfkünsten und dem Wissen über die Lebenspflege. Konzentrations- und Meditationsübungen werden harmonisch mit Bewegungstherapien und Atemübungen kombiniert. Das chinesische „Gong“ bedeutet „Arbeit, Übung, Geschicklichkeit und Erfolg“. Es geht also darum, das Qi, die im Körper fließende Lebensenergie, zu steuern und zu harmonisieren. Tai-Chi, das sogenannte chinesische Schattenboxen, basiert auf ähnlichen Prinzipien, ist jedoch bewegungsintensiver als Qigong. Regelmäßiges Qigong verbessert die Beweglichkeit und führt zum Gleichgewicht aus Entspannung und Anspannung bzw. Konzentration. Es wirkt deshalb insgesamt regulierend auf das Nervensystem, sowohl Stimmungslage als auch Wohlbefinden verbessern sich. Qigong eignet sich praktisch für jeden, unabhängig vom Alter und von der Erkrankung, da die Übungen an das jeweilige Können angepasst werden. Neben positiven Kurzzeiteffekten sind die Wirkungen auf die Gesundheit von Körper, Geist und Seele daran gebunden, dass man auch kontinuierlich übt. Dabei können schon wenige Minuten am Tag ausreichend sein.

In der Schmerzmedizin gibt es inzwischen viele Untersuchungen, die eine positive Wirkung von Qigong und Tai-Chi auf den Patienten verdeutlichen. Das gilt insbesondere für Schmerzen im Bewegungssystem (besonders Kniegelenksarthrose), bei Fibromyalgie, rheumatischen Erkrankungen, chronischen Nackenschmerzen sowie Spannungskopfschmerzen und darüber hinaus auch für regionale Schmerzsyndrome (wie das Komplexe Regionale Schmerzsyndrom, kurz CRPS).

Mind-Body-Medizin und Achtsamkeitstraining

Ein chronisches Ungleichgewicht zwischen Anspannung („Stress“) und Entspannung (Erholung) fördert generell, dass Schmerzen

Qigong, Tai-Chi und Co. – wo kann man diese Techniken erlernen?

Oft werden Qigong, Tai-Chi, Mind-Body-Medizin (MBM) und ähnliche Kurse an Volkshochschulen angeboten. Dies ist kostengünstiger, als einem Sportverein beizutreten. Viele Krankenkassen bieten im Rahmen ihrer Präventions- und Gesundheitsprogramme eine Kostenbeteiligung an Kursen oder in Sport- und Rehaeinrichtungen vor Ort an. Es lohnt sich, hierzu bei der Krankenkasse anzufragen.

chronisch werden. Daher zielen viele Therapiekonzepte gerade der Schmerzmedizin auf dauerhafte Änderungen im alltäglichen Verhalten und Lebensstil der Patienten ab.

Die sogenannte Mind-Body-Medizin (MBM) kombiniert verhaltenstherapeutische Konzepte (Meditation, Entspannung, Ernährung) und bewegungsorientierte Verfahren. Dies sind meist meditative Bewegungstherapien wie Yoga, Progressive Muskelentspannung (siehe Seite 253) oder Qigong. Dadurch sollen Selbstwahrnehmung, Selbstregulation und Stressresistenz verbessert werden.

> ***„Mindfulness-Training ist bei vielen Betroffenen wirksam und hat keine Nebenwirkungen."***

Auf diese Weise können Patienten lernen, Kontrolle über ihren Körper zu erlangen und gezielt eine sogenannte Entspannungsantwort („Relaxation Response": Entspannungsimpuls, Gegenspieler der Stressreaktion) herbeizuführen. Das Auslösen der „Relaxation Response" führt unter anderem zur Abnahme von Blutdruck und Pulsfrequenz. Begleitend zu den Kursen, in denen die Techniken erlernt werden, sollte man täglich zu Hause üben (etwa 20 bis 60 Minuten lang).

Die Studienlage bezüglich der Wirkungen der Mind-Body-Medizin ist inzwischen so gut, dass die medizinischen Leitlinien bei chronischen Schmerzsyndromen den multimodalen Behandlungsprogrammen gegenüber Schmerzmedikamenten, Spritzen oder Rückenoperationen den Vorrang geben. Eine Indikation für eine multimodale Schmerztherapie unter Integration der Mind-Body-Medizin wird immer dann gestellt, wenn die Gefahr einer Chronifizierung des Schmerzes besteht und einzelne Therapiekonzepte, wie beispielsweise die alleinige Gabe von Schmerzmitteln, nicht nachhaltig wirksam sind oder bereits operative Verfahren erfolglos angewendet wurden. Die Mind-Body-Medizin sollte auf jeden Fall immer eingesetzt werden, bevor invasive und nebenwirkungsreiche Behandlungsmöglichkeiten (Injektionen, Katheter, Operationen) erwogen werden. Sie ist bei vielen Betroffenen wirksam und hat keine Nebenwirkungen.

Heilfasten

Heilfasten (therapeutisches Fasten) gehört in der naturheilkundlichen Schmerztherapie zu den grundlegenden Verfahren. Es gibt heute wissenschaftliche Studien, die gezeigt haben, dass es durch Fasten im Rahmen von Schmerztherapien zu positiven Langzeit-Effekten kommt und die Schmerzintensität dadurch abnimmt. Untersucht wurden dabei vor allem Patienten mit rheumatoider Arthritis, Arthrose und Fibromyalgie.

Beim therapeutischen Fasten wird für eine begrenzte Zeit (in der Regel mindestens sieben Tage) auf feste Nahrung verzichtet. Diese Phase beginnt mit der Einnahme eines starken Abführmittels, um den Darmtrakt möglichst gut zu entleeren. Am Ende des Fastens folgt ein langsamer Wiederaufbau der festen Nahrung über wenige Tage. Je nach Erkrankungsschwere kann das Fasten stationär oder ambulant erfolgen. Grundsätzlich sollte das Verfahren aber nur nach ärztlicher Rücksprache angewendet werden, da während des Fastens möglicherweise einige Medikamente anders eingenommen werden müssen als sonst (beispielsweise Blutdruckmedikamente, Diuretika, Insulintherapie). Vorsicht ist geboten bei Patienten mit Untergewicht oder Essstörungen, psychiatrischen Erkrankungen, Schilddrüsenfunktionsstörungen, Leber- und Nierenerkrankungen. Auch in der Schwangerschaft und Stillzeit sollte man keinesfalls eine Fastenkur machen.

Schröpfen

Beim Schröpfen werden sogenannte Schröpfgläser (aus Glas oder Kunststoff) auf die Haut aufgesetzt, die sich dort wegen des Unterdrucks festsaugen. Der Unterdruck wird mittels kurzer Erhitzung der Luft im Glas erzeugt oder mit einem Gerät, das die Luft absaugt. Die Schröpfgläser werden an Stellen muskulärer Verhärtungen auf die Haut des betroffenen Patienten gesetzt. Der Sog an der Haut und an dem darunterliegenden Gewebe soll die lokale Durchblutung und den Lymphfluss verbessern, außerdem Verspannungen lösen und Schmerzen lindern. An der Stelle entsteht ein Bluterguss, der jedoch nach wenigen Tagen wieder verschwindet.

Beim sogenannten pulsierenden Schröpfen kommt ein Massageeffekt hinzu, der durch einen rhythmischen maschinellen Sog erzeugt wird. Beim „blutigen Schröpfen“ wird die Haut vor dem Aufsetzen des Schröpfglases leicht angeritzt, sodass es unter dem Sog zu einer kleinen Blutung kommt. Dies soll zusätzlich eine lokale Entschlackung des Gewebes bewirken. Die Effektivität verschiedener Schröpftechniken wurde in verschiedenen Studien untersucht. Eine Wirksamkeit bei zumindest einigen Patienten zeigte sich besonders bei chronischen Nackenschmerzen, Schmerzen im Bereich des unteren Rückens, dem Karpaltunnelsyndrom, Kniegelenksarthrose, Migräne und Spannungskopfschmerz. Die Kosten werden dennoch nicht von den gesetzlichen Krankenkassen übernommen.

Blutegeltherapie

Die Jahrtausende alte Behandlungsmethode wird heute insbesondere bei der Behandlung chronischer Schmerzen eingesetzt. Wissenschaftliche Untersuchungen und Wirksamkeitsbelege gibt es vor allem zur Therapie bei Arthrose des Kniegelenks, des Daumensattelgelenks sowie beim sogenannten Tennisellenbogen (Epicondylitis). Doch trotz dieser Studien wird die Therapie in der Regel nicht von den Krankenkassen übernommen und muss von den meisten Patienten selbst bezahlt werden. Die Kosten liegen bei etwa 120 bis 140 EUR pro Sitzung, allerdings kann die Schmerzlinderung wochen-, manchmal sogar monatelang anhalten.

Medizinische Blutegel (Hirudo medicinalis) werden speziell gezüchtet und nur einmal verwendet. Bis zu zehn Egel werden gleichzeitig im Bereich der Beschwerden auf die Haut gesetzt. Der Biss ist nicht schmerzhaft, die meisten empfinden ihn als leichtes Ziehen oder wie eine Brennnesselberührung. Nach etwa 60 bis 90 Minuten fallen die Tiere von alleine ab, die Wunden bluten über mehrere Stunden nach. Für diese Zeit wird ein steriler Verband angelegt. Danach bleibt noch einige Tage ein Bluterguss. Als Nebenwirkungen können allergische Reaktionen, Juckreiz oder verlängertes Nachbluten auftreten. Infektionen an der Bissstelle sind sehr selten, bei immungeschwächten Patienten (zum Beispiel Diabetikern) werden aber manchmal vorsorglich Antibiotika verschrieben. Für Patienten, die Gerinnungsstörungen haben oder gerinnungshemmende Medikamente einnehmen, ist die Therapie dagegen nicht geeignet.

Was sollten Sie beachten?

Heute sind die meisten Schulmediziner komplementären Heilverfahren gegenüber aufgeschlossen. An einigen Einrichtungen der Schmerzmedizin sind sie ein fester Bestandteil in der Therapie von chronischen Schmerzen. Wichtig ist aber, dass die komplementären Verfahren in Abstimmung mit dem behandelnden Arzt erfolgen und nicht ohne dessen Wissen „nebenbei". Denn nur so ist sichergestellt, dass die schulmedizinischen und die komplementärmedizinischen Behandlungen nicht gegenläufig sind, sondern perfekt aufeinander abgestimmt. Auch ist wichtig, dass der Arzt beurteilt, ob ein bestimmtes komplementäres Verfahren bei einem Patienten sicher durchzuführen ist. Wenn also zum Beispiel jemand stark blutverdünnende Mittel einnehmen muss oder gar Bluter ist, dann kann eine Blutegeltherapie oder das Blutschröpfen lebensgefährlich sein.

Wenn Sie komplementäre Verfahren in Ihrer Behandlung vermissen und gerne einmal ausprobieren möchten, sprechen Sie einfach mit Ihrem Arzt. Fragen Sie ihn, welche Verfahren in Ihrem Fall sinnvoll sind – und welche nicht. Lassen Sie sich die Gründe erklären, wenn er Ihnen von einem Heilverfahren ganz abrät. Denn meistens hat so eine Negativempfehlung einen klaren medizinischen Grund und ist nicht Ausdruck einer generellen Abneigung des Arztes gegen komplementäre Verfahren.

Grundsätzlich gilt: Was Ihnen guttut, sollten Sie nutzen! Menschen mit chronischen Schmerzen sollten jede Chance ergreifen, um ihr Wohlbefinden zu verbessern. Wenn Ihnen persönlich Tai-Chi Linderung verschafft, sollten Sie Tai-Chi machen – und zwar egal, wie die Studienlage aussieht. Jeder Patient hat seine ganz eigenen „Wohlfühlverfahren". Der eine profitiert von Saunagängen, der andere von einer Kältetherapie. Probieren Sie in Absprache mit dem Arzt verschiedene Möglichkeiten aus und beobachten Sie, was hilft. Nur so lernen Sie im Laufe der Zeit, mit chronischen Schmerzen umzugehen.

Multimodale Schmerztherapie

Chronische Schmerzen beeinträchtigen nicht nur die körperliche Verfassung, sondern immer den ganzen Menschen. Sie belasten das Leben der Betroffenen stark. Viele Menschen mit einer chronischen Schmerzerkrankung können nicht mehr arbeiten, einige geraten dadurch in finanzielle Probleme und können ihren bisherigen Lebensstandard nicht mehr halten. Sie fühlen sich abgehängt und oft auch minderwertig.

Am schlimmsten ist aber der soziale Verlust. Die Krankheit macht viele Menschen einsam. In der Regel nicht, weil Freunde und Familie sich wegen der Krankheit abwenden, sondern meistens, weil die Betroffenen sich selbst zurückziehen. Sie wollen niemandem zur Last fallen, und wer Schmerzen hat, möchte verständlicher Weise meist erst mal allein sein. Jemand, der starke Kopfschmerzen hat, steht sicher keinen Kegelabend durch.

> ***„Eine chronische Schmerzerkrankung macht Menschen einsam. Sie ziehen sich von Freunden und Familie zurück."***

Viele Betroffene sagen aus diesen Gründen von vornherein Unternehmungen ab, weil sie ja nicht wissen, ob es ihnen am Mittwochabend gut geht und sie zum Kegeln oder ins Kino gehen können – oder eben nicht. Besser gar nicht erst zu-, als kurzfristig absagen, ist oft der Gedanke. Doch wer drei-, viermal eine Einladung ausgeschlagen hat, wird oft kein fünftes Mal mehr eingeladen. Das ist kein böser Wille, aber es passiert einfach, denn man ist den Freunden einfach nicht mehr „präsent" oder sie denken „man kommt ja eh nicht mit". Sobald die Freunde aber aufhören zu fragen und einzuladen, spüren die Patienten eine große Einsamkeit und fühlen sich im Stich gelassen. Es entstehen daraus Gefühle von Frust und Enttäuschung, was viele Betroffene sogar in depressive Phasen führt.

Wie Schmerz das Wohlbefinden beeinflusst

Schmerz ist nicht nur ein körperliches Phänomen, sondern etwas, das ebenso das Sozialleben und die seelische Verfassung mit beeinflusst. Und diese beiden Bereiche spiegeln auf den Körper zurück: Wer einsam ist, finanzielle Sorgen hat, traurig und verzweifelt ist, seinen Beruf oder sonstige Lebensziele an den Nagel hängen musste, der gerät unter seelischen Stress. Dieser wirkt sich wiederum negativ auf den Körper aus und kann den körperlichen Schmerz verstärken. Schmerzen haben daher neben der körperlichen auch eine seelische und eine soziale Dimension. Ärzte sprechen vom bio-psycho-sozialen Modell des Schmerzes (siehe Kapitel 1, Seite 28/29).

Breiter Behandlungsansatz

Mit dem bio-psycho-sozialen Verständnis von Schmerz liegt auf der Hand, dass auch die Behandlung in mehrere Richtungen arbeiten muss. Sie muss sowohl das körperliche als auch das seelische Befinden ansprechen, so wie es auf den vorherigen Seiten dieses Buches erklärt wurde. Eine einzige Maßnahme reicht bei betroffenen Patienten in den allermeisten Fällen nicht aus. Die moderne Schmerztherapie kombiniert daher die verschiedenen Behandlungsansätze und wird deshalb als multimodal („multi“ = viele und „modus“ = Weg) bezeichnet. In gewisser Hinsicht ist das bereits der Fall, wenn ein Schmerzmediziner den Patienten medikamentös behandelt und ihn zum Beispiel auch begleitend zur Physiotherapie schickt.

Der Fachbegriff „interdisziplinäre multimodale Schmerztherapie“ bezieht sich allerdings nur auf ein bestimmtes Therapiekonzept, das stationär bzw. durch Tageskliniken angeboten wird. Dabei werden die Patienten von einem Spezialistenteam behandelt, das sich aus Vertretern verschiedener Berufsgruppen/Disziplinen (daher interdisziplinär) zusammensetzt: Mediziner unterschiedlicher Fachrichtungen, zum Beispiel Anästhesisten, Neurologen, Orthopäden, Psychosomatiker, aber auch Psychologen, Physiotherapeuten, Ergotherapeuten, Kunsttherapeuten und Pflegekräfte. Diese arbeiten eng zusammen und betreuen die Patienten während der Therapie gemeinsam. Der Patient erhält ein festes, individuell auf ihn zugeschnittenes Therapieprogramm und absolviert jeden Tag verschiedene Therapiebausteine.

Erfolgsaussichten der multimodalen, interdisziplinären Therapie

Die Erfolge einer interdisziplinären multimodalen Therapie sind höher als eine medikamentöse Behandlung oder eine psychologische Behandlung allein. Dies konnte bereits in Studien zu verschiedenen chronischen Schmerzerkrankungen gezeigt werden. Interessant ist eine Erhebung, die zeigt, dass diese Form der Schmerztherapie besonders den Patienten hilft, die eine hohe Schmerzlast haben, die die höchste Schmerzstufe angeben, die nicht mehr berufstätig sein können und bei denen in den vergangenen sechs Monaten viele Arztbesuche notwendig waren. Es ist daher eine gute Botschaft, dass gerade für diese schmerzgeplagten und oft verzweifelten Patienten tatsächlich eine wirksame Therapie zur Verfügung steht.

> ***„Die interdisziplinäre, multimodale Schmerztherapie fordert die Betroffenen. Man muss aktiv mitarbeiten.“***

Doch wie so oft gibt es auch hier ein ABER: Die interdisziplinäre multimodale Schmerztherapie fordert die Betroffenen. Man muss aktiv mitarbeiten. Es ist nicht so, dass man wie zum Beispiel bei einer Blinddarmoperation ins Krankenhaus geht, dort der Eingriff erfolgt, man sich auskuriert – und dann ist alles, als sei man nie krank gewesen. Bei dieser Form der Schmerztherapie muss man an sich arbeiten, an seinem Körper, seiner Kondition, aber auch an seiner inneren Einstellung und der seelischen Verfassung. Das ist nicht immer einfach und der Weg ist oft lang. Aber es lohnt sich, ihn zu gehen!

Ziel der interdisziplinären multimodalen Schmerztherapie ist es, das körperliche und seelische Wohlbefinden der Patienten zu steigern und diese Schritt für Schritt zurück ins Leben zu holen. Die Behandlung nutzt ein breites Therapiespektrum, um zu erreichen, dass die Betroffenen möglichst wenig Schmerzen erleiden. Sie vermittelt aber auch, wie man trotz Schmerzen ein erfülltes Leben führen kann.

Wohin können Sie sich wenden?

Patienten mit einer chronischen Schmerzerkrankung benötigen professionelle Hilfe. Teils kann die ein guter Hausarzt leisten, aber in vielen Fällen ist die Einbindung von Spezialisten erforderlich. Es liegt auf der Hand, dass Rheumapatienten von einem Rheumatologen und Patienten, die an Schmerzen durch diabetesbedingte Nervenschäden (diabetische Neuropathie) leiden, von Diabetologen mitbetreut werden. Was aber ist mit Patienten, die an einer chronischen Schmerzerkrankung leiden, die keine klar umreißbare Ursache hat? Wer ist der Spezialist dafür?

Diese Patienten sollten sich an Mediziner wenden, die die Zusatzbezeichnung „Spezielle Schmerzmedizin" haben.

Schmerzmediziner

Ärzte mit der Bezeichnung „Spezielle Schmerztherapie" sind darauf spezialisiert, Patienten zu behandeln, bei denen der Schmerz nicht mehr Symptom oder „Warnsignal" einer anderen Erkrankung ist, sondern sich soweit verselbstständigt hat, dass es sich um eine eigenständige Krankheit handelt. Diese speziell geschulten Mediziner können solche chronischen Schmerzerkrankungen genau diagnostizieren und gemeinsam mit dem Patienten die realistischen Therapieziele und mögliche Behandlungswege besprechen. Ärzte mit der Zusatzbezeichnung „Spezielle Schmerzmedizin" arbeiten in der eigenen Praxis, in Schmerzambulanzen oder in Schmerzkliniken an Krankenhäusern bzw. Universitäten.

Wichtig ist aber: Nicht jeder niedergelassene Schmerzarzt kann streng genommen eine interdisziplinäre multimodale Schmerztherapie anbieten, auch wenn er sich mit Kollegen anderer Fachdisziplinen vernetzt und die Patienten auch zu Physiotherapeuten und/oder Psychotherapeuten überweist. Denn dieser Fachbegriff bezeichnet nur Teams, die in einem Haus zusammenarbeiten und in ständigem Kontakt und Austausch über die Patienten stehen.

Dennoch kann ein niedergelassener Schmerzmediziner, der seine Patienten auch zu anderen Spezialisten schickt, eine gute und mehrdimensionale Versorgung seiner Patienten gewährleisten. Sollte bei dieser Betreuung keine Besserung erzielt werden, können Betroffene überlegen, ob sie sich einmal an einen Kollegen in einer Klinik wenden möchten, sodass eine multimodale Therapie aus mehreren Händen, aber unter einem Dach durchgeführt wird.

Schmerzambulanzen

In sogenannten Schmerzambulanzen werden Patienten mit Schmerzen – akuten, aber auch chronischen – ambulant behandelt. Die dort tätigen Schmerzmediziner arbeiten eng mit den Hausärzten der Patienten zusammen und sind auf die verschiedenen Schmerzbehandlungen spezialisiert. Die Patienten werden oft dorthin überwiesen, wenn komplexere Schmerztherapien notwendig werden, beispielsweise eine Schmerzpumpe, ein „Schmerzschrittmacher" (siehe ab Seite 238), oder eine besonders komplexe Medikamentenein- oder -umstellung (siehe ab Seite 223) die der Hausarzt nicht leisten kann. Oft arbeiten auch Bewegungstherapeuten und Psychologen in diesen Schmerzambulanzen, die dann zu größeren Krankenhäusern oder Universitätskliniken gehören. Dadurch kann den Patienten ein breiteres Therapiespektrum im Sinne einer interdisziplinären multimodalen Therapie angeboten werden.

Schmerzkliniken und Schmerz-Tageskliniken

In der Regel bieten hauptsächlich Schmerzkliniken die interdisziplinäre multimodale Therapie im engeren Sinne an, also nach offizieller Definition, die besagt, dass mehrere Fachdisziplinen eng verzahnt unter einem Dach zusammenarbeiten und jeder Schmerzpatient ein auf sein individuelles Problem abgestimmtes Behandlungsprogramm erhält und durchläuft. Dabei sind immer alle Fachrichtungen eingebunden und die Patienten erhalten eine Art Stundenplan (siehe Seite 282 unten). In Schmerzkliniken wird der Patient stationär aufgenommen, in Tageskliniken kommt er am Morgen in die Klinik und absolviert das Programm in kleinen Patientengruppen mit bis zu acht Patienten bis zum (Spät-)Nachmittag. Abends sind die Patienten wieder zu Hause bei ihren Familien.

> ***„Chronische Schmerzen werden ähnlich behandelt, egal ob sie an Kopf, Bauch oder Rücken auftreten."***

In einigen Schmerzkliniken werden die Gruppen nur mit Schmerzpatienten besetzt, die einen ähnlichen Schmerz haben (zum Beispiel Kopfschmerzgruppe oder Gruppe mit älteren Patienten), in anderen Kliniken werden die Gruppen gemischt. Studien haben bewiesen, dass das zum gleichen Behandlungsergebnis führt und die Patienten in einer Gruppe von den ganz unterschiedlichen Bewältigungsstrategien lernen, die Patienten mit verschiedenen Schmerzarten entwickelt haben. Und letztlich leiden alle an einer chronischen Schmerzerkrankung. Diese

Anna Caroli ist Psychologische Psychotherapeutin am Algesiologikum in München

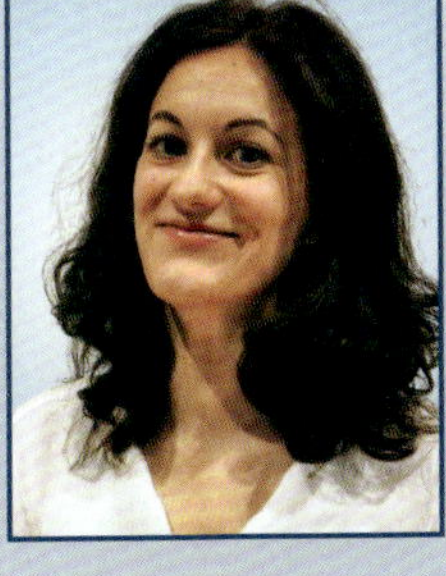

„Sogenannte Edukationen nehmen viel Raum im Therapieprogramm ein, da das Wissen über den Schmerz immer auch ein wichtiger Schritt in Richtung erfolgreicher Behandlung ist. Die Patienten lernen viel über ihr Krankheitsbild und die Therapie, ihnen wird aber auch vermittelt, welche krankheitsfördernden Angewohnheiten und Einstellungen sie mitbringen. Diese werden ihnen im Rahmen der Edukationen bewusst gemacht, sodass sie dann konkret daran arbeiten können."

werden ganz ähnlich behandelt – dabei spielt es keine Rolle, ob sich der Schmerz bei dem einen Patienten am Kopf oder bei dem anderen am Bein äußert.

Multimodale Therapie an Tages- oder Schmerzkliniken

Die Patienten erhalten zunächst eine sehr ausführliche Untersuchung zur Einschätzung ihres Schmerzbildes und der für den individuellen Patienten besten Behandlungsmöglichkeit, ein sogenanntes „Assessment“. Während dieser ein bis zwei Tage wird die Krankengeschichte erfragt sowie auch die körperlichen und seelischen Symptome der Patienten und ihre bisherigen Therapieversuche. Ärzte, Psychologen und Bewegungstherapeuten sehen die Patienten in Einzelgesprächen und beraten im Anschluss in einer gemeinsamen Besprechung das konkrete Therapieangebot für den Patienten.

Die stationäre interdisziplinäre multimodale Therapie bzw. die Therapie in Tageskliniken besteht aus Einheiten in der Gruppe und Einzelgesprächen mit dem Arzt, mit dem Psychologen, gelegentlich auch Physiotherapeuten. Neben der Wissensvermittlung in den sogenannten Lehreinheiten (Edukationen) wird auch viel geübt (hier vor allem im Bereich der Sporttherapie) und praktisch angewendet (insbesondere die Entspannungsverfahren). Gelegentlich werden auch Elemente der Gestalt- oder Kunsttherapie mit in den Stundenplan aufgenommen – ein Beispiel für den Wochenablauf sehen Sie unten.

Beispiel für einen Wochenplan, hier der Algesiologikum-Tagesklinik für Schmerzmedizin, München

Intensivgruppe – Woche 1

<table>
<tr><th>Zeit</th><th>Montag</th><th>Dienstag</th><th>Mittwoch</th><th>Donnerstag</th><th>Freitag</th></tr>
<tr><td>09:00–09:30</td><td>Ankommen</td><td></td><td></td><td></td><td></td></tr>
<tr><td>09:30–10:00</td><td></td><td>Ankommen</td><td>Ankommen</td><td>Ankommen</td><td>Ankommen</td></tr>
<tr><td>10:00–10:30</td><td rowspan="2">Einführung in das Programm</td><td rowspan="3">Kreativtherapie Gruppenraum II</td><td rowspan="2">Feldenkrais Gruppenraum I</td><td rowspan="2">Ärztliche Edukation Gruppenraum II</td><td rowspan="2">Bewegung Gruppenraum I</td></tr>
<tr><td>10:30–11:00</td></tr>
<tr><td>11:00–11:30</td><td></td><td></td><td rowspan="2">Bewegungsbad Therapiezentrum</td><td>Spannungsregulation Gruppenraum I</td></tr>
<tr><td>11:30–12:00</td><td>Spannungsregulation Gruppenraum I</td><td></td><td>Spannungsregulation Gruppenraum I</td><td rowspan="2">Mittagspause Aufenthaltsraum</td></tr>
<tr><td>12:00–12:30</td><td rowspan="2">Bewegung Gruppenraum I</td><td rowspan="2">Bewegung Gruppenraum I</td><td rowspan="2">Bewegung Gruppenraum I</td><td></td></tr>
<tr><td>12:30–13:00</td><td>Bewegung Gruppenraum I</td><td rowspan="3">Psychoedukation Gruppenraum II</td></tr>
<tr><td>13:00–13:30</td><td rowspan="2">Mittagspause Aufenthaltsraum</td><td rowspan="2">Mittagspause Aufenthaltsraum</td><td rowspan="2">Mittagspause Aufenthaltsraum</td><td rowspan="2">Mittagspause Aufenthaltsraum</td></tr>
<tr><td>13:30–14:00</td></tr>
<tr><td>14:00–14:30</td><td rowspan="3">Psychoedukation Gruppenraum II</td><td>Spannungsregulation Therapiezentrum U1</td><td rowspan="3">Psychoedukation Gruppenraum II</td><td rowspan="2">Psychoedukation Gruppenraum II</td><td rowspan="2">Wochenbilanz in der Gruppe Gruppenraum II</td></tr>
<tr><td>14:30–15:00</td><td rowspan="2">Edukation Bewegung Gruppenraum II</td></tr>
<tr><td>15:00–15:30</td><td>Spannungsregulation Gruppenraum I</td><td></td></tr>
</table>

Eine Schmerztherapie in einer Tagesklinik läuft je nach Bedarf über einen Zeitraum von zwei bis fünf Wochen an drei bis fünf Tagen pro Woche. Es gibt Intensivgruppen, die vier Wochen lang an fünf Tagen pro Woche behandelt werden. Die Patienten der Intensivgruppe werden nach etwa sechs Monaten zu einem Refresher-Kurs eingeladen. Diese Patientengruppe trifft sich wieder und die einzelnen Teilnehmer berichten von ihren Fortschritten, aber auch von Rückschlägen. Sie erhalten eine „Auffrischung" der in der Therapie vermittelten Inhalte und werden motiviert, weiter am Ball zu bleiben. Der Kontakt zu den anderen Patienten hilft vielen dabei.

Bedeutung von Selbsthilfegruppen

Für chronische Schmerzpatienten kann es sinnvoll sein, sich einer Selbsthilfegruppe anzuschließen. Man trifft Menschen, die Ähnliches durchgemacht haben und daher wirkliches Verständnis für die Probleme aufbringen, die einem als Schmerzpatient begegnen. Denn einige Patienten fühlen sich von den Ärzten nicht richtig verstanden („Also eigentlich dürften Sie gar keine Schmerzen mehr haben, der Knochenbruch ist gut verheilt."). Andere haben das Gefühl, dass ihr soziales Umfeld (Familie und Freunde bzw. die Kollegen und der Chef) zu wenig Verständnis aufbringt. Gut gemeinte Ratschläge von Gesunden sind oft wenig zielführend. Den Betroffenen helfen weder Mitleid („Du Arme!") noch Unverständnis („Reiß Dich mal zusammen!")

Gerade wenn es um ganz praktische Fragen geht, wie beispielsweise „Wo finde ich in der Nähe eine gute Feldenkrais-Gruppe?", „Wie rede ich mit meinem Chef und erkläre ihm oder ihr, dass ich jetzt erst mal länger ausfalle?", „Kann ich für die Zeit, in der ich in der Klinik bin, eine Kinderbetreuung beantragen?", sind die Mitpatienten meistens gut informiert und können wertvolle Ratschläge und Tipps geben. Patienten sind manchmal bessere Experten als Ärzte, insbesondere, wenn es um Schmerzbewältigungsmöglichkeiten im täglichen Leben und ganz konkrete Alltagstipps geht.

> ***„Gut gemeinte Ratschläge von Gesunden sind oft wenig zielführend. Weder Mitleid noch Unverständnis helfen weiter."***

Ob es eine Schmerz-Selbsthilfegruppe in Ihrer Nähe gibt, lässt sich in Schmerzambulanzen und in Kliniken erfragen. Bei der Nationalen Kontakt- und Informationsstelle zur Anregung und Unterstützung von Selbsthilfegruppen kann man sich ebenfalls erkundigen, wo es Schmerz-Selbsthilfegruppen gibt (www.nakos.de, www.schmerzlos-ev.de).

ANHANG

Register

Die Experten hinter diesem Buch

Die Herausgeber

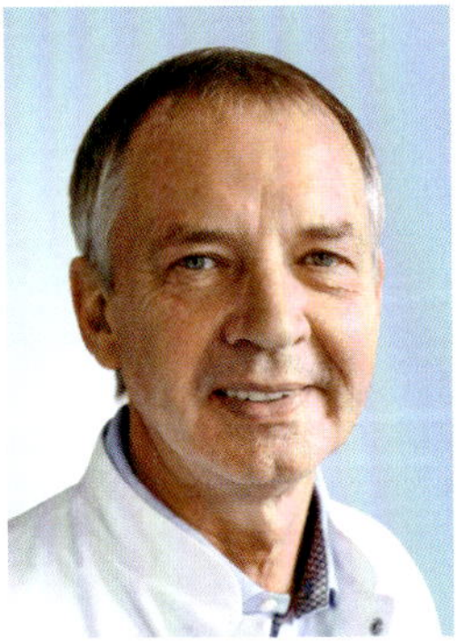

Universitätsprofessor Dr. med. Dr. med. habil. Dr. rer. nat. Thomas R. Tölle

Universitätsprofessor Thomas R. Tölle ist Facharzt für Neurologie und Psychologe. Er ist Leiter des Zentrums für Interdisziplinäre Schmerzmedizin am Klinikum rechts der Isar, Technische Universität München. Prof. Tölle ist Experte für Kopf-, Rücken- und Nervenschmerzen, sowohl als Behandler wie in der Forschung. Als Wissenschaftler leitet er eine interdisziplinäre Gruppe zur Schmerzforschung mit drei Schwerpunkten: Die neurobiologischen Mechanismen, also die Gründe auf Zellebene, warum Schmerzen chronisch werden. Zum Zweiten die Darstellung der Schmerzverarbeitung im Gehirn mittels Bildgebung wie speziellen MRTs. Und zum Dritten die medikamentöse und multimodale Behandlung dieser Beschwerden. Außerdem ist Prof. Tölle aktiv in den Gremien der Deutschen und der europäischen Schmerzgesellschaft sowie als Gutachter für nationale und internationale Forschungsförderer und wissenschaftliche Zeitschriften.

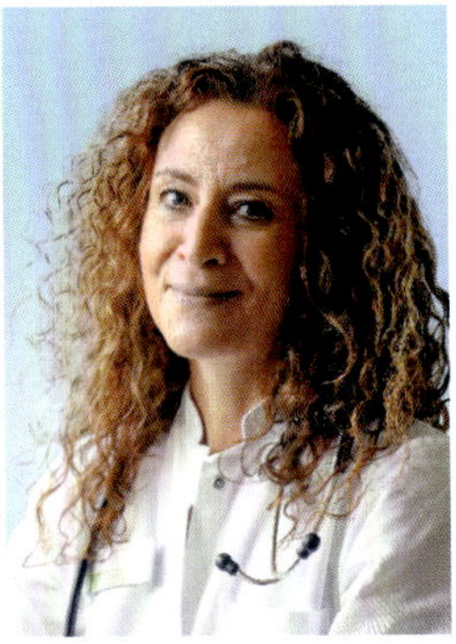

Professor Dr. med. Christine Schiessl

Die Anästhesistin, Schmerztherapeutin, Palliativmedizinerin und Professorin Christine Schiessl ist Chefärztin der Algesiologikum-Tagesklinik für Schmerzmedizin in München. Ihr Behandlungsschwerpunkt ist die multimodale Schmerztherapie chronischer Schmerzpatienten, sie ist ausgewiesene Expertin für diese Therapie bei früh-chronifizierten Rückenschmerzpatienten, auch mit unterstützendem Einsatz von Telemedizin und e-health. Mit ihrem Team ist sie an der Entwicklung zukunftsweisender Versorgungskonzepte beteiligt. Prof. Schiessl habilitierte in den Fächern Anästhesiologie und Palliativmedizin mit Forschungsarbeiten zur Tumorschmerztherapie bei Kindern und Erwachsenen am Lebensende. Als Hochschuldozentin und während ihrer Zeit an den Universitäten Erlangen-Nürnberg und Köln hat sie sich für die Verbesserung der Ausbildung im Bereich der kommunikativen Kompetenzen von Ärztinnen und Ärzten engagiert: „Das verständnisvolle Gespräch auf Augenhöhe ist ein Schlüsselelement für eine tragfähige Arzt-Patientenbeziehung und eine erfolgreiche Therapie."

Das Spezialisten-Team

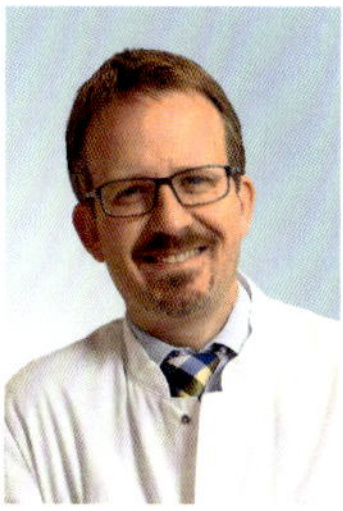

Professor Dr. med. Till Sprenger

Professor Sprenger ist Facharzt für Neurologie und trägt die Zusatzbezeichnung „spezielle Schmerztherapie". Er ist stellvertretender Ärztlicher Direktor und Chefarzt des Fachbereichs Neurologie an der DKD Helios Klinik in Wiesbaden und ausgewiesener Experte für Kopfschmerzen und Migräne. In seinen aktuellen Forschungsarbeiten befasst sich Professor Sprenger darüber hinaus vor allem mit Mechanismen der Migräneentstehung.

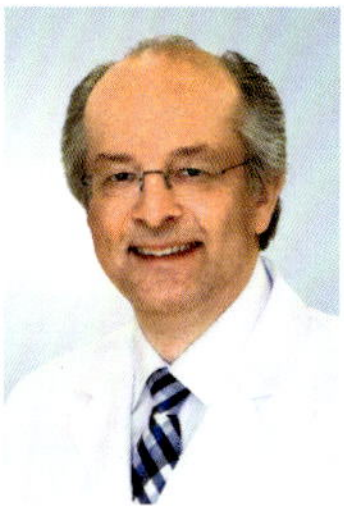

Dr. med. Michael Späth

Dr. Späth ist Rheumatologe und Leitender Arzt im Spital Linth in der Schweiz. Dort leitet er auch die Interdisziplinäre Schmerzsprechstunde. Er ist Mitglied im Arbeitskreis „Schmerz" der Deutschen Gesellschaft für Rheumatologie e.V., Mitglied der Deutschen Schmerzgesellschaft e.V. sowie weiterer medizinischer Fachgesellschaften. Dr. Späth ist ein renommierter Experte für Muskel- und Gelenkschmerzen bei rheumatischen Erkrankungen.

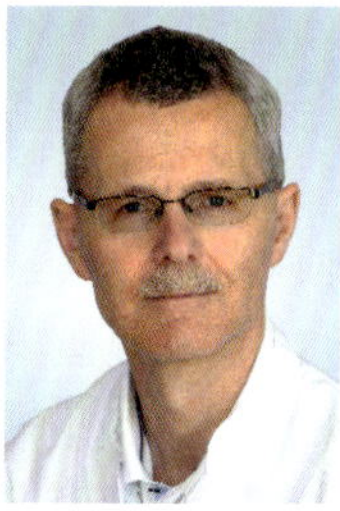

Professor Dr. med. Winfried Häuser

Professor Häuser ist am Klinikum Saarbrücken Facharzt für Innere Medizin, Psychosomatische Medizin und Psychotherapie mit Zusatzbezeichnung spezielle Schmerztherapie. Er ist Experte für die Behandlung von chronischen Bauchschmerzen und des Fibromyalgiesyndroms. Er ist Koordinator der Deutschen Schmerzgesellschaft für die interdisziplinären S3-Leitlinien zum Fibromyalgiesyndrom und für die Langzeitanwendung von Opioiden bei chronischen nicht tumorbedingten Schmerzen. Professor Häuser ist Mitherausgeber der Pain, Palliative and Supportive Care Group der Cochrane Collaboration.

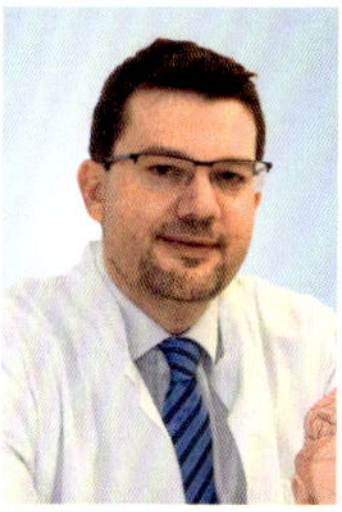

Professor Dr. med. Christian Maihöfner

Professor Maihöfner ist Chefarzt der Neurologischen Klinik am Klinikum Fürth. Der Neurologe trägt die Zusatzbezeichnungen Intensivmedizin, Geriatrie und spezielle Schmerztherapie. Seine Schwerpunkte sind Schlaganfallmedizin, periphere Nervenerkrankungen, die Neuroimmunologie sowie die Schmerzmedizin. Professor Maihöfner ist ein ausgewiesener Experte für das Komplexe Regionale Schmerzsyndrom und war maßgeblich an der Entwicklung der Leitlinie „Diagnostik und Therapie Komplexer Regionaler Schmerzsyndrome (CRPS)" der Deutschen Gesellschaft für Neurologie beteiligt.

Privatdozent Dr. med. Hans Jürgen Gerbershagen

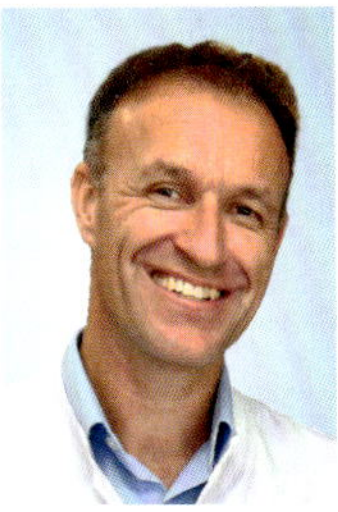

Dr. Gerbershagen ist Facharzt für Anästhesiologie mit den Zusatzbezeichnungen Intensivmedizin, Schmerztherapie, Palliativmedizin und Notfallmedizin. Darüber hinaus ist er Gesundheitsökonom und hat in diesem Fach auch einen Doktorgrad erworben. Er leitet die Klinik für Anästhesiologie, operative Intensivmedizin, Notfallmedizin und Schmerztherapie am Marienhospital in Gelsenkirchen. Dr. Hans Jürgen Gerbershagen ist ein renommierter Experte für die Akutschmerztherapie nach operativen Eingriffen.

Privatdozent Dr. med. Friedrich Ebinger

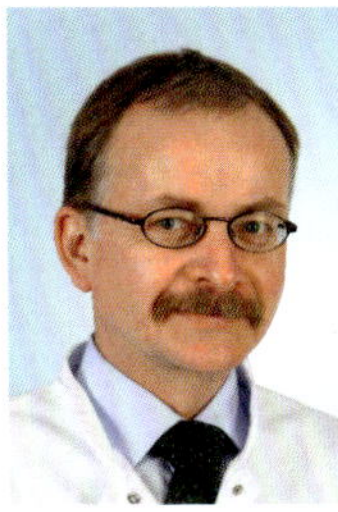

Dr. Ebinger ist Facharzt für Kinder- und Jugendmedizin und spezialisiert in Neonatologie, Neuropädiatrie, Epileptologie, Infektiologie, Spezieller Schmerztherapie, Palliativmedizin und Psychosomatischer Grundversorgung. Er leitet die Abteilung für Kinder- und Jugendmedizin am St. Vincenz-Krankenhaus in Paderborn. Dr. Ebinger steht dem Arbeitskreis Schmerz bei Kindern und Jugendlichen der Deutschen Schmerzgesellschaft e.V. vor, die sich um die bessere Versorgung von Neugeborenen, Kindern und Jugendlichen bei akuten und chronischen Schmerzen bemüht.

Privatdozentin Dr. med. habil. Gabriele Röhrig-Herzog

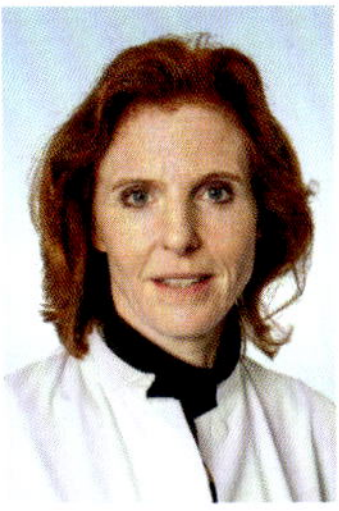

Dr. Röhrig-Herzog leitet das Zentrum für spezialisierte geriatrische Diagnostik am MVZ Medicum Köln-Ost und ist Dozentin an der Universität Köln. Die Fachärztin für Innere Medizin, Geriatrie und Hämato-Onkologie leitet die Arbeitsgruppe der Deutschen Gesellschaft für Geriatrie (DGG) zum Thema „Blutarmut (Anämie) im Alter". Weitere Schwerpunkte von Dr. Gabriele Röhrig-Herzog sind die gerontopsychosomatische Grundversorgung, die Alterspsychotherapie und die Schmerztherapie im Alter.

Dr. med. Michael Hammes

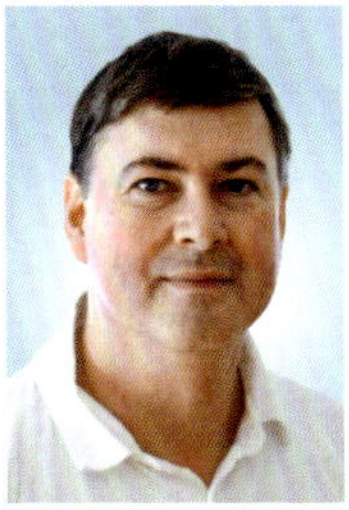

Dr. Hammes ist Facharzt für Neurologie in niedergelassener Praxis in Bad Homburg. Sein Spezialgebiet ist die Komplementärmedizin mit Schwerpunkt Akupunktur. Er hat zur Grundlagenforschung und zur Anwendung der Akupunktur in der Schmerztherapie publiziert, ist Gastprofessor für Akupunktur am Ersten Lehrkrankenhaus der Universität für Traditionelle Chinesische Medizin (TCM) in Tianjin, China, und war über 21 Jahre Dozent der Deutschen Ärztegesellschaft für Akupunktur. 2017 hat er zusammen mit einer Kollegin die Akademie für Altchinesische Medizin gegründet.

Weitere Experten

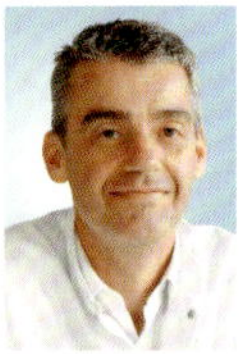

Prof. Dr. med. Markus Ploner

Markus Ploner ist Professor für Schmerzforschung an der Technischen Universität München (TUM) und Oberarzt an der Klinik für Neurologie des TUM-Universitätsklinikums rechts der Isar. Seine Forschungstätigkeit widmet sich der Frage, wie das Gehirn Schmerz entstehen lässt. Dazu verwendet er Verfahren der Bildgebung des Gehirns. Das Ziel der Arbeit ist die Optimierung der Diagnostik und Therapie chronischer Schmerzen.

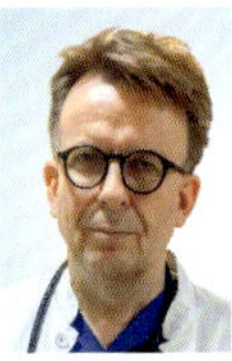

Stephan Walcher

Stephan Walcher ist Arzt für Anästhesie, Notfall- und Intensivmedizin, Allgemeinmedizin, Suchtmedizin und Psychosomatik und gilt als renommierter deutscher Suchtmediziner. Er ist im Vorstand der Deutschen Gesellschaft für Suchtmedizin und im Vorstand der Europäischen Gesellschaft für die Behandlung von Opioid-Abhängigen („European Opiate Addiction Treatment Association"). Zudem ist er Gründungsmitglied der „World Federation for Opiate Treatment" (WFOTD), betreibt in München die Schwerpunktpraxis für Suchtmedizin mit psychosozialer Versorgung.

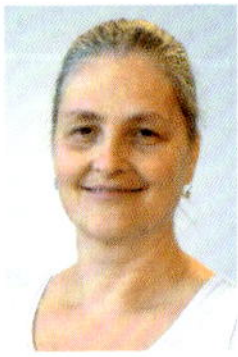

Dr. rer. nat. Dipl.-Psych. Ulrike Kaiser

Die psychologische Psychotherapeutin Ulrike Kaiser ist leitende Psychologin am Universitäts-Schmerz-Centrum am Universitätsklinikum Carl Gustav Carus in Dresden. Ihr Forschungsschwerpunkt ist die Bewertung und Erfassung der Wirksamkeit der interdisziplinären multimodalen Schmerztherapie und die Untersuchung dieser Therapieform im Rahmen der Versorgungsforschung.

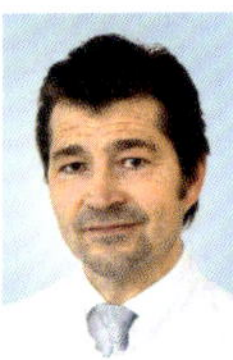

Prof. Dr. med. Uwe Andreas Ulrich

Prof. Ulrich ist Facharzt für Gynäkologie und Geburtshilfe sowie Inhaber des Schwerpunktes Gynäkologische Onkologie und leitet die entsprechende Klinik am Martin-Luther-Krankenhaus in Berlin-Wilmersdorf. Seine besonderen Schwerpunkte sind die gynäkologische Tumorchirurgie und die Endometriose. Er ist Mitglied des Vorstands der Arbeitsgemeinschaft Gynäkologische Endoskopie (AGE) und des Beirats der Stiftung Endometrioseforschung (SEF). Prof. Ulrich hatte die Leitung bei der Erstellung der aktuellen Leitlinie „Diagnostik und Therapie der Endometriose" inne.

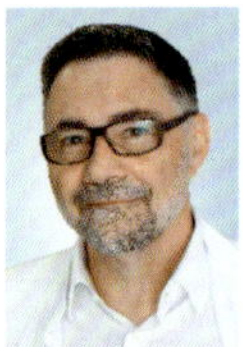

Dr. med. Reinhard Thoma

Dr. Thoma ist Facharzt für Anästhesiologie und spezielle Schmerztherapie im Schmerztherapiezentrum des Algesiologikum MVZ und Chefarzt der Klinik für Schmerzmedizin im Diakoniewerk München-Maxvorstadt. Seine Schwerpunkte sind die interventionelle und operative Schmerztherapie, die spinale Neuromodulation, die interventionelle Tumorschmerztherapie und die multimodale Schmerztherapie. Er gilt deutschlandweit als erfahrener Experte für „Schmerzschrittmacher" (elektrische Rückenmarksstimulation).

Die Autorinnen

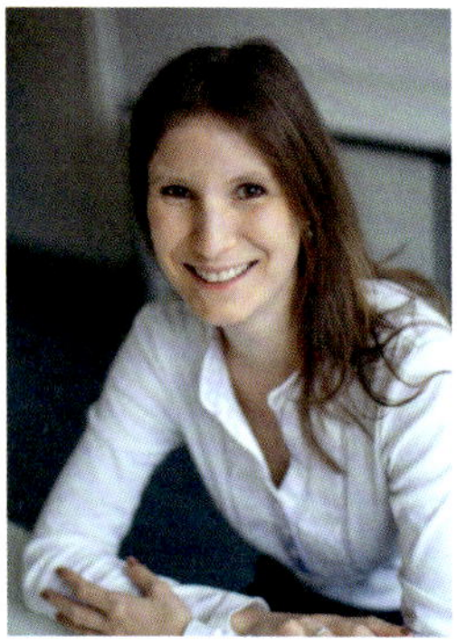

Sarah Majorczyk

Sarah Majorczyk arbeitet als Autorin für die bundesweite Ausgabe der Tageszeitung BILD sowie den Online-Auftritt BILD.de und verantwortet Themen zu Gesundheit und Pflege. Dabei übersetzt sie komplexe medizinische Sachverhalte in verständliche Beiträge, konzipiert Online-Gesundheits-Portale und ist Autorin zahlreicher Ratgeber-Bücher (wie „Das Handbuch gegen Krebs"). Sarah Majorczyk hat sich mit Stipendien an der Hamburg Medical School und der Robert Bosch Stiftung weitergebildet. Bei Letzterer ist sie Mitglied im Stiftungsbeirat „Neue Wege im Wissenschaftsjournalismus".

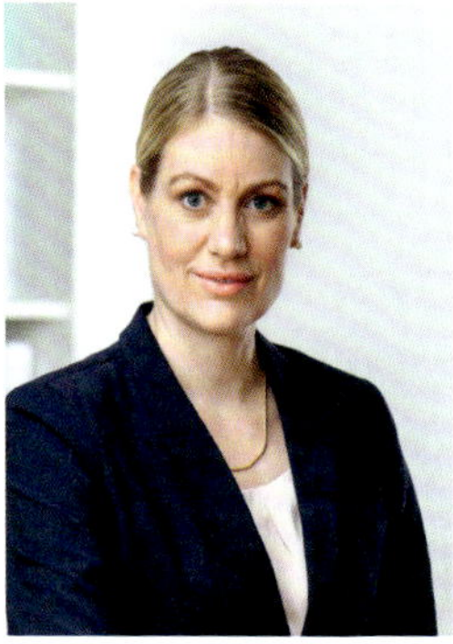

Bettina Albers

Dr. phil. Bettina Albers arbeitet seit 2001 im Bereich Presse- und Öffentlichkeitsarbeit für verschiedene medizinische Fachgesellschaften. Die studierte Germanistin und Anglistin schreibt in enger fachlicher Begleitung von medizinischen Experten Texte für zahlreiche Patientenbroschüren, -zeitschriften und Internetauftritte. Schwerpunkte ihrer bisherigen journalistischen Tätigkeit sind die Krebsmedizin und Nierenheilkunde.

Bildnachweis

Algesiologikum Schmerzklinik: S. 258, 259; Jim R. Dick und Daniel Opderbeck (Grafiken): S. 36, 48, 59, 77, 97, 119, 135, 142, 159, 169, 179, 195; Stephanie Herbst: S. 294 (o.); Kaia Health: S. 51; C Kjpargeter/Freepik.com: S. 152; Klinikum Fürth: S. 163, 291 (re. u.); Christian Knieps: S. 203 (u.), 292 (u. li.); Axel Kock: S. 16/17, 23, 91, 127, 233, 243; Jürgen Männel: S. 254, 293 (u. re.); Iris Maria Maurer: S. 103, 149, 291 (li. u.); Marienhospital Gelsenkirchen: S. 191, 292 (o. li.); Sven Moschitz: S. 63, 291 (o. li.); Peter Müller: S. 11, 35, 36, 39, 47, 48, 56, 57, 59, 74, 77, 78, 96, 97, 116, 117, 119, 123, 132, 135, 140, 141, 142, 156, 157, 159, 166, 167, 169, 175, 178, 179, 194, 195, 245, 290, 293 (u. li.); Markus Ploner/TUM: S. 12; Norman Posselt: S. 113, 293 (o. li.); PR: S. 203 (o.), 292 (o. re.), 270, 292 (re. u.); Privat: S. 180, 281, 234, 293 (re. u.); Spital Linth: S. 83, S. 291 (o. re.); Guido Werner/Niceland Studio: S. 294 (u.)

Hinweis

Die Ratschläge in diesem Buch wurden mit größter Sorgfalt von Herausgebern, Autoren und Verlag erarbeitet und geprüft. Eine Garantie kann jedoch nicht übernommen werden. Ebenso ist eine Haftung der Herausgeber und Autoren bzw. des Verlags und seiner Beauftragten für Personen-, Sach- oder Vermögensschäden ausgeschlossen. Erkrankungen mit ernstem Hintergrund gehören in ärztliche Behandlung! Bei bereits bestehenden Beschwerden kann das Buch daher keinen fachärztlichen Rat ersetzen.

Impressum

© 2019 ZS Verlag GmbH
Kaiserstraße 14 b
D-80801 München

ISBN: 978-3-89883-731-6
1. Auflage 2019

Projektleitung: Sarah Majorczyk, Kathrin Ullerich, Kathrin Mayr
Herausgeber: Prof. Dr. med. Thomas R. Tölle, Prof. Dr. med. Christine Schiessl
Texte: Sarah Majorczyk, Dr. Bettina Albers
Redaktion & Lektorat: Eva Dotterweich (www.textatelier-dotterweich.de)
Redaktionelle Mitarbeit: Bettina Kochheim
Bildredaktion: Claudia Briel
Grafische Gestaltung: ZERO Werbeagentur, München
Satz: Matias Kovacic (7mp.de), Georg Feigl
Peoplefotografie: Peter Müller
Illustrationen: Axel Kock
Patientengrafiken: Jim R. Dick, Daniel Opderbeck,
Weitere Abbildungen: siehe Bildnachweis Seite 295
Herstellung: Frank Jansen
Producing: Jan Russok
Druck & Bindung: optimal media GmbH, Röbel

Kurze Wege schonen die Umwelt
Dieses Buch wurde in Deutschland gedruckt

Der ZS Verlag GmbH ist ein Unternehmen der Edel AG, Hamburg.
www.zsverlag.de | www.facebook.com/zsverlag